国外名校名著

创新药物研究基础与关键技术译丛

Medicinal Chemistry for Practitioners

实用药物化学

[美] 李 杰（Jie Jack Li） 著

邓卫平 唐 赟 译

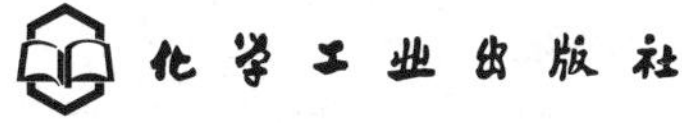

·北 京·

WILEY

内容简介

《实用药物化学》全书共分5章：第1章介绍主要的药物靶标类型，包括酶、受体、离子通道等，并列举有许多靶向这些靶标的药物实例；第2章通过实例来介绍苗头化合物的发现方法，包括非合理药物设计、天然产物、高通量筛选、基于片段的先导发现和DNA编码化合物库等；第3章主要介绍药物发现中要高度重视的药代动力学性质，包括吸收、分布、代谢、排泄过程相关的性质，并列举大量实例展示如何改善这些性质；第4章主要介绍如何利用生物电子等排体的思路和方法进行先导物的优化和改造，并最终使其成为新药；第5章则通过大量的案例来阐述警示结构的类型，并说明如何从警示结构的产生原因出发进行结构的优化和改造，以避免毒副作用。

《实用药物化学》可作为药学相关专业特别是药物化学专业方向的高年级本科和研究生教材；对即将从事药物研究的初学者而言，它也是一本具有很好指导作用的宝典式工具书；对于具有一定经验的高级药物化学研究人员，它更是一本具有很好的实用性和可读性的创新药物研究纵览。

图书在版编目（CIP）数据

实用药物化学/（美）李杰（Jie Jack Li）著；邓卫平，唐赟译. —北京：化学工业出版社，2022.6（2024.6重印）

（创新药物研究基础与关键技术译丛）

书名原文：Medicinal Chemistry for Practitioners

ISBN 978-7-122-41539-4

Ⅰ.①实… Ⅱ.①李…②邓…③唐… Ⅲ.①药物化学 Ⅳ.①R914

中国版本图书馆CIP数据核字（2022）第091766号

责任编辑：褚红喜　宋林青　　文字编辑：邵慧敏　朱　允

责任校对：宋　玮　　装帧设计：关　飞

出版发行：化学工业出版社（北京市东城区青年湖南街13号　邮政编码100011）

印　　装：河北鑫兆源印刷有限公司

787mm×1092mm　1/16　印张21　字数538千字　2024年6月北京第1版第2次印刷

购书咨询：010-64518888　　售后服务：010-64518899

网　　址：http://www.cip.com.cn

凡购买本书，如有缺损质量问题，本社销售中心负责调换。

定　　价：169.80元

译者序

2020 年 6 月的一天，突然收到老朋友 Jack Li 的微信，他很高兴地向我推介了他的新书《Medicinal Chemistry for Practitioners》，他说："这是一本他认为很重要，尤其是对于没有药物研究背景的初学者来说是非常实用的一本工具书。"这让我想起我之前翻译过 Jack 编著的两本书《药物考：发明之道》和《创新药物发现：实践、过程和展望》，在这两本书中，前者讲述的是那些人类历史进程中具有里程碑式的药物发现的过程，以及药物发现背后那些鲜为人知、然而又令人着迷并展示伟大人性及科学探索的故事，具有很好的科普性；后者讲述的是当前创新药物研究的方法，以及重要疾病治疗药物的发现过程、研究现状和未来发展趋势，主要面向药学类研究生和具有一定经验的高级药物化学研究人员。而对于即将从事药物研究的初学者而言，仍然缺少一本具有很好指导作用的宝典式工具书，这也是当年本书作者刚进入制药企业的切身感受。因此，这本书凝聚了作者近三十年创新药物研究和学习的经验，具有很好的实用性和可读性。

本书对创新药物研究的一些基本方法、思路和策略进行了很好的归纳、分析和总结，尤其是突出药物研究的案例分析，实用性很强。全书共分五章：第 1 章介绍主要的药物靶标类型，包括酶、受体、离子通道等，并列举有许多靶向这些靶标的药物实例；第 2 章通过实例来介绍苗头化合物的发现方法，包括非合理药物设计、天然产物、高通量筛选、基于片段的先导发现和 DNA 编码化合物库等；第 3 章介绍药物发现过程中要高度重视的药代动力学性质，包括吸收、分布、代谢、排泄过程相关的性质，并有大量实例展示如何改善这些性质；第 4 章介绍如何利用生物电子等排体的思路和方法进行先导物的优化和改造，并最终使其成为新药；第 5 章通过大量的案例来阐述警示结构的类型，并说明如何从警示结构的产生原因出发进行结构的优化和改造，以避免毒副作用。

本书的出版过程得到了尚欣雨、鲍萍、王元琳、汪伟杰、胡成龙、丁正东、陈颖、彭亚媛、李冬萍、王吉烨、滕丹、郑露露、王碧婷、邓华、楼超峰、顾雅馨、黄梦婷、李宇林等研究生的大力协助，在此一并表示衷心感谢。

本书涉及与药学研究相关的众多交叉学科知识，受译者水平所限尚存在一些疏漏和不当之处，敬请广大读者批评指正。

邓卫平、唐赟

于浙江师范大学和华东理工大学

2022年5月12日

原著前言

这是我刚成为药物化学研究人员时就希望能拥有的一本书。1997年，我刚从学校毕业，在派克-戴维斯（Parke-Davis）制药公司从事药物化学研究，尽管有很好的合成能力，但药物化学方面的知识却很匮乏，所以不得不在工作中学习药物化学。

诺贝尔奖获得者、哈佛大学科里（E. J. Corey）教授曾经说过："渴望学习是上帝赐予我们的最大礼物。"这在我的整个药物研发生涯中都引起了共鸣，我也因此尽最大的能力多学习。这本书就是我这么多年来学习和"再结晶"的结果。在此，我想感谢我的老师们，他们是来自派克-戴维斯（Parke-Davis）/辉瑞（Pfizer）制药公司的Bruce Roth和Sham Nikam，以及百时美施贵宝（BMS）制药公司的Nick Meanwell。我也想对我的药物化学同事们表示感谢，本书中引用了他们的论文、综述、书籍和会议报告。

我希望此书对从事药物化学研究的新人来说是一个很好的开始，并且对资深的研究人员也有一定帮助。

我也一如既往地欢迎读者批评指正。相应的意见可以直接发送电子邮件给我：lijiejackli@gmail.com

Jie Jack Li
2019年11月1日
圣马特奥，加利福尼亚

目录

第1章　药物靶标　/ 1

第2章　苗头 / 先导化合物的发现　/ 81

第3章 药代动力学 / 111

第4章 生物电子等排体 / 188

第 5 章 毒性警示结构 / 256

索引 / 319

第 1 章
药物靶标

本章首先简单介绍药物靶标（drug targets）的选择和确证，然后重点介绍主要的药物靶标类型，包括酶、受体、离子通道、载体蛋白、结构蛋白、核酸和蛋白质-蛋白质相互作用（protein-protein interaction, PPI）。

1.1 药物靶标的选择和确证

1.1.1 靶标选择需考虑的因素

选择正确的靶标进行研究是药物发现项目成功的一半。所谓“正确”的靶标，视公司规模、研发团队、所采用技术等的不同而有所不同。关于靶标的选择，David Jack 给出了一个可行的方案：通过评估来自所有员工的竞争性想法来做出选择，最好的想法是简单且在现有资源下切实可行，最重要的是要足够新颖，并且有可能得到对医生和患者而言都明显比潜在竞争者更好的药物[1]。

靶标的选择既需要考虑商业价值，也需要考虑科学价值。具体需要考虑的因素包括如下几个方面：

① 尚未被满足的医疗需求；

② 患病人数；

③ 优先权，即对药物开发成功的信心（confidence in rationale，CIR）；

④ 测试方法的发展；

⑤ 动物模型的可用性；

⑥ 生物制剂还是小分子药物；

⑦ 化学物质。

1.1.1.1 尚未被满足的医疗需求

尽管在过去的几十年里，药物发现取得了巨大的进步，但仍有许多医疗需求未得到满足。虽然世界并不需要第 10 种降低胆固醇的他汀类药物上市，但迫切需要能治疗癌症、病毒感染和许多热带疾病的药物，甚至普通流感的治疗方法仍旧难以找到。随着美国婴儿潮时期出生的人逐渐老去，老年药物的需求也在上升。尽管在阿尔茨海默病（Alzheimer's disease，AD）领域投入了大量的资源，但尚无有效的治疗方法。

尚未被满足的医疗需求是药物靶标选择需考虑的关键因素之一。一个典型的例子是，当获得性免疫缺陷综合征（acquired immune deficiency syndrome，AIDS）在 20 世纪 80 年代开始蔓延时，由于没有有效的药物，患者只能等待死亡。迫切的医疗需求促使所有的大型制药公司与政府和学术界联手，寻找人类免疫缺陷病毒（human immunodeficiency virus，HIV）的治疗方法。最初发现的抗病毒药物是具有很大毒性的旧核苷酸，但随着 HIV 蛋白酶（或肽酶）抑制剂的出现，AIDS 已成为一种可以控制的慢性疾病而不再是一种"死刑"。

因此，拯救生命比盈利更重要。

1.1.1.2 患病人数

大多数畅销药物至少有一个共同点——被广泛用于治疗常见疾病，如高血压、高胆固醇、疼痛、溃疡、过敏和抑郁。患病人数越多，一种药物成为重磅炸弹式药物的可能性就越大。

当然，政府也鼓励研发孤儿药，以治疗那些比如在美国患病人数少于 20 万人的疾病。

1.1.1.3 优先权

药物靶标的优先权（CIR），提高了科学家对药物开发成功的信心。一个靶标拥有的药物开发成功的先例越多，其 CIR 就越高。对于人类疾病药理相关的药物靶标，在药物发现中的金标准就是概念验证（proof-of-concept，PoC）。

对于特定的靶标或作用机制（mechanism of action，MOA），无论其毒性如何，只要其在Ⅱa 期临床试验中得到验证，表现出对该机制有效，则该靶标具有 CIR。我们认为这样的靶标是"已知的机制"，当对这种机制进行研究时，成功的概率就会呈指数级增长。通过概念验证的靶标的失败率往往较低，因此存在许多竞争对手，尤其是大型制药公司可能会在这些项目上投入大量资源。

需要注意的是，当仅关注具有 CIR 的作用机制时，这样的靶标很快就会被研究殆尽。此外，如果每个人都回避未知作用机制，具有 CIR 的作用机制或药物靶标就无法持续。值得庆幸的是，大多数初创生物技术公司只专注于新颖的和"不可成药"的靶标；否则，从风险投资（venture capitals，VCs）那里获得资金将是一个挑战。

最先获得 FDA 批准的药物就成为该作用机制的首创（first-in-class）药物。除其中一个药物是同类最佳（best-in-class）药物以外，其他的药物都是"me-too"药物。

1.1.1.4 测试方法的发展

生化 / 酶学测试和细胞测试属于体外实验。随着生物学的发展，生化 / 酶学测试相对容易进行，但与人体相关性更高的细胞测试则更具挑战性。其关键是要确保测试足够可靠，以指导药物化学家进行构效关系（structure-activity relationship，SAR）研究。

1.1.1.5 动物模型的可用性

在动物身上测试药物称为体内测试。一旦药物在生化和细胞测试中均具有足够的药效，并具有合理的药代动力学（pharmacokinetic，PK）性质，那么在动物模型中对其进行测试就变得至关重要。最常用的动物模型是大鼠、小鼠和豚鼠，因为它们便宜而且容易繁殖，可以在测试化合物时获得合理的高通量。对于癌症而言，大多采用肿瘤异种移植的小鼠品种作为动物模型。

最早的动物模型之一是由 Paul Ehrlich 于 20 世纪初建立的，他让小鼠感染了一种可以引起梅毒的细菌，即梅毒螺旋体（*Treponema pallidum*）。随后，他的助手 Sahachiro Hata 开发了一种让兔子感染梅毒的方法。这些动物模型极大地促进了化合物筛选工作。如果没有小鼠和兔子的梅毒模型，Paul Ehrlich 未必能够测试多达 605 种潜在药物，直到第 606 号药物才取得成功。

动物模型可以成就一个项目，但也可能毁掉一个项目。例如，当 Florey 和 Chain 分离出适量的青霉素后，他们选择了瑞士白化病小鼠而不是豚鼠作为动物模型，来测试青霉素的毒性。由于未知的原因，豚鼠不能耐受青霉素。如果他们最初选择豚鼠来测试青霉素，这种“神奇药物”的出现可能会被推迟许多年。

而且，啮齿动物与人类差别很大。因此，在进行人体试验之前，在更高等物种如兔子、狗和猴子等动物模型上，对被研究药物进行测试是很有必要的。

在研究 MMP-13 特异性抑制剂作为骨关节炎（osteoarthritis，OA）的潜在疗法时，我们的团队在派克-戴维斯（Parke-Davis）使用 Sprague-Dawley 大鼠和新西兰白雄兔作为动物模型。人工关节炎模型是通过外科手术（人为损伤动物关节之间的软骨）或用碘乙酸钠损伤关节而形成的[2]。

20 世纪，动物学家创造了许多宝贵的动物模型来模拟人类疾病。遗憾的是，并非所有疾病都有合适的动物模型。例如，让动物“抑郁”就很有挑战性。为了创建抑郁症的动物模型，科学家给动物喂食利血平（Reserpine），使它们镇静下来，从而部分模仿某些抑郁症状。其他精神疾病的动物模型更具挑战性，脑卒中的动物模型也是如此。

食蟹猴是药物发现中常用的一种猴类。红面短尾猴是一种已知的毛发生长的动物模型。几十年前研究麻风病唯一可行的动物模型是九带犰狳，值得庆幸的是，那时它们的数量很多。为了测试局部药物的皮肤渗透性，可爱的迷你猪也被用作动物模型。

有些时候药物的靶标是未知的，而测量 SAR 的唯一方法就是使用动物模型。抗凝剂氯吡格雷（Clopidogrel；波立维®，Plavix®）和胆固醇吸收抑制剂依泽麦布（Ezetimibe；艾泽庭®，Zetia®）都是使用动物模型发现的，因为它们在被发现时其作用机制尚不清楚。

1.1.1.6　生物制剂与小分子药物

在当今的商业环境中，一旦选定了靶标，就必须努力解决开发小分子药物还是生物制剂的问题。口服小分子药物能够穿透细胞膜，并调节细胞内的靶标。生物制剂只能与细胞表面靶标或者分泌蛋白进行相互作用，且不能口服。因此可以说，口服小分子药物肯定更方便。

小分子药物和生物制剂的另一个差异是化学、生产和控制（chemistry，manufacturing and control，CMC）。当小分子药物的专利到期时，生产仿制药是相对简单的。大多数公司都可以相对轻松地制造仿制药；但是，即使某些生物制剂的专利已经过期，制造生物仿制药也不是一件容易的事情。生物制剂的 CMC 非常具有挑战性，以至于即使是发明者本人，有时也难以使每一批产品都与自己的原始生物制剂保持一致。这也解释了为什么生物仿制药没有显著降低生物制剂的价格，而化学仿制药却大幅降低了品牌小分子药物的价格。

关于小分子药物与生物制剂的争论并不少见。Ehrlich 的“魔弹论”代表了支持小分子药物的一方。相反，Emil von Behring 则是“血清疗法”的坚定支持者。尽管最初他们相比血清疗法更偏爱小分子，但两人均获得了诺贝尔奖：von Behring 于 1901 年获奖，Ehrlich 于 1908 年获奖。如今，一个多世纪过去了，这场大辩论仍在进行中。当然，20 世纪是小分子药物的世纪，拥有超过 90% 的重磅炸弹式药物，但它们的黄金时代到今天已经接近尾声，生物制剂的重磅炸弹式药物正在增加。由于生产单克隆抗体非常困难（许多生物制剂都是单克隆抗体），大型制药公司为开发生物仿制药付出了巨大的努力，然而许多生物仿制药甚至在品牌生物试剂的原始专利过期很久之后也无法获得。

1.1.1.7　化学物质

除非人们决定专门研究生物制剂，如果选择研究小分子药物来治疗疾病，化学物质总是很重要。

把某些化学物质作为先例总是有益的。无论来自竞争对手还是学术界，把已知的化学物质作为工具化合物是非常宝贵的，它可以评估生化测试的可靠性，并帮助进行靶标确证。

任何给定的药物靶标都将落入图 1.1 所示的四个象限之一。象限 1 表示具有已知作用机制和已知化学类型的项目，这类项目成功的可能性最大。如果选择真正的创新且只研究前沿靶标，那么这类项目属于作用机制和化学类型均未知的第 4 象限。尽管没有可靠的统计数据，但此类项目进入市场的成功率很低。

作用机制已知和化学类型未知的第 2 象限的成功率仅次于第 1 象限，因为现在的药物化学家已经有足够的智慧来创造新的化学类型。对于具有已知化学类型和未知作用机制的第 3 象限，尽管其成功率是第 4 象限成功率的数倍，但仍具有挑战性。

已知作用机制 1 已知化学类型	已知作用机制 2 未知化学类型
未知作用机制 3 已知化学类型	未知作用机制 4 未知化学类型

图 1.1　药物靶标的象限

患者人数、优先权和尚未被满足的医疗需求是我们必须考虑的重要问题。当这些条件都差不多具备时，成败的关键就在于项目执行中的“后勤”工作。如果一种作用机制在文献中已经存在化学物质，那么其成功率要比另一种完全没有化学物质的作用机制更高。另外，如果一种作用机制的测试方法已经公开，那么与没有已知测试方法的作用机制相比，该课题可以更快地开展。此外，动物模型对于课题的成功与否也至关重要。无论何种课题，动物模型都是必不可少的。

1.1.2　靶标选择

药物研发中的靶标选择，是着眼于寻找具有特定生物学作用的药物的决策，而该药物应具有预期治疗用途。根据一篇发表于 2006 年的文献报道，目前已知的药物靶标至少有 324 种[3]。

靶标选择需要综合考虑复杂的科学、医学和策略等方面的因素。在选择药物靶标时，其来源的可靠性按如下顺序依次降低：

- 人类疾病药理学，具有概念验证的靶标成功率最高；
- 动物模型中的药理学；
- 动物模型的可用性；
- 细胞模型；
- 文献中的先例；
- 民间发现；
- 直觉。

几类主要的药物靶标概述如下[4]：

最大的生化类药物靶标是酶（enzymes），市场上近一半的口服药物都作用于酶。酶是人体内的生物催化剂，可加速生物反应。现今药物研发中最有效的酶是激酶（kinases），激酶可催化磷酸基团从三磷酸腺苷（adenosine triphosphate，ATP）转移至特定分子，例如酪氨酸、苏氨酸和丝氨酸。迄今为止，FDA 已经批准了 30 多种激酶抑制剂来治疗癌症和其他疾病。磷酸酶（phosphatases）是催化特定分子（如酪氨酸、苏氨酸和丝氨酸）中磷酸基团转移的一类酶，用小分子化合物难以抑制它的活性。但是，在这些“不可成药”的靶标上已经取得了重要进展。后文有详细介绍。

第二大类药物靶标是细胞膜表面上的受体（receptors）。三分之一的上市药物的机制是调节受体。其中一类受体——G 蛋白偶联受体（G-protein-coupled receptors，GPCRs）在药物研发方面特别成功。抗组胺类药物，如非索非那定（Fexofenadine，Allegra®）、氯雷他定（Loratadine，Claritin®）、地氯雷他定（Desloratadine，Clarinex®）和西替利嗪（Cetirizine，Zyrtec®），是通过阻断组胺 H_1 受体的机制来治疗过敏症；而西咪替丁（Cimetidine，Tagamet®）和雷尼替丁（Ranitidine，Zantac®）是选择性的组胺 H_2 受体抑制剂（β 受体阻滞剂）。

第三类药物靶标（拥有市场上 7% 的药物）是离子通道（ion channels），包括钠、钾、钙离子通道等。硝苯地平（Nifedipine，Adalat®）和氨氯地平（Amlodipine，Norvasc®）都是钙通道阻滞剂（calcium channel blockers，CCBs）。河豚具有极强的毒性，是因为河豚毒素是一种钠通道阻滞剂。加巴喷丁（Gabapentin ；神经氨酸，Neurontin®）和普瑞巴林（Pregabalin，Lyrica®）是钙通道中 $\alpha_2\delta_1$ 亚基的结合物，通过影响 Ca^{2+} 电流发挥作用。

第四类和第五类药物靶标分别是转运蛋白（transporters，占 4%）和核激素受体（nuclear hormone receptors，占 4%）。其余的药物靶标相对来说微不足道，所占市场份额不到 3%。

1.1.3 靶标确证

靶标确定以后，必不可少的一步就是靶标确证（target validation）。药物靶标确证就是要确保药物作用于预期的靶标，而不是脱靶。正如 Manning 指出的那样：药物研发是一项漫长、艰巨而且花费巨大的工作；因此，很有必要将资源集中在经过确证的靶标上，而不是了解甚少的靶标上[4]。

如前面所述，只有在Ⅱa 期阶段被证明有疗效的药物的靶标，才可获得概念验证和研发成功的信心。的确，临床验证是确证靶标功能和通路是否有效的最佳方法。

从定义上来说，创新药物靶标通常没有临床验证，因此临床前验证是针对靶标的次优选择。具体包括：

- 遗传证据，人类遗传证据优于其他物种；
- 与疾病状态的关联性，也是人类遗传证据优于其他物种；
- 功能的生化激活会引发疾病症状，同样地，人类遗传证据比其他物种的更具可信度；
- 临床前模型的功能调节可改善疾病症状；
- 预期基于机制不良影响的原因。

靶标确证应当确定靶标的功能及其调节的疾病通路，如果药物与靶标相互作用，这也有助于评估疾病途径和预期治疗指数（therapeutic index，TI）的重要性。理想情况下，靶标确证最好在人体中进行；但实际上，出于一些显而易见的原因很少这样做。因而，靶标确证分为试管中的体外测试和动物中的体内测试。

通过体外测试进行的靶标确证，可以检查靶标与配体结合时的生化功能。可以使用一些先进的基因操作技术，例如基因敲除（gene knockout，KO）、反义技术和 RNA 干扰（RNA interference，RNAi）。为了弥补与遗传技术相关的一些缺陷，蛋白质组学，即研究和操作组成细胞的蛋白质，已成为靶标确证中的首选方法。

由于这些体外实验是使用试管中的酶、细胞或组织完成的，因此无法将结果直接应用到人类身上。阴性结果肯定是不好的信号，但是阳性结果并不一定总是正确的。这仅仅意味着已经克服了一个小障碍，后面还有更多的困难。相比之下，使用动物模型进行体内靶标确证而得到的阳性结果，则是该项目的一大飞跃。

在缺乏有效动物模型的情况下，基因敲除（即删除或破坏基因以使其停止表达）在预测药物作用中很有用。使用基因敲除方法，已经验证了许多重要的生物靶标。

由于体外和体内靶标确证都很昂贵，因此研究人员开发了许多计算机技术用于靶标确证。目前，已经成立了多家公司来专门开发用于模拟药物-受体相互作用的软件。

尽管动物模型对于药物研发必不可少，但人类与动物存在差异。动物模型仅仅是一个模型而已。药物在人体内的作用如何，最终还得在人体中进行试验。

根据一些文献报道[5]，靶标确认可能包括以下 6 个步骤：

① 发现感兴趣的生物分子；

② 评估其作为靶标的潜力；

③ 设计生物测试方法，用于测定生物活性；

④ 构建高通量筛选（high-throughput screening，HTS）；

⑤ 进行筛选以寻找苗头化合物；

⑥ 评估苗头化合物。

1.2 酶

和化学反应中的催化剂一样，酶是生物体内的催化剂，其可以加速生物体内的化学反应，而自身不会被消耗。酶主要包括以下六大类。

① 氧化还原酶：氧化和还原反应；
② 转移酶：基团转移反应；
③ 水解酶（蛋白酶）：水解反应；
④ 裂解酶：添加或移除基团以形成双键；
⑤ 异构酶：异构化和分子内基团的转移；
⑥ 连接酶：以消耗 ATP 为代价连接两个底物。

那么，酶是如何工作的呢？一百多年前，Emil Fischer 提出了“锁钥”假说。从本质上讲，酶就像一把锁，而底物就像一把钥匙。一旦酶和底物紧密结合，底物上的键会被减弱。随后，反应发生并将底物转化为产物，而酶不会发生变化，并可再次用于新的反应。随着我们知识的积累，简单的“锁钥”模型已不足以解释现实生活中观察到的许多结果。1960 年，加州大学伯克利分校的 Daniel Koshland 提出了“诱导契合”学说[6]。简单来讲，当酶上的活性位点与合适的底物接触时，酶会自动调整形态来适应该分子的形状。

今天，酶已是最重要的一类药物靶标。总的说来，最近的小分子临床候选药物（drug candidates，DCs）中，有超过 52% 是靶向酶的。尤其是 30% 的候选药物靶向激酶（本章稍后会对激酶进行专门讨论），23% 的候选药物靶向其他酶类。相比之下，只有 17% 的候选药物靶向 GPCR，7% 的候选药物来自于表观遗传学[7]。

1.2.1　竞争性抑制剂

竞争性抑制剂作用于底物结合位点，因此与底物竞争。它们也被称为正构抑制剂，其中许多是可逆抑制剂（reversible inhibitors）。本节中，主要讨论以下六类竞争性抑制剂。

① ACE 抑制剂；
② 激酶抑制剂；
③ HCV NS3/4A 丝氨酸蛋白酶抑制剂；
④ DPP-4 抑制剂；
⑤ 蛋白酶体抑制剂；
⑥ 新型 α- 氰基丙烯酰胺可逆抑制剂。

1.2.1.1　ACE抑制剂

如图 1.2 所示，首先，肾素将血管紧张素原（一个含有 450 个氨基酸的多肽）转化为血管紧张素 Ⅰ（一个含有 10 个氨基酸的寡肽）。随后，血管紧张素转化酶（ACE）将其底物血管紧张素 Ⅰ 转化为活性更高的血管紧张素 Ⅱ，这是一种具有 8 个氨基酸的寡肽。ACE 是一种氯离子依赖的锌金属肽酶，具有膜结合型和可溶型两种类型。ACE 是一种水解酶（蛋白酶），其作用是加快 Phe-His 肽键的水解反应。ACE 含有两个同源的活性位点，其中锌离子可催化各种蛋白质（包括血管紧张素 Ⅰ 和缓激肽）中 C 末端二肽（如 His-Leu）的裂解。血管紧张素 Ⅰ 在 ACE 的作用下裂解生成八肽的血管紧张素 Ⅱ。血管紧张素 Ⅱ 进一步激活与膜结合的血管紧张素受体，导致血管收缩和钠潴留，最终引起血压升高。由于血管舒张和盐的排泄是缓激肽介导的众多过程之一，因此认为 ACE 对缓激肽循环的破坏作用也会引起高血压[8]。

如图 1.3 所示，百时美施贵宝公司的生物化学家 David Cushman 和有机化学家 Miguel A. Ondetti

Asp-Arg-Val-Tyr-Ile-His-Pro-Phe-His-Leu-Val-Ile...
血管紧张素原
肾素
Asp-Arg-Val-Tyr-Ile-His-Pro-Phe-His-Leu
血管紧张素Ⅰ
ACE
Asp-Arg-Val-Tyr-Ile-His-Pro-Phe +
血管紧张素Ⅱ
AT1受体
血管收缩，醛固酮释放，钠的重吸收

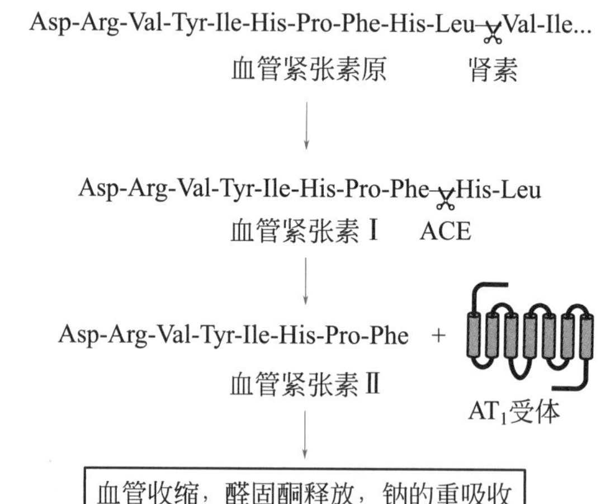

图 1.2 肾素–血管紧张素系统（the renin-angiotensin system, RAS）

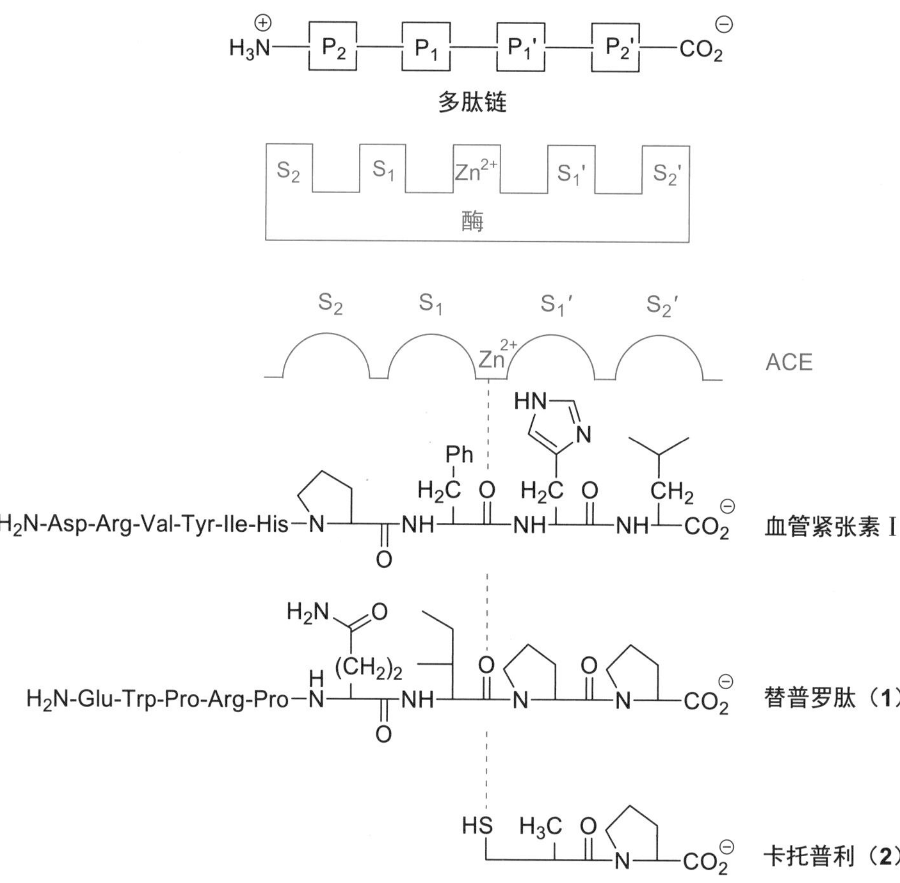

图 1.3 含锌蛋白酶结合位点的确定，及血管紧张素Ⅰ和早期 ACE 抑制剂与酶的假想结合模式

从一种巴西蛇蝰蛇（*Bothrops jararaca*）的毒液中分离出了一种九肽，也就是替普罗肽（Teprotide，**1**）。他们以替普罗肽（**1**）为出发点，对分子结构进行了删减，以硫醇基（— SH）取代其羧酸酯基团，显著提高了分子对 ACE 的抑制能力。改造后的小分子最终成为第一个口服的 ACE 抑制剂，即卡托普利（Captopril；开博通®，Capoten®，**2**）。卡托普利（**2**）模拟血管紧张素Ⅰ的功能，其硫醇

基团能与 ACE 活性位点上的 Zn^{2+} 螯合。由于卡托普利（**2**）与底物血管紧张素 I 竞争 ACE 的结合位点，因此它是一种名副其实的竞争性抑制剂，也是一种可逆的抑制剂（图 1.4）。

卡托普利(开博通®，**2**)
ACE抑制剂

依那普利(Vasotec®，**3**)
ACE抑制剂

喹那普利(益恒®，**4**)
ACE抑制剂

占据疏水口袋可使ACE抑制剂的效力增强2000倍

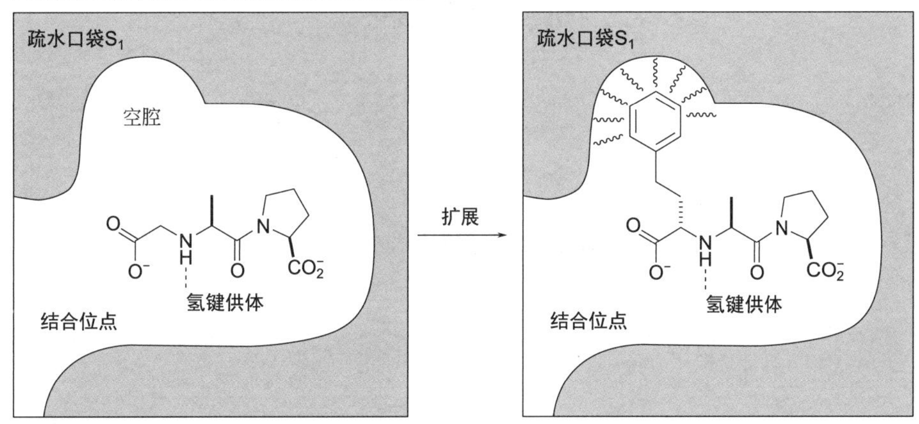

图 1.4　ACE 内部的疏水结合位点 S_1

卡托普利（**2**）具有三种与硫醇基团相关的副作用，包括由于循环白细胞减少引起的骨髓生长抑制、皮疹和味觉丧失。为了改进卡托普利（**2**），由 Arthur A. Patchett 领导的默克公司的科学家们，用羧基取代硫醇基，从而避免硫醇引发的副作用。他们最大的发现是，在 ACE 结合位点内一个未被卡托普利（**2**）占据的疏水空腔中引入苯乙基，从而使小分子的抑制效力提高了 2000 倍[9]，由此得到了依那普利拉（Enalaprilat），但该化合物的口服生物利用度较差。随后他们简单地将依那普利拉中的羧基转化为对应的乙酯，得到前药依那普利（Enalapril，Vasotec®，**3**），具有优良的口服生物利用度。另一个广泛使用的 ACE 抑制剂，是由 Parke-Davis 发现的盐酸喹那普利（Quinapril Hydrochloride，益恒®，Accupril®，**4**），其中取代脯氨酸的四氢异喹啉，不仅提供了新的知识产权，而且也提高了其生物利用度。依那普利（**3**）和喹那普利（**4**）都是 ACE 的竞争性抑制剂，它们的羧基作为螯合基团，能与活性位点的锌离子可逆结合。

1.2.1.2　激酶抑制剂

激酶抑制剂是药物化学的一个前沿领域。该领域在过去二十年中取得了巨大成功，目前市场上已有的 30 多种激酶抑制剂足以证明这一点。大多数激酶可逆抑制剂是竞争性抑制剂，那它们与什么竞争呢？答案是三磷酸腺苷（ATP）。

就酶而言，激酶的任务非常简单。如图 1.5 所示，蛋白激酶通过催化特定蛋白质的磷酸化来调节细胞内的信号转导过程。相反，蛋白磷酸酶的功能是通过使蛋白质去磷酸化来调节生物活性。许多细胞过程就是通过蛋白激酶磷酸化和蛋白磷酸酶去磷酸化的相互作用来实现的。因此，激酶抑制剂是一种可以干预多种疾病如癌症、炎症、糖尿病等的治疗手段。十年前，制药行业中有超过 25% 的研究项目聚焦在激酶上。值得注意的是，尽管人体内有超过 5000 种蛋白激酶，但磷酸酶的种类却很少。大多数激酶抑制剂是模仿 ATP 腺嘌呤部分的扁平芳香族化合物，由于大多数激酶抑制剂能够可逆结合在激酶上的 ATP 结合口袋，并阻断 ATP 的结合（进而抑制激酶活性），因此它们是 ATP 竞争性抑制剂。

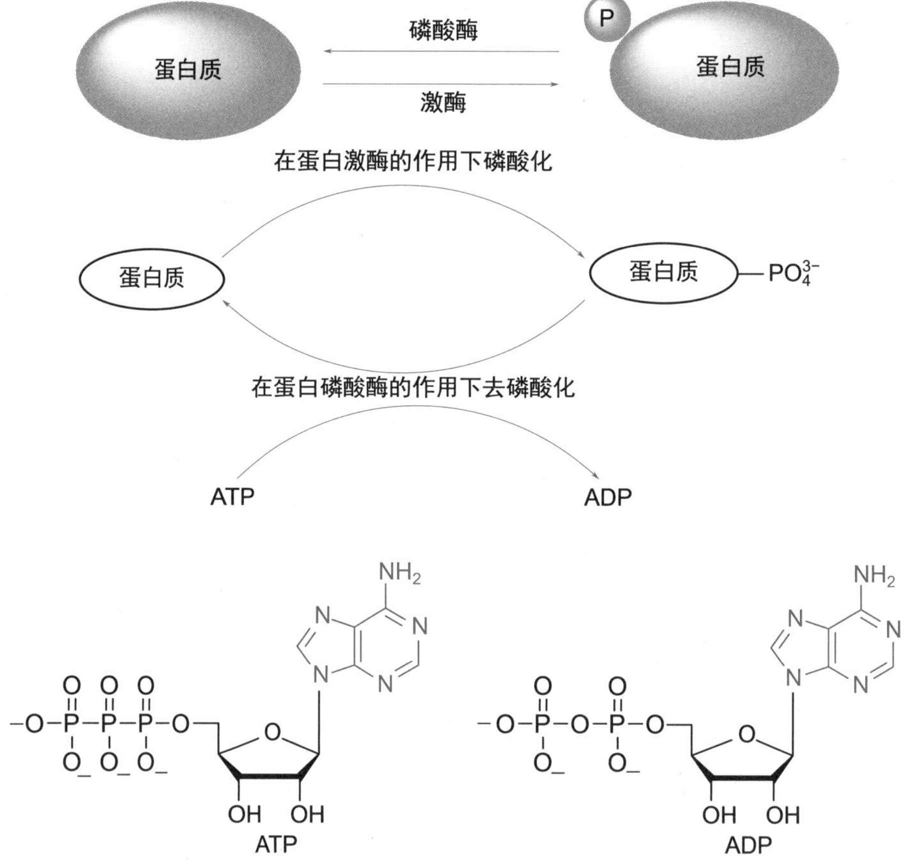

图 1.5　蛋白激酶和磷酸酶的功能

实际上，大多数蛋白激酶抑制剂都是竞争性抑制剂，它们占据了酶的 ATP 结合位点（区域）并阻止了激酶上关键氨基酸的磷酸化。这些氨基酸包括丝氨酸（Ser，S）、苏氨酸（Thr，T）和酪氨酸（Tyr，Y）。大多数的竞争性激酶抑制剂呈扁平状，反映了它们在模仿 ATP 上的腺苷部分。然而，市场上的两种 MEK 抑制剂是非竞争性的可逆（变构）抑制剂。

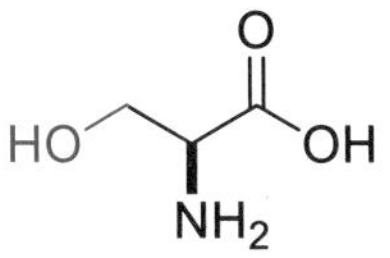

丝氨酸(Ser, S) 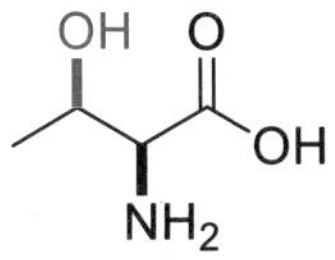　苏氨酸(Thr, T) 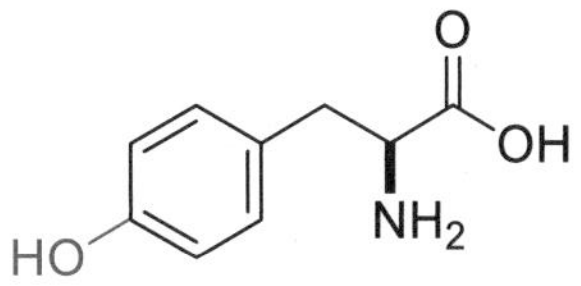　酪氨酸(Tyr, Y)

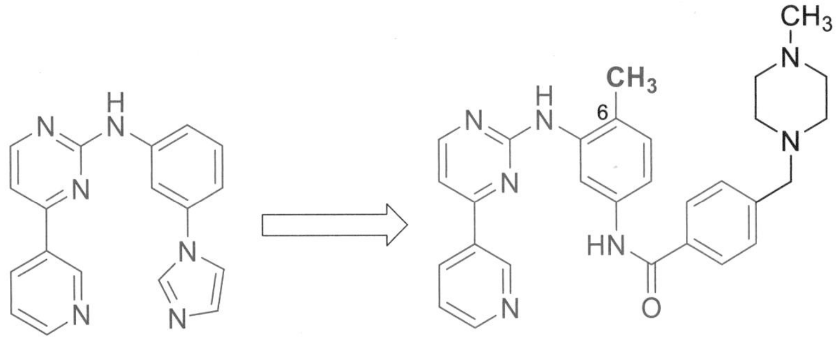

苯胺嘧啶(**5**)

伊马替尼(格列卫®, **6**)
诺华，2001
Bcr-Abl激酶抑制剂

第一个上市的激酶抑制剂是诺华公司研发的酪氨酸蛋白激酶抑制剂伊马替尼（Imatinib，格列卫®，Gleevec®，**6**），其主要用于治疗慢性粒细胞白血病（CML）和胃肠道间质瘤（GISTs）。通过高通量筛选，诺华的化学家们发现苯胺嘧啶（**5**）是 PKC-α 的抑制剂，其 IC_{50} 值约为 1μmol/L。它既不抑制异常的酪氨酸蛋白激酶 Abl，也不抑制血小板衍生生长因子受体（PDGFR）激酶。科学家们以苯胺嘧啶（**5**）为起点，进行了大量的构效关系研究，获得了 300 多个衍生物，最终发现了伊马替尼（**6**）。在苯胺嘧啶（**5**）苯环的 6 位，引入“标志性的甲基”（以粗体突出显示），消除了其对 PKC-α 的活性。哌嗪基团的加入旨在增加化合物的水溶性，此外，它也能与激酶的结合位点结合。伊马替尼（**6**）是“选择性”的 Bcr-Abl- 酪氨酸激酶抑制剂[10]。Bcr-Abl 是一种异常的酪氨酸激酶，其由特定的异常染色体（也叫费城染色体）产生，是 CML 的一种标志物。该药物还抑制另一种酪氨酸激酶受体，也就是与 GIST 相关的 c-kit 受体。后来的研究表明，伊马替尼（**6**）实际上阻断了至少八种蛋白激酶，包括前面提到的 Bcr-Abl、PDGFR 和 c-kit。

伊马替尼（**6**）的成功意义重大，它变革了癌症疗法。由于激酶抑制剂仅靶向癌细胞，而不会作用于正常细胞，极大地降低了药物的副作用，因而被称为癌症靶向治疗。在使用激酶抑制剂之前，毒性与化学疗法是紧密关联的。

其实大多数的激酶抑制剂，尤其是早期的抑制剂，均是可逆的 ATP 竞争性抑制剂。一个具有代表性的 ATP 竞争性抑制剂是马来酸舒尼替尼（Sunitinib Maleate，索坦®，Sutent®，**7**），它是血管内皮生长因子受体（VEGFR1 和 VEGFR2）、血小板衍生生长因子受体（PDGFR-α 和 PDGFR-β）、胎肝酪氨酸激酶受体 3(Flt3)、干细胞因子受体（c-kit）的抑制剂。另一个具有代表性的药物是帕博西尼（Palbociclib，爱博新®，Ibrance®，**8**），一种选择性的细胞周期性激酶（CDK）-4/6 抑制剂。

其他的 ATP 竞争性抑制剂包括劳拉替尼（Lorlatinib，Lorbrena®，**9**），是间变性淋巴瘤激酶和 c-Ros 癌基因 1（ROS1）融合激酶的抑制剂。Idelalisib（Zydelig®，**10**）是磷酸肌醇 -3- 激酶 δ（PI3Kδ）的抑制剂。

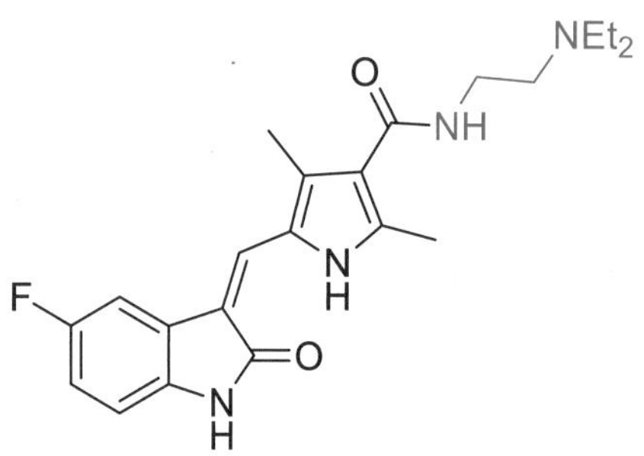

舒尼替尼(索坦®, **7**)
Sugen，2007
VEGFR和PDGFR抑制剂

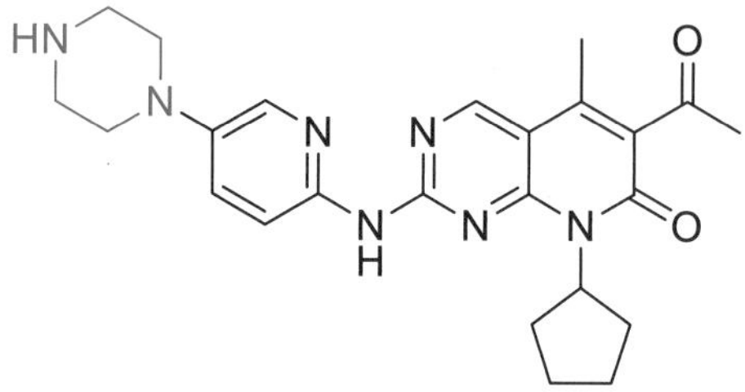

帕博西尼(爱博新®, **8**)
Pfizer，2015
CDK4/6抑制剂

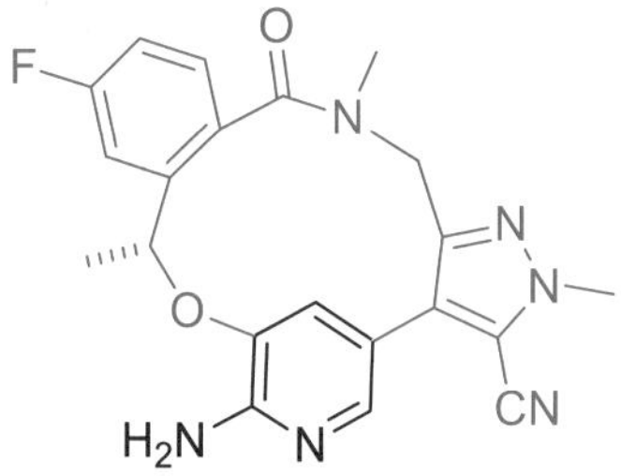

劳拉替尼(Lorbrena®, **9**)
Pfizer，2018
ALK/ROS1抑制剂

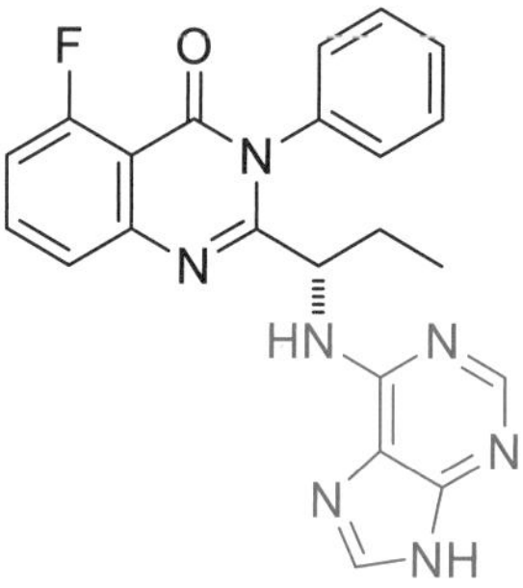

Idelalisib (Zydelig®, **10**)
Gilead，2014
PI3Kδ抑制剂

1.2.1.3 HCV NS3/4A丝氨酸蛋白酶抑制剂

丙型肝炎病毒（HCV）NS3/4A 丝氨酸蛋白酶抑制剂替拉瑞韦（Telaprevir，Incivek®，**11**）和波普瑞韦（Boceprevir，Victrelis®，**12**）都是竞争性抑制剂，而且它们也是共价可逆抑制剂。

HCV 基因组编码一个由结构和非结构蛋白组成的多聚蛋白。HCV NS3/4A 丝氨酸蛋白酶是由拥有 631 个残基的 NS3 蛋白的 N 末端约 180 个残基部分与 NS4A 辅酶因子组成的非共价异二聚体。与 ACE 相似，HCV NS3/4A 丝氨酸蛋白酶也具有锌阳离子。但是，与催化 Zn^{2+} 对 ACE 的活性发挥关键作用不同，位于 HCV NS3/4A 丝氨酸蛋白酶 C 末端的 Zn^{2+} 远离活化位点，因此该 Zn^{2+} 可能只是起结构作用而不是催化作用。其真正的催化位点由 Ser_{139}、His_{57} 和 Asp_{81} 的催化三联体组成。但令人遗憾的是，该活性位点是平坦且开放的（暴露于溶剂中），没有任何深的结合口袋。这也是尽管 Vertex 公司在 1996 年第一个解析出 NS3/4A 活化状态的晶体结构，却没有在高通量筛选的过程中筛选出有价值化合物的原因[11]。

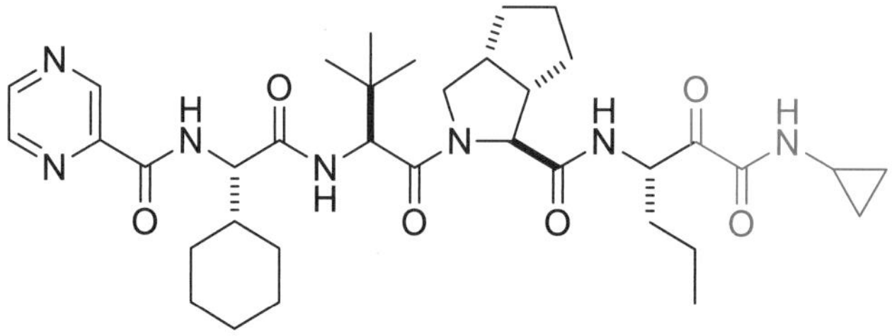

替拉瑞韦(Incivek®, **11**)
Vertex，2011
HCV NS3/4A
丝氨酸蛋白酶抑制剂

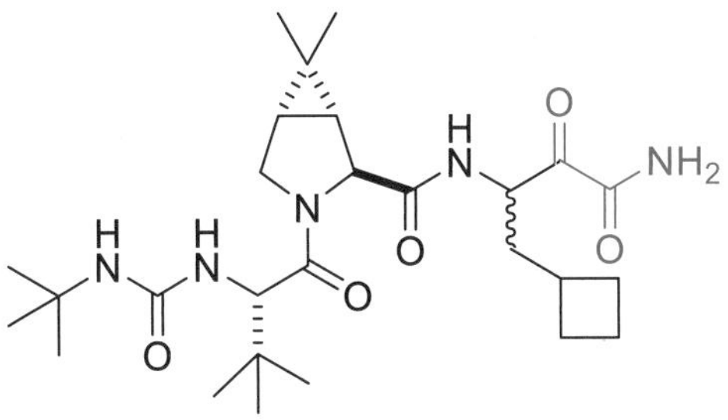

波普瑞韦(Victrelis®, **12**)
Schering-Plough/Merck，2011
HCV NS3/4A
丝氨酸蛋白酶抑制剂

James W. Black 曾说过一句名言："新药发现最有成效的基础是从老药开始。" Vertex 公司最终选择了该酶长度最短的天然底物，即一个具有 10 个氨基酸残基的十肽（EDVVCCSMSY），作为化学研究的起点。在构效关系的探索过程中，Vertex 公司的化学家们发现，共价可逆抑制剂的活性可达到仅依赖非共价相互作用的抑制剂的 10 ～ 1000 倍。在包括醛、羧酸、三氟甲基酮、氯甲基酮和 *α*- 酮酰胺在内的丝氨酸蛋白酶抑制剂的亲电"弹头"中，*α*-酮酰胺的活性最高。最终研发出替拉瑞韦（**11**），且该药在 2011 年被 FDA 批准上市[11]。同样，Schering-Plough/Merck 的 HCV NS3/4A 丝氨酸蛋白酶抑制剂波普瑞韦（**12**）也于同年被 FDA 批准[12]。

就作用机制（MOA）而言，在 His_{57} 和 Asp_{81} 的协助下，HCV NS3/4A 丝氨酸蛋白酶上的 Ser_{139} 加成到抑制剂 **11/12** 的酮基"弹头"上，形成了共价四面体半缩酮中间体 **13**，该中间体类似于丝氨酸蛋白酶水解过程的过渡态。

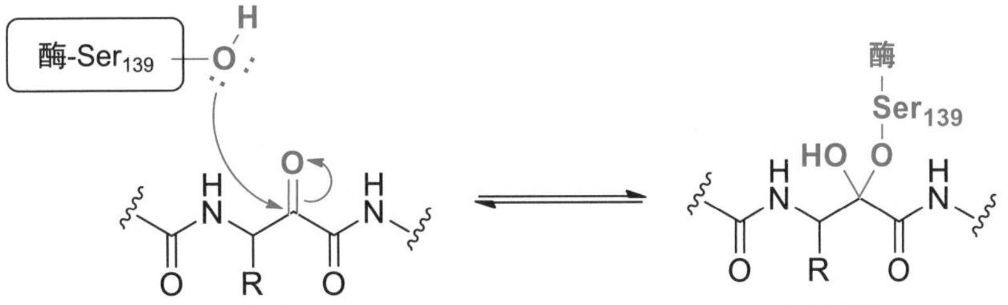

酶-Ser_{139}

抑制剂**11/12**　　　　共价产物(**13**)

1.2.1.4　DPP-4抑制剂

二肽基肽酶Ⅳ（DPP-4）抑制剂是十年前就出现的一种用于治疗 2 型糖尿病的新疗法。如图 1.6 所示，DPP-4 是非经典的丝氨酸蛋白酶。它的酶促功能是裂解肠促胰岛素激素（一种含有 30 个氨基酸的多肽）胰高血糖素样肽 1（GLP-1）。因此，DPP-4 名字来自于其裂解得到的两个氨基酸：由组氨酸-丙氨酸（His-Ala）组成的二肽。

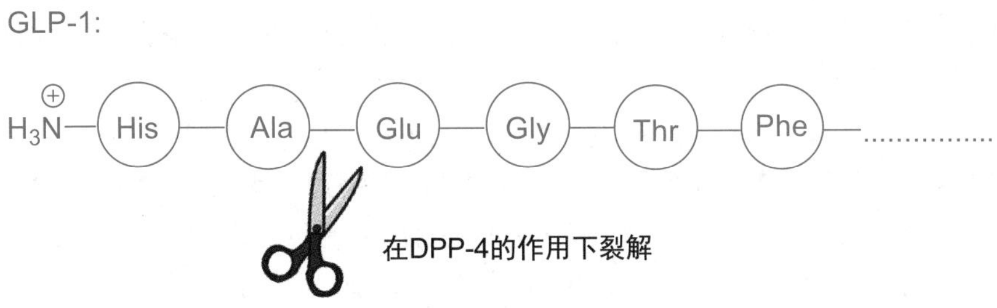

GLP-1:

$H_3N^{\oplus}$—His—Ala—Glu—Gly—Thr—Phe—................

在DPP-4的作用下裂解

图 1.6　DPP-4 从 N 端倒数第二个位置切割 GLP-1

与此同时，如图 1.7 所示，DPP-4 抑制剂可以通过增强 GLP-1 和葡萄糖依赖性胰岛素释放多肽（GIP）的作用而间接刺激胰岛素的分泌。GLP-1 和 GIP 以葡萄糖依赖的方式促进胰岛素分泌，因此其引起低血糖的风险较小。此外，GLP-1 还可以刺激胰岛素的生物合成，抑制胰高血糖素的分泌，减慢胃排空，降低食欲，并刺激胰岛 β 细胞的再生和分化。DPP-4 抑制剂可增加人体内循环的 GLP-1 和 GIP 的水平，从而使得血糖水平、糖化血红蛋白 A_{1c}(H_bA_{1c}）水平和胰高血糖素水平降低。DPP-4 抑制剂相对于其他糖尿病治疗方法产生低血糖的风险较小，并且可以减轻体重，促进胰腺 β 细胞再生和分化等[13]。市场上前两个列汀类 DPP-4 抑制剂是氰基吡咯烷类化合物，分别为维格列汀（Vildagliptin，佳维乐®，Galvus®，**14**）和沙格列汀（Saxagliptin，安立泽®，Onglyza®，**15**）[14]。它们都是可逆的共价抑制剂，氰基是它们的亲电“弹头”，P_1 氰基吡咯烷可占据肽酶的 S_1 子口袋。

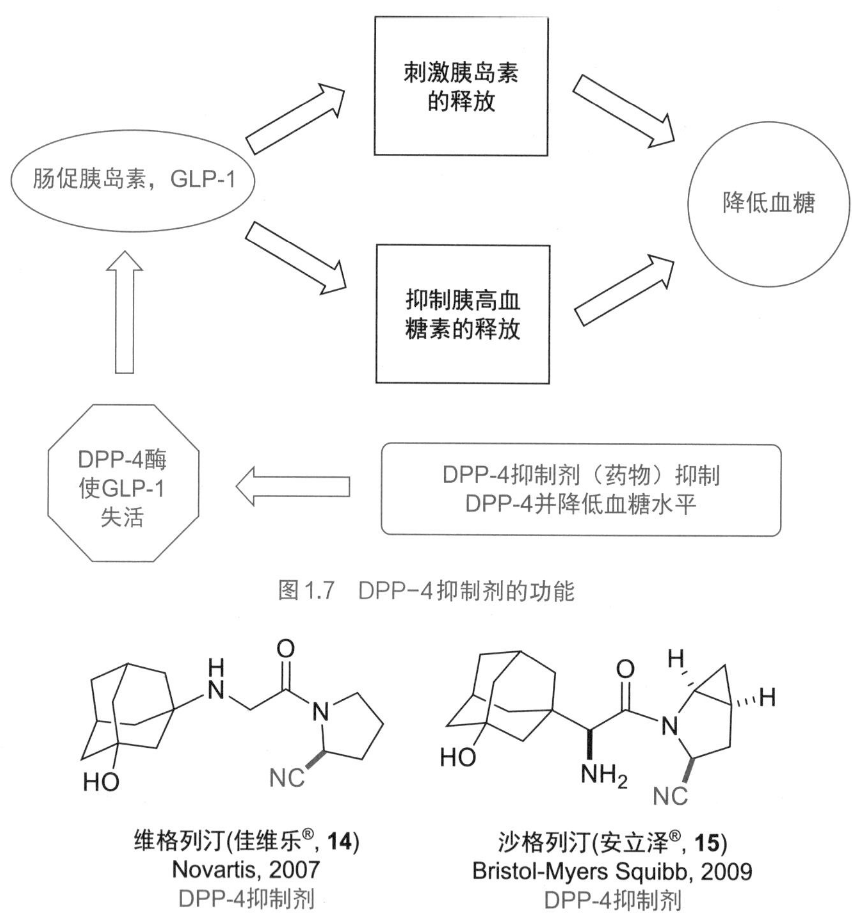

图 1.7　DPP-4 抑制剂的功能

DPP-4 酶与其抑制剂维格列汀（**14**）和沙格列汀（**15**）之间是通过 Pinner 反应形成可逆共价键的。

在有机化学教材中，Pinner 反应是腈的部分溶剂解，生成亚氨醚（亚胺酯）。巧合的是，这也正是 DPP-4 与其可逆共价抑制剂之间发生的情况。因此，来自 DPP-4 的活性位点 Ser_{630} 上的羟基与抑制剂上的氰基发生反应，并可逆形成对应的亚胺酯产物。

含氰基的列汀类药物的可逆共价作用机制（MOA）如下图所示[14]。本质上讲，维格列汀（**14**）与 DPP-4 酶结合并在 S_1 口袋内形成非共价复合物。在活性位点中 Ser_{630} 和 Tyr_{547} 的协同作用下，催化 Ser_{630} 上的羟基与氰基侧链的共价键合，通过类 Pinner 反应形成共价复合物。共价复合物断裂后可产生亚胺酯（**16**），但亚胺酯不稳定，在特定情况下可逆地转化为维格列汀（**14**）。

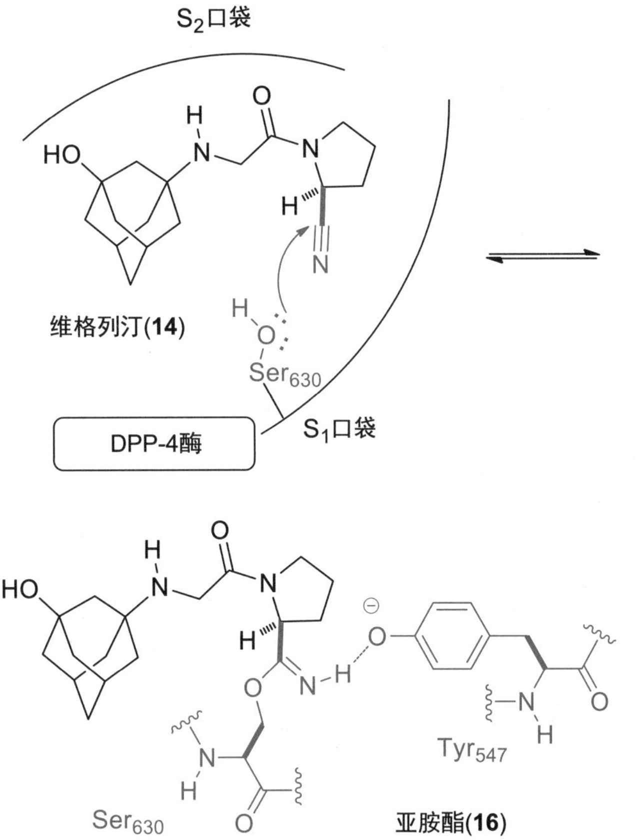

S_2口袋

维格列汀(**14**)

DPP-4酶

S_1口袋

亚胺酯(**16**)

沙格列汀（**15**）是一种缓慢紧密结合的DPP-4抑制剂。它的MOA与维格列汀（**14**）相似，即可逆共价抑制剂。为了寻找沙格列汀（**15**）的替代品，BMS 公司从大量结果中得到了移除氰基“弹头”的化合物 BMS-538305（**17**）。结果表明，BMS-538305（**17**）非常有效（K_i=10 nmol/L）[15]。但它不是共价抑制剂，更像是可逆竞争性抑制剂的变种。

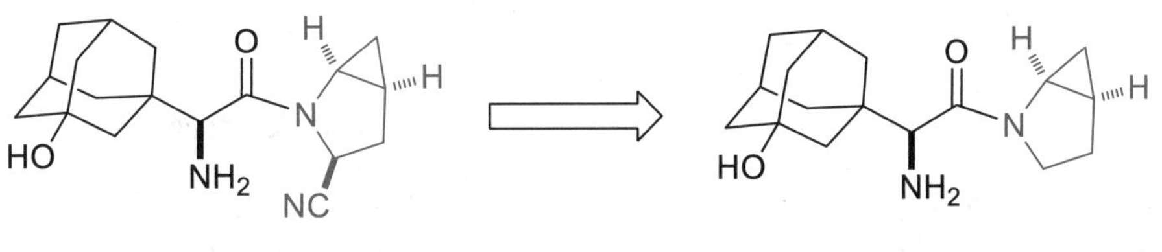

沙格列汀(**15**)
DPP-4抑制剂

BMS-538305(**17**)
DPP-4抑制剂

1.2.1.5　蛋白酶体抑制剂

蛋白酶体是一种大的蛋白质复合物，通过催化 ATP 依赖的细胞蛋白质降解，从而在调节细胞功能中起核心作用。在正常的健康细胞中，大多数细胞内蛋白质通过多聚泛素化被标记，在多催化的 26S 蛋白酶体内靶向泛素化标记的蛋白质进行蛋白质水解。反过来，26S 蛋白酶体是由 20S 催化核心组成的圆柱形结构，具有类半胱天冬酶、类胰蛋白酶和类胰凝乳蛋白酶（CT-L）的活性。催化核心被两个 19S 调节亚基所覆盖，这两个亚基参与引导由多聚泛素化标记的蛋白质进入蛋白酶体复合物[16]。

蛋白酶体抑制剂硼替佐米（Bortezomib，万珂®，Velcade®，**18**）和伊沙佐米（Ixazomib，Ninlaro®，**19**）优先抑制蛋白酶体的 CT-L 活性，使得细胞中促凋亡蛋白积聚，最终导致细胞凋亡和死亡。它们通过硼酸与活性位点苏氨酸（Thr，T）形成共价键，发挥其对蛋白酶体的抑制作用。通过抑制蛋白酶体来稳定 IκB，激活 c-Jun 末端激酶，稳定 CDK 抑制剂 p21 和 p27，以及肿瘤抑制因子 p53 和促凋亡蛋白[16]。

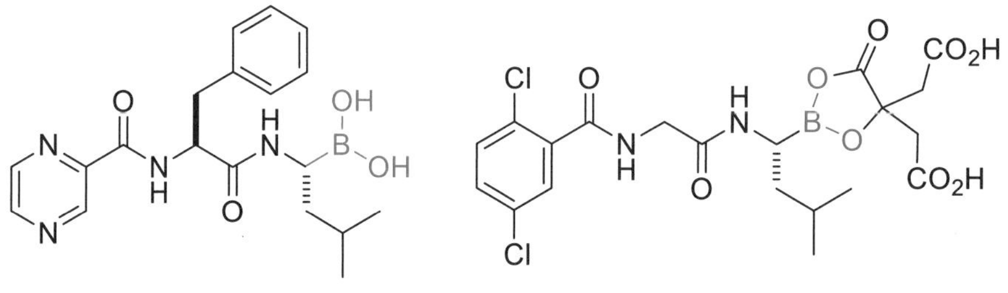

硼替佐米(万珂®, **18**)
Millennium, 2003
蛋白酶体抑制剂

伊沙佐米(Ninlaro®, **19**)
Millennium, 2015
蛋白酶体抑制剂

在分子水平上（如下图所示），基于硼酸的蛋白酶体抑制剂硼替佐米（**18**）与酵母 20S 蛋白酶体的复合物晶体结构，展现了该抑制剂的共价本质[17]。β5（类胰凝乳蛋白酶）位点是蛋白分解过程中的最重要位点，通过共晶的 X 射线结构检测发现，酶的 N 末端苏氨酸（Thr1）加到硼替佐米（**18**）上，形成了四面体加合物（**20**）。

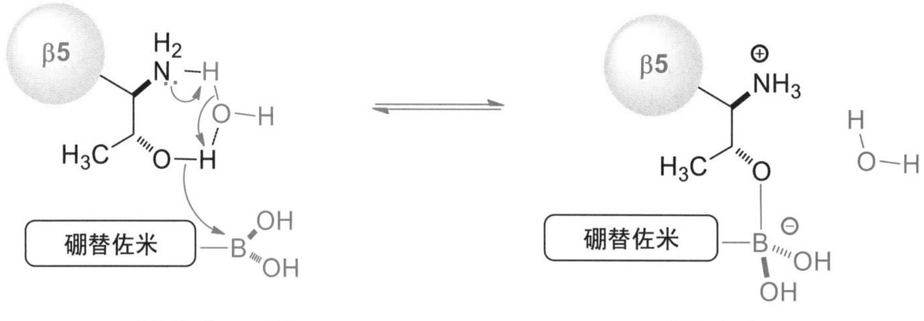

N端Thr

硼替佐米(万珂®, **18**)

四面体加合物**20**

许多蛋白酶体抑制剂的作用机制（MOA）是通过与蛋白酶体形成共价键而发挥作用的。“弹头”主要包括醛、环氧酮（见 1.2.5 节）、*α*- 酮醛、乙烯基砜和硼酸盐。在这些“弹头”中，硼酸部分是较为特殊的，因为其确保了对蛋白酶体的专一性进攻，这与早期的合成抑制剂截然不同。例如，肽醛显示出对半胱氨酸蛋白酶的交叉反应性和低的代谢稳定性。而且，根据 Lewis 的软硬酸碱（HSAB）理论，与软性半胱氨酸亲核试剂相比，硼酸核心可确保拮抗剂对硬性氧亲核试剂具有较高的亲和力。比如，硼原子可与 Thr1 的亲核氧 O^{γ} 上的孤对电子形成共价相互作用。苏氨酸的 N 末端氨基与硼酸的一个羟基之间形成的氢键相互作用，进一步稳定了四面体加合物 **20**[17]。这个氢键解释了为什么硼酸盐是更强效的蛋白酶体抑制剂，而不是丝氨酸蛋白酶抑制剂，即使硼酸盐最初是被开发作为丝氨酸蛋白酶抑制剂。

1.2.1.6 新型α-氰基丙烯酰胺可逆抑制剂

由于潜在的副作用，在药物发展的历史过程中尽量避免使用不可逆的共价抑制剂。尽管为了解决突变问题，现已在不可逆共价激酶抑制剂的研究上取得了长足进步，对脱靶修饰的关注促进了可逆半胱氨酸靶向激酶抑制剂的发展。

2012 年，Taunton 将“可逆共轭加成”的概念巧妙地引入到激酶的药物发现中[18]。常规的丙烯酰胺与半胱氨酸可形成共价键，但是在 *α* 位加一个额外的吸电子基团，如氰基，可使丙烯酰胺成为可逆性的。如下图所示，半胱氨酸和 *α*-氰基丙烯酰胺通过杂迈克尔加成反应可生成 *β*-硫醚。由于 *α*-氰基大大提高了对应阴离子的共振稳定性，因此所得加合物有利于逆反应。只要这些共价可逆抑制剂通过与结合口袋的其他非共价相互作用而稳定下来，它们就一直与其靶蛋白共价连接，这大大增加了药物在靶标的停留时间。然而，在靶标降解或在非特异性半胱氨酸标记后，这些游离的和未修饰的抑制剂就会被释放。通过设计布鲁顿酪氨酸激酶（Bruton’s tyrosine kinase，BTK）可逆共价抑制剂，证明了这一概念的实用性。半胱氨酸反应性氰基丙烯酰胺亲电体使得 BTK 抑制剂得到了更长的靶标停留时间，停留时间从几分钟到 7 天不等[19]。

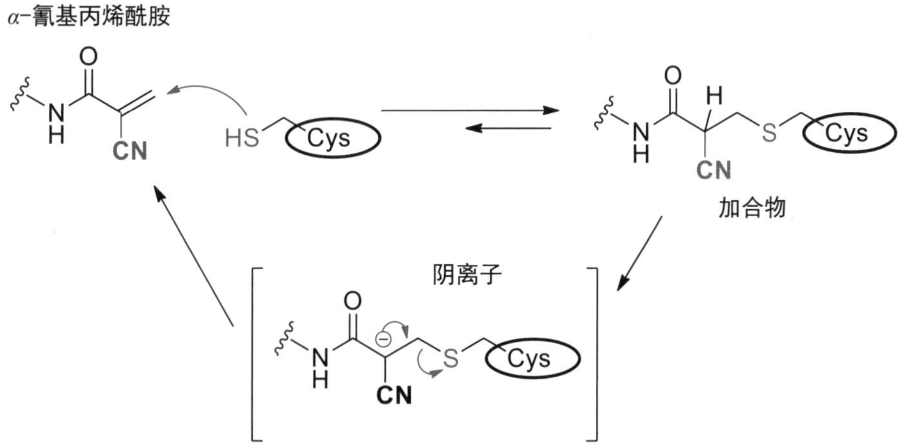

α-氰基丙烯酰胺

O N H CN HS Cys

O H N H CN S Cys

加合物

阴离子

O N H CN S Cys

已上市的药物中还有许多其他类别的酶的竞争性抑制剂，包括：

① 用于治疗艾滋病（AIDS）的 HIV 蛋白酶、整合酶和逆转录酶抑制剂；

② 用于治疗癌症的组蛋白去乙酰化酶（HDAC）抑制剂；

③ 可降低胆固醇的 3-羟基-3-甲基戊二酰辅酶 A（HMG-CoA）还原酶抑制剂（他汀类药物）；

④ 用于治疗癌症的聚二磷酸腺苷（ADP）核糖聚合酶（PARP）抑制剂；

⑤ 用于治疗勃起功能障碍（ED）的磷酸二酯酶 5（PPD-5）抑制剂；

⑥ 用于治疗糖尿病的二肽基肽酶Ⅳ（DPP-4）抑制剂。

1.2.2 变构抑制剂

许多变构抑制剂（allosteric inhibitors）是非竞争性的可逆抑制剂。本节将讨论变构激酶抑制剂（allosteric kinase inhibitors）、变构磷酸酶抑制剂（allosteric phosphatase inhibitors）和变构非核苷类逆转录酶抑制剂（allosteric nonnucleoside reverse transcriptase inhibitors，NNRTIs）。

1.2.2.1 变构激酶抑制剂

20 世纪 90 年代，Parke-Davis 同事们偶然从高通量筛选（HTS）得到的活性化合物中，发现了几种不与 ATP 或细胞外信号调节激酶（ERK）竞争的丝裂原活化蛋白激酶（MAPK）/ 细胞外信号调节激酶（MEK）抑制剂。也就是说，这些抑制剂不是直接靶向 ATP 的结合位点，而是通过阻碍磷酸化来抑制蛋白激酶。这一偶然发现导致了 PD-0184352（CI-1040，**21**）和 PD-0325901（**22**）两个化合物的发现。几年后发现，最初用来筛选的 MEK 蛋白是一种具有内在活性的截短突变体，而不是处于部分磷酸化的形式，这种形式与活化的磷酸 MEK 不同，该蛋白易受最初筛选得到的活性分子 **21** 和 **22** 的影响[20]。

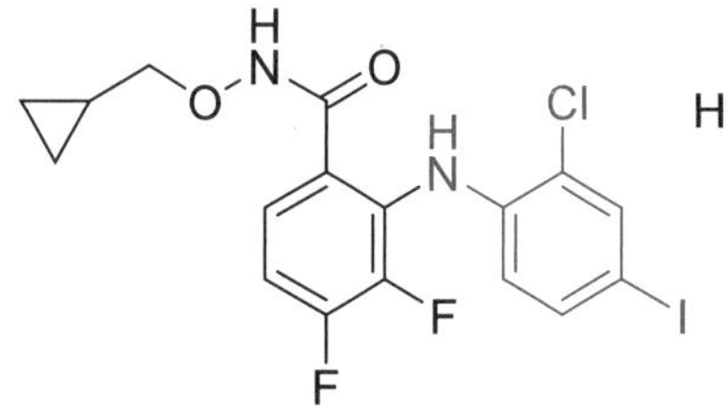

PD-0184352(CI-1040, **21**)
MEK1/2抑制剂

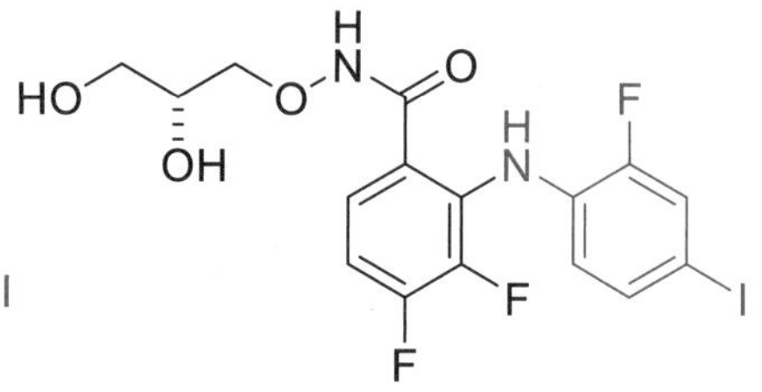

PD-0325901(**22**)
MEK1/2抑制剂

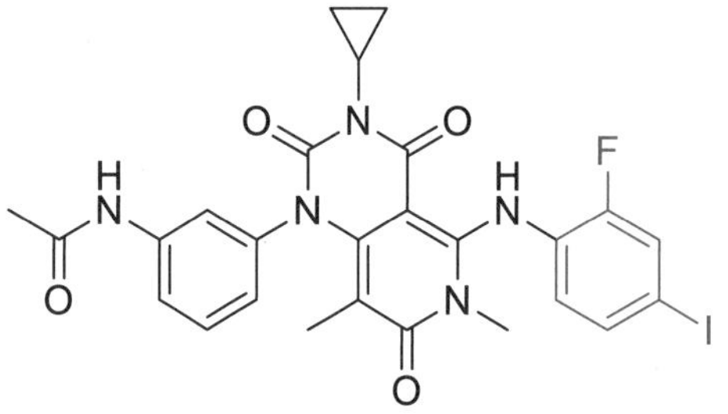

曲美替尼(迈吉宁®, **23**)
GSK，2013
MEK1/2抑制剂

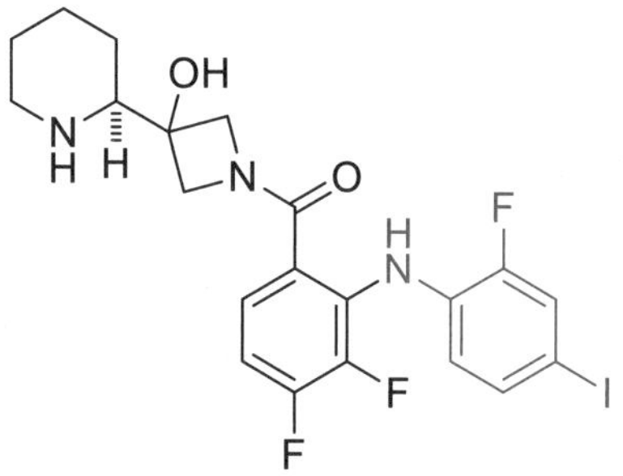

考比替尼(Cotellic®, **24**)
Exelixis/Genentech，2015
MEK1/2抑制剂

尽管受商业、政治及其他因素的影响（例如，功能性部分异羟肟酸酯是一个警示子结构），化合物 **21** 和 **22** 未能进入市场，但它们为另两种选择性 MEK1/2 变构抑制剂的成功上市奠定了基础。其中之一是英国葛兰素史克公司（GSK）研发的曲美替尼（Trametinib，迈吉宁®，Mekinist®，**23**）[21]，另一个是 Exelixis 公司研发的考比替尼（Cobimetinib，Cotellic®，**24**，图 1.8 展示了其在 MEK1 酶上的变构结合位点）[22]。它们都是经 FDA 批准用于治疗带有 BRAF V600E 突变的转移性黑色素瘤的 MEK1/2 抑制剂。2018 年，Array Biopharma 公司研发的第三种抑制剂贝美替尼（Binimetinib，Mektovi®）被 FDA 批准，该药与恩考芬尼（Encorafenib，Braftovi®，一种 BRAF 抑制剂）联用，可用于治疗无法切除或带有 BRAF V600E 及 V600K 突变的转移性黑色素瘤。

除 MEK1/2 抑制剂 **23** 和 **24** 外，一直以来人们认为靶向其他激酶的变构抑制剂是较难发现的。事实的确如此，到目前为止市场上由监管机构批准的变构激酶抑制剂只有化合

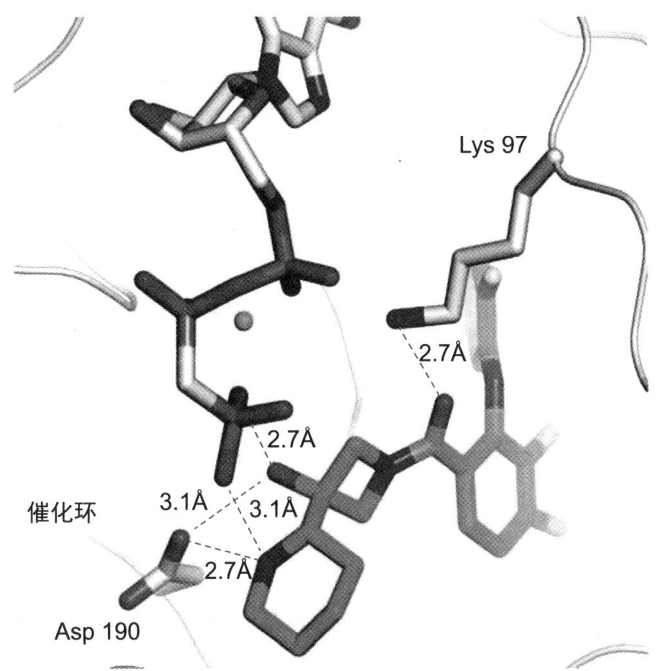

图 1.8 化合物 **24** 的 MEK1:AMP-PCP 三元复合物共晶结构

虚线表示酰胺和氨基乙醇片段的关键作用。变构 MEK 抑制剂 **24** 不占据 ATP 催化环。

（来源于 Sebolt–Leopold,Bridges,2009[20]；经许可转载）

物 **23** 和 **24**。而过去二十年间积累的知识已帮助我们在激酶的变构抑制剂方面取得了进展，Novartis 报道称发现了 Bcr-Abl1 的变构酪氨酸激酶抑制剂 Asciminib（ABL001，**28**）[23]。

Asciminib（**28**）是研究人员采用基于片段的药物发现（the fragment-based drug discovery，FBDD）策略发现的[23]。伊马替尼（**6**）阻断了 ATP 结合位点，因此这里只关注 ABL1 激酶豆蔻酸盐结合口袋的变构抑制剂。通过核磁共振（NMR）T1ρ 和梯度光谱法观测水（waterLOGY）配体实验对 ABL1- 伊马替尼复合物进行筛选，确定了伯苯胺（**25**）和仲苯胺（**26**）作为初始候选片段。不出所料，这两个初始片段均未在 ABL1 生化激酶测定中表现出活性。

Cl NH$_2$ O O

25, K_d = 6 μmol/L
非活化

Cl Br N H

26, K_d = 4 μmol/L
非活化

F O F F N H O OH N N Cl

27, K_d = 10 μmol/L
GI_{50} = 8 μmol/L

基于片段得到的第一个活性分子

Asciminib(ABL001, **28**)
Bcr-Abl1变构抑制剂

令人意外的是，尽管候选片段在细胞实验中没有表现出活性，但基于该片段得到的后续化合物（**27**）则显示出较低的 K_d 值（微摩尔级）和 GI_{50} 值（8 μmol/L）。研究人员又继续针对化合物（**27**）进行基于结构的改造，以优化其疗效、理化性质、药代动力学性质和类药性等多种性质，最终得到了 Asciminib（**28**），该化合物已在 2017 年开始针对 CML 患者进行Ⅲ期临床研究。

1.2.2.2 变构磷酸酶抑制剂

如今，变构抑制作用被越来越多地应用在一些棘手的药物靶标上。在磷酸酶抑制剂领域取得的研究成果就是一个很好的案例。与激酶不同，磷酸酶没有像 ATP 这种已确定的底物来指导药物设计。含 Src 同源区 2 的蛋白酪氨酸磷酸酶（SHP2）是一种非受体蛋白酪氨酸磷酸酶，也是骨架蛋白。它由三个结构域组成：N-SH2、C-SH2 和包含活性位点的 PTP（PTP 是 PTPase 的缩写，即蛋白酪氨酸磷酸酶，见图 1.9）。由于磷酸基团的结合位点是高度正电

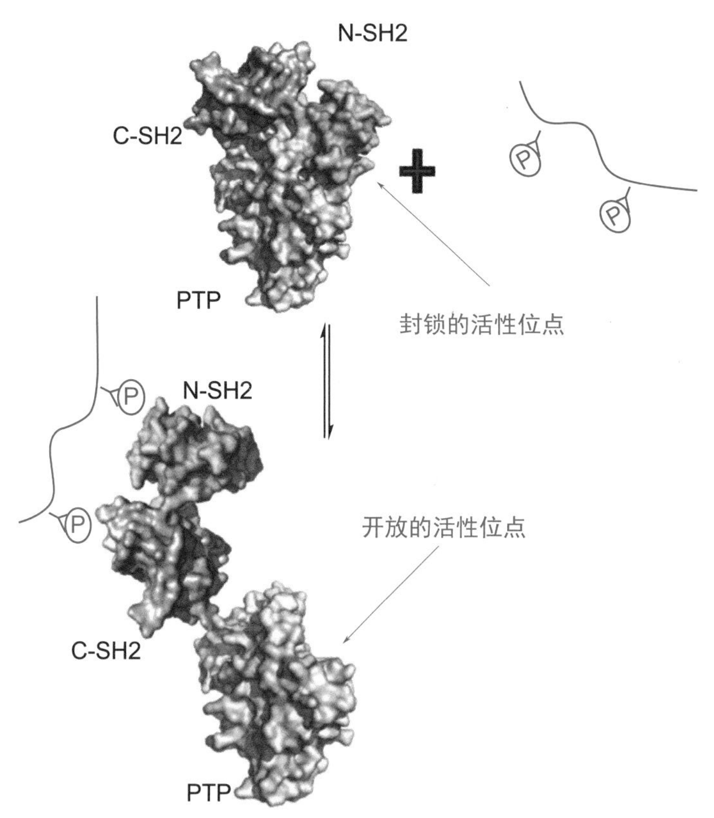

图 1.9　SHP2 在闭合（封锁的活性位点）和开放（开放的活性位点）构象的平衡

（资料来源：Garcia Fortanet 等，2016 [25]，经美国化学会许可转载）

性，且通常没有明显的小分子口袋，因此设计模仿磷酸基团的竞争性 SHP2 抑制剂非常具有挑战性。在过去的二十年中发现的最初的竞争性 SHP2 抑制剂，总是具有可电离的官能团，因此难以透过细胞膜或进入血液[24, 25]。

2016 年，诺华公司报道了一种变构 SHP2 抑制剂 SHP099（**29**），它在 SHP2 闭合构象中占据了一个通道状的结合位点（由三个结构域汇合形成的一个口袋）。由于 SHP2 只有在处于开放构象时才是有活性的，因此 SHP099（**29**）就像分子胶水一样阻止了 SHP2 的打开（见图 1.9）。作为变构抑制剂，SHP099（**29**）无须像磷酸盐一样。它具有合适的亲和力、细胞通透性及其他可以促进口服给药的特性[25]。TNO155 作为其类似物之一，目前正处于临床研究阶段。如果该药物能研发成功，就像伊马替尼（**6**）的上市影响蛋白激酶药物开发方式一样，靶向磷酸酶的药物开发数目也一定会随之激增[26]。

为了扩大取得的初步成果，诺华公司进一步识别得到了第二个独特的、以前未探索过的结合位点。变构位点 2 位于 N 末端 SH2 和 PTP 结构域表面形成的裂缝处。他们还确定 SHP244（**30**）是一种弱的 SHP2 抑制剂，对酶具有一定的热稳定性（见图 1.10）[27]。

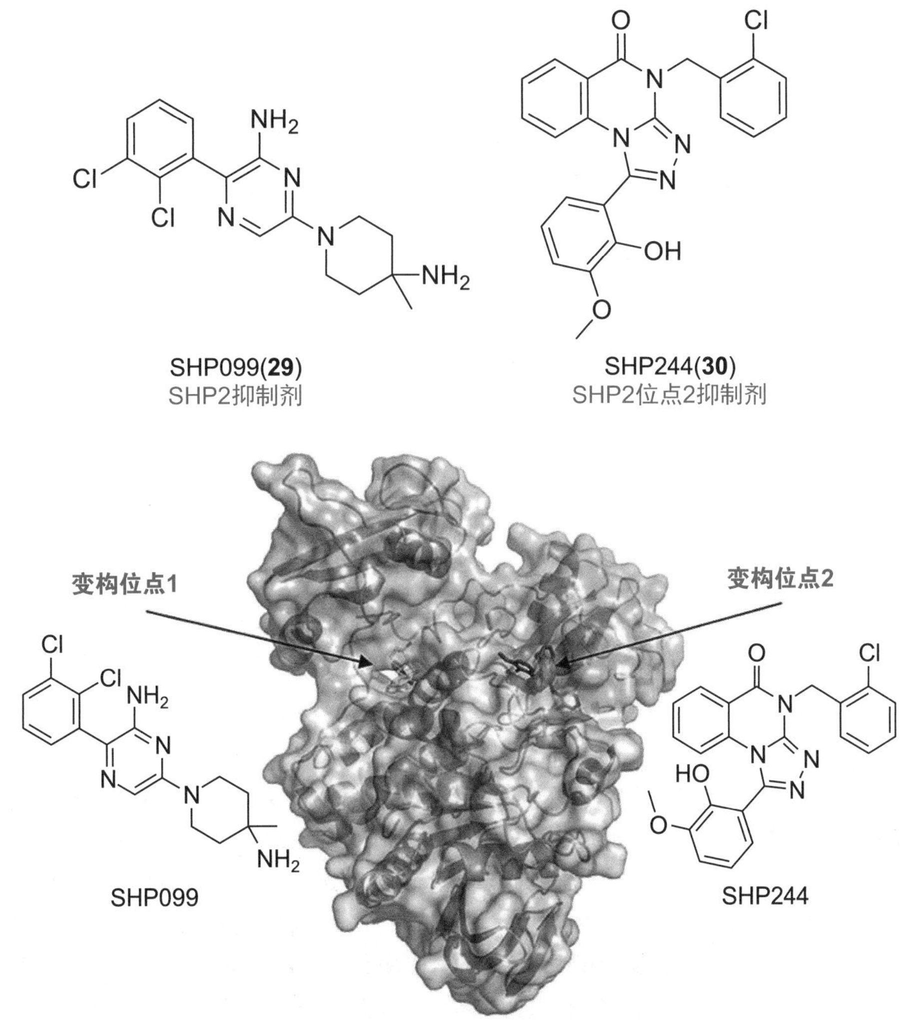

图 1.10　SHP2 磷酸酶的双重变构抑制作用

（资料来源：Fodor 等，2018[27]，经美国化学会许可转载）

1.2.2.3 变构非核苷类逆转录酶抑制剂

NNRTIs 表示的是非核苷类逆转录酶抑制剂。

HIV 逆转录酶（RT）在进入细胞核之前，能够将病毒基因组的单链核糖核酸（RNA）转化为双链脱氧核糖核酸（DNA）。最初的核苷类逆转录酶抑制剂（NRTIs），例如叠氮胸苷（Azidothymine，AZT，Retrovir®）、拉米夫定（Lamivudine，3TC，Epivir®）和阿巴卡韦（Abacavir，Ziagen®）被视为前药，因为它们只有被激酶磷酸化后才具有活性。这些逆转录酶抑制剂能直接与 RT 酶结合，同时它们也面临其本身引发毒副作用的威胁。

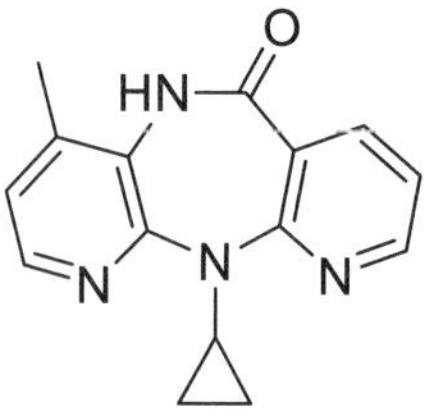

奈韦拉平(Viramune®, **31**)
Boehringer Ingelheim,1996
NNRTIs

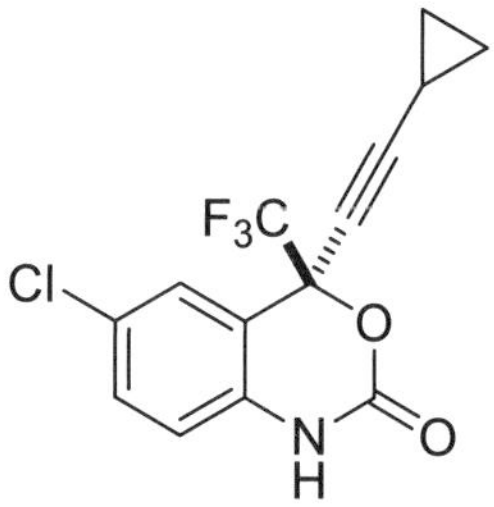

依法韦伦(Sustiva®, **32**)
Bristol-Myers Squibb/Merck,1998
NNRTIs

另一方面，NNRTIs 能变构结合逆转录酶以抑制转录。与 NRTIs 不同，它们不需要经过细胞内的磷酸化代谢就可以被激活。第一代 NNRTIs 是奈韦拉平（Nevirapine，Viramune®，**31**）、依法韦伦（Efavirenz，Sustiva®，**32**）和地拉韦啶（Delavirdine，Rescriptor®，**33**）。当它们与 RT 酶的变构位点结合时，会呈现一个“蝴蝶状”的结合构象。令人遗憾的是，耐药性的迅速出现（至少 9 个氨基酸突变）大大降低了以上这些药物的药效，进而也损害了患者的临床依从性 [28]。

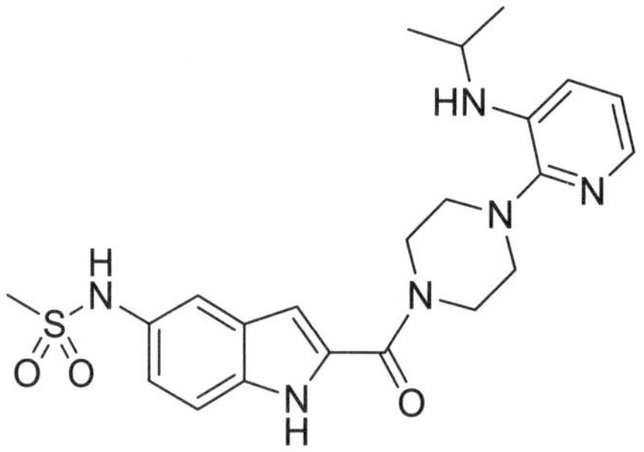

地拉韦啶(Rescriptor®, **33**)
Upjohn/Pfizer, 1997
NNRTIs

第二代 NNRTIs 依曲韦林（Etravirine，英特莱 ®，Intelence®，**34**）和利匹韦林（Rilpivirine，恩临 ®，Edurant®，**35**），由于分子结构本身的柔性，具有很强的耐受多种耐药突变的基因壁垒。尽管结构上存在很大差异，第一代 NNRTIs（**31** ～ **33**）与第二代 NNRTIs 依曲韦林（**34**）和利匹韦林（**35**）均与相同的疏水结合位点结合，即 NNRTIs 结合口袋（NNIBP），这一结合口袋与催化位点之间的距离仅为 10Å [29]。因此 NNRTIs（**31** ～ **35**）都是变构抑制剂。值得注意的是，NNIBP 是一个高度柔性的结合口袋，只有在 NNRTIs 结合的情况下，该结合口袋才会存在，该口袋的形成与一些相关氨基酸柔性侧链的扭转旋转有关。

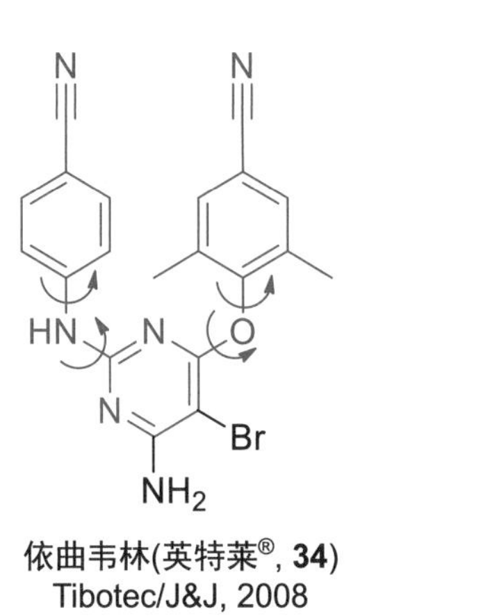

依曲韦林(英特莱®, **34**)
Tibotec/J&J, 2008
NNRTIs

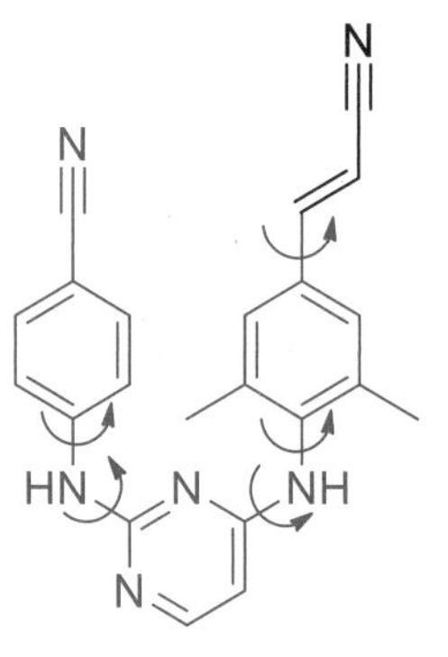

利匹韦林(恩临®, **35**)
Tibotec/J&J.2011
NNRTIs

与形成“蝴蝶状”结合构象的第一代 NNRTIs（**31** ～ **33**）不同，第二代 NNRTIs 依曲韦林（**34**）和利匹韦林（**35**）倾向于以“U”形构象与 HIV-1RT 结合（也称为“马蹄模式”）来适应可变的疏水口袋。结合口袋中抑制剂的构象调整（“摇摆”）、旋转及平移变化（“扭动”），有助于保持这些药物耐 HIV-1 病毒突变的药效[30]。有趣的是，利匹韦林（**35**）在低 pH 下的行为和其固有的柔性可以促进药物聚集到球形纳米颗粒中（在低 pH 下直径为 100 ～ 200 nm），这有助于提高该药物的口服生物利用度。

1.2.3 共价不可逆抑制剂

共价抑制剂（covalent inhibitors）具有许多优点，例如增加生化功效、延长药物同靶标作用时间以及降低用药剂量等。从历史上看，典型的经典药物如阿司匹林和青霉素 G 都是共价抑制剂。阿司匹林是一种不可逆的环氧化酶（COX）抑制剂，通过与活性位点的丝氨酸（Ser，S）残基发生酰化作用而发挥药效。青霉素能够共价结合到 DD- 转肽酶的活性位点丝氨酸上。此外，氯吡格雷（Clopidogrel，Plavix®）和奥美拉唑（Omeprazole，Prilosec®）均是前药，生物活化后产生共价抑制剂发挥生物活性。

近年来，人们重新对共价抑制剂药物的开发产生了兴趣。其中一些抑制剂药物已被 FDA 和 EMA 批准上市，更多的共价抑制剂正处在早期和晚期的开发阶段。与非共价抑制剂相比，共价抑制剂对靶蛋白具有更高的亲和力，从而可能提高治疗效果。截止到 2019 年，已有超过 40 种 FDA 批准上市的药物被证实具有共价作用机制。

许多氨基酸可以与亲电“弹头”发生反应，从而与共价抑制剂形成共价键。半胱氨酸（Cys，C）是靶蛋白上最常使用的亲核残基，这并不奇怪，因为硫醇基团是所有氨基酸中最强的亲核试剂。半胱氨酸是一种独特的氨基酸，具有脂肪族硫醇基团。它也是蛋白质中最不常见的氨基酸，但在 518 种人类激酶中，大多数在活性位点附近都有一个可接近的非催化半胱氨酸。在蛋白激酶中，半胱氨酸不参与催化作用，但是参与某些调节功能，比如亚磺酰化或氧化。靶向位于激酶 ATP 结合位点附近的半胱氨酸一直是开发共价激酶抑制剂最富有成效的策略。

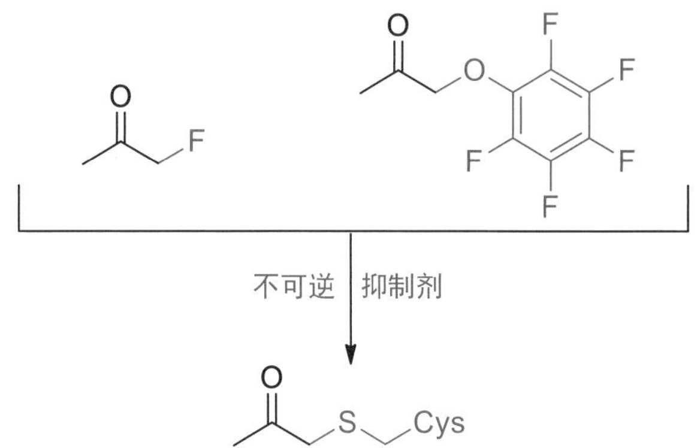

由于蛋白质结合位点处并不总是有半胱氨酸存在，因此靶向赖氨酸（Lys，K）残基是次优选择。

半胱氨酸(Cys, C)　　赖氨酸(Lys, K)

如今，包括丝氨酸（Ser，S）、苏氨酸（Thr，T）、酪氨酸（Tyr，Y）、甲硫氨酸（Met，M）、谷氨酸（Glu，E）和天冬氨酸（Asp，D）在内的非催化氨基酸残基均为可利用的共价抑制结合位点。

甲硫氨酸(Met, M)　　谷氨酸(Glu, E)　　天冬氨酸(Asp, D)

至于“弹头”，它们必须对谷胱甘肽等普遍存在的亲核试剂具有足够的稳定性，才能在细胞或体内环境中到达作用靶标。迄今为止，丙烯酰胺类化合物具有相对较低的内在活性，因此它是靶向激酶中半胱氨酸的最有效的亲电试剂。

“弹头”的反应性可以通过改变电子效应、离去基团的强度和空间位阻来微调。如图 1.11 所示，调整“弹头”的反应性可以实现高达 500 倍的反应性变化。

在第 4 章将会看到，药物中的非选择性迈克尔（Michael）受体是一种警示子结构，即它可能是一个安全隐患，因为如果药物对预期靶标没有选择性，该受体就可能与生理环境中的亲核试剂形成共价键。然而，与共价抑制剂相关的脱靶效应通常是由于与其他蛋白质的共价结合，从而导致细胞损伤或免疫反应。

目前，共价抑制剂正处于深入探索阶段。不同于普通的含有迈克尔受体的化合物，这些共价抑制剂通常使用反应性相对较低的官能团，并伴有一个高度选择性的可逆结合模式。这类抑制剂通常被称为靶向共价抑制剂（TCIs）。共价抑制的吸引力在于，它提供了相对于抑制剂的药代动力学特性延长药效调节持续时间的潜力。

本节将重点介绍五种具有共价不可逆抑制剂的靶标，包括：

① 布鲁顿酪氨酸激酶（BTK）抑制剂；

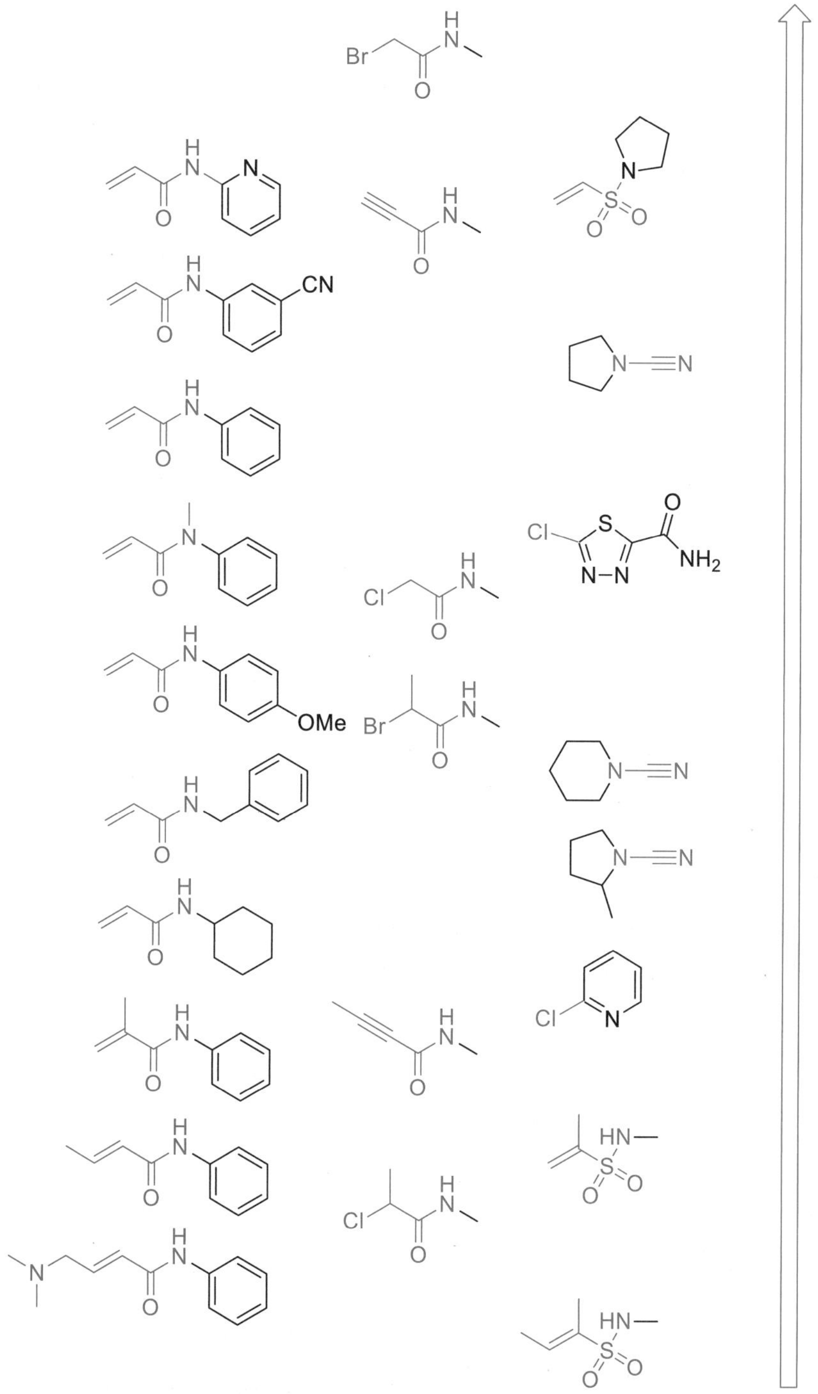

图 1.11 “弹头”反应性

② 共价表皮生长因子受体（EGFR）抑制剂；

③ Kirsten 鼠肉瘤病毒基因（KRAS）抑制剂；

④ 脂肪酸酰胺水解酶（FAAH）抑制剂；

⑤ 单酰基甘油酯酶（MAGL）抑制剂。

1.2.3.1　布鲁顿酪氨酸激酶（BTK）抑制剂

像大多数共价激酶抑制剂一样，布鲁顿酪氨酸激酶（Bruton's tyrosine kinase，BTK）抑制剂与蛋白激酶中的 ATP 结合口袋结合。共价键是在通常被称为“弹头”的反应性官能团和位于结合口袋的半胱氨酸残基之间形成。

BTK 抑制剂依鲁替尼（Ibrutinib，亿珂®，Imbruvica®，**36**）是首个上市的共价激酶抑制剂。布鲁顿酪氨酸激酶也叫无丙种球蛋白血症酪氨酸激酶（agammaglobulinemia tyrosine kinase，ATK）或 B 细胞祖细胞激酶（B-cell progenitor kinase，BPK），是一种非受体酪氨酸激酶。BTK 具有 pleckstrin 同源（PH）结构域、SH3 和 SH2 结构域，以及激酶结构域。BTK 多肽链由 659 个氨基酸残基组成，分子质量为 76 kDa。抑制 BTK 活性可以阻止下游 BCR 通路的激活，进而阻断恶性 B 细胞的生长、增殖和存活（见图 1.12）[31]。

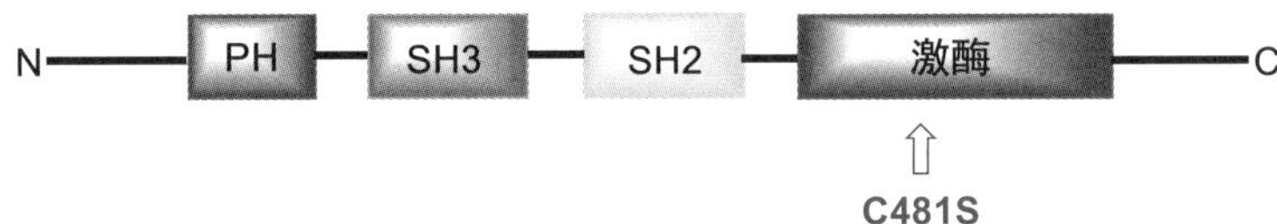

图 1.12　BTK 结构。其中激酶结构域中 C481S 突变介导对依鲁替尼（**36**）的耐药性[32]

依鲁替尼（**36**）是第一个 BTK 抑制剂，用于治疗套细胞淋巴瘤、慢性淋巴细胞性白血病（CLL）和原发性巨球蛋白血症。它是一个选择性的小分子抑制剂，对 BTK 具有亚纳摩尔级的抑制活性。它与 BTK 的 ATP 结合位点边缘的 Cys_{481} 残基发生反应，导致 BTK 酶活性被抑制[32]。作为一种共价不可逆抑制剂，依鲁替尼（**36**）在其药代动力学和药理学性质之间表现出解耦联作用。依鲁替尼（**36**）能被机体迅速清除，但仍能维持 BTK 抑制活性，因为一旦依鲁替尼（**36**）与 BTK 不可逆地结合，BTK 就会失去催化活性，直到通过蛋白质合成再生。2017 年，第二种 BTK 抑制剂阿卡替尼（Acalabrutinib，Calquence®，**37**）获得监管部门批准上市[33]。阿卡替尼（**37**）采用与依鲁替尼（**36**）一样的作用机制发挥疗效，但其“弹头”是甲基炔丙基酰胺。这两个药物被称为第一代 BTK 抑制剂。

依鲁替尼(亿珂®, **36**)
Pharmacyclics/Jansen, 2013
BTK抑制剂

阿卡替尼(Calquence®, **37**)
AZ/Acerta, 2017
BTK抑制剂

癌症是一个强大而且狡猾的对手，癌细胞会为了生存而竭尽所能，要击败这样的对手，往往会使人精疲力竭。尽管依鲁替尼（**36**）和阿卡替尼（**37**）对患有 B 细胞恶性肿瘤的癌症患者具有奇效，但有 75% 的患者会在两年内对它们产生耐药性。仔细研究发现在 481 位残基（C481S，见图 1.11）处发生了丝氨酸对半胱氨酸的取代。这样的突变导致 481 位出现了亲核性不足的丝氨酸，使得第一代 BTK 抑制剂不再有效。为了解决这个问题，人们正在努力研发第二代 BTK 抑制剂[34]。

1.2.3.2 共价表皮生长因子受体（EGFR）抑制剂

表皮生长因子受体（EGFR）抑制剂是上市最早的激酶抑制剂之一。吉非替尼（Gefitinib，易瑞沙®，Iressa®，**38**）、厄洛替尼（Erlotinib，特罗凯®，Tarceva®）和凡他尼布（Vandetanib，Caprelsa®）是第一代 EGFR 抑制剂，均为 ATP 竞争性抑制剂。自 2003 年吉非替尼（**38**）获得美国 FDA 批准上市之后，使用该药超过一年的患者，会由于结合口袋出现特异性突变而获得耐药性。大约有 60% 服用吉非替尼和厄洛替尼的患者出现了 T790M（"守门人"残基）单点突变，导致耐药性的产生。为了对抗 T790M 突变，人们对吉非替尼（**38**）进行了结构改造，获得了共价抑制剂阿法替尼（Afatinib，吉泰瑞®，Gilotrif®，**39**）。如图 1.13 所示，阿法替尼（**39**）被设计能与 EGFR 活性位点的 Cys_{797} 进行杂迈克尔加成反应[35]。

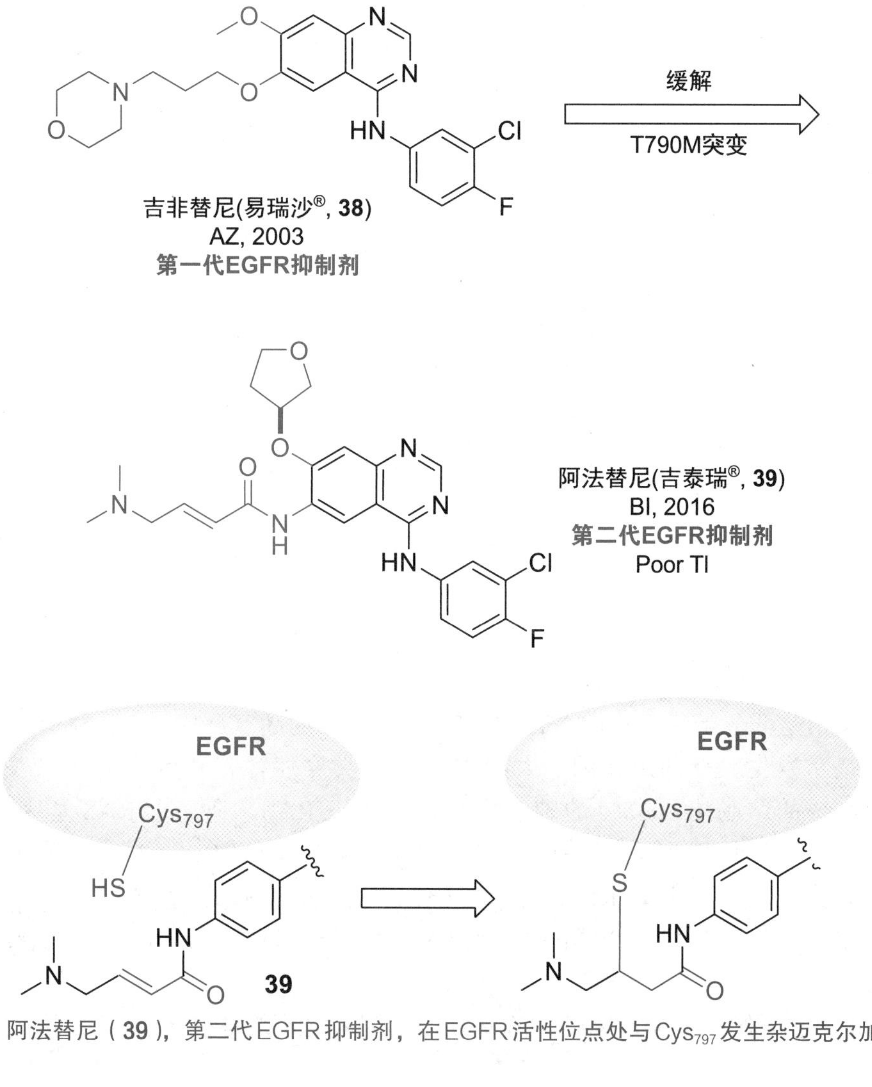

吉非替尼(易瑞沙®, **38**)
AZ, 2003
第一代EGFR抑制剂

缓解
T790M突变

阿法替尼(吉泰瑞®, **39**)
BI, 2016
第二代EGFR抑制剂
Poor TI

EGFR
Cys_{797}
39

图1.13 阿法替尼（**39**），第二代EGFR抑制剂，在EGFR活性位点处与Cys_{797}发生杂迈克尔加成反应

根据 X 射线共晶分析，第二代 EGFR 抑制剂阿法替尼（**39**）的 T790M 突变，降低了阿法替尼（**39**）与 Cys_{797} 共价连接之前的初始结合亲和力，从而导致毒性和临床缺乏疗效。为了战胜癌症，已有许多第三代共价 EGFR 抑制剂被发明出来，其中两种已由 FDA 批准上市，即奈拉替尼（Neratinib，Nerlynx®，**40**）和奥斯替尼（Osimertinib，泰瑞沙®，Tagrisso®，**41**）[36]。

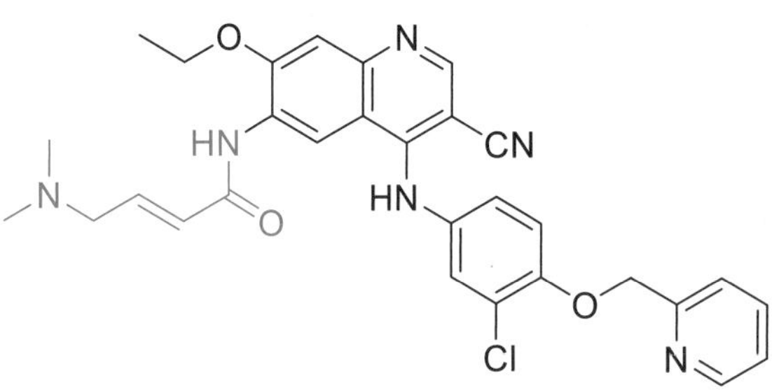

奈拉替尼(Nerlynx®, **40**)
Puma, 2017
EGFR抑制剂(第三代)

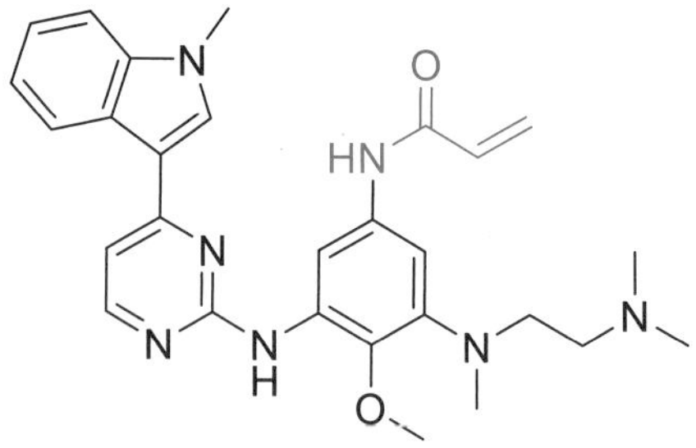

奥斯替尼(泰瑞沙®, **41**)
AstraZeneca, 2017
EGFR抑制剂(第三代)

2015 年报道了由 EGFR 突变 C797S 介导的奥斯替尼（**41**）耐药性的第一个证据，证明了癌细胞是多么的狡猾。如下图所示，由于 Cys_{797} 已经突变为丝氨酸（Ser，S），丝氨酸上的羟基侧链不像半胱氨酸上的硫醇基团那样具有亲核性[37]。Cys_{797} 突变的结果是高毒性和与突变激酶的结合亲和力降低，这可能是因为 Ser_{797} 更亲水的特性导致其与丙烯酰胺部分的排斥。此后，人们付出了巨大的努力来发现第四代 EGFR 抑制剂，以克服 EGFR C797S 突变[38]。这一次，我们面临的挑战更大，要走的路还很长。

奥斯替尼(41)

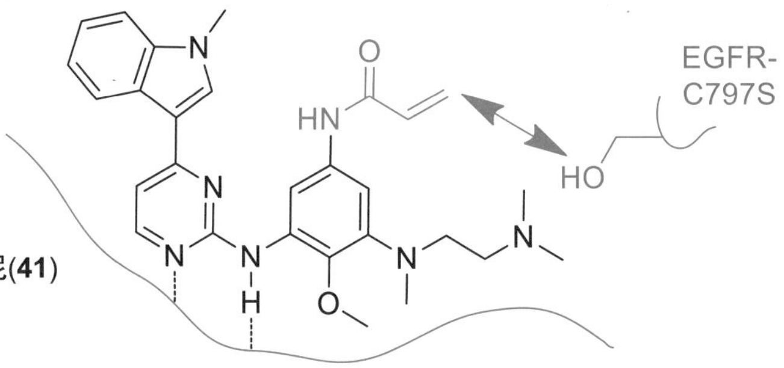

EGFR-C797S

1.2.3.3　KRAS抑制剂

RAS 蛋白是低分子量三磷酸鸟苷（GTP）结合蛋白的超家族成员。RAS 基因家族是人类癌症中最常发生突变的癌基因，大约 30% 的人类癌症含有激活的 RAS 突变。90% 的胰腺癌、45% 的结肠癌和 35% 的肺癌中会出现突变 RAS。在三个 RAS 基因中，K-Ras 是最常见的突变亚型（86%），其次是 N-Ras（11%）和 H-Ras（3%）。关于 KRAS 蛋白，已有几个突变，尤其是 $KRAS^{G12C}$ 突变体在非小细胞肺癌（NSCLC）中占主导地位（45% ～ 50%）。$KRAS^{G12D}$ 突变体在胰腺癌（61%）、结肠癌（42%）和非小细胞肺癌（22%）中很重要[39]。

长期以来，人们一直认为 RAS 没有成药性，因为它缺乏与小分子抑制剂结合的深长口袋。直到 RAS 直接抑制剂，特别是在 $KRAS^{G12C}$ 上取得的成功，见证了科学家们的创造力和毅力。已经发现一些共价鸟苷模拟抑制剂。一些二氟亚甲基双磷酸酯类似物，避免了 SML-8-71-1 中二磷酸酯部分具有水解不稳定性的缺陷，为前药的开发提供了基础[40]。

2018 年，Wellspring 公司的 $KRAS^{G12C}$ 特异性共价抑制剂 ARS-1620（**42**）进入临床试验阶段[41a]。随后，Mirati 和 Array 生物医药公司也宣布它们的 $KRAS^{G12C}$ 特异性共价抑制剂 MRTX1257（**43**）于 2018 年进入Ⅰ期临床试验阶段。ARS-1620（**42**）和 MRTX1257（**43**）正被测试用于治疗非小细胞肺癌[41b]。更加令人兴奋的是，2019 年，安进（Amgen）公司报告了他们的首创共价 $KRAS^{G12C}$ 特异性抑制剂 AMG510 的Ⅰ期临床试验结果[42]：13 位可评估的非小细胞肺癌患者中，有 54% 的患者在 960 mg 的目标剂量下出现了部分反应（partial response，PR）。同时，有 46% 的患者病情稳定，在目标剂量下的疾病控制率为 100%。FDA 授予 AMG510 申请的快速通道，指定其用于治疗先前治疗过的具有 $KRAS^{G12C}$ 突变的转移性非小细胞肺癌。以前不可成药的 $KRAS^{G12C}$ 现在已成为最受欢迎的靶标之一。

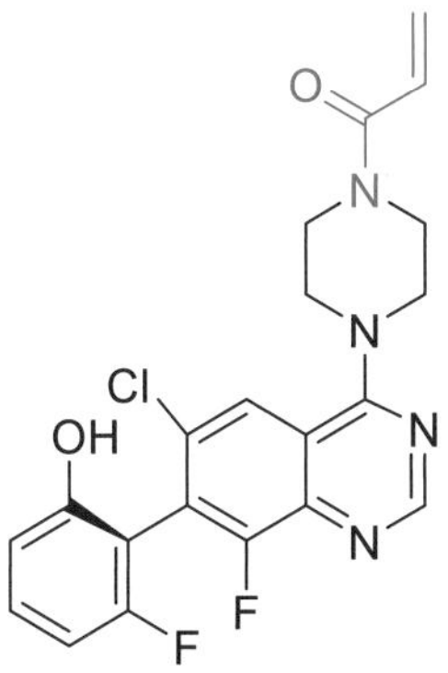

ARS-1620(**42**)
$KRAS^{G12C}$共价抑制剂

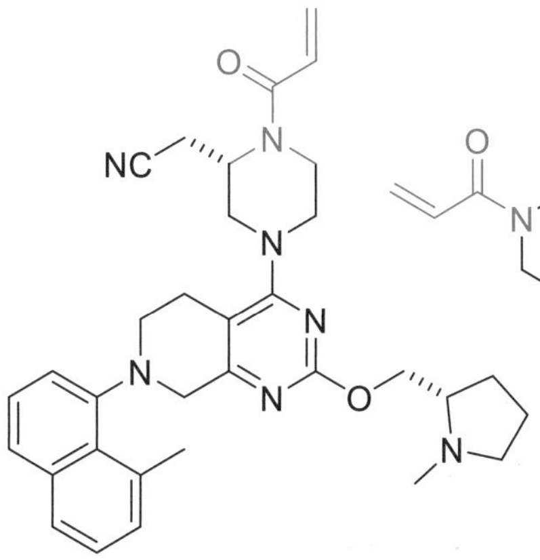

MRTX1257(**43**)
$KRAS^{G12C}$抑制剂

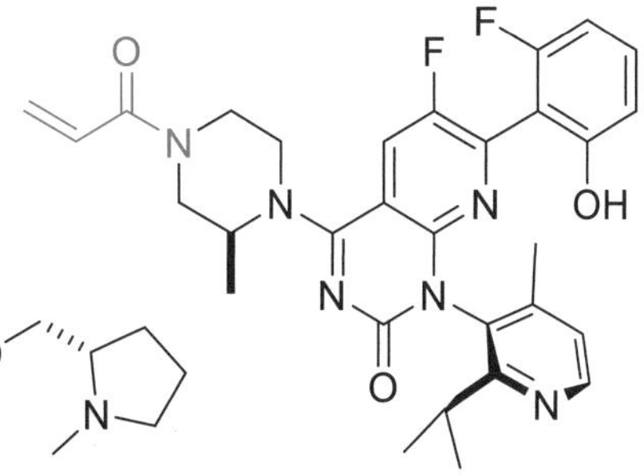

AMG 510
$KRAS^{G12C}$抑制剂

1.2.3.4 脂肪酸酰胺水解酶（FAAH）抑制剂

脂肪酸酰胺水解酶（FAAH）是一种完整的内膜丝氨酸水解酶，负责降解脂肪酸酰胺信号分子，例如内源性大麻素花生四烯酸乙醇胺（AEA），该类化合物已显示出具有大麻素类的镇痛作用。FAAH 属于酰胺酶类酶，是丝氨酸水解酶的一个亚类，具有不常见的 Ser-Ser-Lys 催化三联体，而水解反应中更为常见的是 Ser-His-Asp 催化三联体。

辉瑞公司发现了 PF-04457845（**44**），这是一种高效选择性 FAAH 抑制剂，可减轻炎性和非炎性疼痛[43]。PF-04457845（**44**）的机制和药理学特性表明，它是一种共价不可逆抑制剂，与 FAAH 催化中心 Ser_{241} 亲核基团发生氨甲酰化反应。PF-04457845（**44**）抑制 FAAH 的作用机制涉及 Ser_{241}-Ser_{217}-Lys_{142} 催化三联体（如下图所示）：化合物 **44** 上的酰氨基被 Ser_{241}-Ser_{217}-Lys_{142} 催化三联体的 Ser_{241} 上的亲核基团羟基亲核进攻，产生四面体结构的中间体（**45**）。然后，中间体（**45**）分解产生四种产物，包括无活性的共价修饰的 FAAH（**46**）、丝氨酸、赖氨酸以及副产物哒嗪-3-胺。

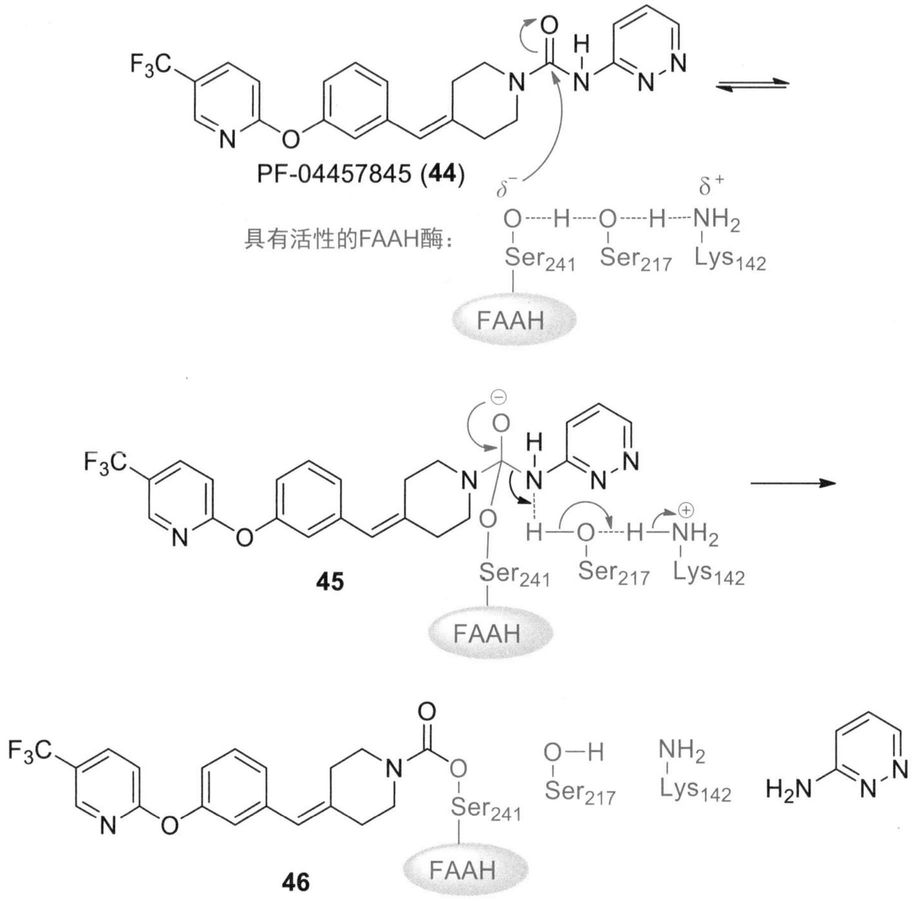

PF-04457845 (**44**)

具有活性的FAAH酶：

45

46

47

具有活性的MAGL酶:

1.2.3.5 单酰基甘油酯酶（MAGL）抑制剂

与 FAAH 一样，MAGL 也是一种丝氨酸水解酶，其活性位点含有一个经典的 Ser-His-Asp 三联体。它是负责中枢神经系统（CNS）中内源性大麻素 2- 花生四烯酰甘油（2-AG）降解的主要酶。MAGL 催化 2-AG 转化为花生四烯酸（AA），AA 是促炎性类花生酸（如前列腺素）的前体。活性位点的特异反应性使共价修饰关键丝氨酸残基（Ser_{122}）成为可能。

氮杂环丁烷氨基甲酸酯（**47**）是辉瑞公司发现的不可逆共价 MAGL 抑制剂[44]。在酶的活性位点，关键丝氨酸残基（Ser_{122}）进攻该化合物，六氟异丙醇（HFIP）基团作为离去基团离去，生成共价修饰的 MAGL（**48**）和 HFIP。

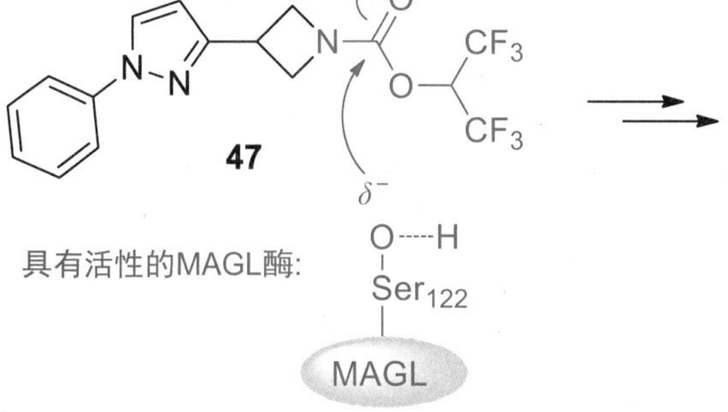

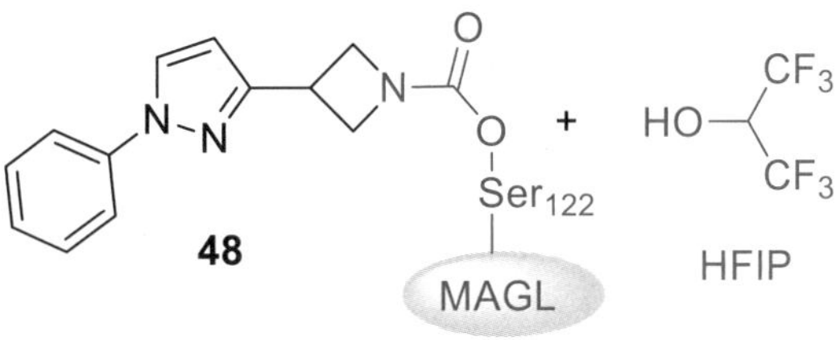

1.2.4 过渡态模拟物

过渡态模拟物（transition-state mimetic）是一类模拟酶的底物过渡态结构的抑制剂。根据定义，底物处于过渡态时具有最高的能量，且构象最不稳定。根据 Koshland 的“诱导契合”理论，过渡态模拟物与酶活性位点之间有更好的结合[45]。

根据过渡态理论，化学稳定的酶过渡态模拟物能够与其相应的酶紧密结合。类似于底物过渡态的抑制剂能为所假设的酶的催化机制提供依据。如果这种抑制剂与酶紧密结合，那么在酶催化的过程中，酶将以相似的构象稳定底物。

模拟过渡态（模拟物或类似物）的药物几乎总是与酶的活性位点结合，因此这些药物通常属于竞争性抑制剂。许多天冬氨酸蛋白酶抑制剂都是过渡态模拟物，这些抑制剂均是通过模拟底物酶解反应过程中可能的过渡态结构而设计的。人体内的天冬氨酸蛋白酶包括肾素、胃蛋白酶、胃亚蛋白酶、组织蛋白酶 D 和 E 以及 HIV-1 蛋白酶。

本节主要讨论以下三类药物：

① HIV-1 蛋白酶抑制剂；

② 流感病毒神经氨酸酶抑制剂；

③ DD- 转肽酶抑制剂。

1.2.4.1 HIV-1蛋白酶抑制剂

最为人熟知的过渡态模拟物的例子，可能是HIV-1蛋白酶抑制剂，如利托那韦（Ritonavir，艾治威®，Norvir®，**49**）和达芦那韦（Darunavir，辈力®，Prezista®，**50**）。事实上，利托那韦（**49**）是在认识到病毒多肽底物被 HIV 蛋白酶水解所提出的过渡态中间体的结构和蛋白酶的对称性后设计得到的。

HIV 蛋白酶是一种天冬氨酸蛋白酶，之所以如此命名，是因为它的底物结构中不稳定肽键会在蛋白酶上两个天冬氨酸残基的水解作用下断裂。功能完整的 HIV-1 蛋白酶是一个同

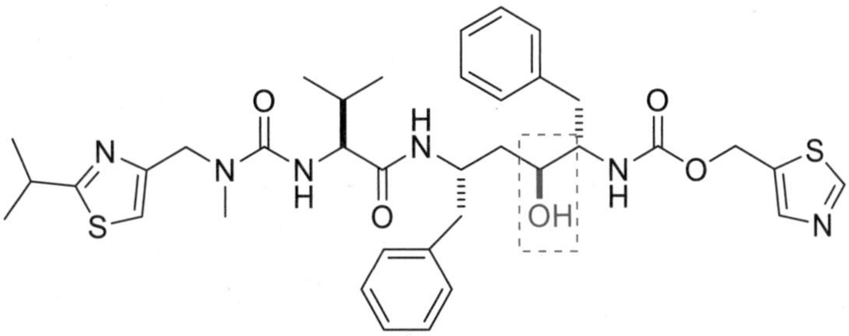

利托那韦(艾治威®, 49)
Abbott, 1996
HIV蛋白酶抑制剂

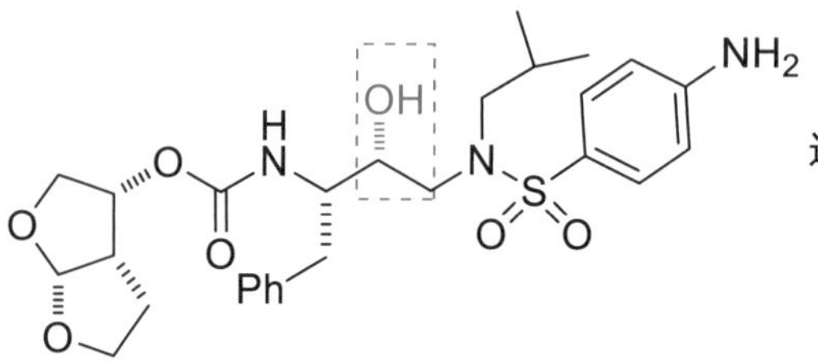

达芦那韦(Prezista®, **50**)
Tibotec, 2006
HIV蛋白酶抑制剂

源二聚体，由两个必需的天冬氨酸残基构成单一催化位点，每个亚基中都存在一个必需的天冬氨酸残基，其中的羧基参与催化反应。HIV 蛋白酶二聚体由两个相同的、非共价结合的亚基组成，每个亚基由 99 个氨基酸残基构成，呈双重（C-2）对称形式。这也解释了为什么有些 HIV 蛋白酶抑制剂的结构呈现某种程度对称性。HIV 蛋白酶的活性位点实际上是在二聚体界面形成的，包含两个保守的起催化作用的天冬氨酸残基，每个单体各含有一个天冬氨酸残基。底物的结合腔体由每个亚基的等效残基组成，底物与活性位点一侧的天冬氨酸残基 Asp_{25} 和 $Asp_{25'}$ 结合。

如下图所示，HIV 蛋白酶抑制剂的作用机制是通过模拟酶水解反应的过渡态中间体实现的。结合口袋中的氨基酸残基 Asp_{25} 和 $Asp_{25'}$ 位于 S1 和 S1′之间。在天冬氨酸残基 Asp_{25} 和 $Asp_{25'}$ 的协同作用下，水分子与底物 **51** 非共价结合，产生四面体型过渡中间体 **52**。由于过渡态处于最高能级，很容易断裂形成水解产物 **53**，即一个氨基化合物和一个羧基化合物[46, 47]。

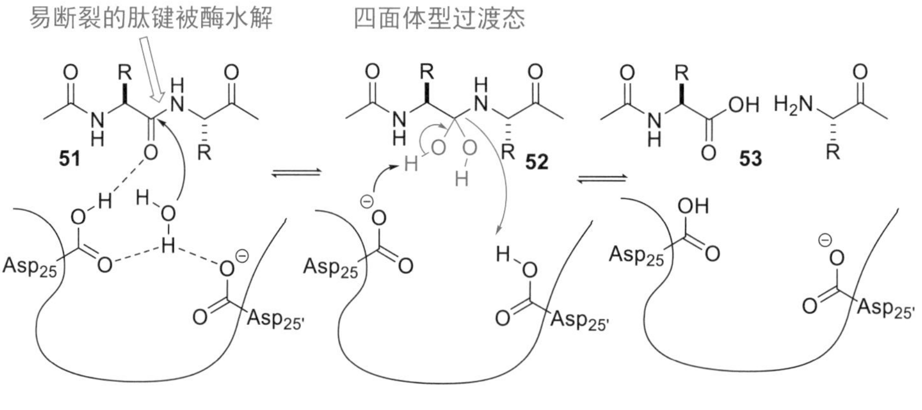

易断裂的肽键被酶水解　　四面体型过渡态

51　**52**　**53**

所有上市的 HIV 蛋白酶抑制剂，包括利托那韦（**49**）和达芦那韦（**50**），都是作为过渡态模拟物来发挥抑制酶作用的。为了进一步提高这些 HIV 蛋白酶抑制剂的生物利用度，科研人员提出用叔醇类过渡态模拟物作为天冬氨酸蛋白酶抑制剂[48]。此外，硅烷二醇（**54**）被用来作为丝氨酸蛋白酶抑制剂，其主要抑制丝氨酸蛋白酶类中的胰凝乳蛋白酶，抑制常数 K_i 值为 107nmol/L。通过对比之前的硅烷二醇类蛋白酶抑制剂，酶的抑制可能与硅烷羟基和活

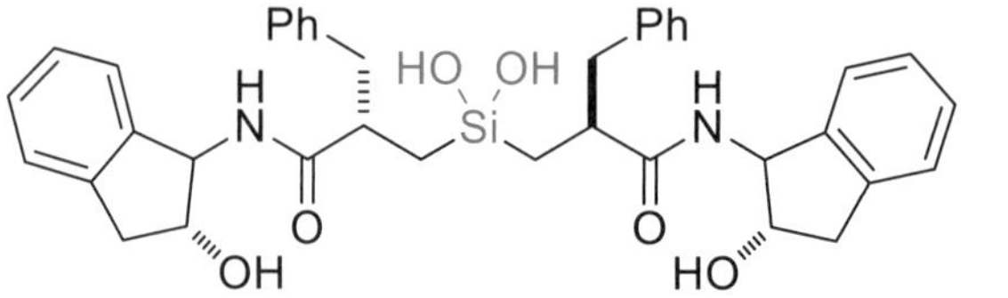

丝氨酸蛋白酶抑制剂(**54**)
胰凝乳蛋白酶 K_i = 107 nmol/L

性位点丝氨酸亲核基团发生交换有关[49]。

1.2.4.2 流感病毒神经氨酸酶抑制剂

抗流感药物扎那米韦（Zanamivir，瑞乐莎®，Relenza®，**59**）[50]、奥司他韦（Oseltamivir，达菲®，Tamiflu®，**61**）[51]和培拉米韦（Peramivir，Rapivab®，**62**）[52]属于神经氨酸酶抑制剂类，是典型的过渡态模拟药物。

流感病毒神经氨酸酶（唾液酸酶）通过一条由29个氨基酸构成的疏水链附着在病毒表面，它的活性位点位于一个深的结合口袋内，构成该活性位点的18个氨基酸是固定不变的。比起酶的底物本身，该酶的活性位点能更有效地结合和稳定底物的过渡态**56**[53]，从而使整个化学转化的活化能降低。神经氨酸酶的功能是去除末端唾液酸（**57**）残基，并促进病毒颗粒从细胞中释放。

如下图所示，在神经氨酸酶的催化作用下，细胞表面的唾液酸糖苷（**55**）被裂解，生成糖蛋白和氧鎓阳离子过渡态**56**。水分子对过渡态**56**进行亲核加成生成唾液酸（**57**），但唾液酸不是一种非常有效的A型神经氨酸酶抑制剂。20世纪90年代初，神经氨酸酶与唾液酸（**57**）复合物的高分辨率晶体结构被解析得到，这为基于结构的药物设计（SBDD）提供了很大的帮助，最终成功地发现了神经氨酸酶抑制剂。

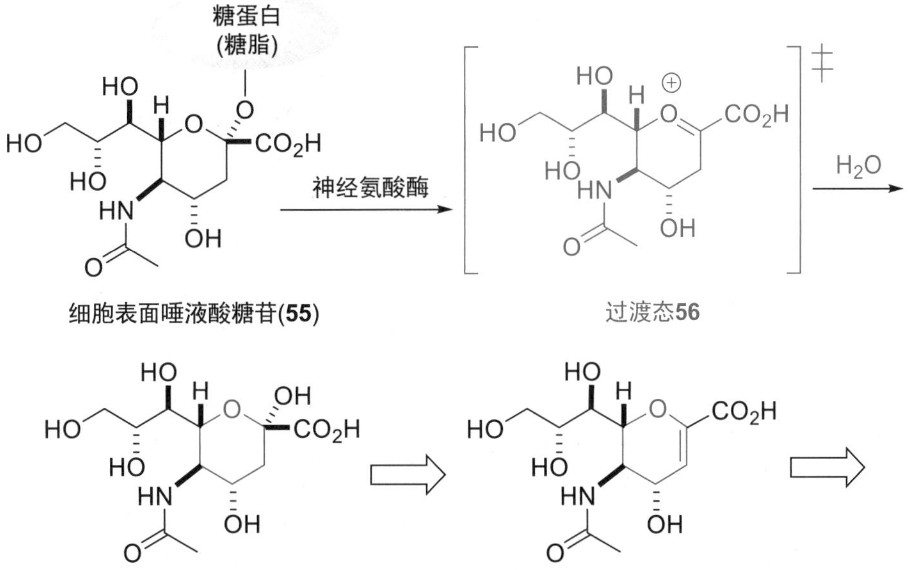

细胞表面唾液酸糖苷(**55**)　　过渡态**56**

唾液酸(**57**)　　DANA(**58**)

K_i = 1 x 10^{-3} mol/L(A/N2)　　K_i = 4 x 10^{-6} mol/L (A/N2, IC_{50} = 7 μmol/L)

事实上，2-脱氧-2,3-二脱氢-*N*-乙酰神经氨酸（DANA，**58**）是底物过渡态**56**的模拟物，其抑制作用比唾液酸（**57**）高出近4000倍。神经氨酸酶与DANA（**58**）复合物的晶体结构表明，它们之间的相互作用包括强静电相互作用和部分疏水作用。尽管用伯胺取代结构底端的羟基能增强大约100倍的抑制作用，但用胍基进行电子等排体替换得到的扎那米韦（**59**），被证明是最强效的过渡态类似物。由于扎那米韦（**59**）的极性较高，因此只能通过局部吸入给药[50]。

为了发现一种具有口服活性的神经氨酸酶抑制剂，吉利德（Gilead）公司选择用化学结构和酶学上更稳定的环己烯骨架取代吡喃糖（二氢吡喃）的核心结构。使用环己烯作为合适的生物电子等排体是一个明智的选择，因为它模拟了在唾液酸裂解过渡态中所提出的平面氧𬭩阳离子。矛盾的是，吉利德公司发现用疏水性取代基完全取代左侧甘油侧链，以增加分子的亲脂性是有利的。X 射线衍射得到的晶体结构表明，亲脂性侧链结合在由 Glu_{276}、Ala_{246} 和 Ile_{222} 构成的酶活性位点的疏水口袋中。由于化合物与结合口袋 1 和 2 形成相互作用而产生的疗效已足够强，因此就没有必要再引入对扎那米韦（**59**）抑制活性至关重要的胍基。GS-4071（**60**）是对甲型和乙型流感病毒最有效的神经氨酸酶抑制剂之一[51]，其乙酯前药奥司他韦（**61**）在口服治疗和预防人类流感病毒感染方面被认为是安全有效的，该药于 1999 年获得 FDA 批准。

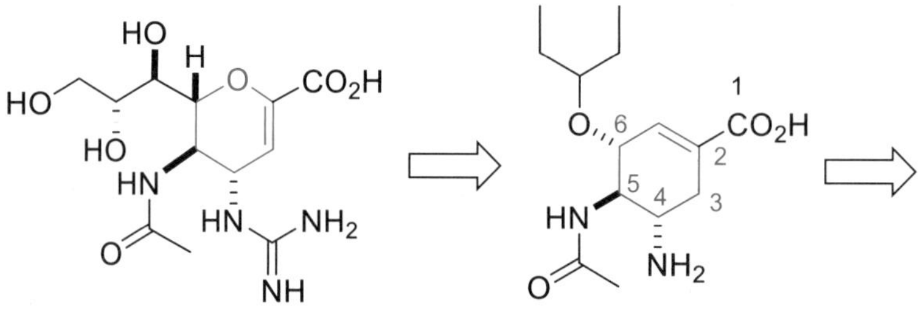

扎那米韦(瑞乐莎®, **59**)
K_i = 2 x 10^{-10} mol/L(A/N2)

GS-4071 (**60**)
IC_{50} = 1.3 nmol/L(A/N2)

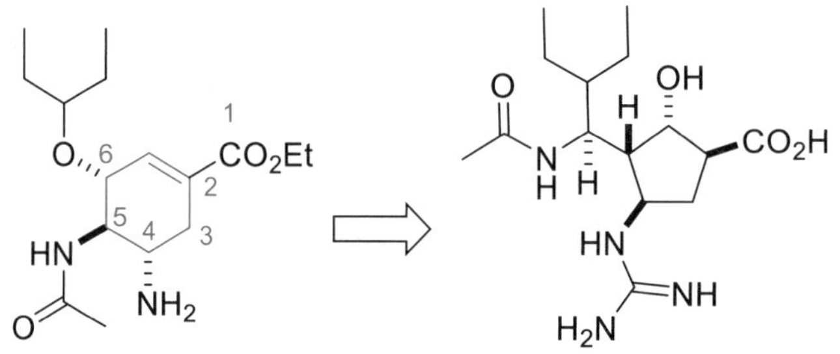

奥司他韦(达菲®, **61**)
Gilead, 1999

培拉米韦(Rapivab®, **62**)
IC_{50} = 1.1 nmol/L (A/N2)

在晶体结构的广泛指导下，BioCryst 公司发现环戊烷环可以作为一类新型神经氨酸酶抑制剂的骨架，他们也最终发现了同时具备之前两种成功药物优点的培拉米韦 (**62**)[52]。一方面，培拉米韦（**62**）为了活性强度而保留了扎那米韦的胍基结构，因为胍基能取代已存在的水分子而占据第四结合口袋，并与氨基酸残基 Asp_{151}、Glu_{119} 和 Glu_{227} 形成静电相互作用；另一方面，模仿奥司他韦（**61**），培拉米韦（**62**）的脂肪族 3-戊基与神经氨酸酶的疏水口袋结合。之前未在神经氨酸酶 / 唾液酸（**57**）复合物的晶体结构中观察到 3-戊基与疏水口袋之间形成相互作用。

1.2.4.3 DD-转肽酶抑制剂

青霉素挽救了无数生命，而我们也已对其作用机制有了较为深入的认识。由于青霉素的 *β*-内酰胺环通过与 *β*-内酰胺酶上的丝氨酸羟基发生反应而被打开，因此青霉素被认为是一个共价不可逆抑制剂。在这里，青霉素 G（Penicillin G，**64**）可以被认为是糖蛋白 DD-转肽酶上的三肽 Gly—D-Ala—D-Ala（**63**）的过渡态模拟物，而三肽 Gly—D-Ala—D-Ala（**63**）参与构建细菌细胞壁的乙二醇肽的交联[54]。

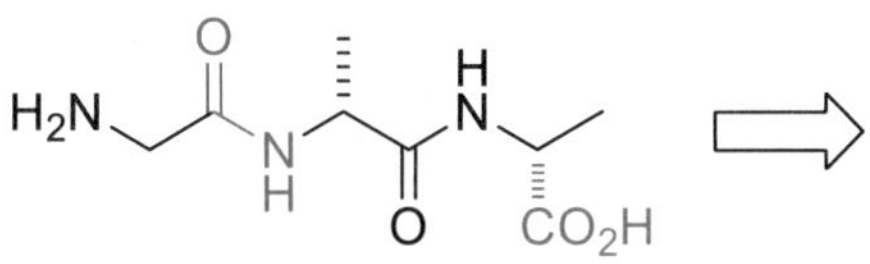

Gly–D-Ala–D-Ala (**63**)

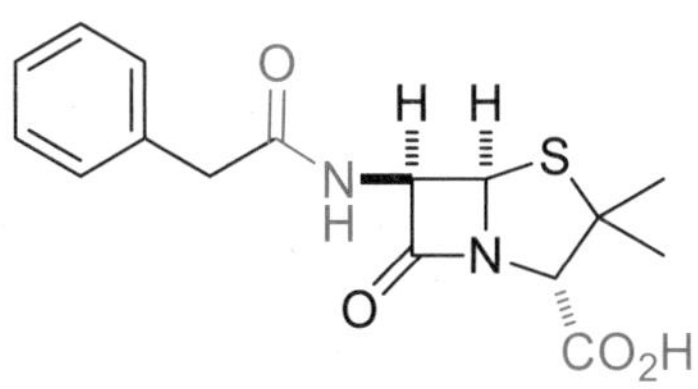

青霉素G(**64**)

1.2.5 自杀底物

自杀底物（suicide substrates）也叫作自杀抑制剂，或基于机制的灭活剂（mechanism-based inactivator，MBI），它们是经过结构修饰的底物，可通过正常的酶催化机制被部分处理，从而使得酶自身参与不可逆催化而丧失功效。这种酶的参与，导致这些抑制剂在活性位点具有更大的特异性。

我们注意到蛋白酶体抑制剂硼替佐米（万珂®，**18**）和依沙佐米（Ninlaro®，**19**），通过其硼酸基团与活性位点之上的 N 末端亲核试剂（Ntn）苏氨酸（Thr1）形成可逆共价键而发挥功效。另一种蛋白酶体抑制剂卡非佐米（Carfilzomib，Kyprolis®，**67**），与靶蛋白活性位点的 N 末端苏氨酸（Thr1）形成不可逆的共价键[55]。这种作用机制使得卡非佐米（**67**）成为一种自杀底物，最终结果类似于其同族化合物 **18** 或 **19**，即卡非佐米（**67**）结合并抑制 20S 蛋白酶体的 CT-L 活性。蛋白酶体介导的蛋白水解的抑制，提供了多泛素化蛋白，最终导致癌细胞的细胞周期停滞和凋亡。

从历史上看，卡非佐米（**67**）的起源可追溯至 α'，β'- 环氧酮四肽天然产物环氧霉素（**65**）的发现。环氧霉素（**65**）可有效且不可逆地抑制 20S 蛋白酶体的催化活性，其对蛋白酶体具有特异性，不抑制其他蛋白酶，如钙蛋白酶、木瓜蛋白酶、组织蛋白酶 B、胰凝乳蛋白酶和胰蛋白酶等。

耶鲁大学的研究人员阐明了环氧霉素（**65**）作为蛋白酶抑制剂的作用机制[56]，并通过结构改造得到了抑制活性更高的化合物 YU-101（**66**）。南旧金山的 Proteolix 公司接着在分子左侧添加了一个吗啉基团，获得卡非佐米（**67**）这一水溶性更强的类似物[57]。在 2006 年获得 FDA 批准后，卡非佐米（**67**）以每两周或更频繁的静脉注射（iv）方式用于患者治疗。进一步的结构优化得到了具有口服生物利用度的蛋白酶抑制剂 PR-047（ONX-0912，Oprozomib，**68**），其在啮齿动物和狗中的绝对生物利用度高达 39%[58]。其主要的结构修饰包括去除左侧的氨基酸，并用芳香族的 2- 甲基噻唑取代末端吗啉基团。

此处以环氧霉素（**65**）与 N 末端亲核试剂（Ntn）之间的反应为例，在分子水平来探讨抑制剂 **65** ～ **68** 的作用机制。借助于一分子水，苏氨酸 1（Thr1，**70**）上的羟基加到环氧

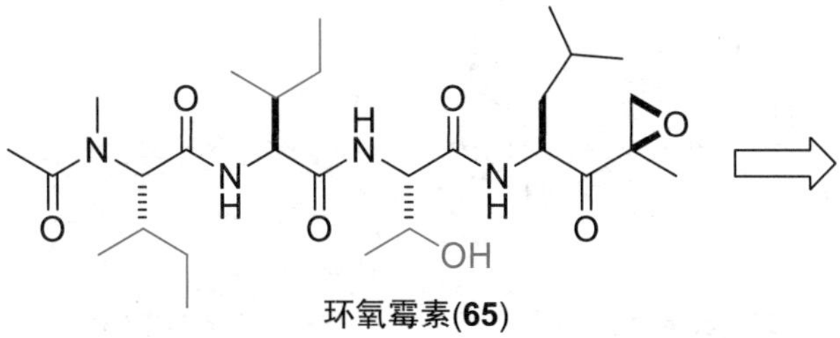

环氧霉素(**65**)

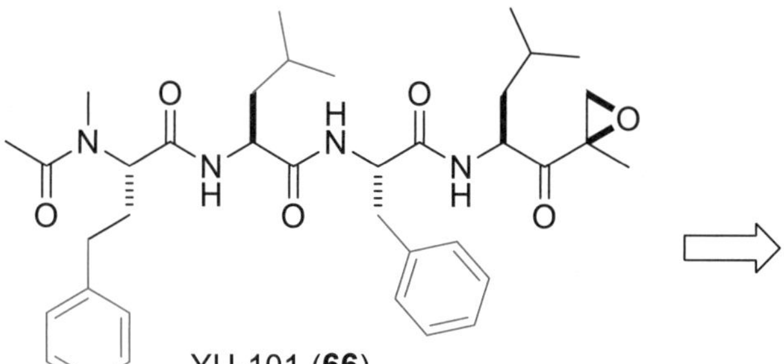

YU-101 (**66**)

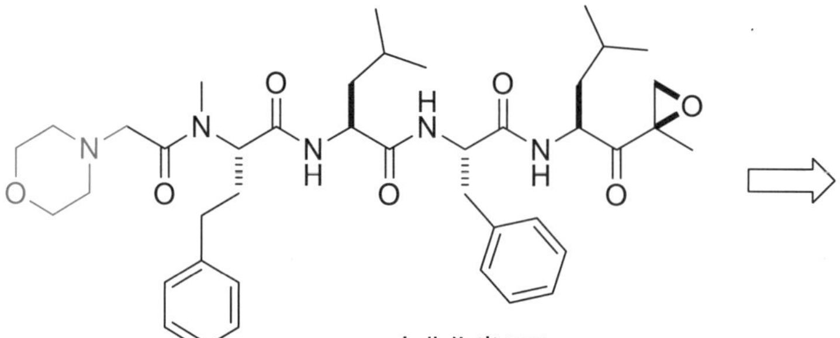

卡非佐米(**67**)
Onyx, 2012
蛋白酶体抑制剂

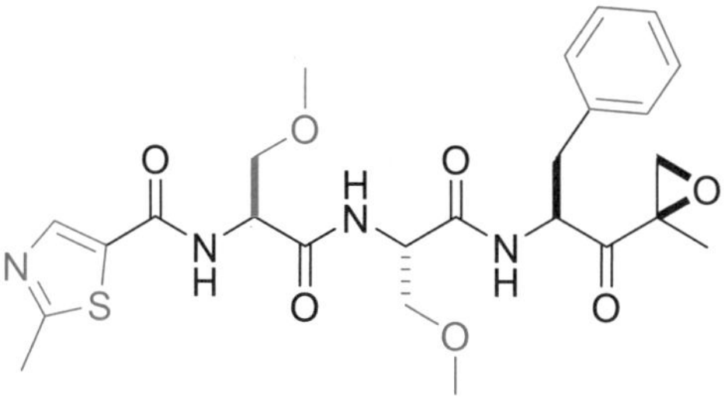

PR-047 (ONX-0912,Oprozomib, **68**)

霉素（**65**）C 末端的羰基上，得到四面体半缩醛中间体 **69**。随后，Thr1 上的氨基进攻环氧霉素（**65**）上的环氧基团，得到具有吗啉结构的分子内环化产物 **71** [56]。N5 氢原子和环氧化物的氧原子形成的分子内氢键可以促进环氧化物的活化。环氧化物上的 β- 甲基取代是减弱酮环氧化物“弹头”反应性的关键。如果没有该甲基取代，则酮环氧化物“弹头”的反应性会太强。

糖肽转肽酶催化细菌细胞壁中 D- 氨基酸形成交联（三肽 Gly—D-Ala—D-Ala，**63**）。该酶还催化逆反应，即肽键的水解。在水解青霉素 G（Penicillin G，**64**）中具有张力的内酰胺

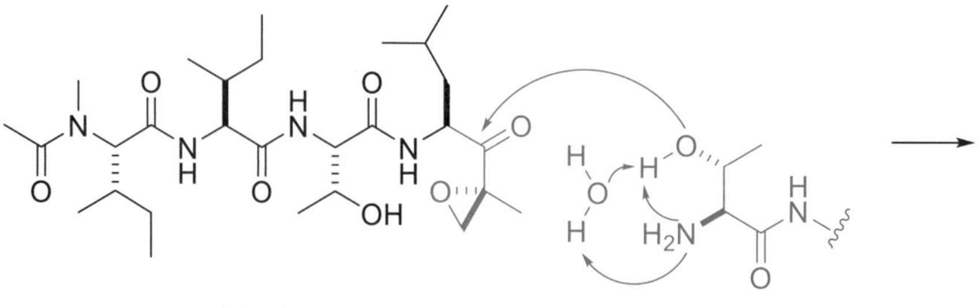

环氧霉素(**65**)　　Thr 1 (**70**)

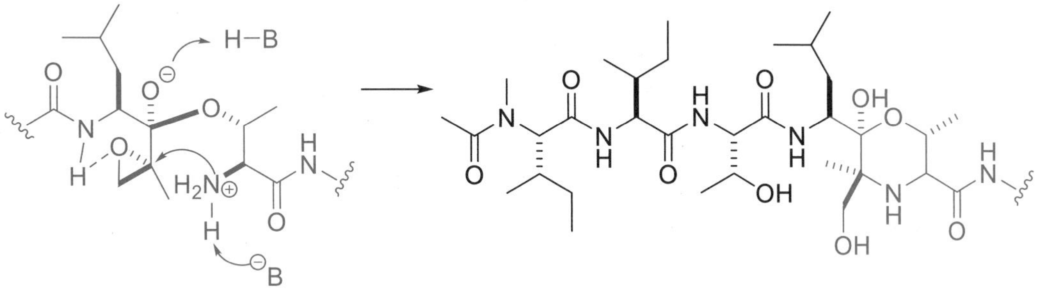

中间体69　　吗啉71

键的过程中，该酶激活抑制剂（青霉素）然后共价修饰酶中的活性位点丝氨酸，从而得到共价加合产物**72**。实际上，该酶通过裂解青霉素中具有张力的肽键而失去功能。

基于机制的灭活剂对细胞色素450酶具有重要影响[59]。它们与自杀底物具有一些共同特征，在第4章警示子结构中将对其进行深入探讨。

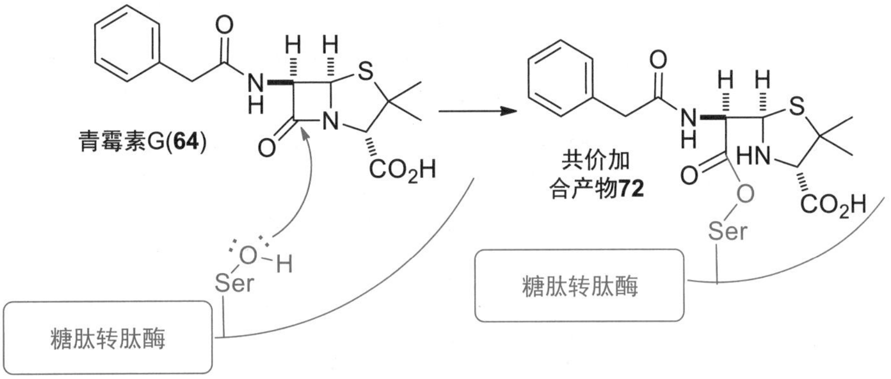

青霉素G(**64**)　　共价加合产物**72**

糖肽转肽酶　　糖肽转肽酶

1.2.6　同工酶的选择性抑制剂

人体是一台复杂的机器，许多酶具有多种亚型，数量从两个到数百个不等。例如，环氧合酶具有COX-1和COX-2两种亚型，而激酶家族具有多达500多种亚型。为了在复杂的多组分生物体系中，实现靶向单一蛋白亚型的特异性或选择性抑制，需要高度复杂的药物设计策略[60]。

我们在了解和靶向亚型酶方面已取得了长足的进步。此处主要讨论四种类型酶的亚型选择性调节剂：

① COX-2选择性抑制剂；

② HDAC选择性抑制剂；

③ PDE选择性抑制剂；

④ IDH选择性抑制剂。

1.2.6.1　COX-2选择性抑制剂

非甾体抗炎药（non steroidal anti-inflammatory drugs，NSAIDs）如阿司匹林（Aspirin，**73**）、布洛芬（Ibuprofen，Advil®，**74**）和萘普生（Naproxen，Aleve®，**75**）为环氧合酶抑制

剂。20 世纪 80 年代中期，开始有证据表明环氧合酶有两种亚型。在环氧合酶的两种亚型间，一种为诱导型，另一种为组成型。诱导型环氧合酶与炎症过程相关，称作环氧合酶Ⅱ（COX-2），而组成型环氧合酶称作 COX-1。COX-2 主要定位在炎症细胞和组织中，并在急性炎症反应中上调。COX-1 主要负责正常的生理过程，例如保护胃黏膜和维持血管扩张。总的来说，COX-1 是"好酶"，而 COX-2 是"坏酶"。因此，预计 COX-2 选择性抑制剂将有助于抑制前列腺素的产生，并减少不利的胃肠道和血液学副作用。

阿司匹林(**73**)　布洛芬(Advil®, **74**)　萘普生(Aleve®, **75**)

市场上第一个 COX-2 选择性抑制剂塞来昔布（Celecoxib，西乐葆®，Celebrex®，**76**）于 1999 年获批上市，第二个 COX-2 选择性抑制剂罗非昔布（Rofecoxib，万络®，Vioxx®，**77**）于 1998 年获批上市。塞来昔布（**76**）和罗非昔布（**77**）迅速成为治疗骨关节炎（osteoarthritis，OA）和类风湿性关节炎（rheumatoid arthritis，RA）的重磅炸弹式药物。2001 年出现了第三种也是最具选择性（见表 1.1）[61]的 COX-2 抑制剂伐地昔布（Valdecoxib，Bextra®，**78**）。遗憾的是，罗非昔布（**77**）上市后的临床试验显示，接受罗非昔布的患者相较于萘普生（**75**）治疗组，心肌梗死（心脏病）的发病率增加了五倍，因而罗非昔布（**77**）和伐地昔布（**78**）均被撤离了市场。

塞来昔布(西乐葆®, **76**)
Pfizer，1998
COX-2选择性抑制剂

罗非昔布(万络®, **77**)
默克，1999
退市，2004

伐地昔布(Bextra®, **78**)
Pfizer，2001
退市，2005

表 1.1　非甾体抗炎药的选择性[61]

药物	COX-1 IC_{50}/（μmol/L）	COX-2 IC_{50}/（μmol/L）	比率
阿司匹林（**73**）	1.2	15.8	13.1
布洛芬（**74**）	3.3	37	11.4
萘普生（**75**）	1.1	36	32.7
塞来昔布（**76**）	1.2	0.83	0.7
罗非昔布（**77**）	15	0.018	0.0012
伐地昔布（**78**）	150	0.005	0.00003

资料来源：https://jasbsci.biomedcentral.com/articles/10.1186/s40104-018-0259-8#rightslink.Licensed under CCBY 4.0 [61].

1.2.6.2 HDAC选择性抑制剂

组蛋白去乙酰化酶（histone deacetylases，HDACs）的 18 个亚型，根据与其酵母类似物的序列同源性可分为四类。它们是可行的表观遗传学药物靶标。HDAC 抑制剂伏立诺他（Vorinostat，SAHA，Zolinza®，**79**）、罗米地辛（Romidepsin，Istodax®，**80**）、贝林司他（Belinostat，Beleodaq®，**81**）和帕比司他（Panobinostat，Farydak®，**82**）均是泛 HDAC 抑制剂，对四类 18 种亚型没有明显的选择性。除罗米地辛（**80**）外，所有 HDAC 抑制剂均具有异羟肟酸酯，作为螯合基团与催化中心锌离子结合。异羟肟酸酯强大的螯合能力可能是它们缺乏选择性的原因。如今，已投入大量人力物力来发现选择性抑制剂[62]。

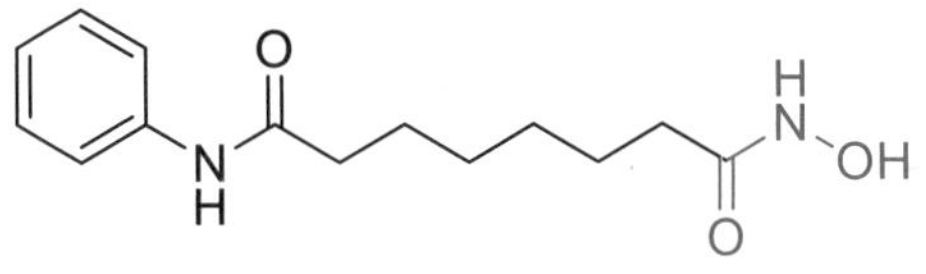

伏立诺他(SAHA, Zolinza®, **79**)
默克，2006
HDAC抑制剂

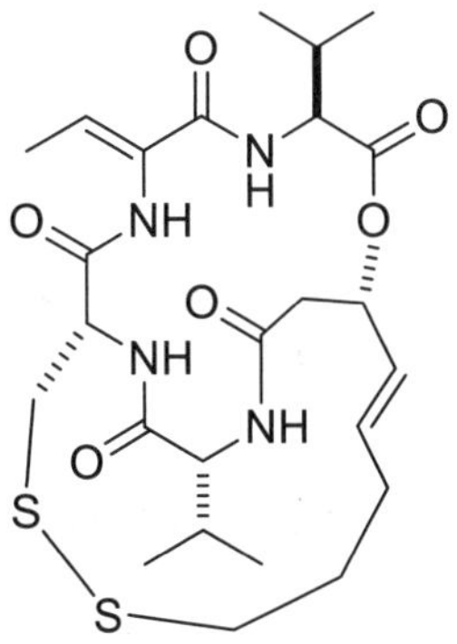

罗米地辛(Istodax®, **80**)
Gloucester，2009
HDAC抑制剂

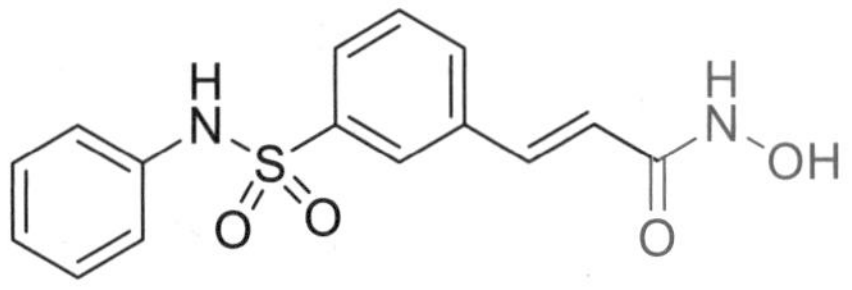

贝林司他(Beleodaq®, **81**)
TopoTarget，2014
HDAC抑制剂

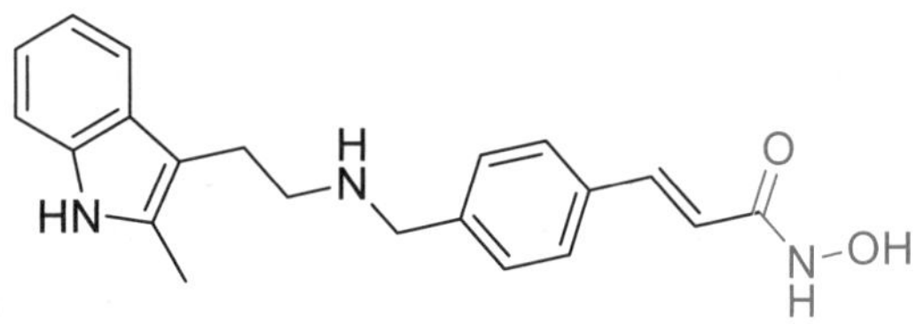

帕比司他(Farydak®, **82**)
诺华，2015
HDAC抑制剂

一种具有选择性的 HDAC 抑制剂西达本胺（Chidamide，爱谱沙®，Epidaza®，**83**）于 2017 年由中国监管机构批准上市。它是 HDAC1、HDAC2、HDAC3 和 HDAC10 四种亚型的强效选择性抑制剂。其邻氨基苯胺部分作为锌离子结合基团（zinc binding group，ZBG）。ZBG 上添加 4- 氟取代基使该药物的药代动力学性质更为优越[63]。

HDAC1、HDAC2、HDAC3 和 HDAC8 属于 Ⅰ 类 HDACs 家族。RGFP966（**84**）使用邻氨基苯胺作为 ZBG，是一种有效的选择性 HDAC3 抑制剂[64]。

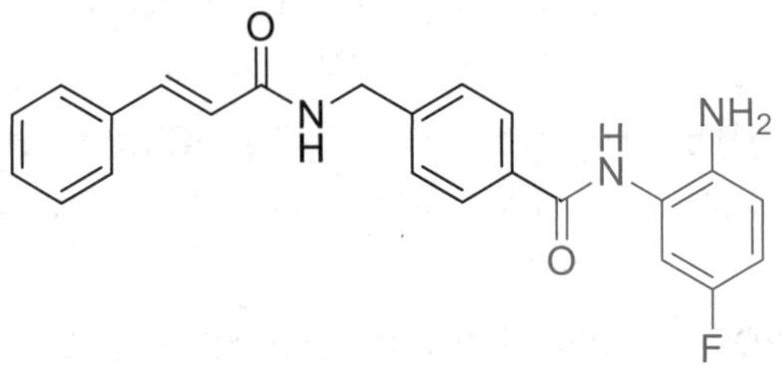

西达本胺(爱谱沙®, **83**)
HDAC1, IC_{50} = 70 nmol/L
HDAC2, IC_{50} = 110 nmol/L
HDAC3, IC_{50} = 50 nmol/L
HDAC10, IC_{50} = 60 nmol/L

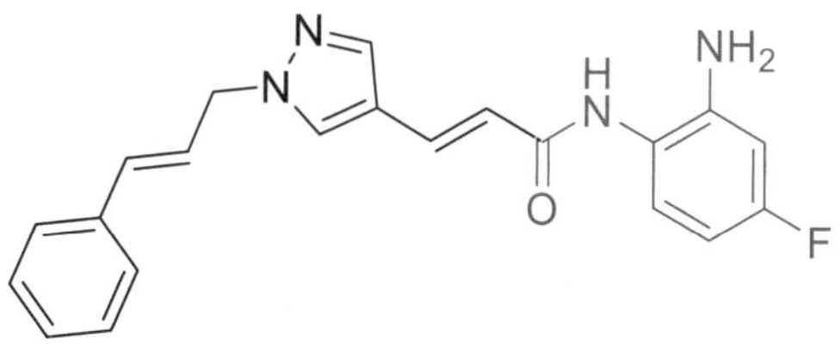

RGFP966 (**84**)
HDAC1, IC_{50} = 2800 nmol/L
HDAC2, IC_{50} = 1700 nmol/L
HDAC3, IC_{50} = 80 nmol/L
HDAC10 , IC_{50} = 60 nmol/L

为实现对 HDACs 的选择性抑制，最好不要使用异羟肟酸酯作为 ZBG。为寻找 HDAC6 选择性抑制剂，硫醇被选择作为 ZBG。相较于 HDAC1 和 HDAC4，所得化合物 **85** 显示出对 HDAC6 的选择性抑制活性[65]。

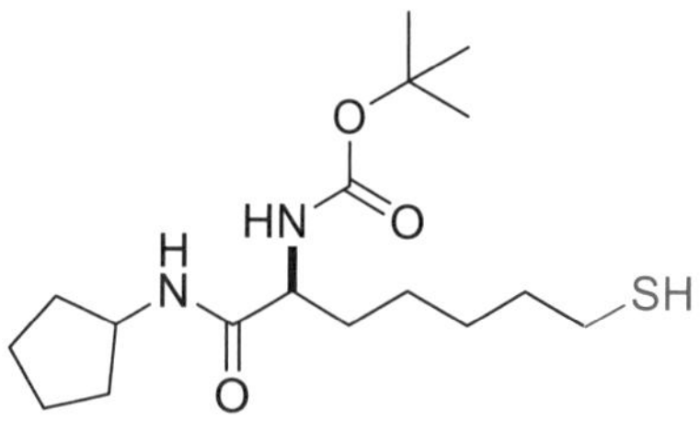

硫醇(**85**)
HDAC1, IC_{50} = 1210 nmol/L
HDAC4, IC_{50} = 1030 nmol/L
HDAC6, IC_{50} = 29 nmol/L

1.2.6.3 PDE选择性抑制剂

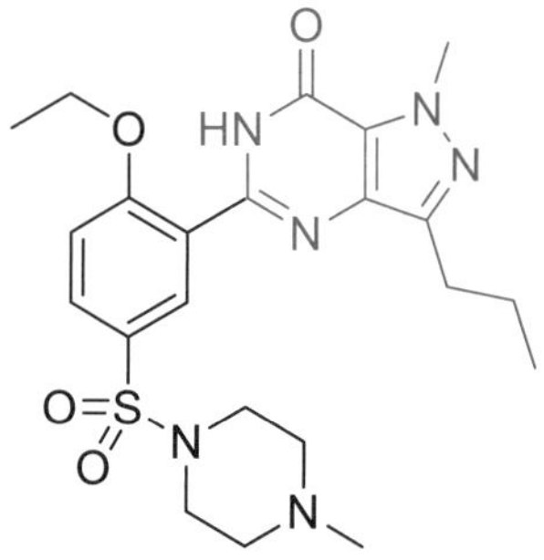

西地那非(万艾可®, **86**)
PDE5抑制剂

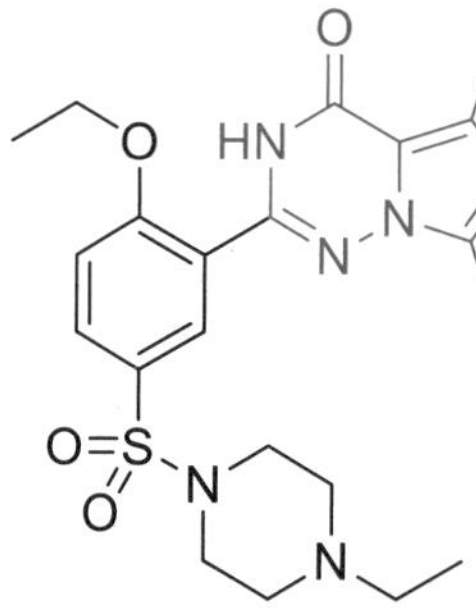

伐地那非(艾力达®, **87**)
PDE5抑制剂

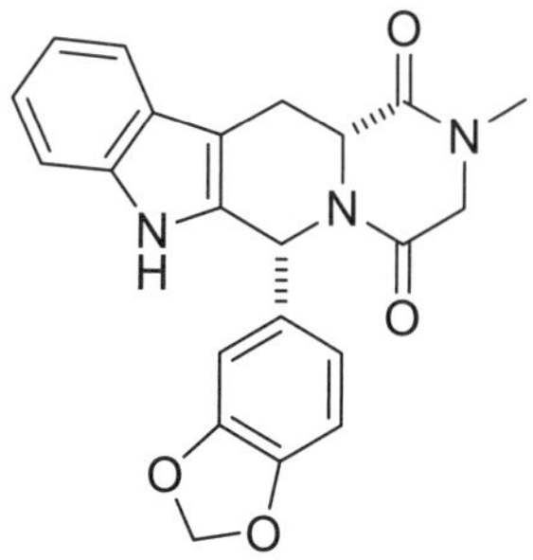

他达拉非(西力士®, **88**)
PDE5抑制剂

在环鸟苷酸（cyclic guanosine monophosphate，cGMP）特异性 5 型（PDE5）选择性抑制剂成功之后，我们现在对磷酸二酯酶的功能有了更好的认识。用于治疗男性勃起功能障碍的西地那非（Sildenafil，万艾可®，Viagra®，**86**）、伐地那非（Vardenafil，艾力达®，Levitra®，**87**）和他达拉非（Tadalafil，西力士®，Cialis®，**88**）在市场上的出现，对该领域的研究提供了更多的动力。

如图 1.14 所示，cGMP 的水平受磷酸二酯酶（phosphodiesterases，PDEs）的调控，PDEs 负责将 cGMP 转化为 GMP。PDE 抑制剂可阻止 cGMP 的降解，cGMP 浓度的增加使肾脏和血管中的平滑肌细胞松弛，从而降低血压。患有勃起功能障碍的患者，体内一氧化氮生成水平可能大为减弱，从而导致 cGMP 水平降低，而 PDE5 可以迅速降解 cGMP。西地那非（**86**）对 PDE5 的抑制作用，会减慢 cGMP 的降解，从而使更高浓度的 cGMP 在海绵体中聚积，最终引发勃起功能[66]。

在环核苷酸磷酸二酯酶中，只有 PDE4、PDE7 和 PDE8 对 cAMP 水解具有选择性。三

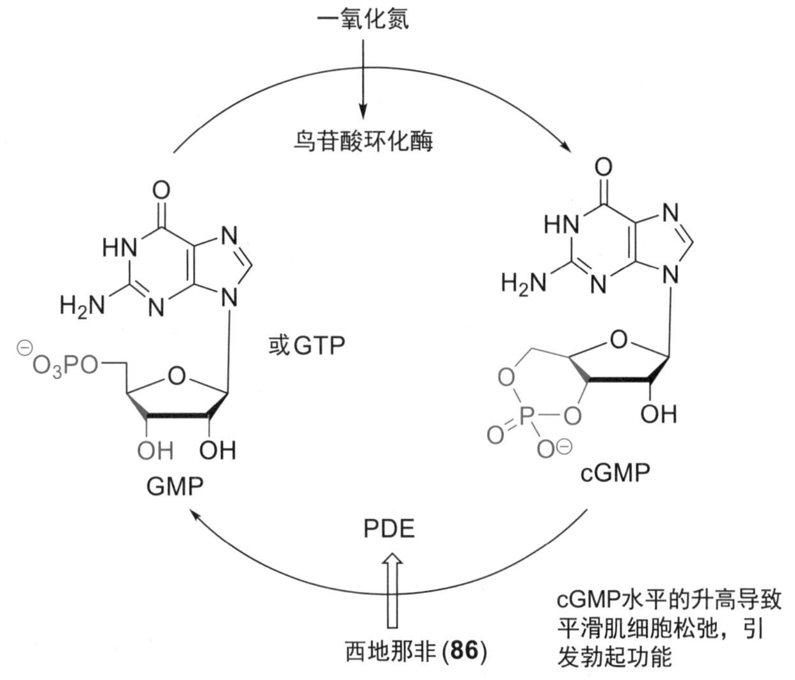

图 1.14　一氧化氮、cGMP、磷酸二酯酶和西地那非（**86**）在勃起功能中的作用

种选择性 PDE4 抑制剂已被批准用于治疗免疫介导和炎症性疾病。已有充分证据表明，它们在减少抗原诱导的支气管收缩以及气道平滑肌构建方面发挥有益作用。阿斯利康公司的邻苯二甲酰亚胺衍生物罗氟司特（Roflumilast，Daliresp®，**89**）及其主要代谢产物 *N*- 氧化物（IC_{50}=2.0 nmol/L）是选择性的 PDE4 抑制剂，可用于治疗慢性阻塞性肺疾病（chronic obstructive pulmonary disease，COPD）。新基（Celgene）公司的阿普斯特（Apremilast，Otezla®，**90**），由 FDA 批准用于治疗银屑病和银屑病关节炎。另一个选择性 PDE4 抑制剂异丁司特（Ibudilast，Ketas®，**91**）自 20 世纪 80 年代以来，就被日本批准用于治疗支气管哮喘、中风眩晕和结膜炎，后来才发现它是选择性 PDE4 抑制剂[67]。Anacor/Pfizer 的克瑞沙硼（Crisaborole，Eucrisa®，**92**）于 2017 年被批准上市，用于治疗过敏性皮炎。同时，许多其他的选择性 PDE4 抑制剂正处于非肺适应证的临床试验阶段。

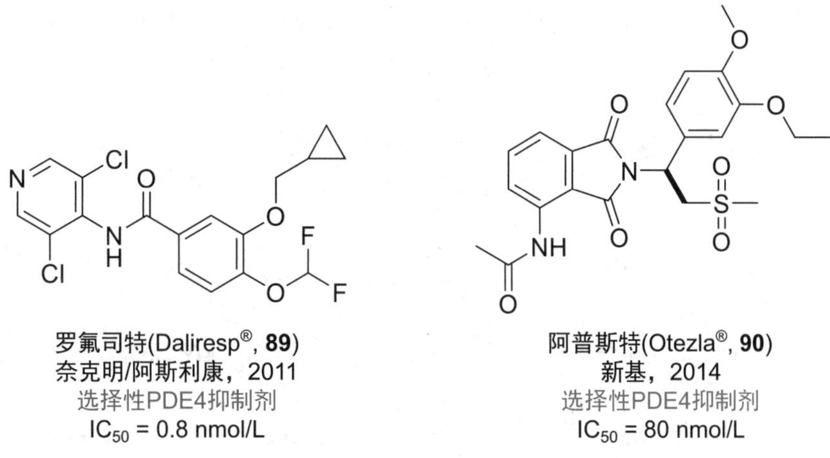

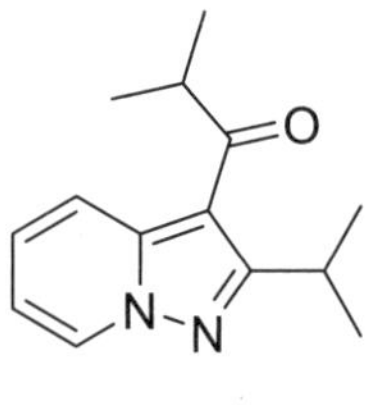

丁司特(Ketas®, **91**)
日本，20世纪80年代
选择性PDE4抑制剂
IC_{50} = 1~10 nmol/L

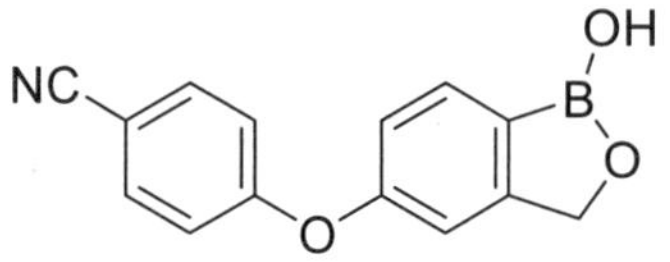

克瑞沙硼(Eucrisa®, **92**)
Anacor/Pfizer，2017
选择性PDE4抑制剂

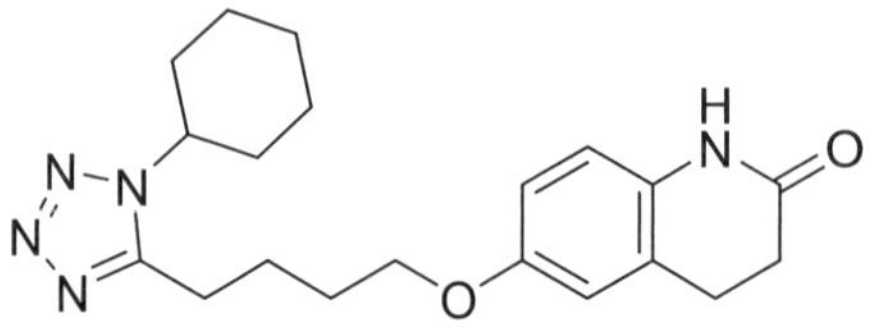

西洛他唑(培达®, **93**)
大冢制药，1999
选择性PDE3抑制剂

选择性 PDE3 抑制剂西洛他唑（Cilostazol，培达®，Pletal®，**93**）于 1999 年在日本获批，用作抗血小板药。在亚洲人群中对该药进行了广泛评估，由于头痛、腹泻、头晕或心率加快所致的较差耐受性，其应用受到限制[68]。米力农（Milrinone，Primacor®，**94**）和依诺昔酮（Enoximone，Perfan®，**95**）也被发现是选择性 PDE3 抑制剂。

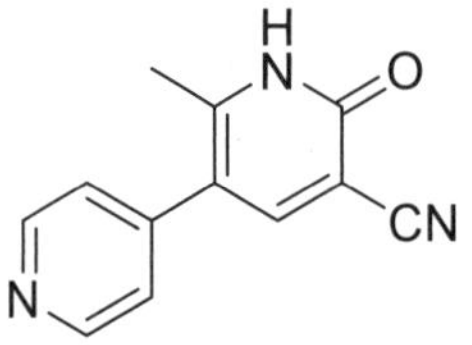

米力农(Primacor®, **94**)
Bedford，2002
选择性PDE3抑制剂

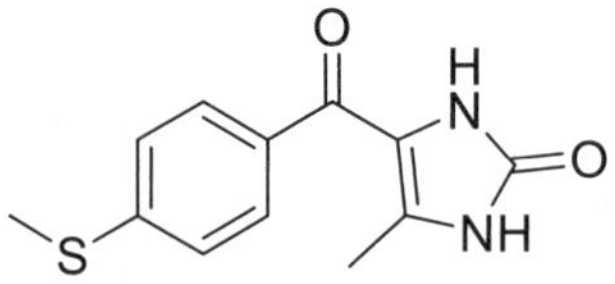

依诺昔酮(Perfan®, **95**)
Richardson-Merrell，1980
选择性PDE3抑制剂

1.2.6.4 IDH选择性抑制剂

Agios 公司在 IDH2 和 IDH1 抑制剂开发上的成功，是治疗白血病的最新成就之一。IDH 为异柠檬酸脱氢酶，在三羧酸循环中，野生型 IDH1/2 催化异柠檬酸（**96**）转化为相应的 *α*-酮戊二酸（*α*-KG，**97**）。然而，突变型 IDH1/2 将 *α*-KG（**97**）还原为癌代谢物 2-(*R*)-羟戊二酸（D-2-HG，**98**）。由于 D-2-HG（**98**）诱导细胞分化阻滞，并导致细胞丧失从未成熟状态进入完全分化状态的能力，在约 20% 的急性髓细胞性白血病（acute myeloid leukemia，AML）成人患者中，发现了体细胞突变 m-IDH1/2。m-IDH1/2 抑制剂为治疗 IDH1/2 突变肿瘤提供

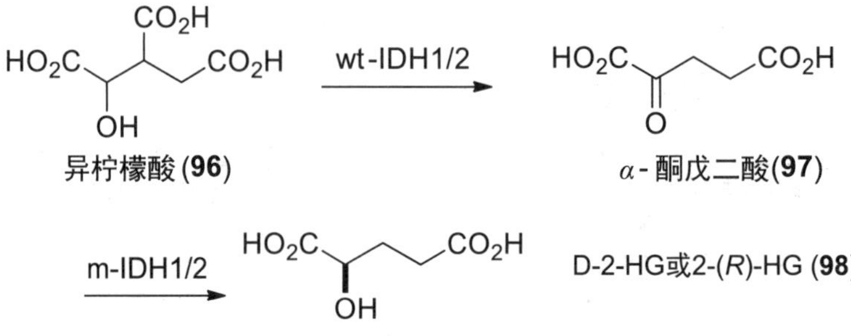

异柠檬酸(**96**) —wt-IDH1/2→ *α*-酮戊二酸(**97**)

—m-IDH1/2→ D-2-HG或2-(*R*)-HG (**98**)

了可行的治疗方案[69]。

mIDH 抑制剂可诱导增殖性癌细胞分化，代表一类新型的靶向癌症代谢疗法。Agios 公司首创的选择性 IDH2 抑制剂恩西地平（Enasidenib，Idhifa®，**99**）于 2017 年获批上市，用于治疗复发性或难治性 AML 和 IDH2 突变（由 FDA 批准的测试所检测）的成人患者。有趣的是，雅培（Abbott）公司的 RealTime™IDH2 伴随诊断测试（CDx）与恩西地平同时获得 FDA 批准，适用于识别可能适合使用恩西地平（**99**）进行治疗的 IDH2 突变的 AML 患者[70]。

2018 年，Agios 公司以其选择性 IDH1 抑制剂艾伏尼布（Ivosidenib，Tibsovo®，**100**），再次获得成功。IDH1 活性位点内关键精氨酸残基（R132）的体细胞点突变，赋予癌细胞新的功能增益，从而导致 D-2-HG（**98**）的产生。2-HG 水平升高与表观遗传学改变和细胞分化受损有关。IDH1 突变已在一系列血液系统恶性肿瘤和实体瘤中得到描述[71]。艾伏尼布（**100**）已被批准用于治疗携有易感性 IDH1 突变的复发性或难治性 AML 成人患者。

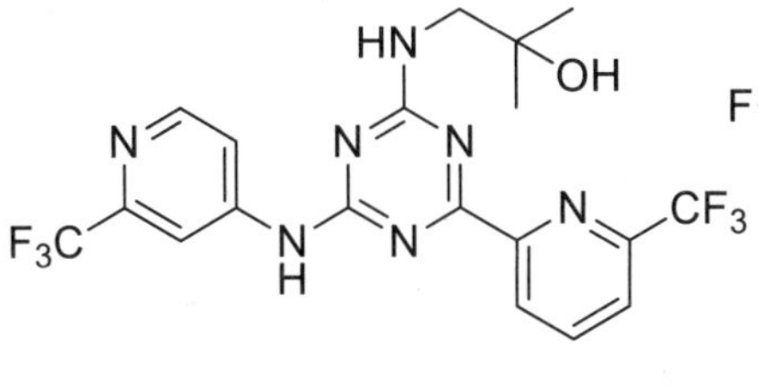

恩西地平(Idhifa®, **99**)
Agios/新基，2017
IDH2抑制剂

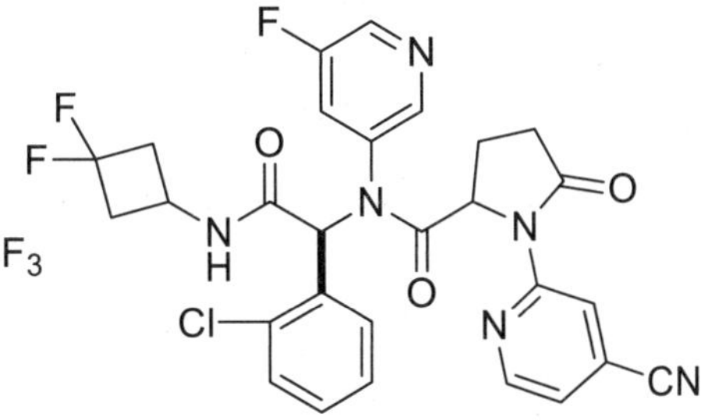

艾伏尼布(Tibsovo®, **100**)
Agios，2018
IDH1抑制剂

1.3 受体

19 世纪末期，药物受体理论的概念开始萌芽，这在很大程度上要归功于 Paul Ehrlich 的侧链理论和 John Newport Langley 的受体物质概念[72, 73]。今天，药物受体的“聚宝盆”里，包括有不少于 130 个 G 蛋白偶联受体（G-protein coupled receptors，GPCRs），以及许多核激素受体、生长因子受体和离子型受体。大多数受体是细胞膜结合型的，只有核激素受体是细胞内受体。

当酶催化底物转化为产物时，受体仅仅充当着接受器的作用，允许配体结合，但不发生化学变化。

与受体结合的分子称为配体（ligand）。受体调节剂（receptor modulator）是一个更为广泛的概念，涵盖了调节下游效应的配体和分子。对于给定的受体，其内源性（天然）体与受体结合而产生效应。对于与受体结合的药物，它们的特征可能是：①拮抗剂（antagonist）；②激动剂（agonist）；③部分激动剂（partial agonist）；等等。

1.3.1 拮抗剂

在与配体结合后，受体的生物学功能才开始显现。如果一个化合物与受体结合，能阻断其生物学功能，这种配体就叫作拮抗剂（antagonist），有时也叫阻滞剂（blocker）。目前市场上许多药物都是受体拮抗剂，并且受体拮抗剂药物比激动剂药物要更多些。

β受体阻滞剂就是受体拮抗剂的很好例子。

在20世纪初，肾上腺素被发现后，人们认为只有一个肾上腺素受体。但直到20世纪40年代，才有证据表明肾上腺素受体可能存在两种不同亚型。1948年，Ahlquist提出：在心血管系统中，存在两种类型的接受机制或位点，即α型受体普遍存在于心脏，β型受体存在于血管中。因为它们是肾上腺素或类肾上腺素物质的受体，所以它们被称为肾上腺素受体。这两种不同类型的肾上腺素受体被称为α肾上腺素受体和β肾上腺素受体。1964年，Black首次采用基于结构的药物设计（SBDD）方法，帮助ICI公司发现了第一个β受体阻滞剂（拮抗剂）普萘洛尔（Propranolol，心得安®，Inderal®，**101**）。

从此以后，数十个β受体阻滞剂成功进入了市场，包括氧烯洛尔（Oxprenolol，心得平®，Trasacor®，**102**）、吲哚洛尔（Pindolol，心得静®，Visken®，**103**）和倍他洛尔（Betaxolol，卡尔仑®，Kerlone®，**104**）。对这些药物的结构进行仔细研究，发现它们都有相同的药效团（蓝色标注），这些药效团可能与β肾上腺素受体形成了关键相互作用。2014年，由勃林格殷格翰制药公司研发的选择性β_2肾上腺素受体激动剂（激活剂）奥达特罗（Olodaterol，Striverdi®，**105**）获批上市，用于治疗慢性阻塞性肺疾病（COPD）。

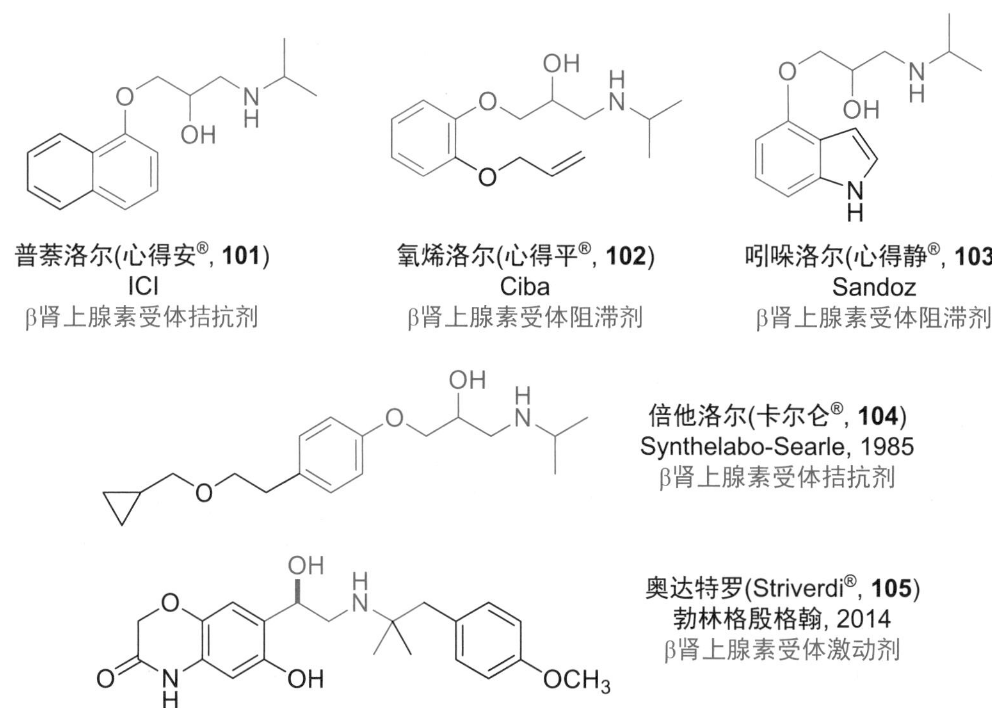

普萘洛尔(心得安®, **101**)
ICI
β肾上腺素受体拮抗剂

氧烯洛尔(心得平®, **102**)
Ciba
β肾上腺素受体阻滞剂

吲哚洛尔(心得静®, **103**)
Sandoz
β肾上腺素受体阻滞剂

倍他洛尔(卡尔仑®, **104**)
Synthelabo-Searle, 1985
β肾上腺素受体拮抗剂

奥达特罗(Striverdi®, **105**)
勃林格殷格翰, 2014
β肾上腺素受体激动剂

人体β_2肾上腺素受体的共晶结构直到2007年才被解析出来[74]。这是由于激素和神经递质类GPCRs的天然丰度比较低，本身结构存在一定的柔韧性，以及在洗涤剂溶液中的不稳定性，导致此类共晶结构的解析非常具有挑战性。因此，几项诺贝尔奖被授予与解析GPCRs晶体结构相关的研究也就不足为奇了，比如2012年Raymond Stevens和Brian Kobilka就因解析了人体β_2肾上腺素受体的晶体结构而获得诺贝尔奖。以下列举了一些GPCRs晶体结构的解析年表：牛视紫红质（2000年）、人体A_{2A}腺苷受体（2008年）、人体β_1肾上腺素受体（2008年）、人体CXCR4受体（2010年），以及人体多巴胺D_3受体（2010年）。

迄今为止，在 Protein Data Bank（PDB）数据库中共包含了系统进化树上 32 种不同受体的超过 120 个 GPCRs 晶体结构，主要包括了 A 类、B 类、C 类以及卷曲（frizzled）GPCRs 家族[75]。

1.3.2 完全和部分激动剂

激动剂与受体结合后，能产生药理学效应。大多数激动剂可以被分为两类：完全激动剂和部分激动剂。完全激动剂能像内源性配体一样，产生 100% 的药理学效应；而部分激动剂仅会产生小于内源性配体 100% 的药理学效应。部分激动剂通常兼有拮抗剂和激动剂双重特性。

我们也可以从生物测试的角度来看待部分激动剂。在给定的测试中，部分激动剂是结合并激活给定受体的药物，但相对于完全激动剂，对受体仅具有部分功效。例如，在测试 A 中的部分激动剂可能是测试 B 中的完全激动剂，而在测试 C 中可能又是拮抗剂。

除核激素受体激动剂类固醇外，作为受体激动剂的最常见的一类药物也许是阿片类药物。吗啡（Morphine，**106**）的药理学效应已经有几千年的历史了，甚至海洛因（Heroin，3，6- 二乙酰吗啡，**107**）从 1897 年就开始被使用（更确切地说是滥用）。在 20 世纪 60 年代，阿片受体的概念和模型首次被提出。直到 1975 年，阿片受体的内源性配体（也叫作内啡肽）被分离出来，它是一种五肽，分别是甲硫氨酸脑啡肽（**108**，Tyr-Gly-Gly-Phe-Met）和亮氨酸脑啡肽（H-Tyr-Gly-Gly-Phe-Leu）。

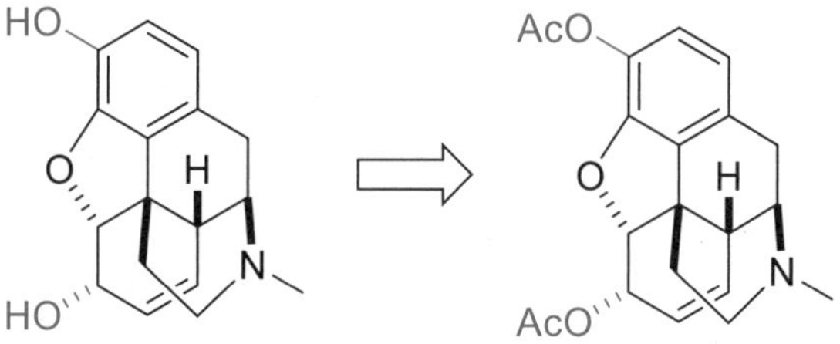

吗啡(**106**)
μ受体激动剂

海洛因(**107**)
μ受体激动剂

之后，人们很快就发现存在多种类型的阿片受体。今天，已经确定了四种类型的阿片受体：mu（μ，由吗啡激活）、delta（δ，用于输精管，因为首先在小鼠中发现）、kappa［κ，由酮基环丫辛因（**109**）激活］，还有类阿片受体 1（ORL-1）。这四种阿片受体都是 GPCRs，都已被克隆和表征出来。已经知道它们可以形成同聚和异聚受体复合物。事实上，阿片受体也可以与非阿片受体形成异聚受体复合物，例如 μ 和 α_{2a} 肾上腺素受体[76]。

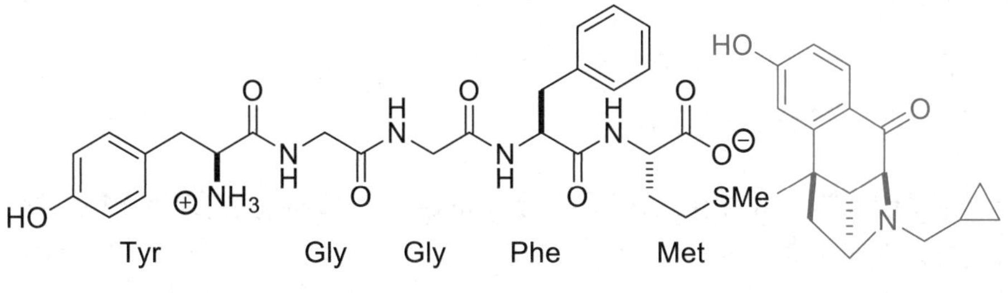

H-Tyr-Gly-Gly-Phe-Met-OH, 或YGGFM
内源性阿片类物质：**甲硫氨酸脑啡肽(108)**

酮基环丫辛因(109)
κ阿片受体激动剂

分子结构的细微变化很容易将阿片受体的激动剂转换为拮抗剂。吗啡（**106**）是 μ 阿片受体的激动剂，相比于 κ 和 δ 阿片受体，其对 μ 阿片受体具有更好的选择性。简单地将吗啡（**106**）的 *N*-甲基官能团转换为 *N*-烯丙基，就会产生 μ 阿片受体拮抗剂烯丙吗啡（Nalorphine，**110**）。类似地，纳洛酮（Naloxone，**111**）同时为 μ 阿片受体和 κ 阿片受体的拮抗剂。作为一个非选择性的阿片受体拮抗剂，纳洛酮（**111**）在阻断脑磷脂诱导的小鼠输精管神经诱发收缩的抑制方面效果较差[77]。

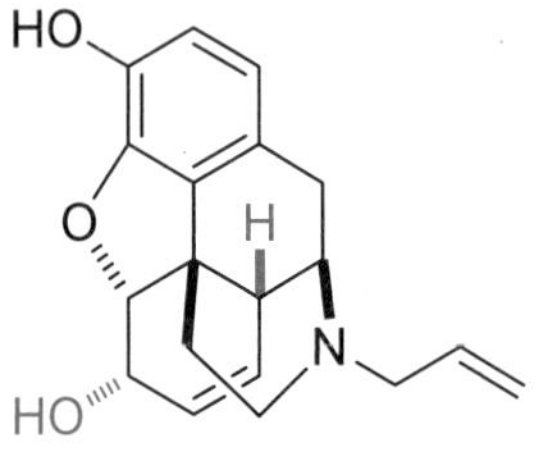

烯丙吗啡(110)
μ阿片受体拮抗剂
κ阿片受体部分激动剂

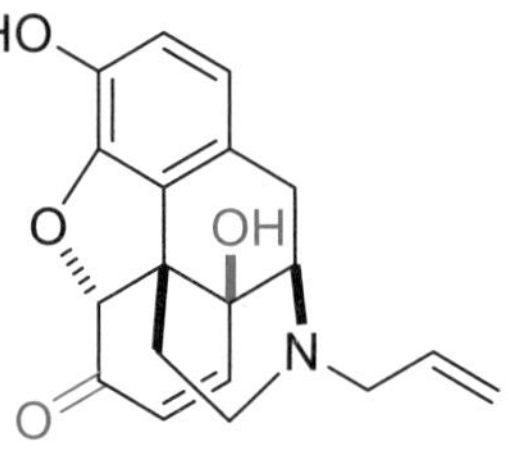

纳洛酮(111)
μ阿片受体拮抗剂
κ阿片受体拮抗剂

许多药物是在没有了解药物靶标的情况下发现的。1960 年，Janssen 合成出了芬太尼（Fentanyl，芬太尼透皮贴剂®，Duragesis®，**112**），它的镇痛效果比吗啡（**106**）强 80 ～ 100 倍。后来才发现，芬太尼（**112**）是一个 μ 阿片受体激动剂。事实上，芬太尼（**112**）和舒芬太尼（Sufentanil，舒芬尼®，Sufenta®，**113**）都是已知的最有效的 μ 阿片受体激动剂，通常作为外科手术中麻醉的辅助药物。瑞芬太尼（Remifentanil，瑞捷®，Ultiva®，**114**）是一种新型的 μ 阿片受体激动剂，主要经血液和组织中的非特异性酯酶水解代谢，作用时间短，消除半衰期小于 10 min，而且不会在组织中蓄积。因此，瑞芬太尼（**114**）是在手术期间持续输液进行麻醉的理想选择[78]。

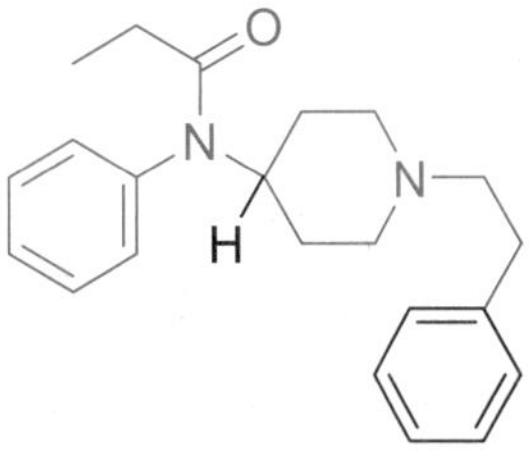

芬太尼(芬太尼透皮贴剂®, 112)
μ阿片受体激动剂
$t_{1/2}$≈3 h

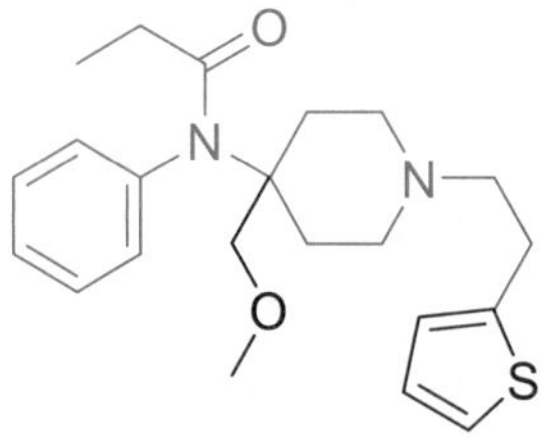

舒芬太尼(舒芬尼®, 113)
μ阿片受体激动剂
$t_{1/2}$=97min

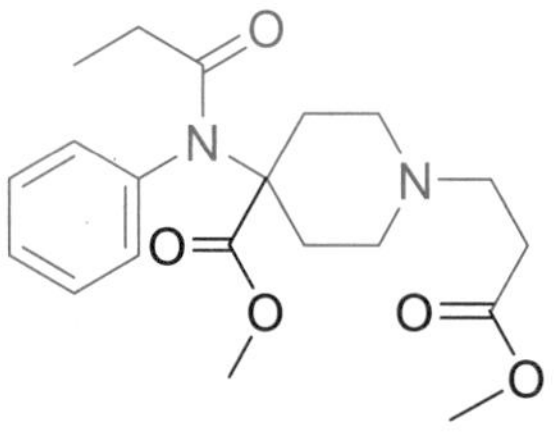

瑞芬太尼(瑞捷®, 114)
μ阿片受体激动剂
$t_{1/2}$<10 min

1.3.3 拮抗剂与激动剂的互变

我们刚刚了解到药物结构中一个小小的变化可能会导致不同的药理学作用。例如：高效的 μ 阿片受体激动剂吗啡（**106**），将其 *N*- 甲基转换为 *N*- 烯丙基，就会产生一个高效的 μ 阿片受体拮抗剂烯丙吗啡（**110**）。

同样地，对 GPCRs 配体结构的微小修改，可导致其功能活性的重大变化，由激动剂转

吗啡(**106**)
μ阿片受体激动剂
K_i = 0.53 nmol/L

烯丙吗啡(**110**)
μ阿片受体拮抗剂
K_i = 0.36 nmol/L

换为拮抗剂，反之亦然[79]。例如：组胺 2（H_2）受体拮抗剂可以抑制胃酸产生，而 H_2 受体激动剂可以刺激胃酸分泌。组胺（Histamine，**115**）作为一个内源性配体，其本身就是 H_2 受体激动剂，具有刺激胃酸分泌的作用。在发现首个作为治疗消化性溃疡的 H_2 受体拮抗剂的重磅药物西咪替丁（Cimetidine，泰胃美®，Tagamet®，**118**）的过程中，SmithKline 和 French 公司的 James Black 和他化学专业的同事们一起制备了 2-甲基组胺（**116**）。2-甲基组胺（**116**）刺激胃酸分泌，而不是抑制胃酸分泌，证明是 H_2 受体激动剂。下一个关键化合物鸟苷组胺（Guanylhistamine，**117**），既是拮抗剂又是激动剂，也叫作部分激动剂。在后续大量反复和广泛的构效关系（SAR）研究中，最终发现了作为完全拮抗剂的西咪替丁（**118**）[80]。

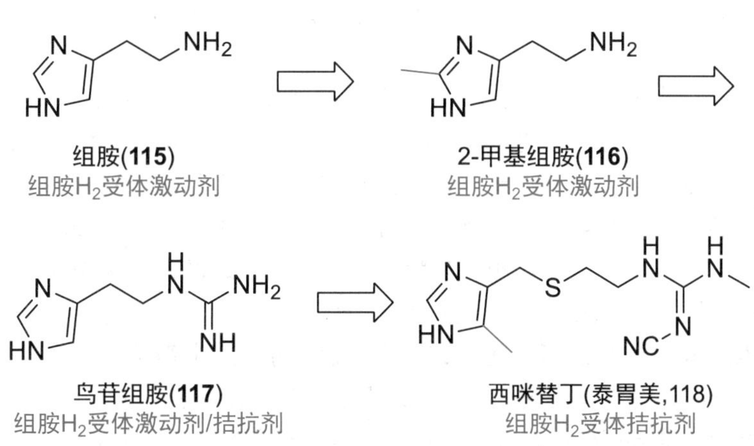

组胺(**115**)
组胺H_2受体激动剂

2-甲基组胺(**116**)
组胺H_2受体激动剂

鸟苷组胺(**117**)
组胺H_2受体激动剂/拮抗剂

西咪替丁(泰胃美,118)
组胺H_2受体拮抗剂

GPCR 5-HT_{2B} 受体的激活具有可怕的后果。在 14 种 5- 羟色胺受体亚型中，5-HT_{2B} 受体臭名昭著，被称为“死亡受体”。惠氏（Wyeth）公司的肥胖药物 Fen-Phen 即芬氟拉明（Fenfluramine，**119**）和芬特明（Phentermine，**120**）产生心血管方面的副作用，其原因就是该药是 5-HT_{2B} 受体激动剂[81]。更确切地说，芬氟拉明（**119**）的主要代谢产物去甲芬氟拉明是一种强效的 5-HT_{2B} 受体激动剂（经 Gq 钙释放实验测定），而芬氟拉明（**119**）本身几乎不会激活 5-HT_{2B} 受体。研究表明，激活 5-HT_{2B} 受体是产生瓣膜性心脏病所必需的，而不激活

芬氟拉明(**119**)
5-HT_{2B}受体激动剂

芬特明(**120**)
5-HT_{2B}受体激动剂

$5\text{-}HT_{2B}$ 受体就不太可能产生瓣膜性心脏病。因此，临床上所有具有 5- 羟色胺活性的药物及其活性代谢产物都应该筛选对 $5\text{-}HT_{2B}$ 受体的激动剂活性，并且临床医生应考虑暂停使用那些对 $5\text{-}HT_{2B}$ 受体具有显著活性的药物。

麦角生物碱培高利特（Pergolide，协良行®，Permax®，**121**）是一种多巴胺受体（D_2）激动剂，临床上用于治疗帕金森病，但因其对心脏瓣膜损伤的毒性而被撤出市场。临床上观察到许多麦角生物碱具有这种潜在致命的副作用，并且与 $5\text{-}HT_{2B}$ 受体的激活有关。培高利特（**121**）已被测试证明是 $5\text{-}HT_{2B}$ 受体激动剂，但使用 *N*- 甲基取代其 *N*- 正丙基，所产生的 6-甲基培高利特（**122**），则成为 $5\text{-}HT_{2B}$ 受体拮抗剂，并且仍然是多巴胺 D_2 受体激动剂[82]。

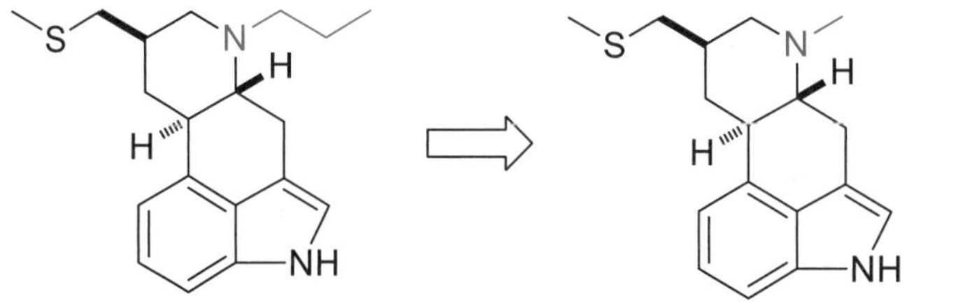

培高利特(协良行®, **121**)
$5\text{-}HT_{2B}$受体激动剂
多巴胺受体激动剂

6-甲基培高利特(**122**)
$5\text{-}HT_{2B}$受体拮抗剂
多巴胺受体激动剂

还有更多的案例证明，这种结构上的微小变化便会导致 GPCR 激动剂和拮抗剂活性类型上的相互转换[79]。

此外，除了一些受体存在拮抗剂、激动剂和部分激动剂之外，还有一些受体存在反向激动剂、偏向激动剂等。反向激动剂与激动剂结合相同的受体，但是产生与该激动剂相反的药理学效应。另一方面，偏向激动剂属于偏向配体类别。它们对特定受体所参与的不同信号通路显示出不同的药效或功效。这个概念也被称为“功能选择性”，对开发安全性更高的治疗方法具有明显的优势。事实上，仅靶向与疾病相关的信号通路，而不影响受体的其他功能，有助于开发具有降低不良反应风险的候选药物。

这些专业术语确实让我们药物化学家非常困惑（对一些生物学家可能亦是如此）。当你遇到这些专业术语时，可能是与你的生物学或药理学同事交谈的好时机。对于火箭科学，与火箭科学家交谈而不是尝试自己发射火箭可能更是明智之举。

1.3.4 G蛋白偶联受体（GPCRs）

GPCRs 是药物发现中最富有成效的靶标。目前，已有 134 个 GPCRs 是美国或欧盟所批准药物的作用靶标[83]。根据药理学性质，GPCRs 家族已被分为四类主要亚家族（见图 1.15）：

① A 类，视紫红质样受体；

② B 类，分泌素样受体；

③ C 类，代谢型谷氨酸 / 信息素受体；

④ F 类，卷曲受体。

如前所述，GPCRs 激动剂模仿内源性配体（如帕金森病中的多巴胺），导致 GPCRs 信号通路的合成激活。相比之下，GPCRs 拮抗剂会阻断受体的信号传导。β 受体阻滞剂 **101** ～ **105** 就是 GPCRs 拮抗剂，用于治疗心血管相关的疾病，如高血压等。

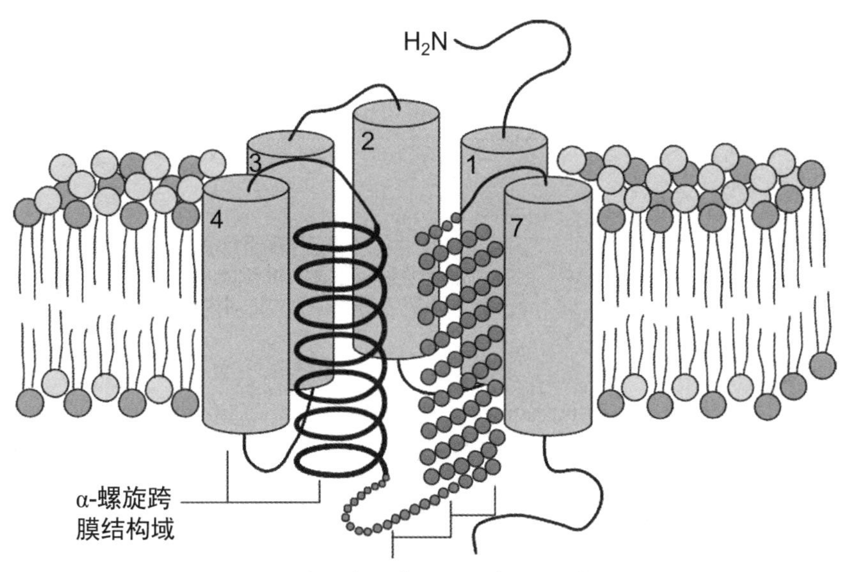

图 1.15　具有 7 个跨膜结构域的 G 蛋白偶联受体

（来源：Vivien H. Li.）

1.3.4.1　5-羟色胺受体

在人体内，5-羟色胺（5-hydroxytryptamine，5-HT，**124**）是由天然氨基酸色氨酸（**123**）通过两步反应生成，涉及色氨酸羟化酶和脱羧酶。作为一种神经递质，5-羟色胺对我们的生理机能有着深远的影响，尤其是对我们的中枢神经系统，即情绪。因此，5-羟色胺也被称为“快乐分子”。抑郁症通常与低于正常水平的 5- 羟色胺有关。有趣的是，香蕉、西红柿、坚果、李子，以及蜜蜂或黄蜂的毒液等也含有 5- 羟色胺。

色氨酸羟化酶

色氨酸脱羧酶

色氨酸(**123**)　　5-羟色胺(5-HT, **124**)

作为 5-羟色胺受体的内源性配体，5-羟色胺（**124**）从突触前神经元传递到 5-羟色胺受体所在的突触后神经元。除了突触前神经元也能够再摄取 5-羟色胺分子并降低 5-羟色胺水平外，这个过程将有一个“圆满的结局”。早期的单胺氧化酶抑制剂（MAOIs）可以阻断 5-羟色胺氧化为没有生物活性的 5-羟基吲哚乙酸，但它们没有选择性，会引起严重的副作用。礼来（Lilly）公司使用早期的抗组胺药作为起点，即基于组胺 H_1 受体拮抗剂苯海拉明（Diphenhydramine，苯那君®，Benadryl®，**125**），发现了选择性的 5-羟色胺再摄取抑制剂（SSRI）氟西汀（Fluoxetine，百忧解®，Prozac®，**126**）[84]。

今天，许多 SSRIs 都是仿制药，包括帕罗西汀（Paroxetine，氟苯哌苯醚®，Paxil®，**127**）和舍曲林 (Sertraline，左洛复®，Zoloft®，**128**)。氟西汀 (**126**) 的成功为发现有效和安全的抗抑郁药打开了大门。比如：曲唑酮（Trazodone，Desyrel®，**129**）是一种苯基哌嗪类化合物，具有 5-HT_{2A} 受体拮抗剂和弱 5- 羟色胺再摄取抑制剂（SRI）的双重功效。MerckKGa 公

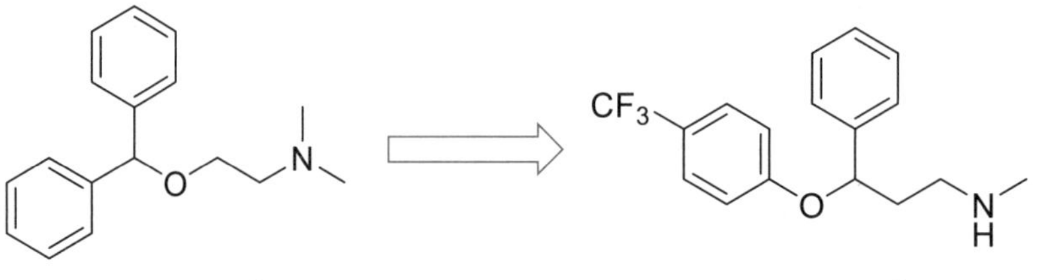

苯海拉明(苯那君®, **125**)

氟西汀(百忧解®, **126**)
5-羟色胺摄取抑制常数K_i = 17 nmol/L
去甲肾上腺素摄取抑制常数K_i = 2703 nmol/L

司的维拉佐酮（Vilazodone，Viibryd®，**130**）是另一种苯基哌嗪类化合物，具有 SRI 和 5-HT$_{1A}$ 受体部分激动剂的双重功效。Lundbeck 公司的沃替西汀（Vortioxetine，Brintellix®，**131**）是最新的抗抑郁药，具有复杂的多重药理学作用，是 5-HT$_{1A}$ 受体、5-HT$_{3A}$ 受体、5- 羟色胺转运蛋白（SERT）及其他几种受体的抑制剂。

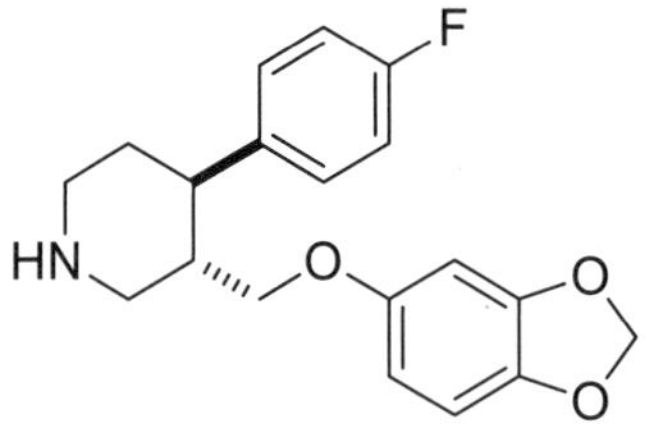

帕罗西汀(氟苯哌苯醚®, **127**)
葛兰素史克, 1992年
SSRI

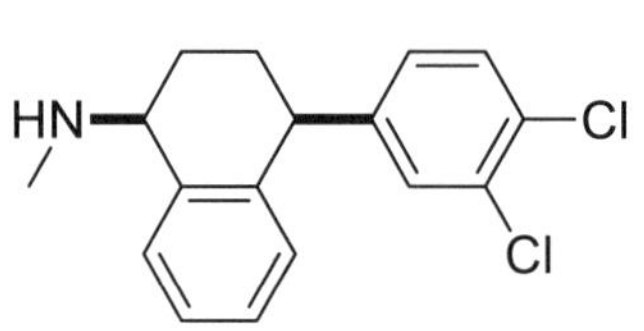

舍曲林(左洛复®, **128**)
辉瑞, 1997年
SSRI

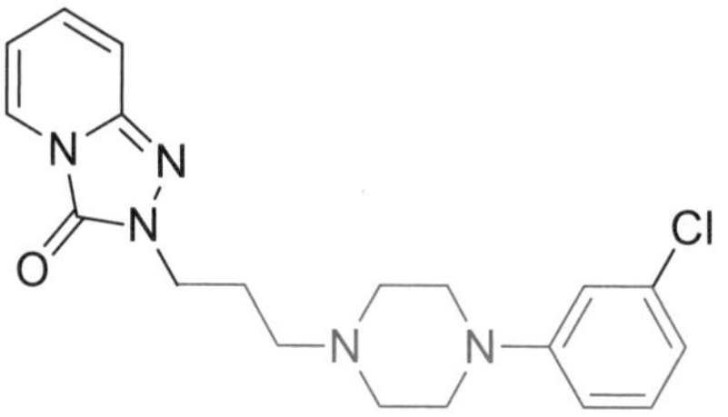

曲唑酮(Desyrel®, **129**)
Angelini, 1981年
5-HT$_{2A}$受体拮抗剂/SRI

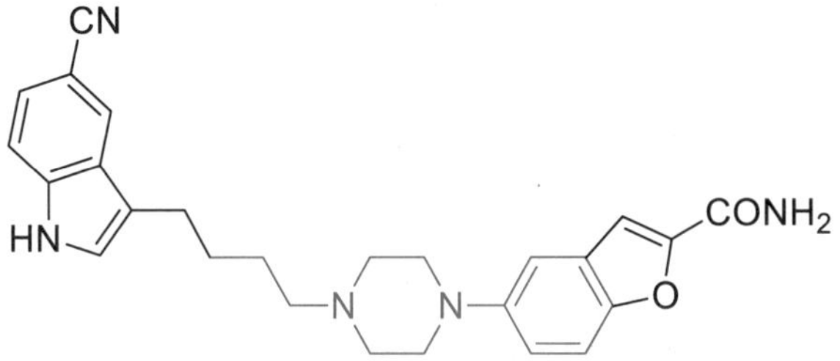

维拉佐酮(Viibryd®, **130**)
默克集团, 2011
5-HT$_{1A}$/5-HT$_{3A}$拮抗剂

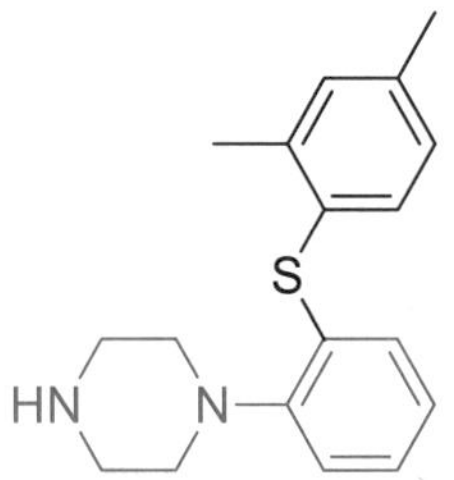

沃替西汀(Brintellix®, **131**)
灵北制药/武田药业, 2013
多元药理学

我们现在对 5- 羟色胺受体的许多亚型有了更好的了解。如图 1.16 所示[85]，5- 羟色胺受体可分为 7 大亚型，除了 5-HT$_3$ 是阳离子选择性配体门控型离子通道，属于家族中的“害群之马”外，其他的 6 个亚型都是 GPCRs。亚型 5-HT$_1$ 可进一步分为三个小亚型：5-HT$_{1A}$、5-HT$_{1B}$ 和 5-HT$_{1D}$。亚型 5-HT$_2$ 可进一步分为三个小亚型：5-HT$_{2A}$、5-HT$_{2B}$ 和 5-HT$_{2C}$，其中

$5\text{-}HT_{2B}$ 就是之前提到的“死亡受体”。此外，亚型 $5\text{-}HT_5$ 进一步分为两个小亚型：$5\text{-}HT_{5A}$ 和 $5\text{-}HT_{5B}$。

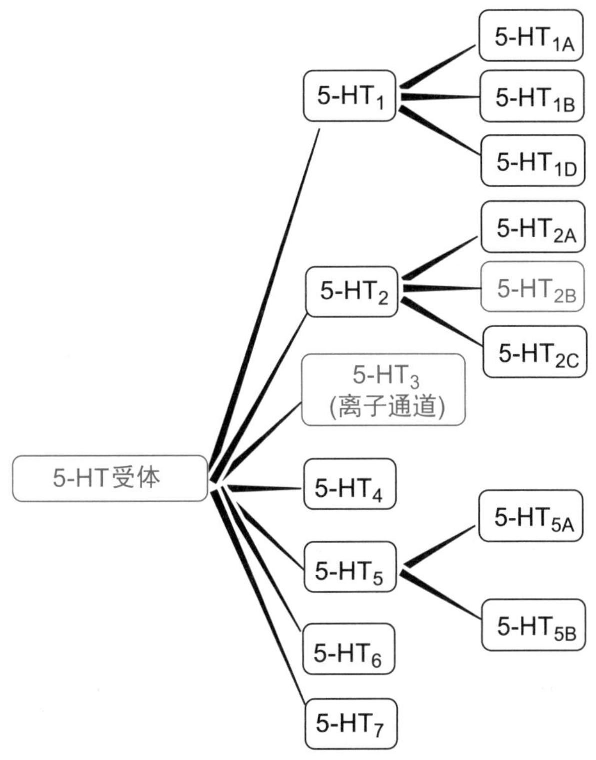

图 1.16　5-羟色胺受体的亚型

在这些 5-HT 受体亚型中，$5\text{-}HT_{1A}$ 受体是研究最多和表征最好的。许多药物被发现是其配体，作为激动剂或拮抗剂调节 $5\text{-}HT_{1A}$ 受体[86]。

许多用于治疗偏头痛的曲坦类药物是 $5\text{-}HT_{1D}$ 激动剂。麦角生物碱被用于治疗偏头痛已有一个多世纪，例如麦角胺（一种 $5\text{-}HT_{2A}$ 拮抗剂）。人们已经认识到，它们是通过活化 $5\text{-}HT_1$ 样受体，特别是 $5\text{-}HT_{1B/1D}$ 受体而发挥有益作用的。这导致了琥珀酸舒马曲坦（Sumatriptan Succinate，英明格®，Imitrex®，**132**）的研发，它是一种选择性的 $5\text{-}HT_{1B/1D}$ 激动剂，并且是第一种特定的抗偏头痛药物。通常认为 $5\text{-}HT_{1B/1D}$ 激动剂通过选择性收缩过度扩张的颅内、脑外动脉或抑制血管周围三叉神经感觉神经元释放炎性神经肽，来发挥其抗偏头痛作用[87]。

一旦确定了药效团，就会出现许多“me-too”曲坦类药物，为偏头痛患者提供缓解剂。代表性的曲坦类药物包括佐米曲普坦（Zolmitriptan，佐咪克®，Zomig，**133**）、氢溴酸依来曲普坦（Eletriptan Hydrobromide，Relpax®，**134**）和琥珀酸夫罗曲坦（Frovatriptan Succinate，Frova®，**135**）等。

琥珀酸舒马曲坦(英明格®, 132)
葛兰素史克公司, 1995, $5\text{-}HT_{1B/1D}$激动剂

佐米曲普坦(佐咪克®, 133)
惠康集团, 1997, $5\text{-}HT_{1B/1D}$激动剂

氢溴酸依来曲普坦(Relpax®, **134**)
辉瑞, 2002, 5-$HT_{1B/1D}$激动剂

琥珀酸夫罗曲坦(Frova®, **135**)
史克必成/爱尔兰, 2001, 5-$HT_{1B/1D}$激动剂

有人提出，5-HT_{1B} 受体激活导致颅内血管收缩，而神经肽释放的抑制是通过 5-HT_{1D} 受体介导的。选择性 5-HT_{1D} 激动剂最近已被识别，并正在研究以确定这些受体介导的过程对抗偏头痛活性的相对重要性[88]。

除西咪替丁（泰胃美®，**118**）外，组胺 H_2 受体拮抗剂作为抗溃疡药物也卓有成效。雷尼替丁（Ranitidine，善胃得®，Zantac®，**136**）和法莫替丁（Famotidine，信法定®，Pepcid®，**137**）是另外两个例子。

雷尼替丁(善胃得®, **136**)
GSK, 1983
H_2受体拮抗剂

法莫替丁(信法定®, **137**)
山之内制药/默克, 1986
H_2受体拮抗剂

Arena Pharmaceuticals 公司的氯卡色林（Lorcaserin，Belviq®，**138**）是 5-HT_{2C} 受体激动剂，用于治疗肥胖症[89]。同时，根据“D_2/5-HT_{2A}”理论，5-HT_{2A} 受体对抗精神病药物开发极其重要。所有非典型抗精神病药都是 5-HT_{2A} 受体和多巴胺 D_2 受体的强效拮抗剂，包括礼来公司的奥氮平（Olanzapine，再普乐®，Zyprexa®，**139**），是用于治疗精神分裂症的一种较流行的非典型抗精神病药物。有关这方面的更多内容将在多巴胺受体一节中介绍[90]。

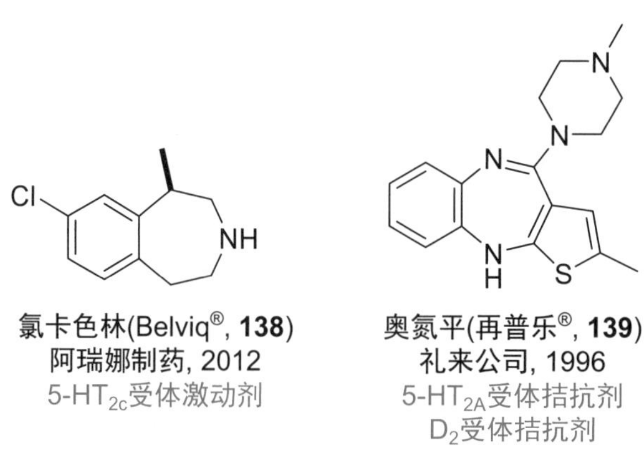

氯卡色林(Belviq®, **138**)
阿瑞娜制药, 2012
5-HT_{2c}受体激动剂

奥氮平(再普乐®, **139**)
礼来公司, 1996
5-HT_{2A}受体拮抗剂
D_2受体拮抗剂

最新上市的选择性 5-HT_2 受体拮抗剂药是 Sprout Pharmaceuticals 公司的氟班色林（Flibanserin，Addyi®，**140**），用于治疗女性性功能障碍。它的主要药理作用是同时作为 5-HT_{2A} 受体拮抗剂和 5-HT_{1A} 受体激动剂[91]。阿卡迪亚（Acadia）制药公司的匹莫范色林

（Pimavanserin，Nuplazid®，**141**）作为 5-HT_{2A} 受体反向激动剂，被批准用于治疗帕金森病[92]。

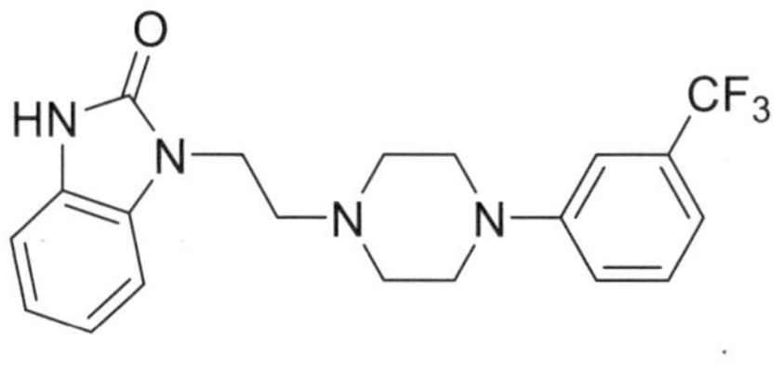

氟班色林(Addyi®, **140**)
Sprout制药/BI, 2016
5-HT_{2A}受体拮抗剂
5-HT_{1A}受体激动剂

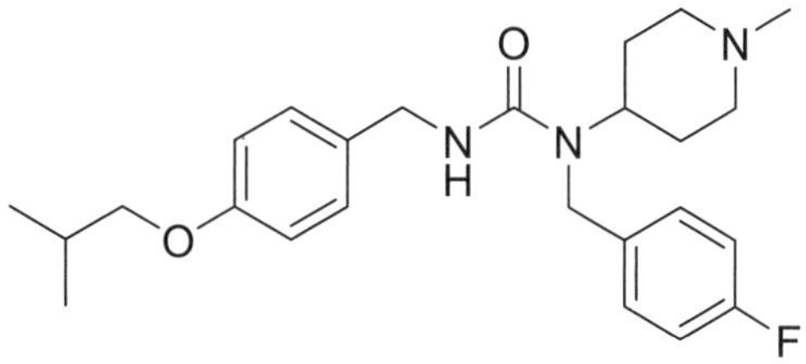

匹莫范色林(Nuplazid®, **141**)
阿卡迪亚制药, 2017
5-HT_{2A}受体反向激动剂

5-HT_3 受体拮抗剂昂丹司琼（Ondansetron，枢复宁®，Zofran®，**142**）、格拉司琼（Granisetron，康泉®，Kytril®，**143**）和托烷司琼（Tropisetron，Navoban®，**144**）作为止吐剂，用于癌症治疗中与化学疗法有关的恶心和呕吐[93]。

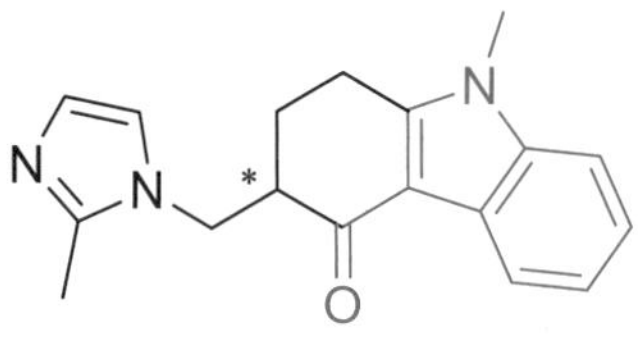

昂丹司琼(枢复宁®, **142**)
GSK, 1990
5-HT_3受体拮抗剂

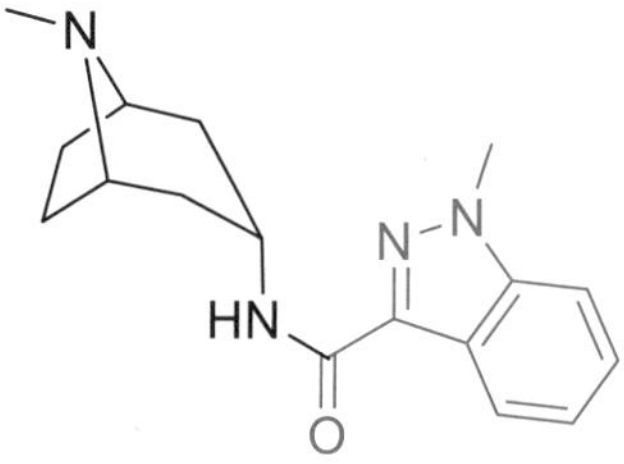

格拉司琼(康泉®, **143**)
罗氏集团, 1994
5-HT_3受体拮抗剂

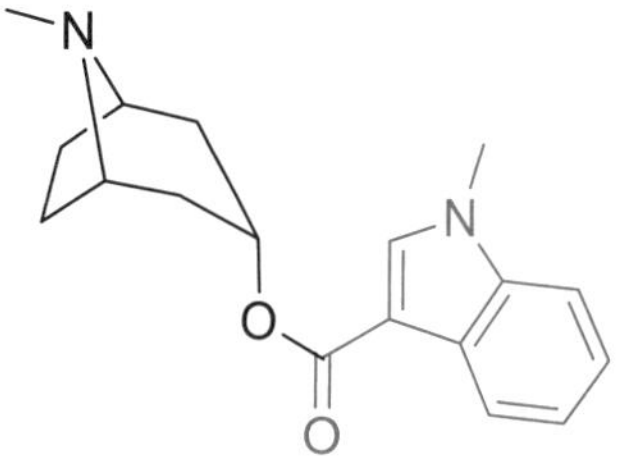

托烷司琼(Navoban®, **144**)
诺华, 1992
5-HT_3受体拮抗剂

从 **142** ～ **144** 和类似的 5-HT_3 受体拮抗剂获得的知识，证明它们同时是 5-HT_3 和 5-HT_4 受体的配体。诺华公司的替加色罗（Tegaserod，泽马克®，Zelnorm®，**145**）是 5-HT_4 受体的部分激动剂，用于治疗肠易激综合征（IBS）和便秘[94]。由于替加色罗（**145**）中胍基阳离子的存在，在生理 pH 值下不能穿过血脑屏障（BBB），从而避免了该药的中枢神经系统的副作用。2018 年底，FDA 批准了夏尔制药公司的普卡必利（Prucalopride，Motegrity®，**146**），用于治疗成人慢性特发性便秘（CIC），它是 5-HT_4 受体激动剂[95]。

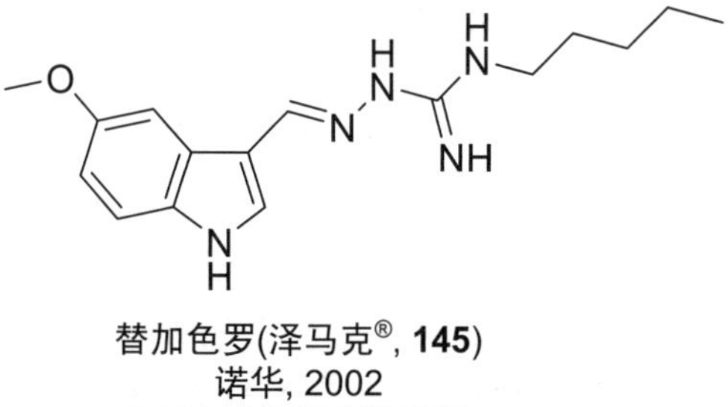

替加色罗(泽马克®, **145**)
诺华, 2002
5-HT_4受体部分激动剂

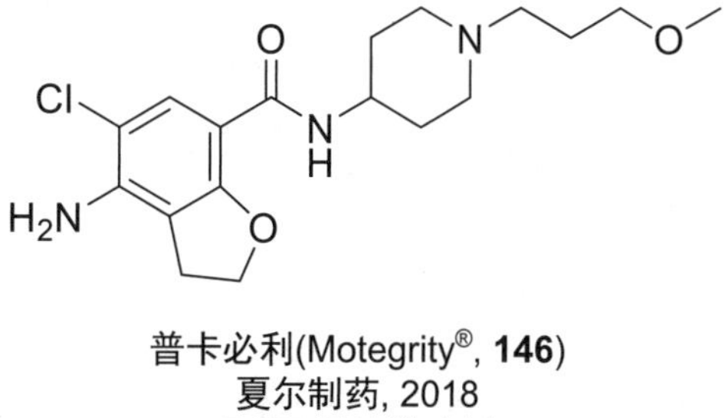

普卡必利(Motegrity®, **146**)
夏尔制药, 2018
5-HT_4受体激动剂

5-HT_6 受体主要在中枢神经系统中表达。因此，其激动剂和拮抗剂已被研究用于治疗各种中枢神经系统疾病。Axovant 公司的 SB-742457（Intepirdine®，**147**），是一种选择性的 5-HT_6

受体拮抗剂[94(b)]，于2017年在阿尔茨海默病（AD）的Ⅲ期临床试验中失败。之前，在2013年，Lundbeck公司的选择性5-HT_6受体拮抗剂Lu AE58054（Idalopirdine®，**148**）[97]也未能达到治疗AD的目的。

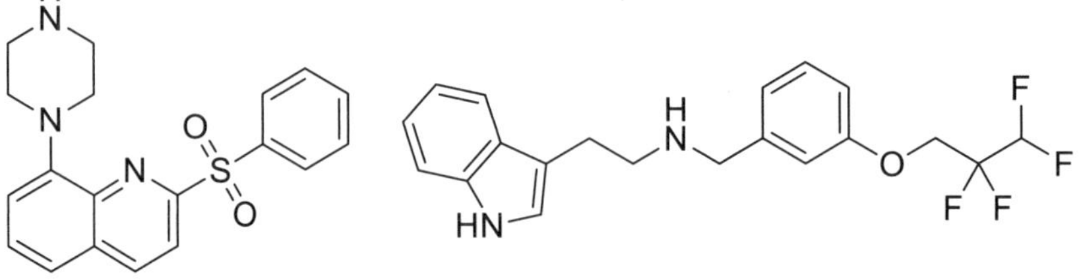

SB-742457(Intepirdine®, **147**)
5-HT_6受体拮抗剂

Lu AE58054(Idalopirdine®, **148**)
5-HT_6受体拮抗剂

遗憾的是，尽管投入了大量资源，迄今为止，还没有5-HT_6受体调节剂获得监管部门的批准。关于其他更模糊的5-HT受体亚型的文献甚至更少。

1.3.4.2 多巴胺受体

多巴胺（Dopamine，**151**）是一种儿茶酚胺神经递质，是多巴胺受体的内源性配体。它是由必需氨基酸L-酪氨酸（**149**）在多巴胺能神经元末端生物合成的。借助于胞溶酶酪氨酸羟化酶（TH），L-酪氨酸（**149**）被氧化为L-二羟基苯丙氨酸（L-多巴，**150**）。芳香族L-氨基酸脱羧酶（AADC）使L-多巴（**150**）脱羧为多巴胺（**151**）。

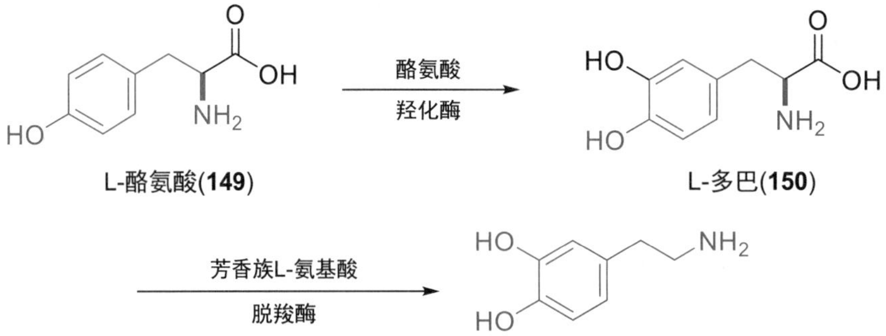

L-酪氨酸(**149**)　酪氨酸羟化酶→　L-多巴(**150**)　芳香族L-氨基酸脱羧酶→　多巴胺(**151**)

多巴胺与许多中枢神经系统疾病密切相关。在电影《觉醒》中，L-多巴发挥突出作用，使帕金森病患者在复发前暂时恢复了“正常”。

多巴胺（DA）受体家族可分为两个亚组：D_1样受体（D_1和D_5亚型）和D_2样受体（D_2、D_3和D_4亚型，图1.17）[97]。

同5-羟色胺受体一样，许多神经递质和中枢神经系统药物会与一种以上的受体（例如5-HT和DA受体）以及每种受体的几种亚型结合。已有许多研究致力于弄清楚特定受体的每个亚型作用的复杂性。除5-HT和DA受体外，肾上腺素受体和*N*-甲基-D-天冬氨酸（NMDA）受体通常也负责中枢神经系统功能。

选择性化合物通常具有较低的脱靶毒性，因而是药物发现的首选。选择性多巴胺受体药物很难实现，一旦被发现就被视为突破。SKF 39393（**152**）是D_1受体的部分激动剂。

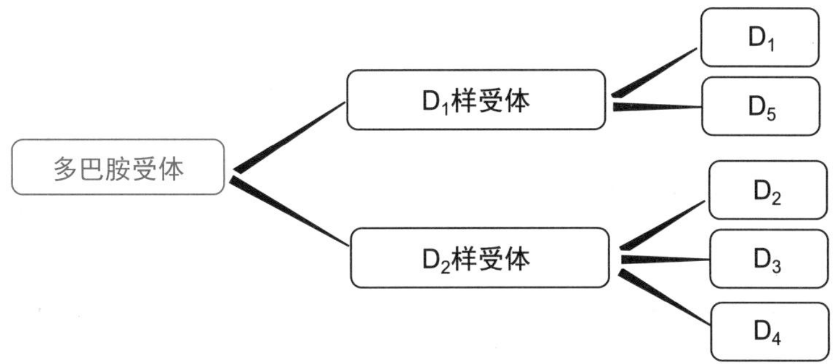

图 1.17　多巴胺受体亚型

Schering-Plough 公司的苯丙氮类 SCH 23390（**153**）及其构象更受限的乙烯桥连类似物 SCH 39166（依考匹泮，Ecopipam，**154**）是 D_1/D_5 受体选择性拮抗剂。依考匹泮（**154**）在精神分裂症、成瘾、肥胖和其他 D_1 依赖性神经系统疾病试验失败后，已进入治疗杜尔雷斯综合征的Ⅲ期临床试验。这三种药物（**152** ～ **154**）均具有一个或两个苯酚官能团，因而易受快速首关代谢的影响，导致血浆水平低和生物利用度差。该公司曾尝试用更多亲脂性的电子等排体，如吲哚、吲唑、苯并三唑、苯并咪唑酮和苯并噻唑酮，代替苯酚基团[98]。

构象 限制

SKF 39393(**152**)
D_1受体部分激动剂

SCH 23390(**153**)
选择性D_1/D_5受体拮抗剂

SCH 39166(依考匹泮, **154**)
选择性D_1/D_5拮抗剂

D_2 多巴胺受体是神经精神和内分泌疾病最有效的药物靶标之一。但是选择性的 D_2 受体配体很难获得。L741626（**155**）是一种选择性 D_2 受体拮抗剂，与 D_3 受体相比，D_2/D_3 比值为 6.5。简单地用碘原子代替氯原子，就可以得到类似物 **156**，其 D_2/D_3 比值为 49，其选择性呈指数级提高。另一种选择性 D_2 受体拮抗剂 JNJ-37822681（**157**）的 D_2/D_3 比值为 7.3，而最新的选择性 D_2 受体拮抗剂 **158** 的 D_2/D_3 比值为 41[99]。

非典型抗精神病药，也称为 5- 羟色胺多巴胺拮抗剂，可有效减轻困扰老年的由典型抗精神病药造成的锥体外系不良反应（EPS）。如前所述，非典型抗精神病药，例如辉瑞公司的齐拉西酮（Ziprasidone，Geodon®，**159**）和 Otsuka 公司的阿立哌唑（Aripiprazole，安律凡®，

L741626(**155**)
K_i: D_2 = 9.5 nmol/L, D_3 = 100 nmol/L
D_2/D_3 = 6.5

L741626的碘类似物(**156**)
D_2 = 1.3 nmol/L, D_3 = 100 nmol/L
D_2/D_3 = 49

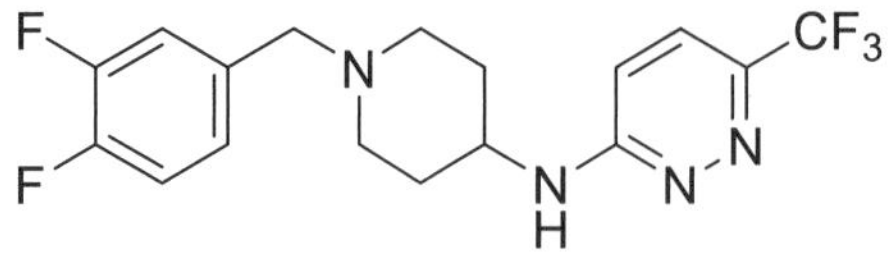

JNJ-37822681(**157**)
K_i: D_2 = 158 nmol/L, D_3 = 1159 nmol/L
D_2/D_3 = 7.3

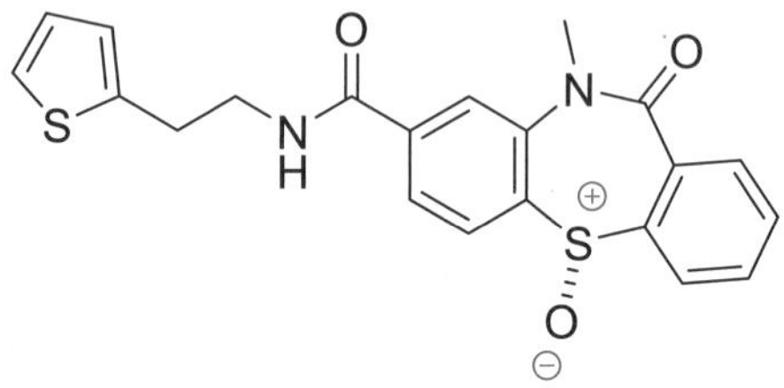

(**158**)
D_2 = 100 nmol/L, D_3 = 4100 nmol/L
D_2/D_3 = 41.0

Abilify®，**160**）是多巴胺 D_2 和 5-羟色胺 5-HT_{2A} 受体的强效拮抗剂。由于阿立哌唑（**160**）的成功，2015 年阿尔凯默斯（Alkermes）公司获准销售其前药月桂酰阿立哌唑（Aripiprazole Lauroxil，Aristada®，**161**）。与此同时，Otsuka 公司获得 FDA 批准上市阿立哌唑的"me-too"药物依匹哌唑（Brexpiprazole，Rexulti®，**162**）。

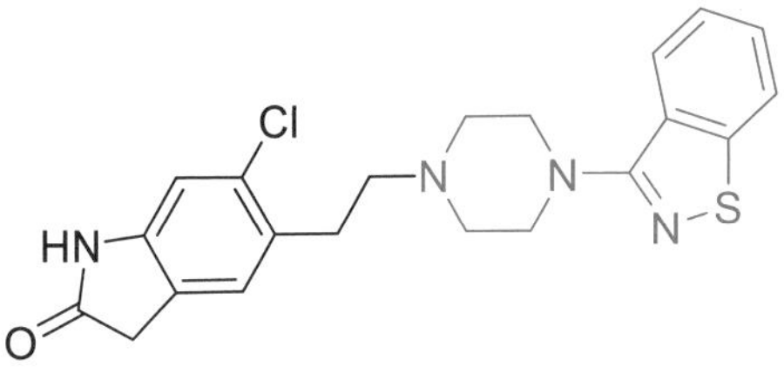

齐拉西酮(Geodon®, **159**)
辉瑞, 2001
全D_2受体拮抗剂
5-HT_{2A}受体拮抗剂

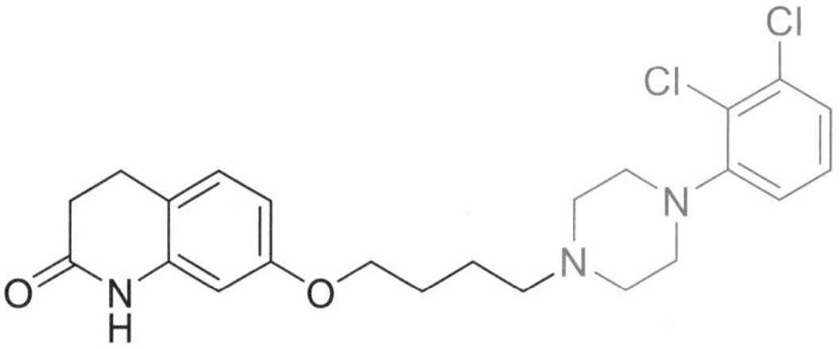

阿立哌唑(安律凡®, **160**)
大冢/BMS, 2002
D_2受体拮抗剂
5-HT_{2A}受体拮抗剂

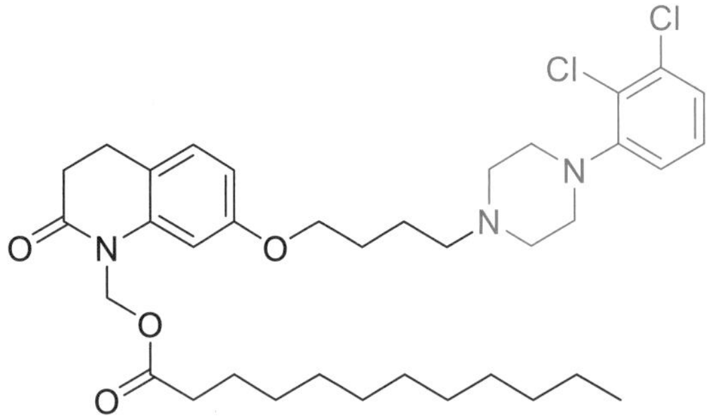

月桂酰阿立哌唑(Aristada®, **161**)
阿尔凯默斯公司, 2016
D_2、5-HT_{1A}和5-HT_{2A}受体部分激动剂

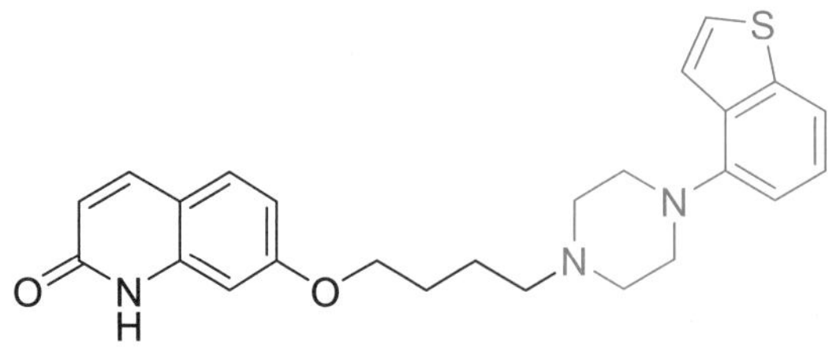

依匹哌唑(Rexulti®, **162**)
大冢/灵北制药, 2016
D_2、5-HT_{1A}和5-HT_{2A}受体部分激动剂

除了与 D_2 和 5-HT_{2A} 受体结合外，一些非典型抗精神病药也作用于许多其他受体，包括多种 5-羟色胺受体亚型（5-HT_{1A}、5$HT_{1B/1D}$、5-HT_{2C}、5-HT_3、5-HT_6 和 5-HT_7）、去甲肾上腺

素受体（α_1 和 α_2）、毒蕈碱乙酰胆碱受体（M_1）和组胺受体（H_1）。据推测，几种非典型抗精神病药显示出的额外 5-HT_{1A} 激动剂活性，可以降低 EPS 并减轻通常会导致精神分裂症患者精神病发作时的焦虑。

百时美施贵宝公司于 1988 年推出丁螺环酮（Buspirone，布斯帕 ®，Buspar®，**163**），被认为是治疗广泛性焦虑症（GAD）的革命性方法。丁螺环酮（**163**）是氮杂酮类药物的第一个成员，是 D_2、D_3 和 D_4 受体的拮抗剂，并且也是大脑中 5- 羟色胺（5-HT_{1A}）受体的部分激动剂，可有效治疗焦虑症，而无镇静、肌肉松弛或抗惊厥活性[100]。与苯二氮䓬类药物不同，它与 A 型 γ- 氨基丁酸（$GABA_A$）没有明显的相互作用。

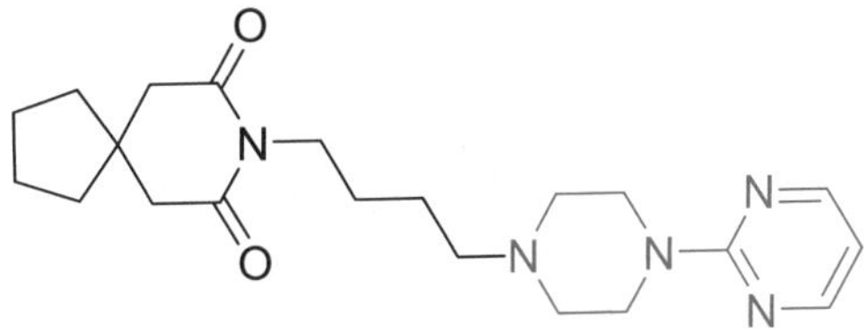

丁螺环酮(布斯帕®, **163**)
BMS, 1988
D_2、D_3、D_4受体拮抗剂
5-HT_{1A}受体部分激动剂

选择性 D_3 受体拮抗剂或部分激动剂已在药物滥用和其他中枢神经系统疾病的动物模型中显示出疗效[101]。令人遗憾的是，GSK598809（**164**）是一种选择性 D_3 受体拮抗剂，但在可卡因存在的情况下导致狗出现严重高血压，因此可以取消这些药物对可卡因成瘾的进一步开发[102]。另一种选择性 D_3 受体拮抗剂 (*R*)-PG648（**165**），对 D_2 受体的选择性高 200 倍。非典型抗精神病药物卡利拉嗪（Cariprazine，Vraylar®，**166**）是 D_3 和 D_2 受体的部分激动剂，对 D_3 受体具有高选择性。最近推出的 D_3 受体选择性拮抗剂 **167** 具有高度选择性，其选择性

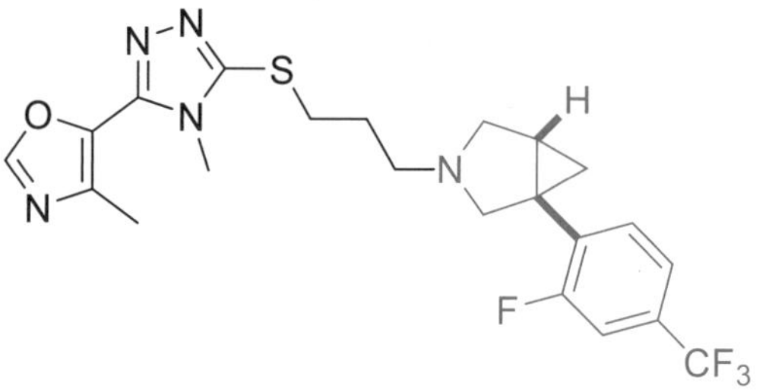

GSK598809(**164**)
选择性D_3拮抗剂
D_3 K_i = 6.2 nmol/L, D_2/D_3 = 119

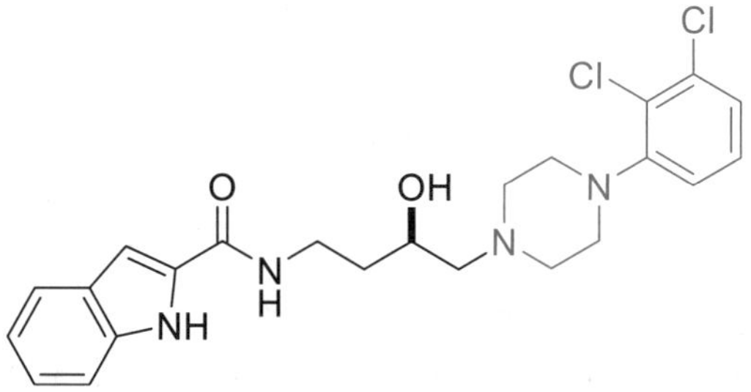

(*R*)-PG648(**165**)
选择性D_3拮抗剂
D_3 K_i = 2.9 nmol/L, D_2/D_3 = 200

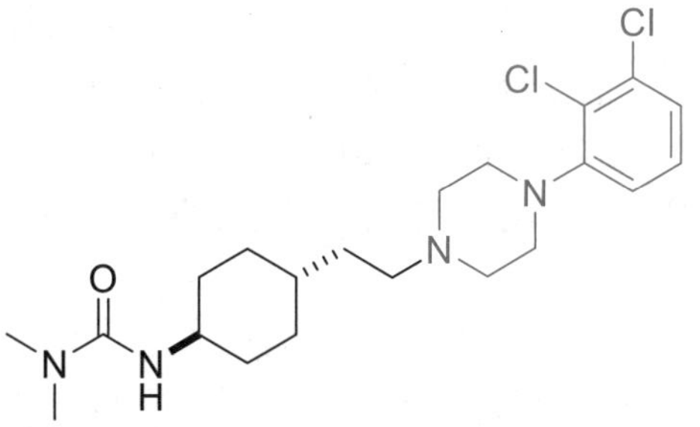

卡利拉嗪(Vraylar®, **166**)
吉瑞制药/阿特维斯, 2015
D_2, 5-HT_{1A}和5-HT_{2A}受体部分激动剂

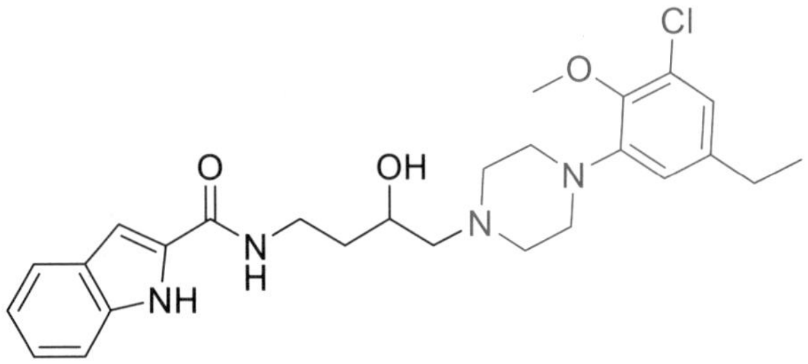

(**167**)
选择性D_3受体拮抗剂
D_3 K_i = 6.84 nmol/L
D_2/D_3 = 1700

比 D_2 受体高 1700 倍。它抑制了羟考酮诱导的小鼠运动过度，并降低了羟考酮诱导的运动致敏，有证据支持 D_3 受体可作为阿片类药物依赖治疗的靶标[103]。

但是人体 D_4 受体直到 1991 年才被克隆和确定。由于发现非典型抗精神病药物氯氮平（Clozapine，可治律®，Clozaril®，**168**）相较于其他多巴胺受体亚型 D_1、D_2、D_3 和 D_5，对 D_4 具有更高的亲和力，因此人们对选择性 D_4 受体拮抗剂的独特临床疗效产生了极大的兴趣。遗憾的是，1997 年，Merck 公司的选择性 D_4 受体拮抗剂 L-745870（**169**）无法对患有精神分裂症的急性精神病住院患者表现出足够的治疗反应。因此，作为药物靶标的 D_4 受体已经“失宠”了几十年，直到最近该靶标才又得到重视。目前，已经发现了许多选择性 D_4 受体配体，我们将继续观察它们在临床上的表现，尤其是在治疗帕金森病方面[104]。

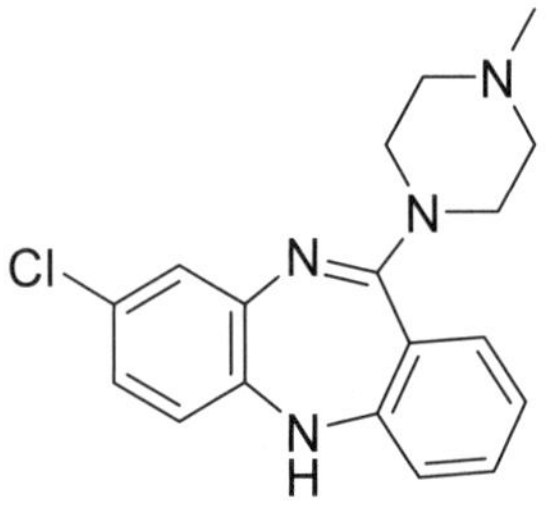

氯氮平(可治律®, **168**)
万巷AG, 1972
1975年退出, 粒细胞缺乏症
选择性D_4受体拮抗剂
D_4 K_i = 10 nmol/L, D_2/D_4 = 7.4, D_3/D_4 = 20

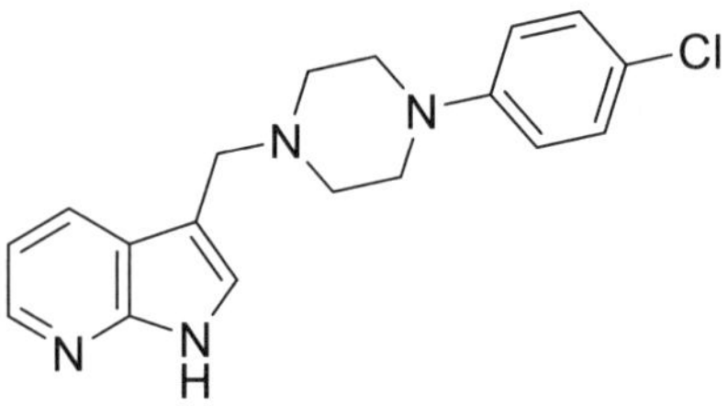

L-745870(**169**)
选择性D_4受体拮抗剂
D_4 K_i = 0.43 nmol/L
D_2/D_4 = 2233
D_3/D_4 = 5349

2013 年，一篇关于选择性多巴胺受体药物的优秀而全面的综述被发表[97a]。

1.3.4.3 最新的GPCRs药物

组胺 H_1 和 H_2 受体已成为富有成果的目标，分别产生抗组胺药来治疗过敏和溃疡。H_3 受体的最新药物是 Bioproject 公司的替洛利生（Pitolisant，Wakix®，**170**），用于治疗发作性睡病，它是 H_3 受体反向激动剂[105]。

Merck 公司的苏沃雷生（Suvorexant，Belsomra®，**171**）是治疗失眠症的一流食欲素受体拮抗剂[106]。食欲素受体（OX_1R 和 OX_2R）是孤儿 GPCR，以一对肽类食欲素作为其内源性配体。药物苏沃雷生（**171**）提供了一种替代 GABA 受体的正变构调节剂（PAMs）来治疗失眠症。

最近，GPCRs 拮抗剂为治疗病毒感染和癌症提供了新的治疗方法。

辉瑞公司的马拉韦罗（Maraviroc，Selzentry®，**172**）是批准用于治疗 HIV 的首创 CCR5

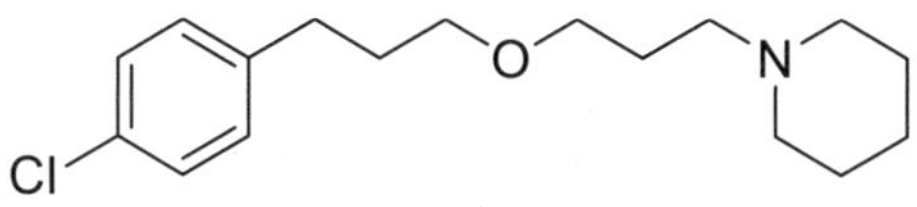

替洛利生(Wakix®, **170**)
生物工程, 2017
H_3受体反向激动剂

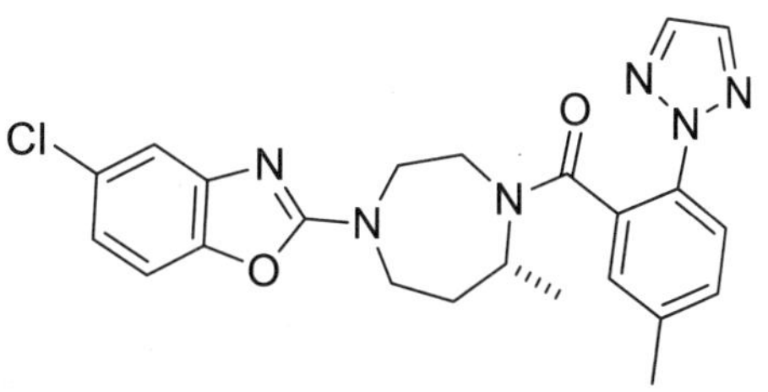

苏沃雷生(Belsomra®, **171**)
默克, 2014
食欲素受体拮抗剂

受体拮抗剂[107]。趋化因子受体 CCR5 已被证明是巨噬细胞嗜性（R5-嗜性）HIV-1 融合和进入细胞的主要共同受体。大约 50%的个体感染了维持其对 CCR5 需求的菌株。此外，CCR5 缺失的个体明显具有完全的免疫能力，这表明 CCR5 功能缺乏可能不会有害，并且 CCR5 拮抗剂应该具有良好的耐受性。

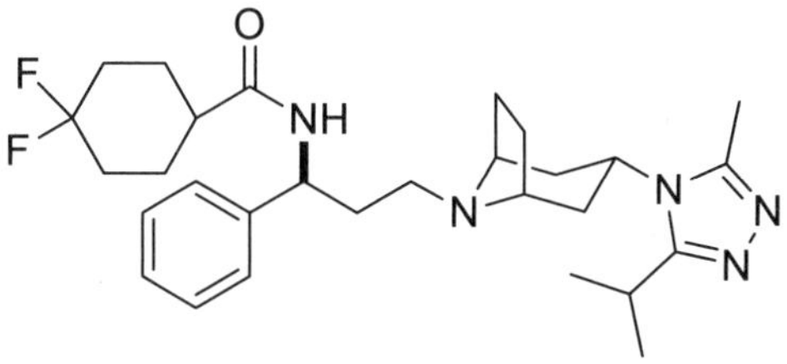

马拉韦罗(Selzentry®, **172**)
辉瑞, 2011
CCR5受体拮抗剂

FDA 于 2012 年批准了基因泰克（Genentech）公司的维莫德吉（Vismodegib，Erivedge®，**173**），并于 2015 年批准了诺华公司的索尼吉布（Sonidegib，Odomzo®，**174**），预示着使用平滑化（SMO）抑制剂通过中断 Hedgehog（Hh）信号通路来治疗基底细胞癌（BCC）的新时代的到来[108]。如图 1.18 所示，patched-PTCH1 是位于响应细胞表面的具有 12 个跨膜结构域蛋白，它可以抑制具有七个跨膜螺旋的 GPCR 样受体 SMO 受体的活性。由于 SMO 受体没有内源性配体，因此被认为是孤儿 GPCR。激活的 SMO 将启动下游信号传导级联反应，从而通过融合同源物（Sufu）的抑制因子，激活胶质瘤相关致癌基因（Gli）的转录因子。

Hh 通路抑制剂维莫德吉（**173**）和索尼吉布（**174**）也可被视为 GPCRs 拮抗剂。它们的获批上市，为使用小分子抑制剂治疗 BCC 提供了明确的 PoC。与传统的化学治疗不同，癌症靶向治疗在癌细胞和正常细胞之间实现了极大的选择性，从而改善了治疗效果和减少了毒理学事件。

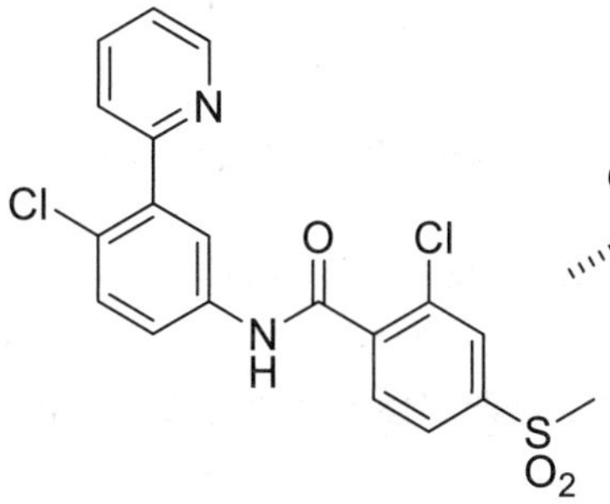

维莫德吉(Erivedge®, **173**)
基因泰克, 2012
Hh信号通路抑制剂

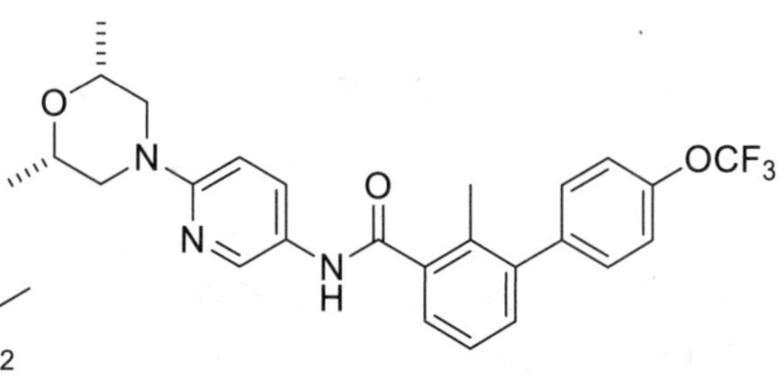

索尼吉布(Odomzo®, **174**)
诺华, 2015
Hh信号通路抑制剂

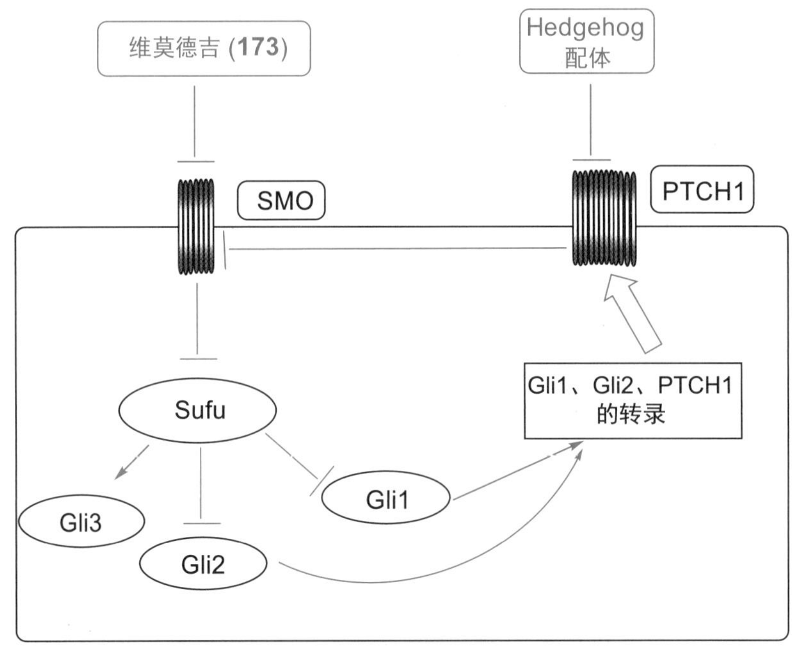

图 1.18　Hh 信号通路

1.3.5　核受体

核受体（nuclear receptor；或称为核激素受体）是唯一的一类细胞内受体，而其他大多数受体是与膜结合的。与 GPCRs 和蛋白激酶一样，核受体也是药物靶标的丰富来源。目前已有靶向 18 种核受体的 80 多种药物被批准上市。

1.3.5.1　雄激素受体

雄激素（androgen，**175**），即男性激素，也称为睾酮。相应地，雌激素（estrogen，**176**）是女性激素。在 CYP450 芳香化酶的催化下，雄激素（**175**）可转化为雌激素（**176**）。

P450芳香酶

雄激素(175), C_{19}类固醇　　　**雌激素(176)**, C_{18}类固醇

Charles B. Huggins 因研究激素对前列腺癌和乳腺癌的影响而获得了 1966 年诺贝尔奖。男性前列腺癌更多地与雄激素（**175**）水平的升高有关，而雌激素 (**176**) 可能是乳腺癌（BRCA）的“燃料”。自此以后，在使用抗雄激素剂治疗前列腺癌和雌激素受体（ER）调节剂治疗乳腺癌方面取得了巨大的成就。

雄激素受体（AR）是一种配体激活的核激素受体，其内源性配体雄激素可以促进前列腺癌的发展。因此，AR 拮抗剂（抗雄激素药物）与内源性配体雄激素竞争性结合雄激素受体。

当拮抗剂与 AR 结合时，它会诱导 AR 的构象变化，阻碍关键的雄激素调控基因的转录，从而抑制雄激素（如睾酮和二氢睾酮）的生物学效应。AR 拮抗剂，也称为抗雄激素药物，可分为甾体类或非甾体类。甾体类抗雄激素药物最初是在 20 世纪 60 年代后期开发出来的，其生理孕激素效应与非甾体类药物有所不同。甾体抗雄激素药物的例子有醋酸甲地孕酮和甲羟孕酮。

在过去三十年中，非甾体类 AR 拮抗剂一直是广泛研究的主题，因为对于患者而言，它们通常具有更好的耐受性。因此，有几种上市药物是非甾体类 AR 拮抗剂。1983 年，Schering-Plough 公司推出了氟他胺（Flutamide，Eulexin®，**177**），它实际上是一种前药，其异丙基在体内被氧化，活性代谢产物是羟基氟他胺。Sanofi-Aventis 公司于 1987 年推出了尼鲁米特（Nilutamide，Nilandron®，**178**）。阿斯利康公司于 1993 年获得了比卡鲁胺（Bicalutamide，康士得®，Casodex®，**179**）的上市批准。将比卡鲁胺（**179**）加入到标准治疗中，无论是作为单一疗法还是辅助治疗，都可提高癌症已扩散到前列腺以外区域的局部晚期前列腺癌患者的无进展生存率。令人遗憾的是，经过两到四年的时间，癌症患者对使用非甾体类 AR 拮抗剂 **177** ～ **179** 治疗产生了抗药性。在去势抵抗（以前称为激素难治性或雄激素非依赖性）阶段，以前的 AR 拮抗剂 **177** ～ **179** 变成了部分激动剂，必须停止将其用于癌症治疗[109]。

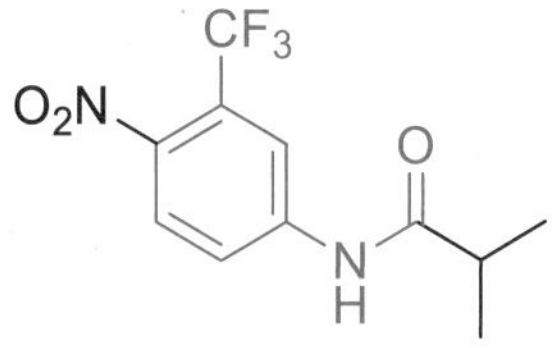

CF_3 O_2N O N H

氟他胺(Eulexin®, **177**)
Schering-Plough, 1983
雄激素受体拮抗剂

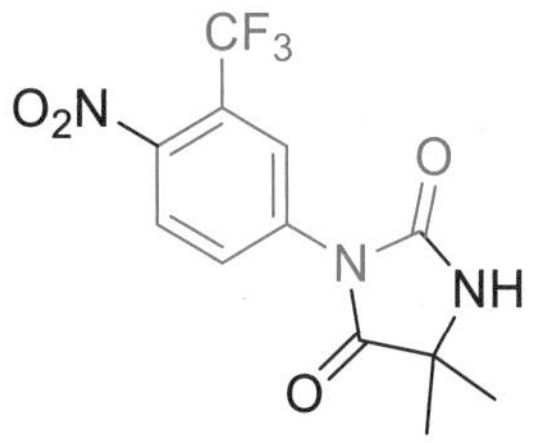

CF_3 O_2N O N NH O

尼鲁米特(Nilandron®, **178**)
Sanofi, 1987
AR拮抗剂

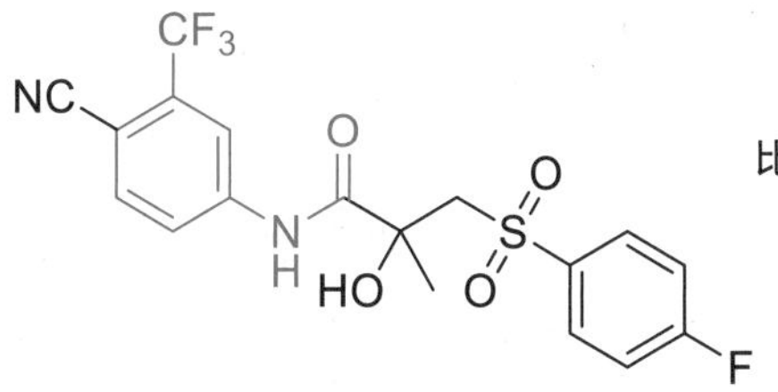

CF_3 NC O N H HO O S O F

比卡鲁胺(康士得®, **179**)
AZ, 1993
AR拮抗剂

新的 AR 拮抗剂恩杂鲁胺（Enzalutamide，Xtandi®，**180**）和阿帕鲁胺（Apalutamide，Erleada®，**181**）满足了上述需求[110]。在转移性去势抵抗前列腺癌（mCRPC）的小鼠异种移植模型中，阿帕鲁胺（**181**）比恩杂鲁胺（**180**）具有更高的抗肿瘤活性。而且，阿帕鲁胺（**181**）对血脑屏障（BBB）的穿透效果低于恩杂鲁胺（**180**），表明其诱发癫痫的概率可能小于恩杂鲁胺（**180**）。

现在可能是评论警示子结构的合适时机。氟他胺（**177**）和尼鲁米特（**178**）都有硝基作为警示子结构。另一方面，比卡鲁胺（**179**）没有硝基，但其苯胺不再位于环中。而恩杂鲁胺（**180**）和阿帕鲁胺（**181**）既不具有硝基，也不具有线性苯胺。然而，它们都含有海硫因结构作为警示子结构。归根结底，它来到了治疗窗口。对于可能致命的前列腺癌的治疗，具有潜在肝毒性的药物仍然是挽救生命的可行药物。

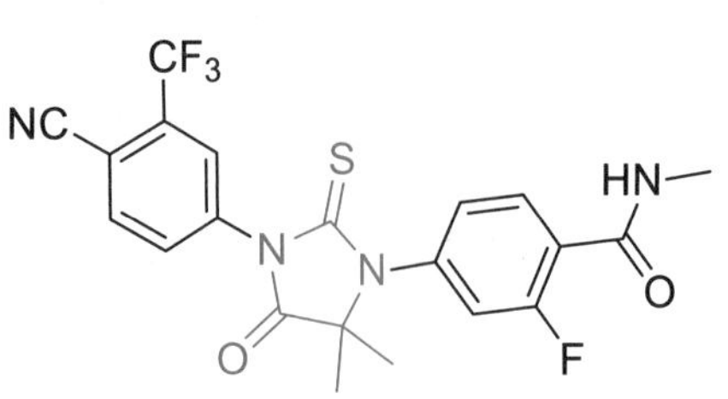

恩杂鲁胺(Xtandi®, **180**)
Medivation/Astellas, 2012
雄激素受体拮抗剂

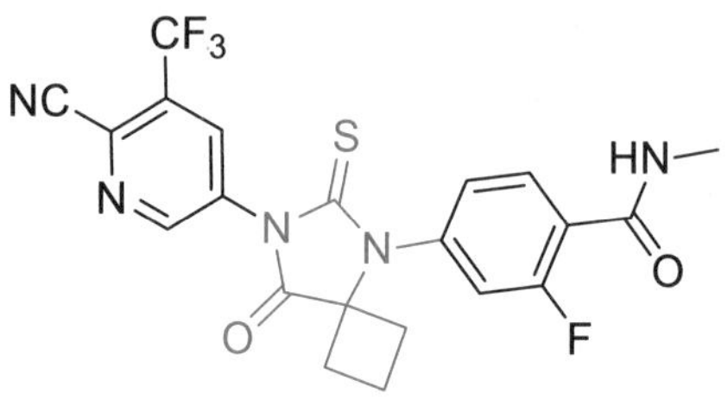

阿帕鲁胺(Erleada®, **181**)
Janssen, 2018
雄激素受体拮抗剂

1.3.5.2 雌激素受体

内源性雌激素如 17*β*- 雌二醇（**182**）和雌酮是参与女性生殖器官和乳腺发育及维持的主要激素。它们在男性和女性体内许多其他组织的生长和功能中起着关键作用，如骨骼、心血管系统和中枢神经系统。天然雌激素，如 17*β*- 雌二醇（**182**）和雌酮，首先与细胞内雌激素受体（ER）结合而发挥功能，雌激素受体有两种亚型（ERα 和 ER*β*）。随后，ER 调节其靶基因在不同组织上的转录，从而产生整体生理效应。

雌激素与浸润性乳腺癌之间的联系早已确立。在分子水平上，雌激素导致乳腺癌的基本原理可能归因于其新陈代谢。雌二醇（**182**）上的苯酚官能团可被 CYP450 氧化为相应的儿茶酚 4- 羟基雌二醇（**183**），后者很容易被进一步氧化为一种邻醌——雌二醇 -3,4- 醌（**184**）。作为一种优秀的迈克尔受体，诱变邻醌 **184** 可以在 DNA 上捕获鸟嘌呤片段，通过邻苯二酚（**185**）的中间作用，除了得到嘌呤三醇加合物（**186**）外，还可以得到脱嘌呤 DNA[111]。

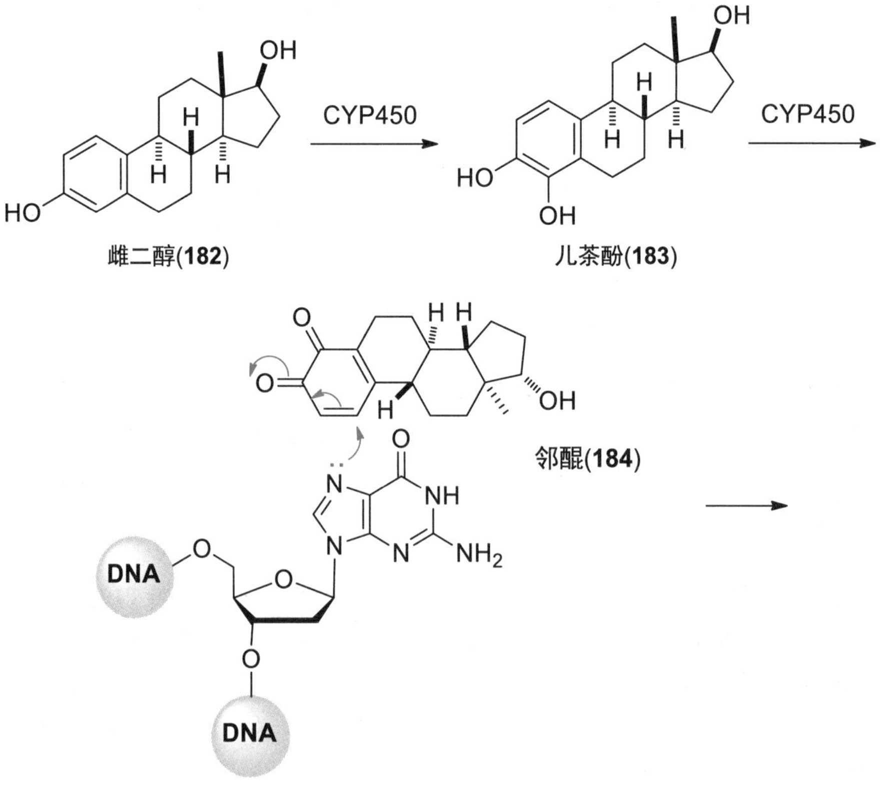

CYP450

CYP450

雌二醇(**182**)

儿茶酚(**183**)

邻醌(**184**)

邻苯二酚(**185**)　　嘌呤三醇(**186**)

纯化的DNA

ICI 公司偶然发现了三苯基乙烯 (TPE) 结构类别的原型氯烯雌酚醚（Chlorotrianisene，**187**），作为 ER 调节剂。为了提高其溶解度，通过添加二甲氨基烷基基团得到了氯米芬（Clomiphene，克罗米芬 ®，Clomid®，**188**），这是临床研究的第一种 ER 调节剂。20 世纪 60 年代中期上市，被用于治疗不排卵女性的不孕症。

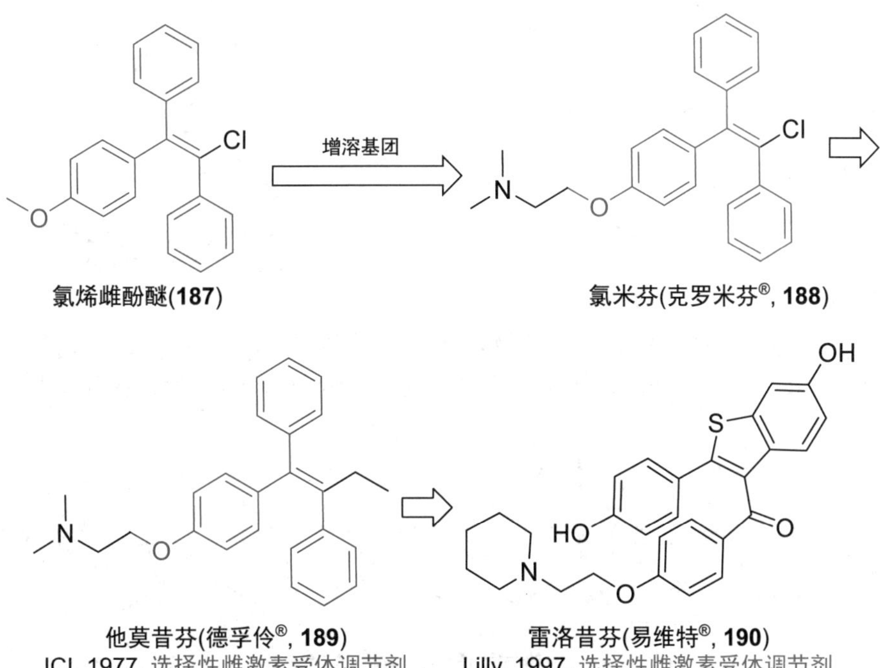

氯烯雌酚醚(**187**)　　氯米芬(克罗米芬®, **188**)

他莫昔芬(德孚伶®, **189**)
ICI, 1977, 选择性雌激素受体调节剂

雷洛昔芬(易维特®, **190**)
Lilly, 1997, 选择性雌激素受体调节剂

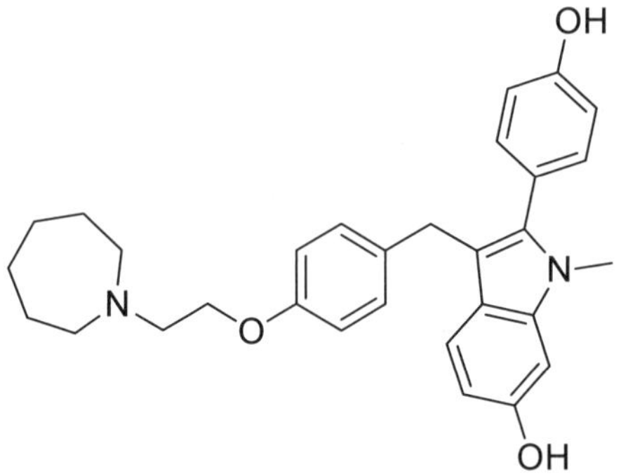

巴多昔芬(**191**)
Pfizer, 2013
选择性雌激素受体调节剂

他莫昔芬（Tamoxifen，德孚伶®，Nolvadex®，**189**）自 1977 年问世，几十年以来就一直是治疗乳腺癌的金标准。它在乳腺组织中表现出强烈的雌激素拮抗作用。就其作用机制而言，除了作为选择性雌激素受体调节剂（SERM）外，他莫昔芬（**189**）还与其他几个靶标具有高亲和力，如微粒体抗雌激素结合位点（AEBS）、蛋白激酶 C、钙调素依赖酶和酰基辅酶 A:胆固醇酰基转移酶（ACAT）[112]。

既能模拟雌激素在骨骼和心血管系统中的作用，同时又在乳腺和子宫组织中产生几乎完全的拮抗作用，这样的化合物的发现，导致了“选择性雌激素受体调节剂（SERM）”这个术语的出现，其中雷洛昔芬（Raloxifene，易维特®，Evista®，**190**）是苯并噻吩类结构的代表。雷洛昔芬（**190**）的发现促进了对苯并噻吩母核结构的进一步研究，也激发了相关骨架的开发。因此，基于吲哚基的 SERM 巴多昔芬（Bazedoxifene，**191**，Duavee® 与 Premarin® 联合）在 2013 年获得 FDA 批准，用于预防和治疗绝经后的骨质疏松症[113]。

另一类结构的 SERM 奥美昔芬（Ormeloxifene，**192**）和拉索昔芬（Lasofoxifene，Fablyn®，**193**）可视为三苯基乙烯骨架的构象变体。奥美昔芬（**192**）于 20 世纪 90 年代初期在印度作为避孕药上市[114]，拉索昔芬（**193**）被 EMA 批准用于治疗骨质疏松症和阴道萎缩[115]。

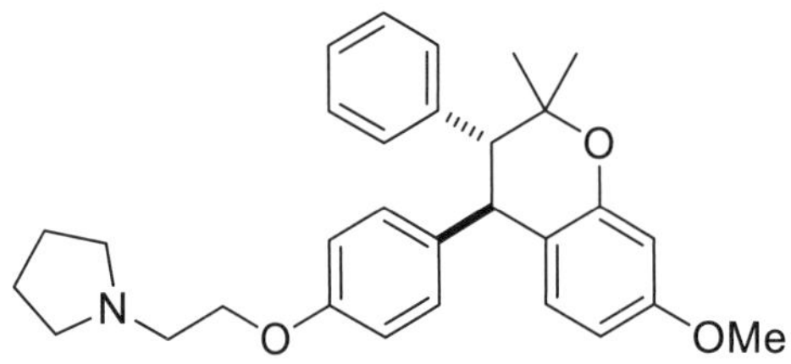

奥美昔芬(**192**)

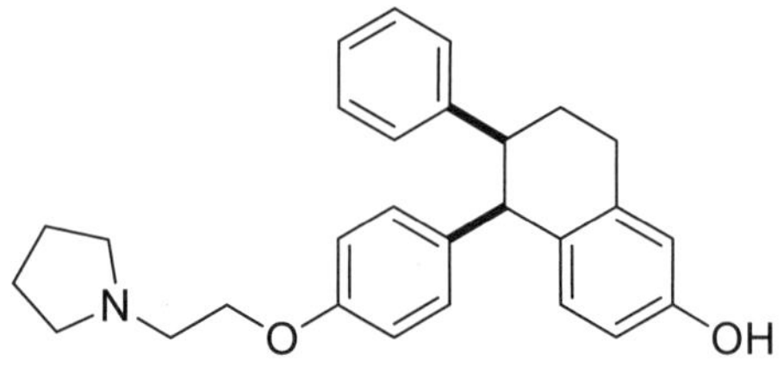

拉索昔芬(Fablyn®, **193**)
Ligand/Pfizer, 2009
选择性雌激素受体调节剂

一种类固醇样骨架成功作为一种药物，即氟维司群（Fulvestrant，Faslodex®，**194**），这是一个完全的 ER 拮抗剂，不显示激动作用。它通过下调和降解 ER 而发挥作用[116]，是首创

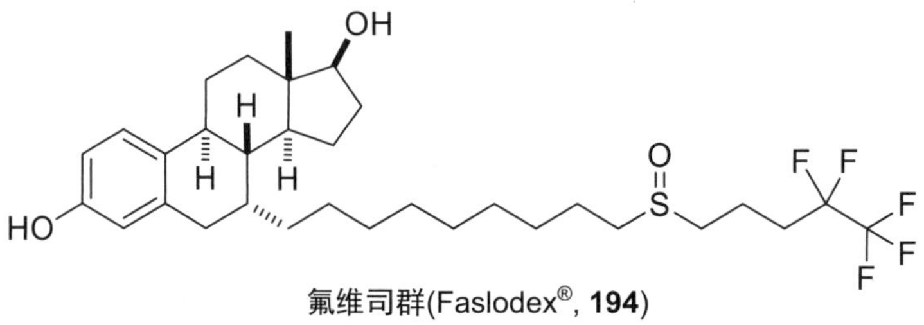

氟维司群(Faslodex®, **194**)

的选择性雌激素受体降解剂（SERD），2002 年被 FDA 批准用于乳腺癌治疗。

1.3.5.3 PPAR受体

过氧化物酶体增殖物激活受体 -γ（PPAR-γ）是一种核受体。噻唑烷二酮（TZD）或“格列酮”是 PPAR-γ 激动剂，通过改善胰岛素敏感性来改善 2 型糖尿病患者的代谢调控[117]。Sankyo/Parke-Davis 公司的曲格列酮（Troglitazone，瑞泽林®，Rezulin®，**195**）于 1997 年上市，但于 2000 年因肝脏毒性而被撤市。GSK 公司的罗格列酮（Rosiglitazone，文迪雅®，Avandia®，**196**）于 1998 年获得批准，并于 2010 年因心血管毒性而被撤回。美国市场上唯一的 PPAR-γ 激动剂是 Takeda/Lilly 公司的吡格列酮（Pioglitazone，艾可拓®，Actos®，**197**）[118]。

曲格列酮(瑞泽林®, **195**)
Sankyo/Parke-Davis
1997—2000
肝毒性

罗格列酮(文迪雅®, **196**)
GSK, 1998—2010
心血管毒性

吡格列酮(艾可拓®, **197**)
Takeda/Lilly, 1999

TZD 是 PPAR-γ 激动剂。它们通过一种机制发挥其抗糖尿病作用，该机制涉及 TZD 诱导的 PPAR-γ 激活。这一过程改变了参与葡萄糖和脂质代谢以及能量平衡的几个基因的转录，包括那些编码脂蛋白脂肪酶、脂肪酸转运蛋白、脂肪细胞脂肪酸结合蛋白、脂肪酰基辅酶 A 合酶、苹果酸酶、葡萄糖激酶和 GLUT4 葡萄糖转运蛋白的基因。TZD 可降低脂肪组织、肌肉和肝脏中对胰岛素的抵抗。然而，PPAR-γ 主要在脂肪组织中表达。TZD 对肌肉和肝脏中的胰岛素抵抗作用有可能是通过脂肪细胞的内分泌信号促进的。潜在的信号因子，包括游离脂肪酸（FFA，一种与肥胖有关的胰岛素抵抗的著名介质）或脂肪细胞衍生的肿瘤坏死因子 α（TNF-α），它们在肥胖和胰岛素抵抗中过度表达（图 1.19）[119]。

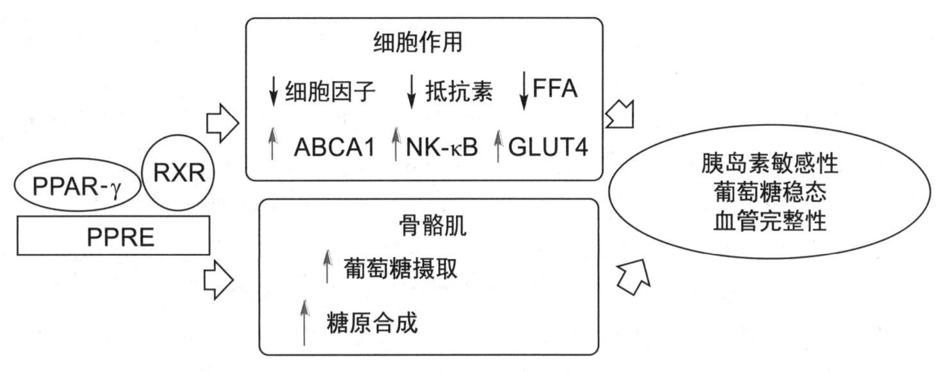

图 1.19 PPAR-γ 基因转录机制及其生物学效应

1.3.6 生长因子受体

生长因子与位于细胞膜外的生长因子受体结合，并触发一系列生物反应。众所周知的生长因子受体，包括表皮生长因子受体（EGFR）、成纤维细胞生长因子受体（FGFR）、血管内皮生长因子受体（VEGFR）、血小板衍生生长因子受体（PDGFR）以及胰岛素样生长因子受体（IGFR）。这些酪氨酸激酶连接受体对细胞生长和细胞分裂很重要。它们具有双重作用，既是受体，也是酶（酪氨酸激酶）。市场上有超过 9 种的 VEGFR 酪氨酸激酶抑制剂。有趣的是，VEGFR 拮抗剂被研究用作抗血管生成剂或治疗银屑病[120]。

马来酸舒尼替尼（Sutent®，**7**）是 VEGFR-1、VEGFR-2、PDGFR-α 和 PDGFR-β 的抑制剂，吉非替尼（易瑞沙®，**38**）是第一代 EGFR 抑制剂，阿法替尼（吉泰瑞®，**39**）是第二代 EGFR 抑制剂。为了对抗 EGFR 突变，如 T790M 和 C797S，第三代 EGFR 抑制剂奈拉替尼（Nerlynx®，**40**）和奥斯替尼（泰瑞沙®，**41**）被设计为共价抑制剂[121]。勃林格殷格翰公司的尼达尼布（Nintedanib，Ofev®，**198**）是一种 FGFR/Flt3 抑制剂[122]。尽管许多激酶抑制剂能抑制 FGFR，但选择性的 FGFR 抑制剂却介于两者之间。最后，IGFR 抑制剂已显示出治疗糖尿病的前景。

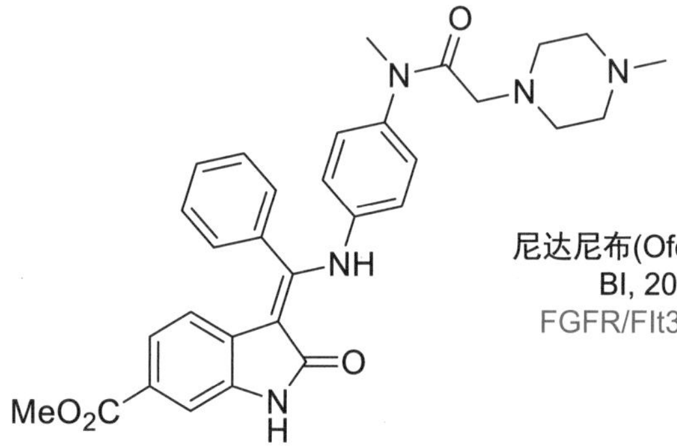

尼达尼布(Ofev®, **198**)
BI, 2014
FGFR/Flt3抑制剂

1.3.7 离子型和代谢型受体

神经递质，如谷氨酸和 γ- 氨基丁酸（GABA），首先要与受体结合，然后才能发挥其生物学效应。谷氨酸是一种兴奋性神经递质，作用于谷氨酸能受体，由两类组成：代谢型（mGluR）和离子型（iGluR）[123]。离子型受体包括受体和离子通道，这将是下一节的重点（见 1.3.8 节）。另一方面，代谢型受体没有与通道相关的结合位点。而离子型受体是配体门控型离子通道，代谢型受体是 GPCR。

离子型谷氨酸受体（iGluR）可依其选择性激动剂进一步分为几类：红藻氨酸、*N*-甲基-D-天冬氨酸（NMDA）和 *α*-氨基-3-(5-甲基-3-氧-1,2- 噁唑-4-基)丙酸（AMPA）。mGluR 和 iGluR 的发现和表征使得开发可选择性地抑制这些受体的新药需要付出更多的努力。令人遗憾的是，经过几十年的深入研究，还没有任何靶向 mGluR 的上市药物。最近的研究聚焦在 AMPA 受体上，因为它们已被证明在癫痫发作的产生和传播过程中起着关键作用。与 NMDA 受体拮抗剂相比，AMPA 受体拮抗剂除了具有更广谱的活性外，还具有更好的安全性。Eisai 公司的吡仑帕奈（Perampanel，卫克泰®，Fycompa®，**199**）是一种 AMPA 受体拮抗剂，可用于治疗癫痫[124]。

吡仑帕奈(卫克泰®, **199**)
Eisai, 2012
AMPA受体拮抗剂

离子型受体，包括烟碱乙酰胆碱受体和GABA受体等，另一个重要的特异性离子型谷氨酸受体是NMDA受体。用于治疗耐药抑郁症（TRD）的艾司氯胺酮（Esketamine，Spravato®，**200**）和治疗阿尔茨海默病的美金刚（Memantine，Namenda®**201**）等药物，除了与其他几种受体结合外，还与NMDA受体结合[125]。

艾司氯胺酮(Spravato®, **200**)
nasal spray CⅢ, Janssen, 2019

美金刚(Namenda®, **201**)

治疗失眠的著名药物，如唑吡坦（Zolpidem，安必思®，Ambien®，**202**）和艾司佐匹克隆（Eszopiclone，鲁尼斯塔®，Lunesta®，**203**）是$GABA_A$受体激动剂。$GABA_A$受体有时被称为苯二氮䓬受体，是体内丰度最高的抑制性神经递质受体。它们是五聚体膜蛋白，是配体门控型氯离子通道，可以通过多个结合位点进行调控。目前已知具有多种同种型的7个$GABA_A$亚基和由各种亚基组成的至少8种$GABA_A$受体亚型。

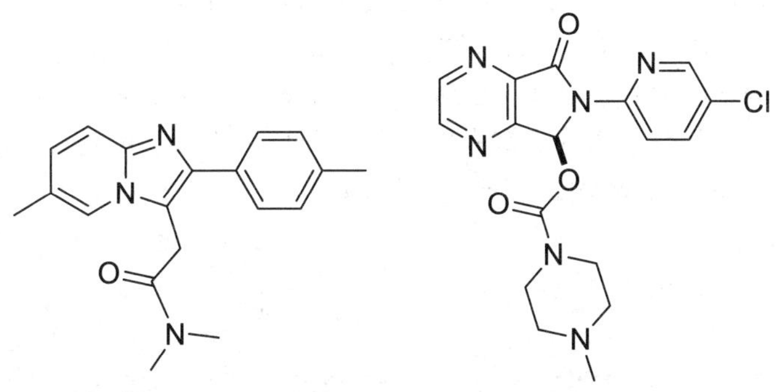

唑吡坦(安必恩®, **202**)
Sanofi-Aventis, 1999
$GABA_A$受体激动剂

艾司佐匹克隆(鲁尼斯塔®, **203**)
Sepracor, 2005
$GABA_A$受体激动剂

1.4 离子通道

1.4.1 钙通道阻滞剂

在 20 世纪 70 年代，包括维拉帕米（Verapamil）、哌克昔林（Perhexiline）、地尔硫䓬（Diltiazem）和普尼拉明（Prenylamine）在内的几种分子在动物模型中均显示出降低血压的可能。Albrecht Fleckenstein 找到了这四种药物的共同点：它们都是钙通道阻滞剂（CCBs）。

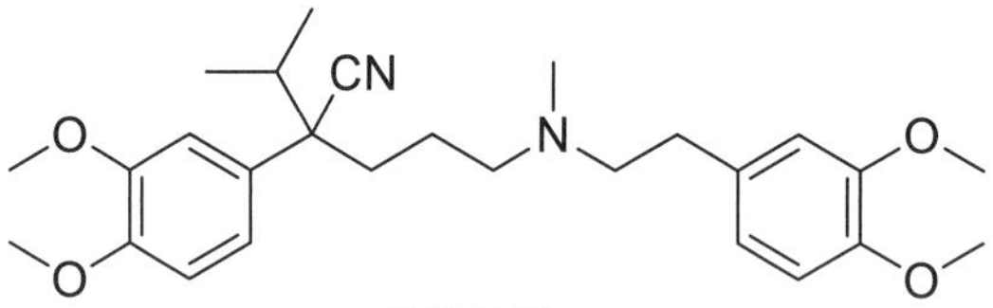

维拉帕米 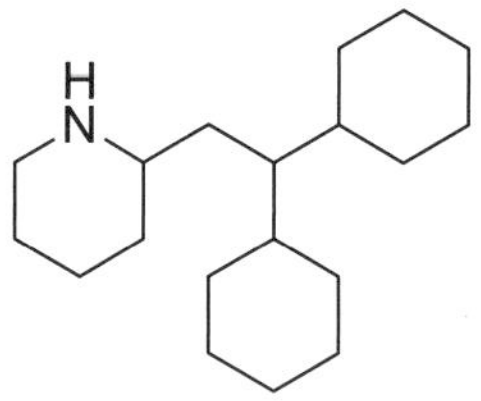　　哌克昔林

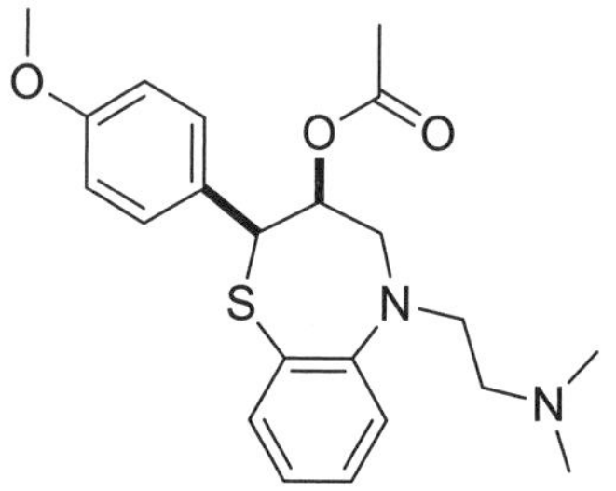

地尔硫䓬 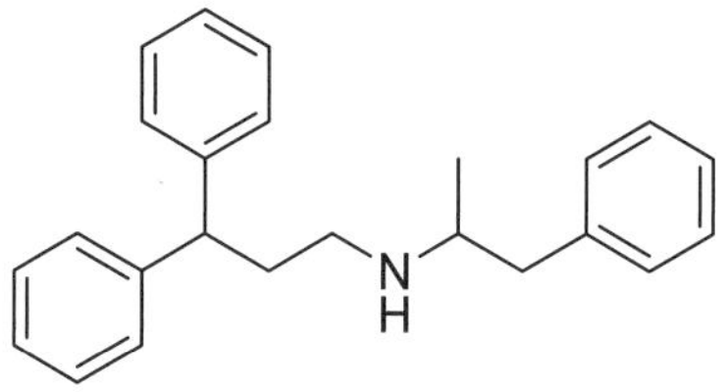　　普尼拉明

尽管这四种药物先后上市，但拜耳公司也成功开发了第一代钙通道阻滞剂硝苯地平（Nifedipine，Adalat®，**204**）。硝苯地平（**204**）的半衰期短，其中硝基苯基基团是毒性的警示子结构。辉瑞公司的苯磺酸氨氯地平（Amlodipine Besylate，络活喜®，Norvasc®，**205**）属于第三代钙通道阻滞剂，其分子内的氢键有助于稳定分子，伯胺醚可延长半衰期，并实现每日一次的给药方案。此外，氯苯基的毒性低于硝基苯基。

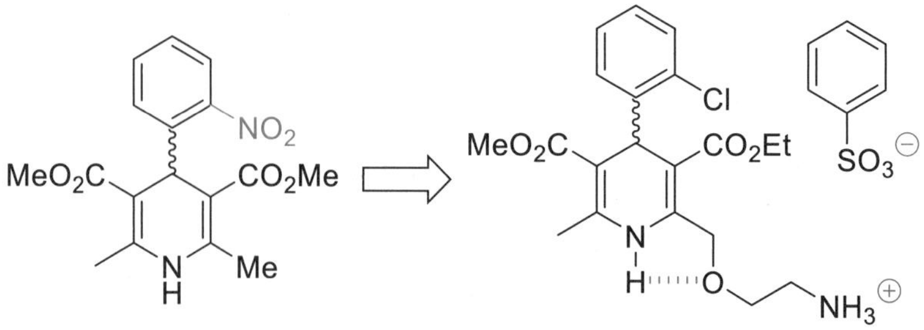

硝苯地平(Adalat®, **204**)
$t_{1/2} \approx 1$ h

苯磺酸氨氯地平(络活喜®, **205**)
$t_{1/2} \approx 34$ h, $F = 74\%$, $V_d = 16$L/kg

奇怪的是，尽管辉瑞的加巴喷丁（Gabapentin，Neurontin®，**206**）和普瑞巴林（Pregabalin，乐瑞卡®，Lyrica®，**207**）均归因于 GABA（即 γ- 氨基丁酸），并且 GABA 药效团嵌入其结构中，但它们并不与 GABA 受体直接相互作用。它们其实是电压门控型钙通道的 $\alpha_2\delta$ 亚基的配体[126]。

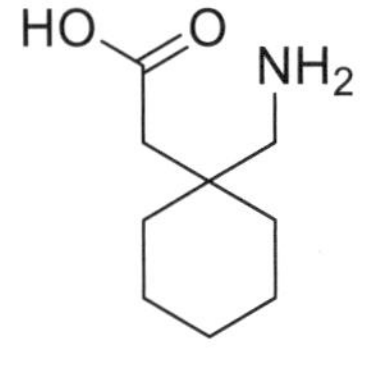

加巴喷丁(Neurontin®, **206**)
辉瑞, 1993
$\alpha_2\delta$配体

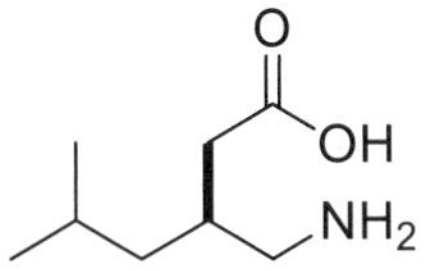

普瑞巴林(乐瑞卡®, **207**)
辉瑞, 2004
$\alpha_2\delta$配体

1.4.2 钠通道阻滞剂

日本著名的河豚鱼所含神经毒素河豚毒素是一种钠通道阻滞剂。苯佐卡因（Benzocaine）、氯胺酮（Ketamine）和苯妥英（Phenytoin）在多向药理学中均阻断钠通道。自 20 世纪 80 年代初以来，钠通道阻滞剂氟卡尼（Flecainide，律博定®，Tambocor®，**208**）和普罗帕酮（Propafenone，悦复隆®，Rythmol®，**209**）也已经被开发出用于治疗心房颤动（异常心律）。值得注意的是，普罗帕酮（**209**）的结构与 β 受体阻滞剂有着极为相似之处。

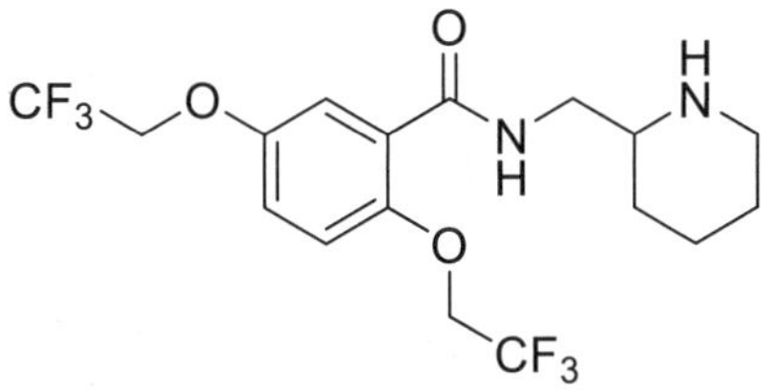

氟卡尼(律博定®, **208**)
3M, 1982
I_c类抗心律失常

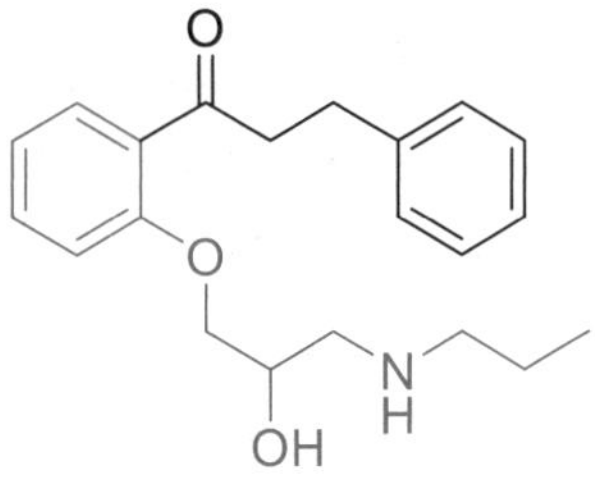

普罗帕酮(悦复隆®, **209**)
雅培, 1982
I_c类抗心律失常

1.4.3 钾通道阻滞剂

蜜蜂毒液蜂毒明肽（apamin）是一种环肽，是一种钾通道阻滞剂。一种较早的心脏药物胺碘酮（Amiodarone，可达龙®，Cordarone®，**210**）是一种钾通道阻滞剂，被用于治疗心律失常。它不是一种选择性药物，也会抑制钠通道和钙通道。被称为人类 *ether-a-go-go*（hERG，Kv11.1）的钾离子（K^+）通道，在心脏复极中起着核心作用。作为 hERG 底物的药物倾向于延长 QTc，从而导致心脏毒性。辉瑞公司的多非利特（Dofetilide，Tikosyn®，**211**）是一种Ⅲ类抗心律失常药物，由于 hERG 通道抑制和隐含的尖端扭转型室性心动过速（TdP）而被撤市，这是一种罕见但严重的疾病，表现为心电图的 QT 间期延长。在第 3 章中将对此话题进行更多讨论。

胺碘酮(可达龙®, **210**)
钾通道阻滞剂

多非利特(Tikosyn®, **211**)

1.5 载体蛋白

载体蛋白（carrier proteins）也称为载体转运蛋白或转运蛋白，可以跨膜主动转运分子。它们已成为几类药物的靶标。选择性 5- 羟色胺再摄取抑制剂（SSRIs），如氟西汀（Fluoxetine，百忧解®，Prozac®，**126**）、帕罗西汀（Paroxetine，氟苯哌苯醚®，Paxil®，**127**）和舍曲林（Sertraline，左洛复®，Zoloft®，**128**），与 5- 羟色胺的转运蛋白结合，阻止其被吸收到细胞中。负责神经递质再摄取的其他主动转运蛋白包括多巴胺、甘氨酸和 GABA 转运蛋白。

钠 - 葡萄糖共转运蛋白-2（SGLT2）是一个富有成效的药物靶标。市场上有几种 SGLT2 抑制剂用于治疗糖尿病，包括卡格列净（Canagliflozin，怡可安®，Invokana®，**212**），达格列净（Dapagliflozin，Farxiga®，**213**）和依帕列净（Empagliflozin，Jardiance®，**214**）[127]。

卡格列净(怡可安®, **212**)
Mitsubishi Tanabe/Janssen, 2013
SGLT2抑制剂

达格列净(Farxiga®, **213**)
BMS/AstraZeneca, 2014
SGLT2抑制剂

依帕列净(Jardiance®, **214**)
Boehringer Ingelheim, 2014
SGLT2抑制剂

外排转运蛋白包括渗透性糖蛋白（Pgp）、有机阴离子转运蛋白（OAT）家族、多药耐药相关蛋白（MRP）和乳腺癌耐药蛋白（BCRP）。在本书 3.3.3 部分中将更广泛地讨论 Pgp。

1.6 结构蛋白

微管蛋白（tublin）可能是结构蛋白中最有成效的药物靶标。微管蛋白可自身聚合成长丝而形成微管，这种蛋白促进负责染色体分离的有丝分裂纺锤体的形成，并改变形态以调节细胞内运输。

秋水仙碱可能是第一个已知的结合微管蛋白并抑制微管聚合的配体。长春花生物碱长春瑞滨（Navelbine）和长春碱（威保啶®）促进微管蛋白解聚，从而破坏癌细胞的生长。相比之下，紫杉醇（Paclitaxel，泰素®，Taxol®，**215**）促进微管的稳定，从而防止癌细胞的生长。本质上，紫杉醇（**215**）会干扰细胞中的蛋白质微管，从而在细胞分裂（有丝分裂）之前将染色体拉开。在紫杉醇（**215**）存在的情况下，细胞无法再分裂成两个子细胞，因此肿瘤细胞逐渐死亡[128]。同样，内酯埃博霉素 B 的内酰胺类似物伊沙匹隆（Ixabepilone，Ixempra®，**216**）也可以用作微管稳定剂[129]。

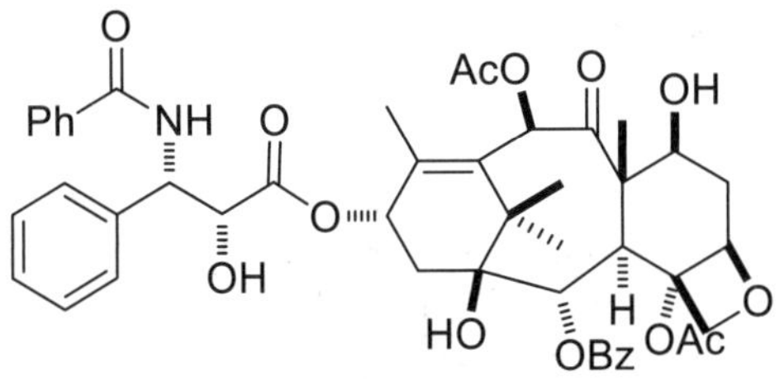

紫杉醇(泰素®, **215**)
BMS, 1993
微管稳定剂

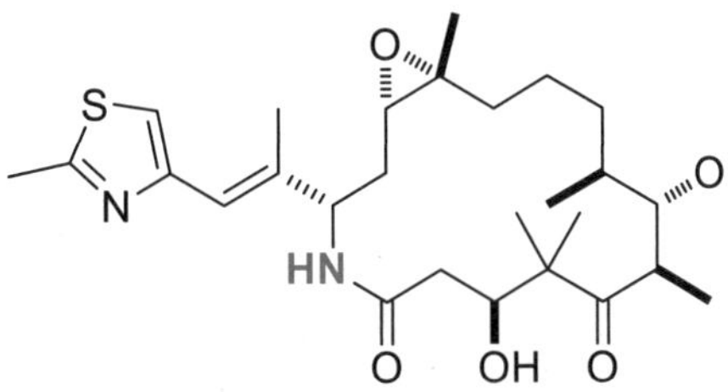

伊沙匹隆(Ixempra®, **216**)
BMS, 2007
微管稳定剂

1.7 核酸

核酸可分为 DNA 和 RNA。DNA 烷基化剂和嵌入剂已被用于治疗癌症，但其通常与严重的毒性相关。

磺胺类药物是最早的干扰正常细胞功能的抗代谢药物，特别是复制所需的 DNA 合成。如下所示，磺酰胺“伪装”自身为叶酸（**217**）合成的一个组成部分：对氨基苯甲酸（PABA）。在掺入 DNA 结构后，假的 PABA 会破坏 DNA 合成。

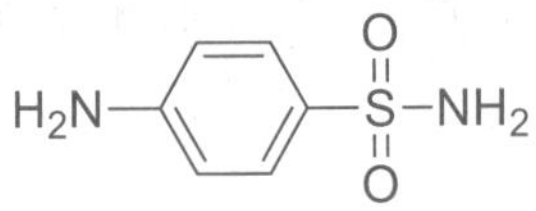

磺酰胺

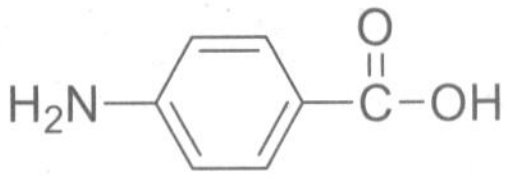

对氨基苯甲酸(PABA)

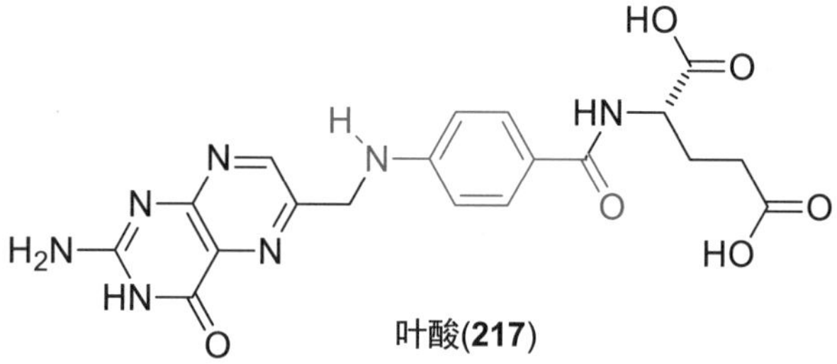

叶酸(**217**)

另一种抗代谢药物甲氨蝶呤（Methotrexate，**218**），是第一种治疗儿童白血病的有效药物。尽管其直接靶标是二氢叶酸还原酶，但最终结果是中断了 DNA 的合成。

氟喹诺酮类抗菌药物是 DNA 拓扑异构酶抑制剂。环丙沙星（Ciprofloxacin，西普乐®，Cipro®，**219**）是 DNA 拓扑异构酶Ⅱ和 DNA 促旋酶抑制剂，氟罗沙星（Fleroxacin，喹诺敌®，Quinodis®，**220**）是 DNA 拓扑异构酶Ⅳ和促旋酶抑制剂。

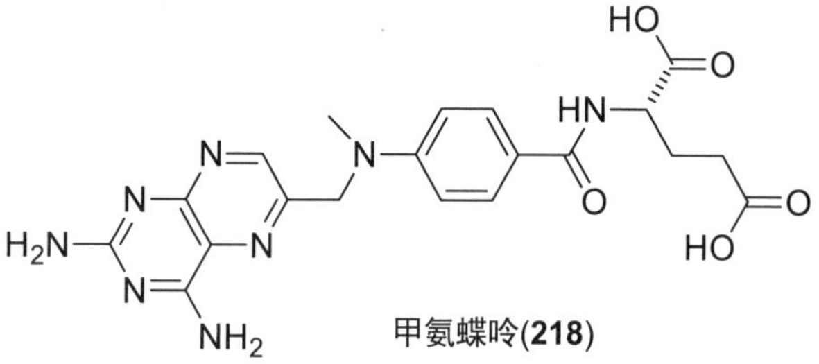

甲氨蝶呤(**218**)

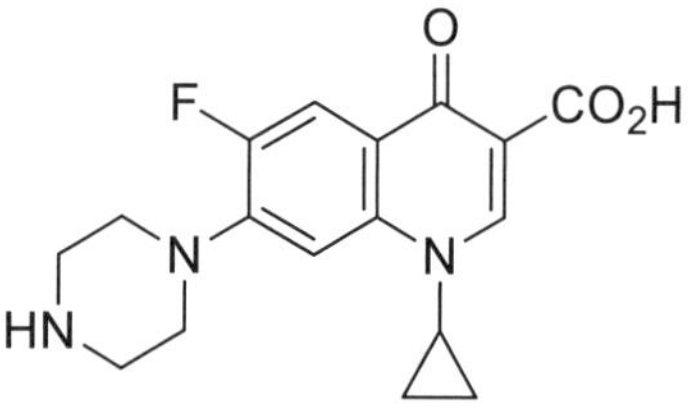

环丙沙星(西普乐®, **219**)
Bayer, 1987
拓扑异构酶Ⅱ抑制剂

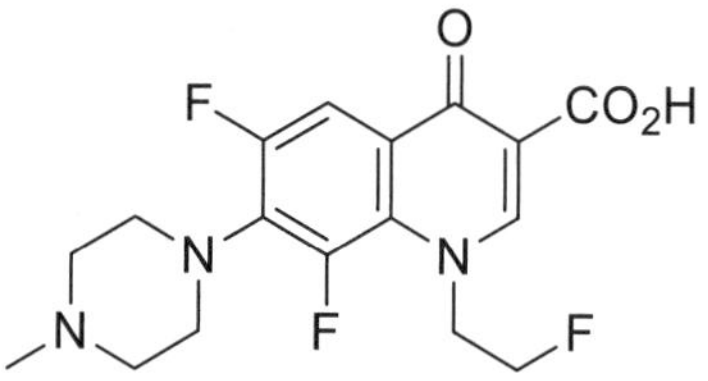

氟罗沙星(喹诺敌®, **220**)
拓扑异构酶Ⅳ抑制剂

天然产物博来霉素用于治疗皮肤癌，是一种 DNA 链切割剂。

反义药物（antisense drug）是含有与靶核酸一小段碱基序列互补的碱基序列的寡核苷酸，该药物和核酸通过广泛的氢键网络相互结合[130]。Mipomersen（Kynamro®）是一种口服可生物利用的第二代反义寡核苷酸，于 2013 年被批准用于降低低密度脂蛋白（LDL）。

RNA 干扰（RNAi）是控制基因表达的一种内源性机制，它导致与 RNA 诱导的沉默复合体结合的小干扰 RNA 裂解靶标信使 RNA（mRNA）。最近，Alnylam 公司的 RNAi 药物 Patisiran（Onpattro®，一种分子量为 13424 的大分子），被批准用于治疗一种罕见的遗传性疾病，即遗传性转甲状腺素蛋白介导的淀粉样变性。2018 年，Ionis/Akcea 公司的 RNAi 药物伊诺特森（Inotersen，Tegsedi®）获得 FDA 批准，用于治疗遗传性转甲状腺素蛋白淀粉样变性病（hATTR）。

1.8 蛋白质-蛋白质相互作用

目前已经成功地靶向 DNA、RNA 和蛋白质，但靶向蛋白质-蛋白质相互作用（PPI）的却很少。现实情况是，许多生物过程是由以协同方式起作用的蛋白质所介导的。因此，如果调控 PPI 成功，药物靶标将成指数增长。但即使对于最简单的二元 PPI，接触面积也很大。问题在于，小分子不能提供足够的亲和力而成为有效的药物。

从历史上看，有几种针对整合素 PPI 的药物最终获得 FDA 批准。一种是 Medicure 公司的抗血小板药物替罗非班（Tirofiban，艾卡特®，Aggrastat®，**221**），其作用是抑制纤维蛋白原和血小板整合素受体 GP Ⅱb/ Ⅲa 之间的 PPI。它不能口服生物利用，只能通过静脉注射给药。另一个是 Shire 公司的眼药水利非司特（Lifitegrast，Xiidra®，**222**），通过抑制整合素和淋巴细胞功能相关的抗原 1（LFA-1）与细胞内黏附分子 1（ICAM-1）的结合，来治疗干眼症。两种药物均不能口服生物利用，且其影响也不显著。

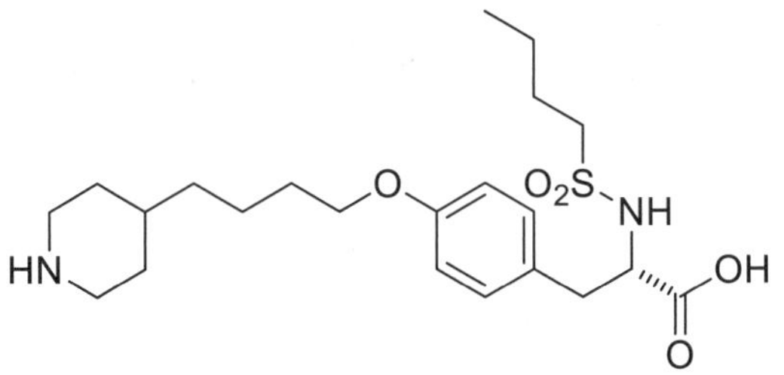

替罗非班(艾卡特®, **221**)
Medicure, 2000
PPI抑制剂

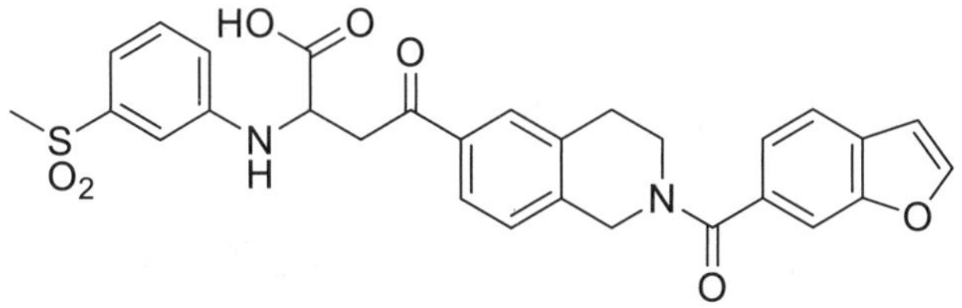

利非司特(Xiidra, **222**)
Shire, 2016
PPI抑制剂

最近 Abbvie 公司的维奈托克（Venetoclax，Venclexta®，**226**）取得了巨大成功，这激发了人们对 PPI 作为新药靶标的极大兴趣。它是通过采用 FBDD 策略发现的 B 细胞淋巴瘤 2（Bcl-2）抑制剂。与共晶策略不同，“通过核磁共振寻找构效关系（SAR by NMR）”方法是产生命中碎片的关键。最初是在 1 mmol/L 浓度下，筛选 10000 个分子量小于 215 的化合物库，对氟苯基苯甲酸（**223**）成为第一个位点（P1）的配体之一。随后，在 5 mmol/L 浓度下，筛选 3500 个分子量大约 150 的化合物库，确定了第二个位点（P2）配体 5，6，7，8- 四氢萘 -1- 醇（**224**）[131]。之后是漫长而曲折的道路，包括识别第三个结合位点（P3），设计远离人血清白蛋白（HSA- Ⅲ）结合结构域Ⅱ的血清失活，提高口服生物利用度，以及消除硝基苯基警示子结构，从而发现了 Navitoclax（ABT-263，**225**），它是一种有效且口服可生物利用的 Bcl-2 抑制剂（对 Bcl-xL 无选择性）[132]。最后，第四个结合位点（P4）被 7-氮杂吲哚醚取代，其 N 原子与靶标上的 Arg_{104} 捕获了一个额外的氢键，得到了维奈托克（**226**）这样一个具有强效、选择性（相对于 Bcl-xL、Bcl-w 和 Bcl-1）和口服生物可利用的 Bcl-2 抑制剂。2016 年，它被 FDA 批准用于治疗 17p 缺失的慢性淋巴细胞白血病（CLL）[133]。

第一个位点(P1)
10000-化合物库
MW<215
[浓度]=1 mmol/L

第二个位点(P2)
3500-化合物库
MW≈150
[浓度]=5 mmol/L

223, K_d = 300 μmol/L　　**224**, K_d = 2000 μmol/L

Navitoclax (**225**)
K_i = 0.04 nmol/L, $F \approx 30\%$, LE = 0.2

维奈托克(Venclexta®, **226**)
K_i = 0.01 nmol/L, $F \approx 29\%$, LE = 0.2

1.9 拓展阅读

Botana, L. M.; Loza, M. Eds. Therapeutic Targets: Modulation, Inhibition, and Activation. Wiley: Hoboken, NJ, **2012**.

Copeland, R. A. Evaluation of Enzyme Inhibitors in Drug Discovery: A Guide for Medicinal Chemists and Pharmacologists. *2nd Ed*. Wiley: Hoboken, NJ, **2013**.

Dosa, P. I.; Amin, E. A. *J. Med. Chem.* **2016,** *59,* 810-840.

Lu, C.; Li, A. P., Eds. Enzyme Inhibition in Drug Discovery and Development: The Good and the Bad. Wiley: Hoboken, NJ, **2010**.

Ye, N.; Zhang, A.; Neumeyer, J. L.; Baldessarini, R. J.; Zhen, X.; Zhang, A. *Chem. Rev.* **2013,** *113*, PR123-PR178.

1.10 参考文献

[1] Jack, D. In Walker, S. R., Ed. Creating the Right Environment for Drug Discovery. Quay Publishing: Lancaster, UK, **1991**, pp. 67-71.

[2] Li, J. J.; Yue, W.-S.; Ortwine, D. F.; Johnson, A. R.; Man, C.-F.; Baragi, V.; Kilgore, K.; Dyer, R. D.; Han, H.-K. *J. Med. Chem*. **2008**, *51*, 835-841.

[3] Overington, J. P.; Al-Lazikani, B.; Hopkins, A. L. *Nat. Rev. Drug Discov.* **2006**,*5*, 993-996.

[4] Manning, A. M. Target Identification and Validation. In Li, J. J.; Corey, E. J., Eds. Drug Discovery, Practices, Processes, and Perspectives. Wiley: Hoboken, NJ;**2013**, pp. 43-66.

[5] Chen, X.-P.; Du, G.-H. *Drug Discov. Ther.* **2007**, *1*, 23-29.

[6] Koshland, D. E., Jr. *Angew. Chem. Int. Ed. Engl.* **1994**, *33*, 2475-2478.

[7] Brown, D. G.; Boström, J. *J. Med. Chem.* **2018**, *61*, 9442-9468.

[8] Cee, V. J.; Olhava, E. J. Leading ACE Inhibitors for Hypertension. In Johnson, D. S.; Li, J. J., Eds. The Art of Drug Synthesis. Wiley: Hoboken, NJ, **2007**, pp. 143-158.

[9] Patchett, A. A.; Harris, E.; Tristram, E. W.; Wyvratt, M. J.; Wu, M. T.; Taub, D.; Greenlee, N. S.; Hirschmann, R.; et al. *Nature* **1980**, *288*, 280–283.

[10] Zimmermann, J.; Buchdunger, E.; Mett, H.; Meyer, T.; Lydon, N. B. *Bioorg. Med. Chem. Lett.* **1997**, *7*, 187-192.

[11] Rao, B. G.; Murcko, M.; Tebbe, M. J.; Kwong, A. D. Discovery and Development of Telaprevir (Incivek™)—A Protease Inhibitor to Treat Hepatitis C Infection. In Fischer, J.; Rotella, D. P., ds.Successful Drug Discovery. Wiley-VCH:Weinheim, **2015**, pp. 195-212.

[12] Howe, A. Y.; Venkatraman, S. *J. Clin. Transl. Heptol.* **2013**, *1,* 22-32.

[13] Zettl, H.; Schubert-Zsilavecz, M.; Steinhilber, D. *ChemMedChem* **2010**, *5,* 179-185.

[14] Kim, Y. B.; Kopcho, L. M.; Kirby, M. S.; Hamann, L. G.; Weigelt, C. A.; Metzler,W. J.;Marcinkeviciene, J. *Arch. Biochem. Biophys.* **2006**, *445,* 9-18.

[15] Simpkins, L. M.; Bolton, S.; Pi, Z.; Sutton, J. C.; Kwon, C.; Zhao, G.; Magnin, D. R.; Augeri, D. J.; Gungor, T.; Rotella, D. P.; et al. *Bioorg. Med. Chem. Lett.* **2007**,*17*, 6476-6480.

[16] Kisselev, A. F.; van der Linden, W. A.; Overleeft, H. S. *Chem. Biol.* **2012**, *19*, 99-115.

[17] Groll, M.; Berkers, C. R.; Ploegh, H. L.; Ovaa, H. *Structure* **2006**, *14*, 451-456.

[18] Serafimova, I. M.; Pufall, M. A.; Krishnan, S.; Duda, K.; Cohen, M. S.;Maglathlin, R. L.; McFarland, J. M.; Miller, R. M.; Froedin, M.; Taunton, J. *Nat.Chem. Biol.* **2012**, *8,* 471-476.

[19] Bradshaw, J. M.; McFarland, J. M.; Paavilainen, V. O.; Bisconte, A.; Tam, D.;Phan, V. T.; Romanov, S.; Finkle, D.; Shu, J.; Patel, V; et al. *Nat. Chem. Biol.***2015**, *11,* 525-531.

[20] Sebolt-Leopold, J. S.; Bridges, A. J. Road To PD0325901 and Beyond: The MEK Inhibitor Quest. In Li, R.; Stafford, J. A., Eds. Kinase Inhibitor Drugs. Wiley:Hoboken, NJ; **2009**, pp. 205-227.

[21] Abe, H.; Kikuchi, S.; Hayakawa, K.; Iida, T.; Nagahashi, N.; Maeda, K.; Sakamoto, J.; Matsumoto, N.; Miura, T.; Matsumura, K.; et al. *ACS Med. Chem.Lett.* **2011**, *2*, 320-324.

［22］ Rice, K. D.; Aay, N.; Anand, N. K.; Blazey, C. M.; Bowles, O. J.; Bussenius, J.;Costanzo, S.; Curtis, J. K.; Defina, S. C.; Dubenko, L.; Koltun, E. S.; et al. *ACS Med. Chem. Lett.* **2012**, *3*, 416-421.

［23］ Schoepfer, J.; Jahnke, W.; Berellini, G.; Buonamici, S.; Cotesta, S.; Cowan-Jacob, S. W.; Dodd, S.; Drueckes, P.; Fabbro, D.; Gabriel, T.; et al. *J. Med. Chem.* **2018**,*61*, 8120-8135.

［24］ Chen, Y.-N. P.; LaMarche, M. J.; Chan, H. M.; Fekkes, P.; Garcia-Fortanet, J.;Acker, M. G.; Antonakos, B.; Chen, C. H.-T.; Chen, Z.; Cooke, V. G.; et al. *Nature* **2016**, *535*, 148-152.

［25］ Garcia Fortanet, J.; Chen, C. H.-T.; Chen, Y.-N. P.; Chen, Z.; Deng, Z.; Firestone, B.; Fekkes, P.; Fodor, M.; Fortin, P. D.; Fridrich, C.; et al. *J. Med. Chem.* **2016**,*59*, 7773-7782.

［26］ Salamoun, J. M.; Wipf, P. *J. Med. Chem.* **2016**, *59*, 7771-7772.

［27］ Fodor, M.; Price, E.; Wang, P.; Lu, H.; Argintaru, A.; Chen, Z.; Glick, M.; Hao, H.-X.; Kato, M.; Koenig, R.; et al. *ACS Chem. Biol.* **2018**, *13*, 647-656.

［28］ (**a**) Namasivayam, V.; Vanangamudi, M.; Kramer, V. G.; Kurup, S.; Zhan, P.; Liu, X.; Kongsted, J.; Byrareddy, S. N. *J. Med. Chem.* **2019**, *62*, 4851-4883. (**b**) Li, D.; De Clercq, E.; Liu, X. *J. Med. Chem.* **2012,** *55*, 3595-3613.

［29］ Kohlstaedt, L. A.; Wang, J.; Friedman, J. M.; Rice, P. A.; Steitz, T. A. *Science* **1992**, *256*, 1783-1790.

［30］ Gu, S.; Lu, H.-H.; Liu, G.-Y.; Ju, X.-L.; Zhu, Y.-Y. *Eur. J. Med. Chem.* **2018**, *158*,371-393.

［31］ Liang, C.; Tian, D.; Ren, X.; Ding, S.; Jia, M.; Xin, M.; Thareja, S. *Eur. J. Med.Chem.* **2018**, *158*, 315-326.

［32］ Pan, Z.; Scheerens, H.; Li, S.; Schultz, B. E.; Sprengeler, P. A.; Burrill, L. C.; Mendonca, R. V.; Sweeney, M. D.; Scott, K. C.; Grothaus, P. G.; et al.*ChemMedChem* **2007**, *2*, 58-61.

［33］ Akinleye, A.; Chen, Y.; Mukhi, N.; Song, Y.; Liu, D. *J. Hematol. Oncol.* **2013**, *6*,59(1-9).

［34］ Wu, J.; Liu, C.; Tsui, S. T.; Liu, D. *J. Hematol. Oncol.* **2016**, *9*, 80(1-7).

［35］ Cheng, H.; Nair, S. K.; Murray, B. W. *Bioorg. Med. Chem. Lett.* **2016**, *26,* 1861-1868.

［36］ Cheng, H.; Planken, S. *ACS Med. Chem. Lett.* **2018**, *9*, 861-863.

［37］ Grabe, T.; Lategahn, J.; Rauh, D. *ACS Med. Chem. Lett.* **2018**, *9*, 779-782.

［38］ Chen, L.; Fu, W.; Zheng, L.; Liu, Z.; Liang, G. *J. Med. Chem.* **2018**, *61*, 4290-4300.

［39］ Stephen, A. G.; Esposito, D.; Bagni, R. K.; McCormick, F. *Cancer Cell* **2014**, *25*, 272-281.

［40］ Xiong, Y.; Lu, J.; Hunter, J.; Li, L.; Scott, D.; Choi, H. G.; Lim, S. M.; Manandhar, A.; Gondi, S.; Sim, T.; et al. *ACS Med. Chem. Lett.* **2017**, *8*, 61-66.

［41］ (**a**) Janes, M. R.; Zhang, J.; Li, L.-S.; Hansen, R.; Peters, U.; Guo, X.; Chen, Y.; Babbar, A.; Firdaus, S. J.; Darjania, L.; et al. *Cell* **2018,** *172*, 578-589. (**b**) Fell, J.B.; Fischer, J. P.; Baer, B. R.; Ballard, J.; Blake, J. F.; Bouhana, K.; Brandhuber, B. J.; Briere, D. M.; Burgess, L. E.; Burkard, M. R.; et al. *ACS Med. Chem. Lett.* **2018**, *9*, 12301234.

［42］ Anon, *Cancer Discov.* **2019**, *9*, 988-989.

［43］ Ahn, K.; Smith, S. E.; Liimatta, M. B.; Beidler, D.; Sadagopan, N.; Dudley, D. T.; Young, T.; Wren, P.; Zhang, Y.; Swaney, S.; et al. *J. Pharmacol. Exp. Ther.* **2011**, *338,* 114-124.

［44］ Butler, C. R.; Beck, E. M.; Harris, A.; Huang, Z.; McAllister, L. A.; am Ende, C.W.; Fennell, K.; Foley, T. L.; Fonseca, K.; Hawrylik, S. J.; et al. *J. Med. Chem.* **2017**, *60*, 9860-9873.

［45］ (**a**) Thomas, J. A.; Koshland, D. E., Jr. *J. Biol. Chem.* **1960**, *235,* 2511–2517. (**b**)Koshland, D.

E., Jr. *Nat. Med.* **1998**, *4,* 1112-1114.

[46] Brik, A.; Wong, C.-H. *Org. Biomol. Chem.* **2003**, *1,* 5-14.

[47] Lebon, F.; Ledecq, M. *Curr. Med. Chem.* **2000**, *7*, 455-477.

[48] Motwani, H. V.; De Rosa, M.; Odell, L. R.; Hallberg, A.; Larhed, M. *Eur. J. Med. Chem.* **2015**, *90*, 462-490.

[49] Singh, S.; Sieburth, S. M. N. *Org. Lett.* **2012**, *14,* 4422-4425.

[50] Thomson, R.; von Itzstein, M. Discovery and Development of Influenza Virus Sialidase Inhibitor Relenza. In Kazmierski, W. M., ed. *Antiviral Drugs.* Wiley: Hoboken, NJ, **2011**, pp 385-400.

[51] (**a**) Kim, C. U.; Lew, W.; Williams, M. A.; Wu, H.; Zhang, L.; Chen, X.; Escarpe, P. A.; Mendel, D. B.; Laver, W. G.; Stevens, R. C. *J. Med. Chem.* **1998**, *41*, 2451-2460. (**b**) Lew, W.; Wang, M. Z.; Chen, X.; Rooney, J. F.; Kim, C. Neuraminidase Inhibitors as Anti-Influenza Agents. In De Clercq, E. ed. Methods and Principles in Medicinal Chemistry, 50(Antiviral Drug Strategies). Wiley-VCH: Weinheim, **2011**, pp. 351-376.

[52] Babu, Y. S.; Chand, P.; Bantia, S.; Kotian, P.; Dehghani, A.; El-Kattan, Y.; Lin,T.-H.; Hutchison, T. L.; Elliott, A. J.; Parker, C. D.; et al. *J. Med. Chem.* **2000**, *43*,3482-3486.

[53] von Itzstein, M. *Nat. Rev. Drug Discov.* **2007**, *6*, 967-974.

[54] Lee, B. *J. Mol. Biol.* **1971**, *61,* 463-469.

[55] Kim, K. B.; Crews, C. M. *Nat. Prod. Rep.* **2013**, *30,* 600-604.

[56] Groll, M.; Kim, K. B.; Kairies, N.; Huber, R.; Crews, C. M. *J. Am. Chem. Soc.* **2000**, *122*, 1237-1238.

[57] Demo, S. D.; Kirk, C. J.; Aujay, M. A; Buchholz, T. J; Dajee, M.; Ho, M. N.; Jiang, J.; Laidig, G. J.; Lewis, E. R.; Parlati, F.; et al. *Cancer Res.* **2007**, *67,* 6383-6391.

[58] Zhou, H.-J.; Aujay, M. A.; Bennett, M. K.; Dajee, M.; Demo, S. D.; Fang, Y.; Ho,M. N.; Jiang, J.; Kirk, C. J.; Laidig, G. J.; et al. *J. Med. Chem.* **2009**, *52*, 3028-3038.

[59] Ho, H. K.; Chan, J. C. Y.; Hardy, K. D.; Chan, E. C. Y. *Drug Met. Rev.* **2015**, *47,*21-28.

[60] Zhan, P.; Itoh, Y.; Suzuki, T.; Liu, X. *J. Med. Chem.* **2015**, *58*, 7611-7633.

[61] Fortier, M. A.; Krishnaswamy, K.; Danyod, G.; Boucher-Kovalik, S.; Chapdalaine, P. *J. Physiol. Pharmacol.* **2008**, *59(Suppl. 1)*, 65-89.

[62] (**a**) Thaler, F.; Mercurio, C. *ChemMedChem* **2014**, *9*, 523-526. (**b**) Roche, J.;Bertrand, P. *Eur. J. Med. Chem.* **2016**, *121*, 451-483.

[63] Lu, X. P.; Li, Z. B.; Ning, Z. Q.; Pan, D. S.; Shan, S.; Guo, X.; Cao, H. X.; Yu, J.D.; Yang, Q. *J. Med. Chem. Rev.* **2017**, *52*, 497-513.

[64] Cao, F.; Zwinderman, M. R. H.; Dekker, F. J. *Molecules* **2018,** *23*, 551(1-13).

[65] (**a**) Suzuki, T.; Kouketsu, A.; Itoh, Y.; Hisakawa, S.; Maeda, S.; Yoshida, M.; Nakagawa, H.; Miyata, N. *J. Med. Chem.* **2006,** *49*, 4809-4812. (**b**) Itoh, Y.; Suzuki, T.; Kouketsu, A.; Suzuki, N.; Maeda, S.; Yoshida, M.; Nakagawa, H.; Miyata, N. *J. Med. Chem.* **2007**, *50*, 5425-5438.

[66] Rotella, D. P. *Nat. Rev. Drug Discov.* **2002**, *1*, 674-682.

[67] Leftheris, K.; Satoh, Y.; Schafer, P. H.; Man, H.-W. *Med. Chem. Rev.* **2015**, *50*, 171-184.

[68] Rogers, K. C.; Oliphant, C. S.; Finks, S. W. *Drugs* **2015,** *75*, 377-395.

[69] Ma, T.; Zou, F.; Pusch, St.; Xu, Y.; von Deimling, A.; Zha, X. *J. Med. Chem.* **2018**, *61*, 8981-

9003.

［70］Kim, E. S. *Drugs* **2017**, *77,* 1705-1711.

［71］Popovici-Muller, J.; Lemieux, R. M.; Artin, E.; Saunders, J. O.; Salituro, F. G.; Travins, J.; Cianchetta, G.; Cai, Z.; Zhou, D.; Cui, D.; et al. *ACS Med. Chem. Lett.* **2018**, *9,* 300-305.

［72］Parascandola, J. *Trends Pharmacol. Sci.* **1980**, *1*, 189-192.

［73］Maehle, A.-H.; Pruell, C.-R.; Halliwell, R. F. *Nat. Rev. Drug Discov.* **2002**, *1*,637-647.

［74］Rasmussen, S. G. F.; Choi, H.-J.; Rosenbaum, D. M.; Kobilka, T. S.; Thian, F. S.; Edwards, P. C.; Burghammer, M.; Ratnala, V. R. P.; Sanishvili, R.; Fischetti, R. F.; et al. *Nature* **2007**, *450*, 383-387.

［75］(**a**) Piscitelli, C. L.; Kean, J.; de Graaf, C.; Deupi, X. *Mol. Pharmacol.* **2015**, *88*,536-551. (**b**) Shonberg, J.; Kling, R. C.; Gmeiner, P.; Loeber, S. *Bioorg. Med.Chem.* **2015,** *23,* 3880-3906.

［76］Snyder, S. H.; Pasternak, G. W. *Trends Pharmacol. Sci.* **2003**, *24,* 198-205.

［77］Corbett, A. D.; Henderson, G.; McKnight, A. T.; Paterson, S. J. *Br. J. Pharmacol.***2006,** *147(Suppl.1),* S153-S162.

［78］Burns, S. M.; Cunningham, C. W.; Mercer, S. L. *ACS Chem. Neurosci.* **2018**, *9,*2428-2437.

［79］Dosa, P. I.; Amin, E. A. *J. Med. Chem.* **2016**, *59,* 810-840.

［80］Ganellin, C. R. Discovery of Cimetidine, Ranitidine and Other H2-Receptor Histamine Antagonists. In Ganellin, C. R.; Roberts, S. M., eds. Medicinal Chemistry: The Role of Organic Chemistry in Drug Research. Academic Press: London, **1994**, pp. 228-254.

［81］Rothman, R. B.; Baumann, M. H.; Savage, J. E.; Rauser, L.; McBride, A.; Hufeisen, S. J.; Roth, B. L. *Circulation* **2000**, *102*, 2836-2841.

［82］Goernemann, T.; Huebner, H.; Gmeiner, P.; Horowski, R.; Latte, K. P.; Flieger, M.; Pertz, H. H. *J. Pharmacol. Exp. Ther.* **2007**, *324*, 1136-1145.

［83］Sriram, K.; Insel, P. A. *Mol. Pharmacol.* **2018**, *93*, 251-258.

［84］Wong, D. T.; Bymaster, F. P.; Engleman, E. A. *Life Sci.* **1995**, *57*, 411-441.

［85］(**a**) Marin, P.; Becamel, C.; Dumuis, A.; Bockaert, J. *Curr. Drug Targets* **2012**, *13,* 28-52. (**b**) Pithadia, A. B.; Jain, S. M. *J. Clin. Med. Res.* **2009**, *1,* 72-82.

［86］Fiorino, F.; Severino, B.; Magli, E.; Ciano, A.; Caliendo, G.; Santagada, V.; Frecentese, F.; Perissutti, E. *J. Med. Chem.* **2014**, *57,* 4407-4426.

［87］(**a**) Tepper, S. J.; Rapoport, A. M. *CNS Drugs* **1999**, *12*, 403-417. (**b**) Tepper, S. J.; Rapoport, A. M.; Sheftell, F. D. *Arch. Neurol.* **2002,** *59*, 1084-1088.

［88］(**a**) Isaac, M.; Slassi, A. *IDrugs*, **2001**, *4*, 189-196. (**b**) Milson, D. S.; Tepper, S. J.; Rapoport, A. M. *Expert Opin. Pharmacother.* **2000**, *1*, 391-404. (**c**) Deleu, D.; Hanssens, Y. *J. Clin. Pharmacol.* **2000**, *40*, 687-700.

［89］Smith, B. M.; Smith, J. M.; Tsai, J. H.; Schultz, J. A.; Gilson, C. A.; Estrada, S. A.; Chen, R. R.; Park, D. M.; Prieto, E. B.; Gallardo, C. S.; et al. *J. Med. Chem.* **2008**, *51*, 305-313.

［90］Chong, Y.; Choo, H. *Expert Opin. Investig. Drugs* **2010**, *19*, 1309-1319.

［91］Deeks, E. D. *Drugs* **2015**, *75*, 1815-1822.

［92］Sahli, Z. T; Tarazi, F. I. *Expert Opin. Drug Discov.* **2018**, *13*, 103-110.

［93］Giger, R.; Mattes, H. *Annu. Rep. Med. Chem.* **2007**, *42*, 195-209.

［94］(**a**) Karila, D.; Freret, T.; Bouet, V.; Boulouard, M.; Dallemagne, P.; Rochais, C. *J. Med.*

Chem. **2015**, *58*, 7901-7912. (**b**) Khoury, R.; Grysman, N.; Gold, J.; Patel, K.; Grossberg, G. T. *Expert Opin. Invest. Drugs* **2018**, *27*, 523-533.

[95] Garnock-Jones, K. P. *Drugs* **2016**, *76*, 99-110.

[96] Upton, N.; Chuang, T. T.; Hunter, A. J.; Virley, D. J. *Neurotherapeutics* **2008**, *5*, 458-469.

[97] (**a**) Ye, N.; Zhang, A.; Neumeyer, J. L.; Baldessarini, R. J.; Zhen, X.; Zhang, A. *Chem. Rev.* **2013**, *113*, PR123-PR178. (**b**) Zhang, A.; Neumeyer, J. L.; Baldessarini, R. J. *Chem. Rev.* **2007**, *107*, 274-302.

[98] Wu, W.-L.; Burnett, D. A.; Spring, R.; Greenlee, W. J.; Smith, M.; Favreau, L.; Fawzi, A.; Zhang, H.; Lachowicz, J. E. *J. Med. Chem.* **2005**, *48*, 680-693.

[99] Xiao, J.; Free, R. B.; Barnaeva, E.; Conroy, J. L.; Doyle, T.; Miller, B.; Bryant-Genevier, M.; Taylor, M. K.; Hu, X.; Dulcey, A. E.; et al. *J. Med. Chem.* **2014**, *57*, 3450-3463.

[100] (**a**) Cheng, J. P.; Leary, J. B.; Edwards, C. M.; Sembhi, A.; Bondi, C. O.; Kline, A. E. *Brain Res*. **2016**, *1640*, 5-14. (**b**) Leggio, G. M.; Bucolo, C.; Platania, C. B. M.; Drago, F.; Salomone, S. *Pharmacol. Ther.* **2016,** *165*, 164-177.

[101] Micheli, F. *ChemMedChem* **2011**, *56*, 1152-1162.

[102] Appel, N. M.; Li, S.-H.; Holmes, T. H.; Acri, J. B. *J. Pharmacol. Exp. Ther.* **2015**, *354*, 484-492.

[103] Kumar, V.; Bonifazi, A.; Ellenberger, M. P.; Keck, T. M.; Pommier, E.; Rais, R.; Slusher, B. S.; Gardner, E.; You, Z.-B.; Xi, Z.-X.; et al. *J. Med. Chem.* **2016**, *59*, 7634-7650.

[104] Lindsley, C. W.; Hopkins, C. R. *J. Med. Chem.* **2017**, *60*, 7233-7243.

[105] (**a**) Ganellin, R. C.; Schwartz, J.-C.; Stark, H. Discovery of Pitolisant, the First Marketed HistamineH3-Receptor Inverse Agonist/Antagonist for Treating Narcolepsy. In Fischer, J.; Rotella, D. P.; Childers, W. E., eds. Successful Drug Discovery. Vol. 3. Wiley-VCH: Weiheim, **2018**, pp. 359-381. (**b**) Syed, Y. Y. *Drugs* **2016**, *76*, 1313-1318.

[106] (**a**) Whitman, D. B.; Cox, C. D.; Breslin, M. J.; Brashear, K. M.; Schreier, J. D.; Bogusky, M. J.; Bednar, R. A.; Lemaire, W.; Bruno, J. G.; Hartman, G. D.; et al. *ChemMedChem* **2009**, *4*, 1069-1074. (**b**) Cox, C. D.; Breslin, M. J.; Whitman, D. B.; Schreier, J. D.; McGaughey, G. B.; Bogusky, M. J. et al. *J. Med. Chem*. **2010**, *53,* 5320-5332.

[107] (**a**) Armour, D.; de Groot, M. J.; Edwards, M.; Perros, M.; Price, D. A.; Stammen, B. L.; Wood, A. *ChemMedChem* **2006**, *1*, 706-709. (**b**) Price, D. A.; Armour, D.; de Groot, M. J.; Leishman, D.; Napier, C.; Perros, M.; Stammen, B. L.; Wood, A.*Bioorg. Med. Chem. Lett.* **2006**, *16*, 4633-4637.

[108] (**a**) Gould, S. E.; Low, J. A.; Marsters, J. C., Jr.; Robarge, K.; Rubin, L. L.; de Sauvage, F. J.; Sutherlin, D. P.; Wong, H.; Yauch, R. L. *Expert Opin. Drug Discov.* **2014,** *9*, 969-984. (**b**) Burness, C. B. *Drugs* **2016**, *76,* 1559-1566.

[109] Kaur, P.; Khatik, G. L. *Mini Rev. Med. Chem.* **2016**, *16,* 531-546.

[110] D′Angelo, N. D.; Kim, T.-S.; Andrews, K.; Booker, S. K.; Caenepeel, S.; Chen, K.; D′Amico, D′Freeman, D.; Jiang, J.; Liu, L.; et al. *J. Med. Chem.* **2011**, *54*, 1789-1811.

[111] (**a**) Santen, R. J.; Yue, W.; Wang, J.-P. *Breast Cancer Res.* **2005**, *7*, S.08. (**b**) Zahid, M.; Koh, I, E.; Saeed, M.; Rogan, E.; Cavalieri, E. *Chem. Res. Toxicol.* **2006**, *19*, 164-172.

[112] Avendano, C.; Menendez, J. C. *Medicinal Chemistry of Anticancer Drugs*. 1st ed. Elsevier

Science: Amsterdam, Netherlands. **2008**, pp. 54-91.

[113] Piñeiro-Núñez, M. Raloxifene, Evista: A Selective Estrogen Receptor Modulator(SERM). In Li, J. J.; Johnson, D. S., eds. *Modern Drug Synthesis.* Wiley: Hoboken,NJ, **2010**, pp. 309-327.

[114] Singh, M. *Med. Res. Rev.* **2001**, *21*, 302-347.

[115] Gennari, L.; Merlotti, D.; Martini, G.; Nuti, R. *Expert Opin. Investig. Drugs* **2006**, *15*, 1091-1103.

[116] **Deeks, E. D. *Drugs* 2018,** *78*, 131-137.

[117] Kota, B. P.; Huang, T. H.; Roufogalis, B. D. *Pharmacol. Res.* **2005**, *51*, 85-94.

[118] Pirat, C.; Farce, A.; Lebegue, N.; Renault, N.; Furman, C.; Millet, R.; Yous, S.; Speca, S.; Berthelot, P.; Desreumaux, P.; et al. *J. Med. Chem.* **2012**, *55*, 4027-4061.

[119] (**a**) Smith, S. I. *Mol. Cell Biochem.* **2004**, *263*, 189-210. (**b**) Taygerly, J. P.; Cummins, T. J. *Med. Chem. Rev.* **2016**, *51*, 53-66.

[120] (**a**) Saxenaa, A. K.; Bhuniab, S. S. *Med. Chem. Rev.* **2016**, *51*, 297-310. (**b**) Malecic, N.; Young, H. S. *Expert Opin. Invest. Drugs* **2016**, *25*, 455-462.

[121] Koese, M. *Bioorg. Med. Chem. Lett.* **2017**, *27*, 3611-3620.

[122] Lewin, J.; Siu, L. L. *J. Clin. Oncol.* **2015**, *33*, 3372-3374.

[123] (**a**) Stawski, P.; Janovjak, H.; Trauner, D. *Bioorg. Med. Chem.* **2010**, *18*, 7759-7772. (**b**) alliwell, R. F. *Trends Pharmacol. Sci.* **2004**, *28*, 214-219.

[124] Patel, N. C. Perampanel (Fycompa): AMPA Receptor Antagonist for the Treatment of Seizure. In Li, J. J.; Johnson, D. S., Eds. *Innovative Drug Synthesis.* Wiley: Hoboken, NJ, **2015**, pp. 271-281.

[125] Guzzo, P. R. GABAA Receptor Agonists for Insomnia: Zolpidem (Ambien), Zaleplon (Sonata), Eszopiclone (Estorra, Lunesta), and Indiplon. In Johnson, D.; Li, J. J., Eds. The Art of Drug Synthesis. Wiley: Hoboken, NJ, **2007**, pp. 215-223.

[126] Yuen, P. W. Advances in the Development of Methods for The Synthesis of a2 δ Ligands [Neurontin (Gabapentin), Lyrica (Pregabalin)]. In Johnson, D.; Li, J. J., Eds. The Art of Drug Synthesis. Wiley: Hoboken, NJ, **2007**, pp 225-240.

[127] Zhang, Y.; Ban, H.; Yu, R.; Wang, Z.; Zhang, D. *Future Med. Chem.* **2018**, *10*, 1261-1276.

[128] Csuca, O. *Oncology* **2017**, *37(Suppl. 1),* 83-87.

[129] Borzilleri, R. M.; Zheng, X.; Schmidt, R. J.; Johnson, J. A.; Kim, S.-H.; DiMarco, J. D.; Fairchild, C. R.; Gougoutas, J. Z.; Lee, F. Y. F.; Long, B. H.; et al. *J. Am. Chem. Soc.* **2000**, *122,* 8890-8897.

[130] Sharma, V. K.; Watts, J. K. *Future Med. Chem.* **2015**, *7,* 2221-2242.

[131] Wendt, M. D.; Shen, W.; Kunzer, A.; McClellan, W. J.; Bruncko, M.; Oost, T. K.; Ding, H.; Joseph, M. K.; Zhang, H.; Nimmer, P. M.; et al. *J. Med. Chem.* **2006**, *49*, 1165-1181.

[132] Park, C.-M.; Bruncko, M.; Adickes, J.; Bauch, J.; Ding, H.; Kunzer, A.; Marsh, K. C.; Nimmer, P.; Shoemaker, A. R.; Song, X.; et al. *J. Med. Chem.* **2008**, *51*, 6902-6915.

[133] Souers, A. J.; Leverson, J. D.; Boghaert, E. R.; Ackler, S. L.; Catron, N. D.; Chen, J.; Dayton, B. D.; Ding, H.; Enschede, S. H.; Fairbrother, W. J.; et al. *Nat. Med.* **2013**, *19*, 202-208.

第 2 章

苗头 / 先导化合物的发现

在药物发现过程中，药物化学部分是以苗头（hit）或先导化合物（lead）作为研究起点。苗头（先导）化合物从哪里得到呢？由于已经有很多相关的专著，因此本章只简单回顾一些常见的方法：①非合理药物设计（偶然发现）；②天然产物；③高通量筛选（high through-put screening，HTS）；④基于片段的先导化合物发现；⑤ DNA 编码化合物库（DNA-encoded Library，DEL）。

2.1 非合理药物设计

巴斯德（Louis Pasteur，1822 ～ 1895）有句名言："在实验领域，机会是留给有准备的人。"在药物发现的早期，几乎所有的药物都是偶然发现的。

最显著的例子可能就是弗莱明（Alexander Fleming）发现了青霉素 G（Penicillin G，**1**）。1928 年夏天，弗莱明发现的青霉素改变了世界。在一般药物发现的过程中，特别是在药物化学方面，青霉素（**1**）被认为是其他所有 β-内酰胺酶抑制剂的苗头/先导化合物。随着对 β-内酰胺药效团的认识，科学家们制备了许多类似物并作为抗生素进行评估。与青霉素（**1**）相比，1972 年葛兰素史克（GSK）上市的阿莫西林（Amoxicillin，**2**）效力更好、稳定性和选择性更高。更重要的是，阿莫西林口服给药具有很高的生物利用度，由阿莫西林与 β- 内酰胺酶抑制剂克拉维酸组成的复方药奥格门汀是常用的口服抗生素之一。

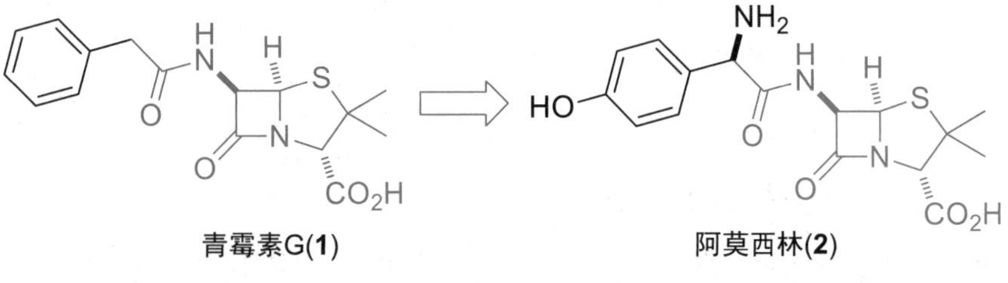

青霉素G(**1**)　　阿莫西林(**2**)

1967 年，罗森博格（Barnett Rosenberg）发现顺铂（Cisplatin，Platinol®，**3**）可用于癌症化疗，它被视作后来含铂类化疗药物的苗头 / 先导化合物。由于顺铂（**3**）有肾毒性，对其进行结构改造后，发现了低肾毒性的卡铂（Carboplatin，伯尔定®，Paraplatin®，**4**）。最终，无肾毒性的奥沙利铂（Oxaliplatin，乐沙定®，Eloxatin®，**5**）于 1996 年被批准上市[1]。

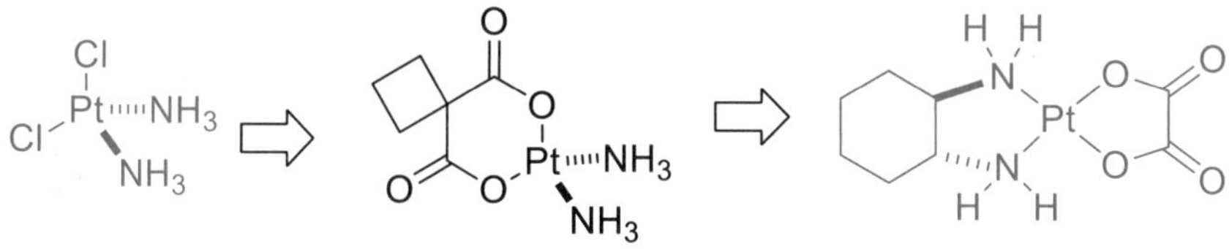

顺铂(Platinol®, **3**)
肾毒性

卡铂(伯尔定®, 4)
低肾毒性

奥沙利铂(乐沙定®, **5**)
无肾毒性

现在，寻找苗头 / 先导化合物或药物已经不再是通过偶然发现的方法来实现了，目前已经发展了许多更理性设计的方法来发现苗头化合物，并以此作为药物发现的起点。

2.2 天然产物

大自然赠予了大量的天然产物，可以从中找到苗头化合物。

2.2.1 来自植物

古代药典中记载了许多从植物中提取的药物。事实上，大多数中药（TCMs）和其他国家的传统药物都来自植物的种子、花、根和茎等。在药物化学领域中，一些植物的活性成分已经成为发现新药的先导化合物。

从植物中发现先导化合物有许多实例，如：从柳树树皮中分离得到的水杨酸是制备阿司匹林的原料；从罂粟种子中分离出来的吗啡（Morphine，**6**）是制备海洛因的原料。拜耳（Bayer）公司的霍夫曼（Felix Hoffmann）在 1897 年发明了阿司匹林和海洛因。

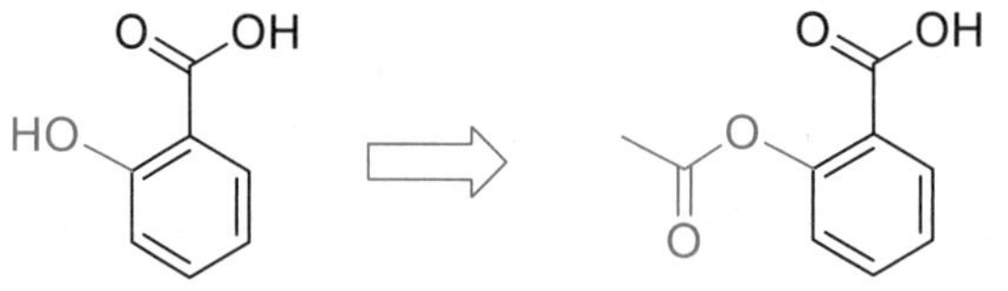

水杨酸

阿司匹林(乙酰水杨酸)

吗啡（**6**）不仅是海洛因的前体，也是发现烯丙吗啡（Nalorphine，Narcan®，**7**）的灵感来

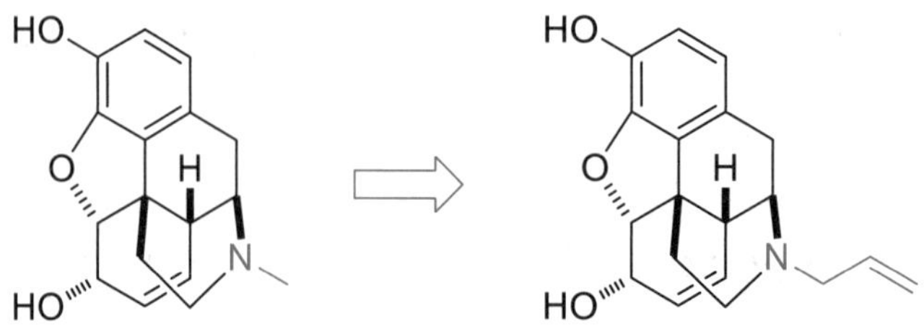

吗啡(6)
μ受体激动剂
K_i = 0.53 nmol/L

烯丙吗啡(Narcan®, **7**)
μ受体拮抗剂
K_i = 0.36 nmol/L

源。吗啡（**6**）是 μ 受体激动剂，是造成阿片类药物危机的问题之一，而烯丙吗啡（**7**）是 μ 受体拮抗剂，是打击阿片类药物危机的“有力武器”。值得注意的是，仅仅是两个碳原子的差别就能实现从激动剂到拮抗剂的相互转化[2]。

喜树碱（**8**）的成功分离为研究其作用机制提供了可能，经过研究发现，它是通过抑制 DNA 拓扑异构酶 Ⅰ 活性来发挥抗癌特性。喜树碱（**8**）的水溶性极低，没有生物利用度，因此无法成药。但是，将其作为苗头/先导化合物，引入增溶基团后研发出注射制剂伊立替康（Irinotecan，开普拓®，Camptosa®，**9**）和口服药物托泊替康（Topotecan，Hycamtin®，**10**）[3]。

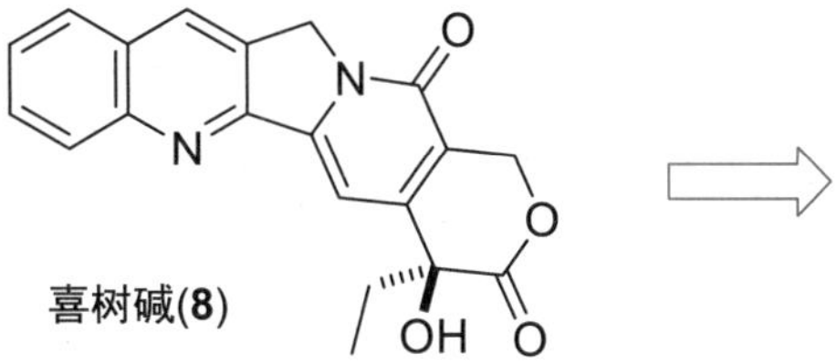

喜树碱(**8**)

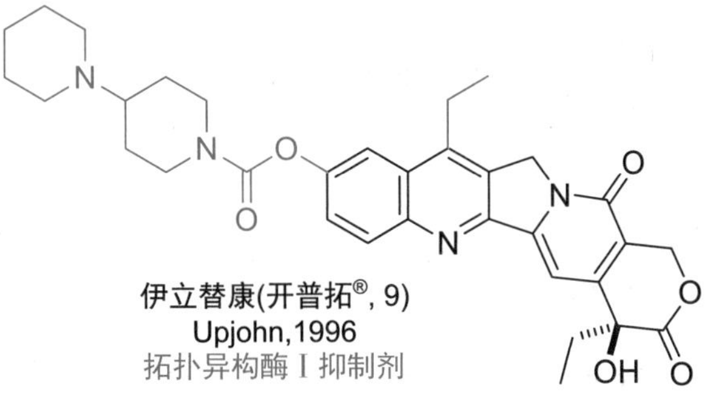

伊立替康(开普拓®, 9)
Upjohn,1996
拓扑异构酶Ⅰ抑制剂

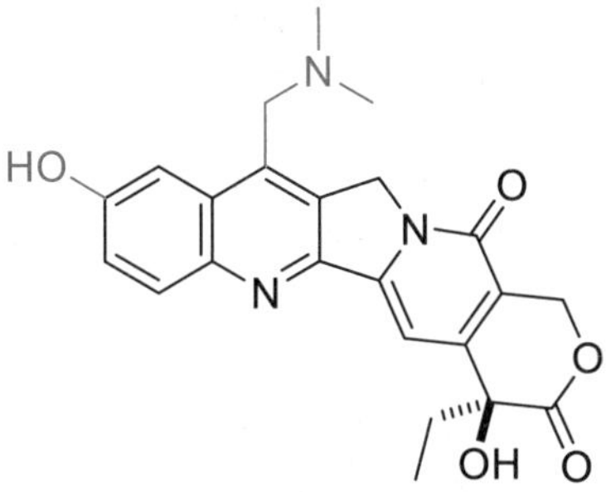

托泊替康(Hycamtin®, **10**)
葛兰素史克(GSK), 2007
拓扑异构酶Ⅰ抑制剂

百时美施贵宝（BMS）的紫杉醇（泰素®，**11**）最初是从太平洋红豆杉的树皮中分离出来的。将紫杉醇（**11**）视为先导/苗头化合物，后续开发的类似物多西他赛（Docetaxel，泰素帝®，Taxotere®，**12**）和卡巴他赛（Cabazitaxel，Jevtana®，**13**）是更有效的药物[4]。

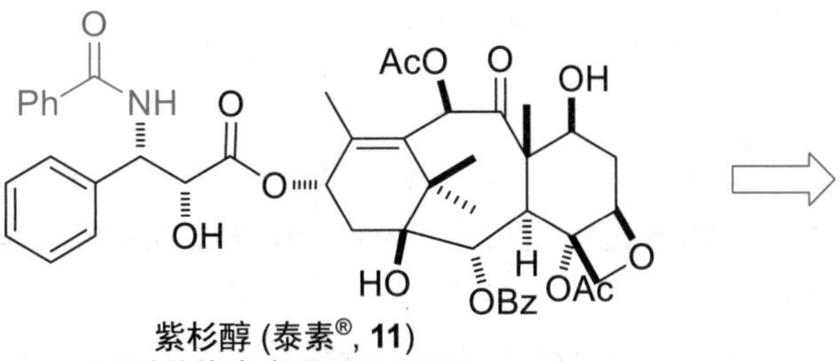

紫杉醇 (泰素®, **11**)
百时美施贵宝(BMS), 1993
破坏微管

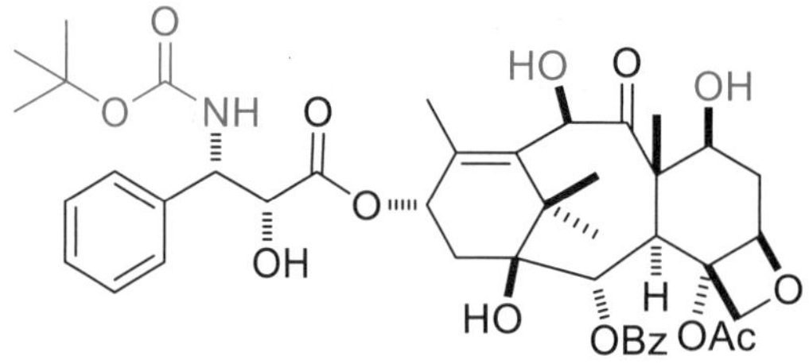

多西他赛 (泰素帝®, **12**)
赛诺菲 (Sanofi), 1995
破坏微管功能

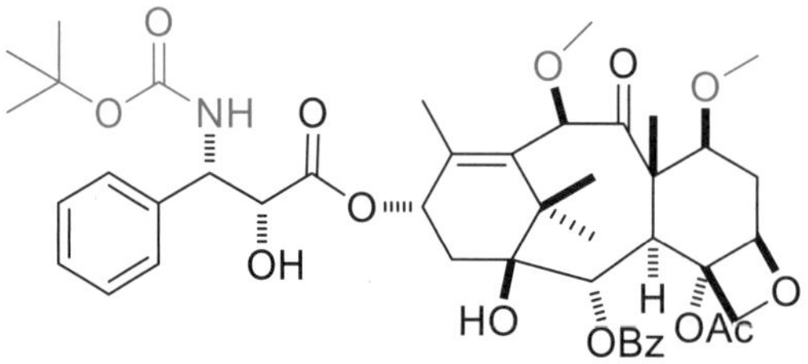

卡巴他赛(Jevtana®, **13**)
赛诺菲(Sanofi), 2010
破坏微管功能

华法林（Warfarin，可蜜定®，Coumadin®，**14**）的发现是基于从草木犀（*Melilotus alba* 和 *Melilotus officinalis*）中分离出的活性成分——双香豆素。其作用机制表明，华法林（**14**）是通过抑制维生素 K 环氧化物还原酶而发挥抗凝作用的。

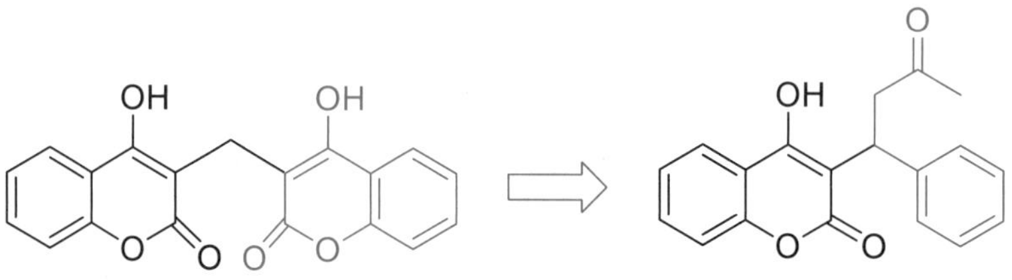

双香豆素

华法林 (可蜜定®, **14**)
维生素K拮抗剂

虽然许多人都很认可二甲双胍（Metformin，**16**）在治疗糖尿病和其他几种疾病方面的显著疗效，但很少有人知道它的起源可以追溯到从法国丁香或山羊豆（*Galega officinalis*）中分离出来的天然产物——山羊豆碱（**15**）。

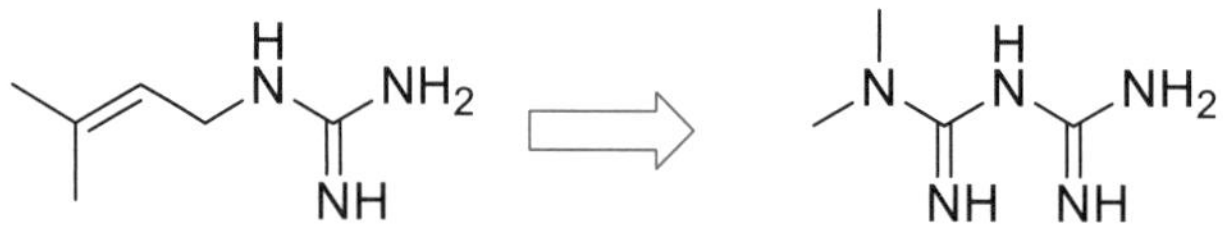

山羊豆碱 (**15**)

二甲双胍 (格华止®, **16**)
Merck, 1972

2.2.2 来自动物

1916 年，麦克莱恩（Jay McLean）从狗肝中分离出肝素。后来科学家们去除肝素中的非药效团，得到两种五糖类药物磺达肝癸（Fondaparinux，**17**）和艾屈肝素（Idraparinux，**18**），目前它们是常用的静脉注射抗凝剂。

从欧洲药用水蛭（*Hirudo medicinalis*）的唾液腺中分离出来的水蛭素是一种天然的凝血酶抑制剂，也是发现希美加群（Ximelagatran，Exanta®，**20**）的灵感来源。阿斯利康

磺达肝癸(**17**)

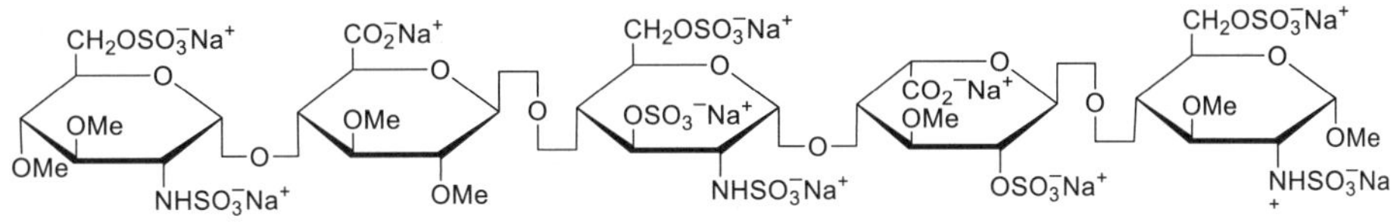

艾屈肝素(**18**)

(AstraZeneca)公司对水蛭素的 65 个氨基酸肽链进行系统性非活性片段剪切，得到了含有 20 个氨基酸肽链的比伐卢定。他们进一步剪切得到一个五肽，并在此基础上得到二肽美拉加群(Melagatran，**19**)。将乙酯前药策略与脒(碱性)转化为羟基脒(近乎中性)的策略相结合，得到了希美加群(Ximelagatran，Exanta®，**20**)。该药的人体口服生物利用度为 19%，可口服给药[5]。遗憾的是，该药在获批仅两年后，于 2006 年因肝毒性而退出市场。

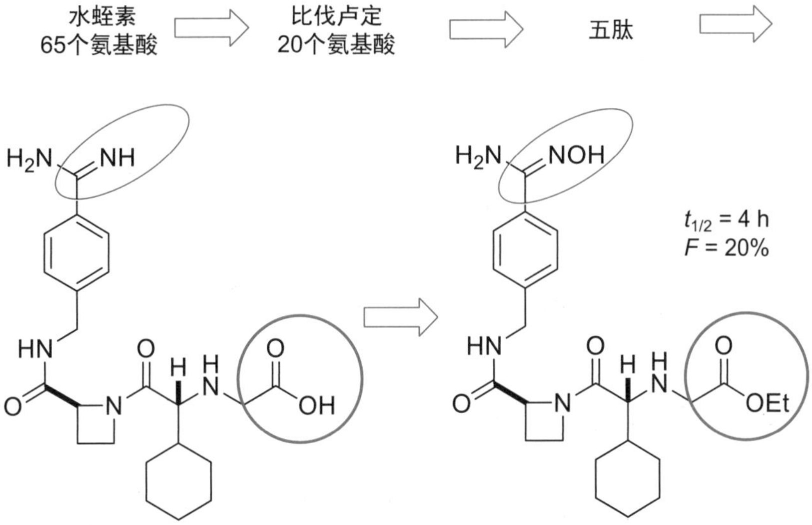

水蛭素 65个氨基酸 ⇨ 比伐卢定 20个氨基酸 ⇨ 五肽 ⇨

$t_{1/2}$ = 4 h
F = 20%

美拉加群(**19**)　　希美加群(Exanta®, **20**)

第一个商业化的血管紧张素转换酶(ACE)抑制剂是从蛇毒中发现的。1967 年，牛津大学的万恩(John Vane)用巴西毒蛇垭拉拉卡蝰蛇(*Bothrops jararaca*)的毒液干燥提取物对 ACE 制剂进行体外测试时，发现它是一种有效的抑制剂。20 世纪 70 年代初，百时美施贵宝(BMS)公司分离出了替普罗肽(Teprotide，**21**，一种九肽)。研究表明，它能降低健康志愿者的血压，并证实它是一种选择性的 ACE 抑制剂。百时美施贵宝公司的库什曼(David Cushman)和奥特梯(Miguel A. Ondetti)凭借敏锐的洞察力对替普罗肽分子进行了剪切，得到了琥珀酰-1-脯氨酸(**22**)，其抑制 ACE 的半抑制浓度(IC_{50})为 330 nmol/L。他们选择对化合物 **22** 进行进一步修饰，因为该 C 末端氨基酸出现在所有天然存在的肽类抑制剂的游离 C 端。化合物 **22** 的活性表明，肽键水解的化学过程通常依赖于少量的关键氨基酸，因此小分子药物只需占据一小部分扩展的活性位点空腔，就可以成为有效的 ACE 抑制剂。

后来，在琥珀酰-1-脯氨酸（**22**）基础上有两个重要的发现：①当羧酸被巯基取代时，观察到活性有一定的提高（1.6 倍），如硫醇（**23**）；②在酰胺的 α 位引入一个甲基时，得到的 D-(*R*)-2-甲基琥珀酰-1-脯氨酸（**24**）在结合活性上有显著增加，IC_{50} 为 22nmol/L，并发现 **24** 的 L-(*S*)-对映体的活性低得多。

他们把对 **23** 和 **24** 的修饰特征合并在一个分子中［即用巯基（—SH）取代羧基，同时在酰胺键的 α 位引入一个甲基］，并取得了突破性进展，使得对 ACE 抑制效力提高了 1000 倍。该药成为第一个口服 ACE 抑制剂卡托普利（Captopril，开博通®，Capoten®，**25**），并于 1978 年获得 FDA 批准上市，为高血压和高血压相关靶器官损害的治疗做出了重要贡献。此项研发过程中，百时美施贵宝公司仅仅合理地合成和测试了 60 个化合物便得到了卡托普利[6]，随后还发现了许多“me-too” ACE 抑制剂。

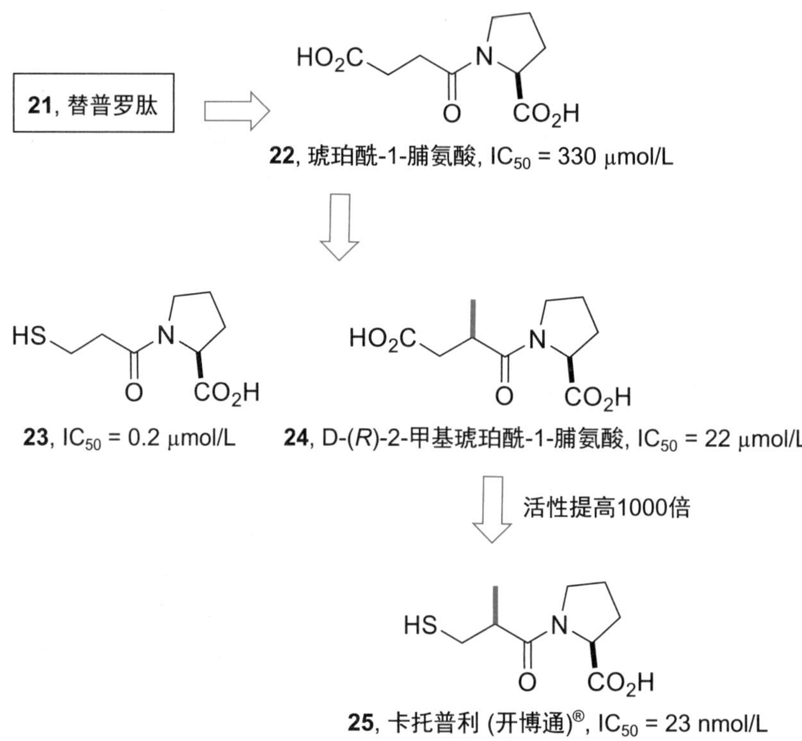

1936 年，亨奇（Philip Hench）和肯德尔（Edward Kendall）从牛肾上腺中分离出可的松。可的松的出现，开启了皮质激素类药物的大门，如今此类药物在市场上已有几十种。同样在 20 世纪 30 年代，前列腺素最初是从前列腺分泌的精液中分离出来的，后来发现其他器官也能分泌前列腺素，而且对前列腺素的研究一直持续到今天。最近获得 FDA 批准的一个前列腺素类药物是辉瑞（Pfizer）公司的拉坦前列素（Latanoprost，Xalatan®，26），是一种治疗青光眼的前列腺素 FP 受体激动剂。

HO CO_2i-Pr Ph HO OH

拉坦前列素 (Xalatan®, **26**)
辉瑞 (Pfizer), 1996
FP受体激动剂

2.2.3 来自微生物

青霉素 G（**1**）实际上是一种特异青霉菌（*Penicillium notatum*）的次级代谢产物。

1973 年，远藤章（Aruka Endo）从真菌桔青霉（*Penicillium citrium*）的发酵液中分离出了美伐他汀（Mevastatin，Compactin®，**27**）。它后来成为天然他汀类如洛伐他汀（Lovastatin，Mevacor®），以及全合成他汀类如瑞舒伐他汀（Rosuvastatin，可定®，Crestor®，**28**）等 HMG-CoA 抑制剂的先导化合物。

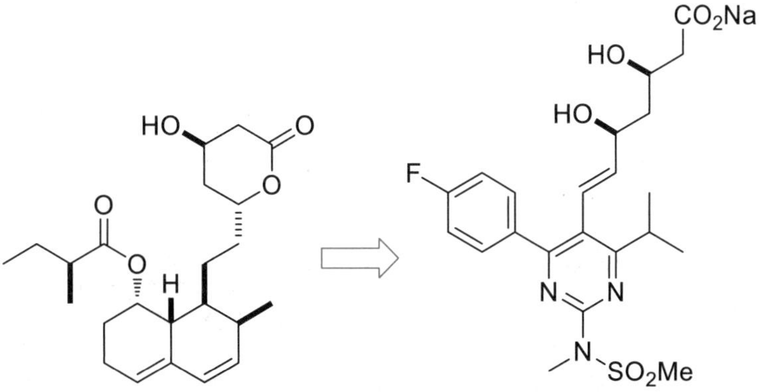

美伐他汀(Compactin®, **27**)　　瑞舒伐他汀(可定®, **28**)

大环内酯类抗生素红霉素（Erythromycin，Erythrocin®，**29**）是从土壤中一株红霉素链霉菌（*Streptomyces erythreus*）的代谢产物中分离出来的。红霉素（**29**）本身并不是一种出色的药物，但以它为先导物，得到了一种优秀的氮杂大环内酯类抗生素——阿奇霉素（Azithromycin，希舒美®，Zithromax®，**30**）。

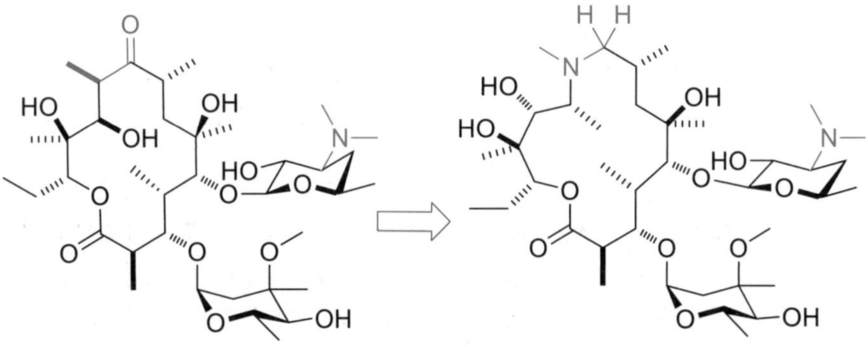

红霉素(Erythrocin®, **29**)　　阿奇霉素(希舒美®, **30**)

2.2.4 来自天然配体

组胺是一种天然配体，也是一种激动剂。布莱克（James Black）等为了得到有选择性的组胺 H_2 受体拮抗剂来作为治疗消化性溃疡的药物，他们以组胺（**31**）作为先导化合物，最终研发出一种选择性 H_2 受体拮抗剂——西咪替丁（Cimetidine，泰胃美®，Tagamet®，**32**），也是有史以来的第一个畅销药物[7]。

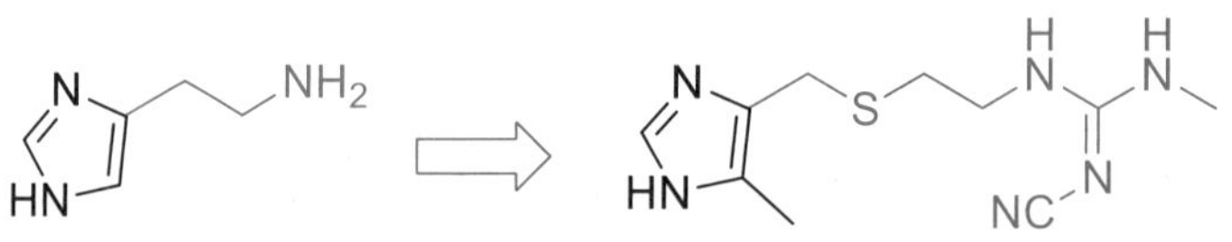

组胺(**31**)
H_2受体激动剂

西咪替丁(泰胃美®, **32**)
H_2受体拮抗剂

以舒马曲坦（Sumatriptan，英明格®，Imitrex®，**34**）为代表的曲普坦类药物是一类 5- 羟色胺（$5HT_1$）受体激动剂，是治疗偏头痛的特效药。它们是以 5- 羟色胺受体的天然配体——5- 羟色胺（**33**）为先导化合物进行开发的[8]。

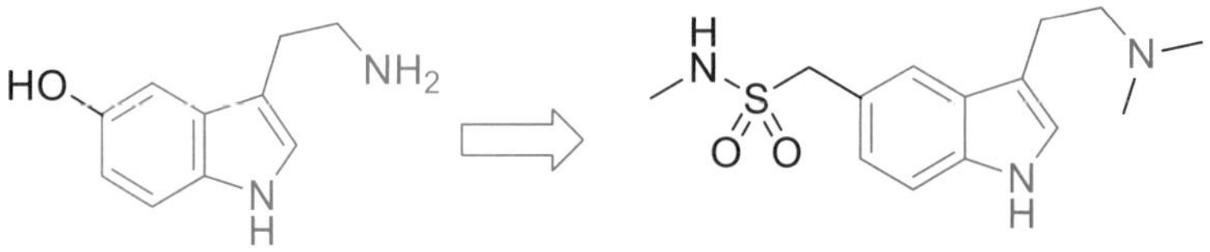

5-羟色胺(**33**)

舒马曲坦(英明格®, **34**)
葛兰素史克(GSK), 1995
$5HT_1$受体激动剂

肾上腺素（**35**）是一种天然配体，也是肾上腺素受体激动剂，是发现普萘洛尔（Propranolol，心得安®，Inderal®，**36**）等 β 受体阻滞剂的先导化合物。β 受体阻滞剂是一类用于治疗高血压的 β 肾上腺素受体拮抗剂。

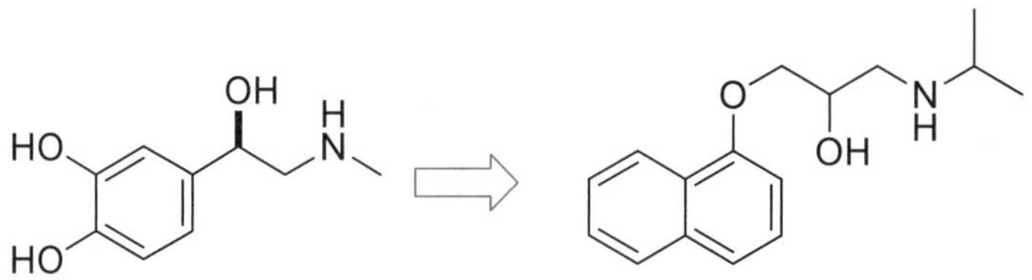

肾上腺素(**35**)

普萘洛尔(心得安®, 36)
ICI, 1962
β肾上腺素受体拮抗剂

神经氨酸酶（又称唾液酸酶）存在于所有类型的流感病毒中，并具有高度的序列同源性。唾液酸（*N*- 乙酰神经氨酸，Neu5Ac，**37**）是病毒复制过程中与神经氨酸酶结合的关键残基。以唾液酸（**37**）为先导化合物，人们研发出扎那米韦（Zanamivir，瑞乐莎®，Relenza®，**38**）。后来又以环己烯为核心骨架，发现了口服生物利用度高的流感病毒神经氨酸酶抑制剂——奥司他韦（Oseltamivir，达菲®，Tamiflu®，**39**）[9]。

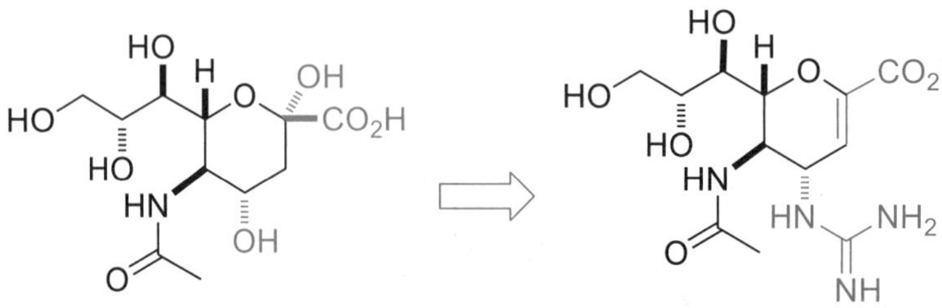

唾液酸(**37**)

扎那米韦(瑞乐莎®, **38**)

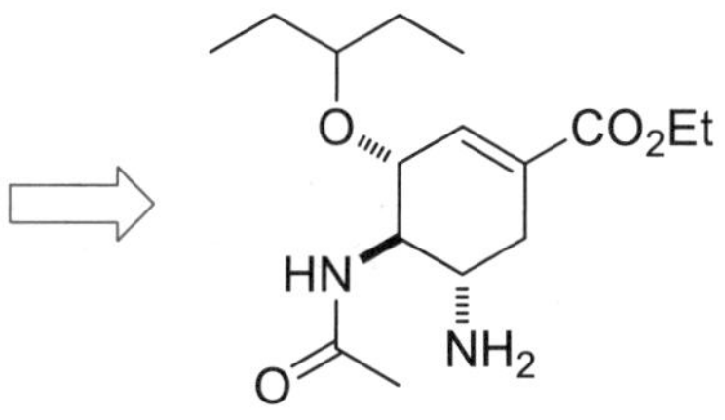

奥司他韦
(达菲®, **39**)

2.2.5 来自对现有药物的改造

在某些情况下，我们可以对现有的药物进行改造，来放大其副作用，这个过程被称为副作用的选择性优化（Selective optimization of side effects，SOSA）。

1942 年，简本（Marcel Janbon）观察到一种磺胺类抗生素异丙噻二唑（Isopropylthiadiazole，IPTD®，**40**）有降低血糖的副作用。科学家们注意到了这一点，并开发出了以甲苯磺丁脲（Tolbutamide，甲糖宁®，Orinase®，**41**）为代表的磺脲类药物，它们是降血糖效果更好的一类新型降糖药，作用机制为抑制钾离子通过膜通道，刺激胰岛素的分泌。

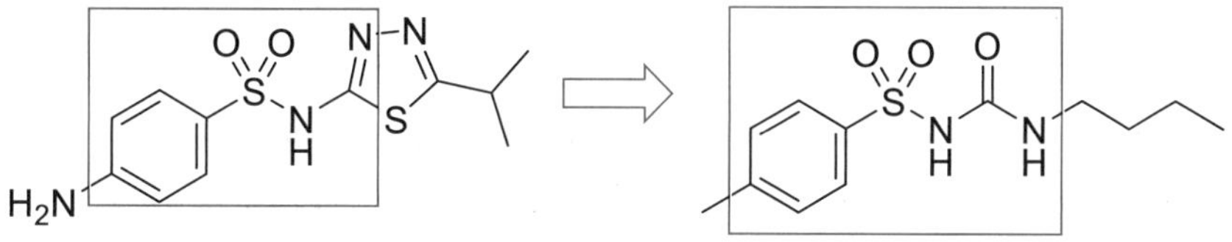

异丙噻二唑 (IPTD®, **40**)　　甲苯磺丁脲(甲糖宁®, **41**)

1987 年，布里克纳（Steven Brickner）注意到杜邦（DuPont）公司报道的两种化合物：Dup-721（**42**）和与其密切相关的亚砜类似物 Dup-105（**43**），它们具有一定的抗生素活性，但毒性太强。以这两种化合物为先导化合物，布里克纳等研发出利奈唑胺（Linezolid，Zyvox®，**44**），这是一种抑制细菌蛋白质合成初始阶段的首创型抗生素[10]。

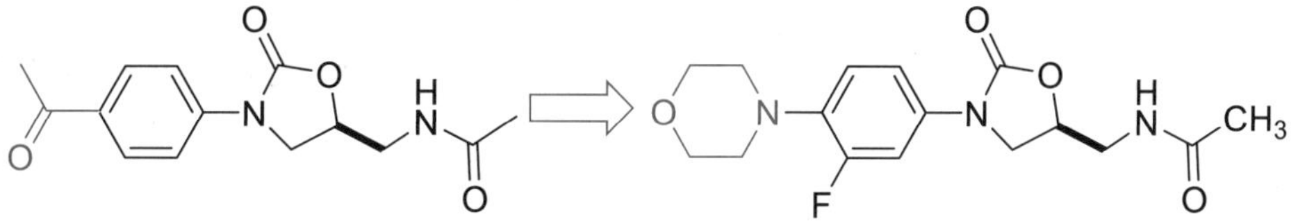

Dup-721 (**43**)　　利奈唑胺(Zyvox®, **44**)

运用副作用的选择性优化（SOSA）策略最成功的一个例子可能是赛诺菲（Sanofi）的氯吡格雷（波立维®，**47**）。最初，马夫兰（Jean-Pierre Maffrand）以吉富制药的替诺立定（Tinoridine，Nonflamin®，**45**）作为先导化合物来研发抗炎药物，最终却研发出抗凝剂噻氯匹定（Ticlopidine，抵克立得®，Ticlid®，**46**）。遗憾的是，噻氯匹定（**46**）与几种严重的毒性

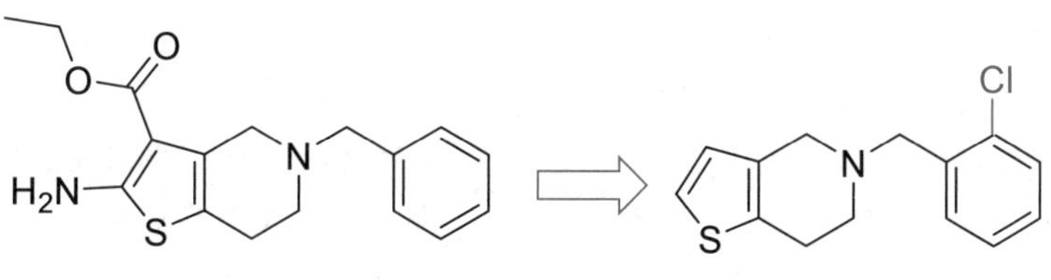

替诺立定(Nonflamin®, **45**)
吉富(Yoshitomi)制药

噻氯匹定 (抵克立得®, **46**)
Castaigne, 1979

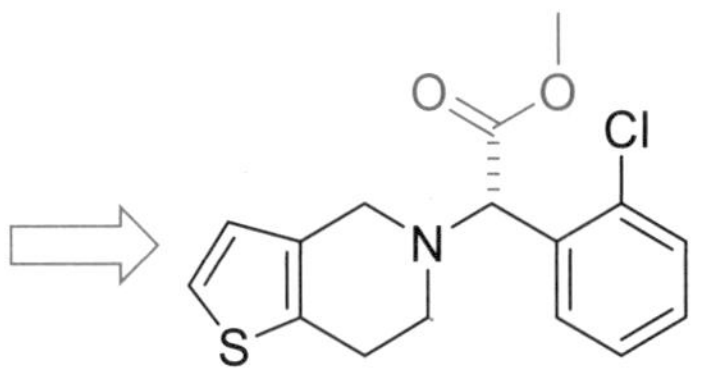

氯吡格雷(波立维®, **47**)
赛诺菲/百时美施贵宝, 1993

有关。随后通过对 **46** 更深入的研究，研发出氯吡格雷（波立维®，**47**），它是一种安全有效的抗凝剂，上市后取得了巨大的成功。有趣的是，后来发现其作用机制是：氯吡格雷（**47**）的一种活性代谢物是一类共价 $P2Y_{12}$ 抑制剂[11]。

2.3 高通量筛选

在 20 世纪 90 年代初，制药公司意识到在药物发现过程中存在大量的机会。高通量筛选（HTS）的出现是分子生物学革命的结果，它也导致了许多药物目标的确定。通常情况下，一个大型制药公司的化合物库有 100 万～ 300 万个化合物。通过荧光光谱分析法筛选在 97 个微孔（或 384 孔板、1536 孔板）上接种的针对生物靶标的化合物[12]。由于很多化合物是泛筛选干扰化合物（pan-assay interference compounds，PAINS），因此建议使用酶学和生物物理学方法（苗头化合物验证）确认最初的苗头化合物。生物物理学方法包括表面等离子体共振（SPR）、热位移分析（TSA）、核磁共振（NMR）、量热法（等温滴定和差示扫描）和 X 晶体衍射[13]。

如今，高通量筛选在药物发现中扮演着不可或缺的角色，超过 50% 的获批药物的苗头化合物都是由高通量筛选得到的。比如葛兰素史克的拉帕替尼（Lapatinib，Tykerb®）、百时美施贵宝的达沙替尼（Dasatinib，施达赛®，Sprycel®）、拜耳 /Onyx 的索拉非尼（Sorafenib，多吉美®，Nexavar®）、默克的西格列汀（Sitagliptin，捷诺维®，Januvia®）、辉瑞的舒尼替尼（索坦®）和马拉韦罗（Selzentry®）。高通量筛选的一个基本特征是它假定对靶蛋白上的药物结合位点是未知的[14]。

如今，基于细胞和生物体的表型测定法已越来越多地被用于高通量筛选。就表型筛选而言，在潜在药物靶标未知的情况下，通过基于细胞的检测方法对化合物进行筛选，以测试特定信号通路的效力变化[15]。

作为药物化学家，我们利用自己的知识和经验对高通量筛选的苗头化合物进行修饰。在这里，我们不讲高通量筛选的细枝末节，而是举几个例子来说明高通量筛选的苗头化合物是如何成为上市药物的，我们从奈韦拉平的研发说起。

勃林格殷格翰公司的奈韦拉平（维乐命®，**52**）的发现要归功于过高通量筛选（HTS）发现的苗头化合物。为了寻找 HIV-1 非核苷类逆转录酶抑制剂，他们在全球化合物库中针对该酶进行筛选，在 1988 年，他们发现了一个苗头化合物 **48**，IC_{50} 为 6 μmol/L。它最初是用来作为抗溃疡药物——抗毒蕈碱受体类似物而制备的。经过 3 个月对数千种化合物进行筛选后，发现了 IC_{50} 为 350 nmol/L 的 LS（**49**）。双吡啶类似物 **50**（IC_{50}=125 nmol/L）被证明是有效力的，然而很容易发生 *N*-去甲基化和 *N*-去乙基化。将甲基重排到左侧的吡啶环上得到了

非常有效的类似物 **51**（IC_{50}=35 nmol/L）。然而，最后被选为开发候选药物的是奈韦拉平（**52**，IC_{50}=84 nmol/L），虽然它的药效不如 **51**，但是环丙基基团更不易发生 *N*-去烷基化 [16]。

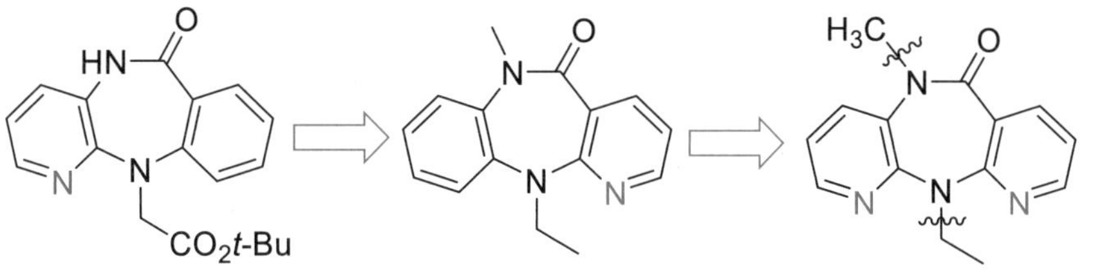

48, IC_{50} = 6 μmol/L　**49**, LS, IC_{50} = 350 nmol/L　**50**, IC_{50} = 125 nmol/L

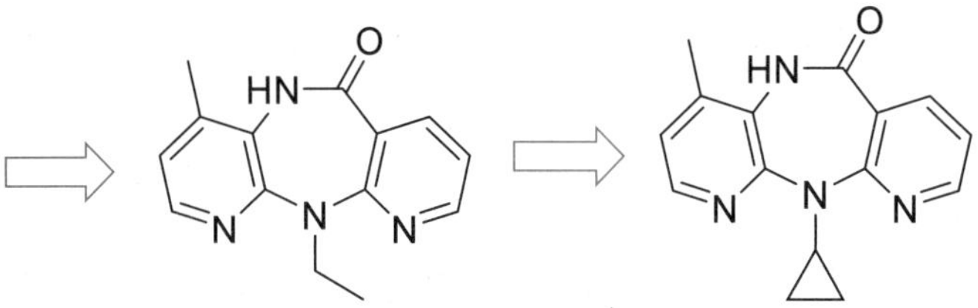

51, IC_{50} = 35 nmol/L　奈韦拉平(Viramune®, **52**) IC_{50} = 84 nmol/L

Sugen 的舒尼替尼（索坦®，**57**）作为早期上市的激酶抑制剂之一，也是基于 HTS 的苗头化合物发现的。1994 年，Sugen 公司进行了一项通过抑制血管内皮生长因子受体（VEGFR）催化活性来靶向肿瘤血管生长的高通量筛选。最初的苗头化合物之一是 2- 吲哚酮 SU4312（**53**），它抑制了另一种激酶——血小板衍生生长因子受体（PDGFR，IC_{50} = 12 μmol/L）的细胞酪氨酸活性。对 2- 吲哚酮构效关系（SAR）进行研究，发现了高选择性 VEGFR2 抑制剂。例如，SU5416（Semaxanib，**54**）对 VEGFR2 的选择性是 PDGFR 的 20 倍，并应用于临床试验。虽然试验在概念上证实了这一作用机制，但其糟糕的药代动力学特性（溶解度差，仅允许静脉给药）使它没有进行进一步的发展。

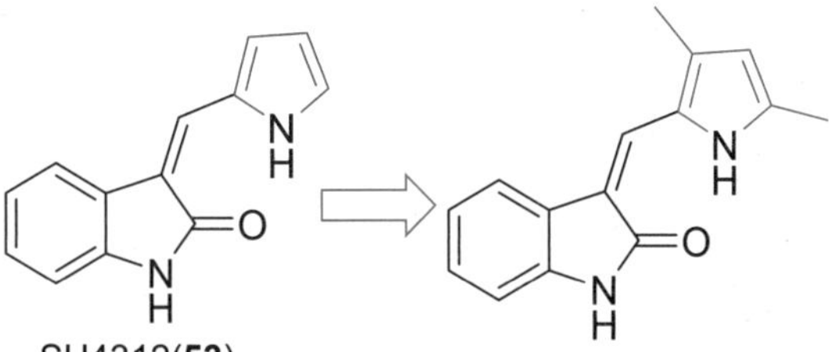

SU4312(**53**)
PDGFR IC_{50} = 12 μmol/L (细胞)

SU5416 (Semaxanib, **54**)
PDGFR IC_{50} = 20 μmol/L (细胞)
VEGFR2 IC_{50} = 1.0 μmol/L (细胞)
药代动力学特性差(仅允许静脉注射), 已停止研发
概念验证了抑制血管生成的作用机制

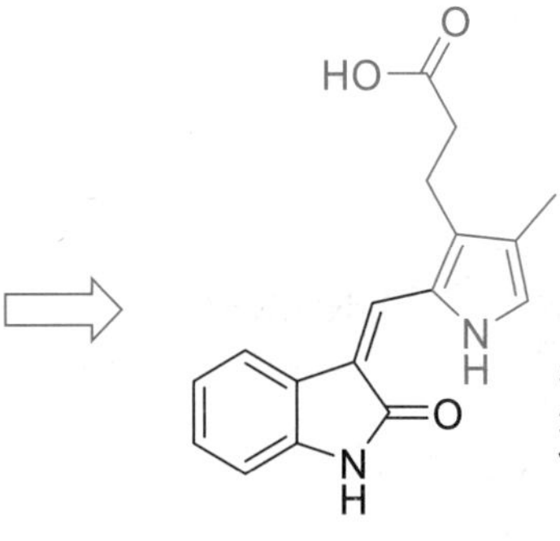

SU5402(**55**)
增强抑制VEGFR1、VEGFR2、VEGFR3的活性

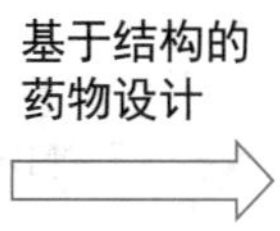

基于结构的药物设计

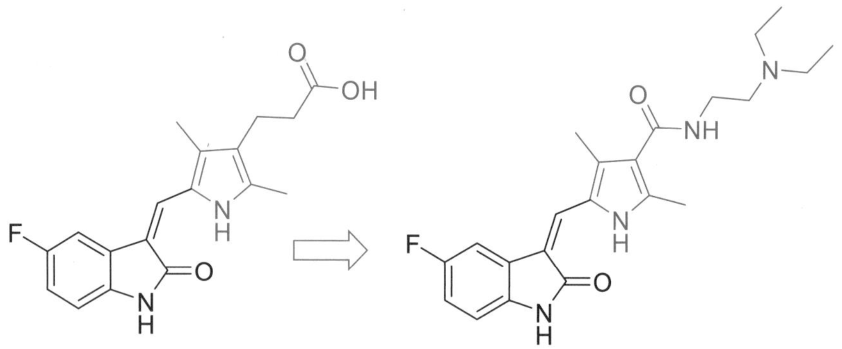

SU6668(**56**)
PDGFR IC_{50} = 0.008 μmol/L (细胞)
VEGFR2 IC_{50} = 2.1 μmol/L (细胞)

舒尼替尼 (索坦®, **57**)
VEGFR 和 PDGFR 双重抑制剂
PDGFR IC_{50} = 0.008 μmol/L (细胞)
VEGFR2 IC_{50} = 0.008 μmol/L (细胞)

SU5402（**55**）与 FGFR1 的共结晶揭示了其结合时的构象，是丙酸链与 ATP 结合口袋中的碱性精氨酸残基相互作用。更易溶、更强效以及更有选择性（针对 PDGFR）的 SU6668（**56**）作为口服药物进入临床试验。最终，舒尼替尼 (索坦 ®，**57**）被确定为具有最佳药代动力学特性和安全性的 PDGFR 和 VEGFR2 双重抑制剂。有趣的是，其主要代谢物 *N*- 去甲基化产物具有与舒尼替尼（**57**）相当的生物活性 [17]。

默克公司（Merck）从高通量筛选得到的苗头化合物开始，研发出西格列汀（Sitagliptin，捷诺维 ®，Januvia®，**61**）。他们从针对二肽基肽酶-4（DPP-4）的高通量筛选中，发现了两个先导化合物：一个是 *β*- 氨基酸脯氨酸酰胺 **58**，另一个是 *β*- 氨基哌嗪 **59**。围绕这两个先导化合物进行大量的构效关系研究，最终确定了三唑化合物 **60**，尽管它的药代动力学特性很差，但在二氟苯基上再引入一个氟原子，并用三氟甲基取代 **60** 上的乙基，得到了有效的、有选择性的和有口服生物利用度（在大鼠中 F = 76%）的西格列汀（捷诺维 ®，**61**）[18]。

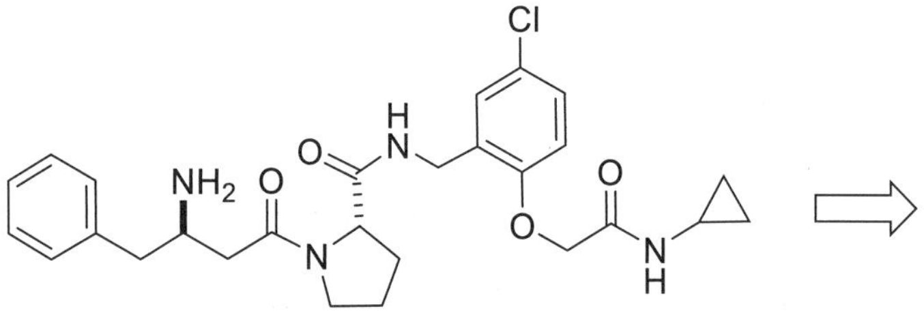

58, 二肽基肽酶-4(DPP-4)
IC_{50} = 1900 nmol/L

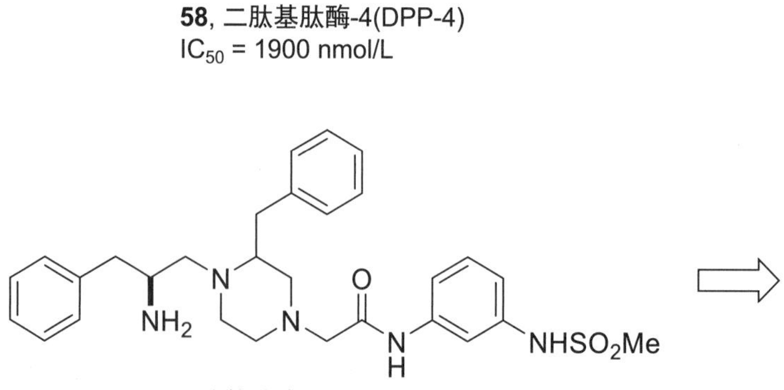

59, 二肽基肽酶-4(DPP-4)
IC_{50} = 11000 nmol/L

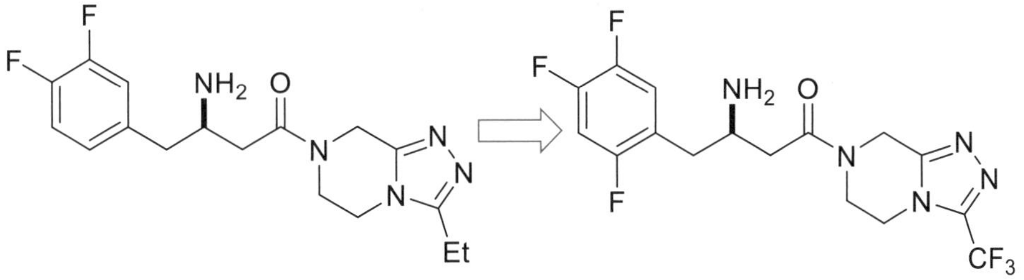

60, 二肽基肽酶-4(DPP-4)
IC_{50} = 231 nmol/L

西格列汀 (捷诺维®, **61**)
DPP-4 IC_{50} = 18 nmol/L,
大鼠生物利用度F = 76%

2011 年，发表了一篇论证高通量筛选（HTS）优点的综述 [19] 可作为读者的扩展学习材料。

2.4 基于片段的先导化合物发现

与通过随机筛选化合物寻找苗头化合物的高通量筛选（HTS）相比，基于结构的药物设计（SBDD）更为合理。很多文献已经详细介绍了 SBDD，我们在这里要介绍的是基于片段的先导化合物发现，或者说是基于片段的药物发现（FBDD）。

在过去的十年中，基于片段的药物发现（FBDD）已被牢牢地确立为寻找可行的片段先导化合物的有效方法。至少有两个已上市的药物要归功于 FBDD：Plexxikon 公司的维莫非尼（Vemurafenib，佐博伏®，Zelboraf®，**66**）和艾伯维（Abbvie）公司的维奈托克（Venclexta®，**73**）。

与高通量筛选化合物库不同，片段化合物库通常容量不大，数量从几十到几千。顾名思义，它们是重原子数少于 20 个（分子量 100 ～ 250）的小分子，它们一般具有较少的官能团数量，但既能与靶标有足够的相互作用，又能将不利的相互作用降到最低。它们以高浓度（μmol/L 到 mmol/L）暴露在靶标上，因此即使是微弱的相互作用也能被检测出来。检测片段结合需要高灵敏度的筛选方法，核磁共振（NMR）和表面等离子体共振（SPR）常用于检测直接结合，浸泡法制备的蛋白质-配体 X 射线晶体学也在其中有许多应用。由于这些生物物理方法只检测结合情况，因此还会采用正交试验来去除非特异性结合的化合物。

一旦找到片段，就会通过基于结构的衍生或通过连接不同的片段来增强亲和力进行优化。有几种策略来“增长”片段：片段连接是一种常用的方法，由于它们与活性位点的近端部分结合，两个片段通过具有适当长度的连接体连接，将得到一个更大和更高亲和力的结合分子，不过识别合适的连接体不是那么简单，可能需要重复多次；片段优化是另一种常用的方法，即通过引入官能团优化初始片段来结合活性位点的相邻区域。

在基于片段的药物发现过程中，关于片段的规则与药物的“五规则”（Ro5）略有不同。2003 年，Astex 公司的 Congreve 等提出了“三规则”（Ro3），也被称为“Astex 三规则”（如表 2.1 所示）[20]。

表 2.1　三规则和五规则

变量	三规则	五规则
脂水分配系数 (计算值)	≤ 3	≤ 5
氮原子数	≤ 3	≤ 5
氧原子数	<9	<10
氢键给体数	≤ 3	≤ 5
分子量	≤ 300	≤ 500
可旋转键数	≤ 3	≤ 10
极性表面积 (PSA，$Å^2$)	≤ 60	≤ 140

值得注意的是，FBDD 与传统筛选得到的苗头化合物相比，片段苗头化合物的效力会更低。因此，它们需要在高浓度下进行测试，这就带来了溶解度问题。高浓度也会加剧胶体聚集，即使是低含量的杂质（如 Zn、EDTA）在高浓度下也会存在问题。

2016 年出版了一本优秀书籍，对 FBDD 各方面的讲述非常详细 [21]。以下是源自 FBDD 方法的两种上市药物。

Plexxikon 公司的维莫非尼（Vemurafenib，佐博伏 ®，Zelboraf®，**66**）是第一个在共结晶技术下采用 FBDD（或基于支架的药物设计）策略发现的上市药物。2002 年，$BRAF^{V600E}$ 突变等位基因作为癌症靶标被人们所熟知之后，Plexxikon 公司就开始致力于这个靶标的研究，因为 $BRAF^{V600E}$ 是已知最常见的致癌蛋白激酶突变，只存在于依赖 RAF/MEK/ERK 通路的肿瘤中。在 200 μmol/L 的浓度下，筛选出 2 万个分子量在 150 ～ 350 之间（氢键供体和受体少于 8 个，可旋转键很少）的片段化合物库。在 238 个高通量筛选（HTS）的苗头化合物中，7-氮杂吲哚（**62**）与 ATP 位点结合，并与 moloney 小鼠白血病病毒 -1（PIM1）酶的前病毒整合位点的激酶共结晶。同时，3-苯胺基-7-氮杂吲哚（**63**）也与 PIM1 共结晶，对 PIM1 的 IC_{50} 值约为 100μmol/L。**63** 的 7-氮杂吲哚结构是一个能够与激酶铰链区呈现两个氢键相互作用的骨架。稍作修饰后得到苄基-7-氮杂吲哚（**64**），它与另一种激酶——成纤维细胞生长因子受体-1（FGFR1）共结晶，对 FGFR1 的 IC_{50} 值为 1.9 μmol/L。经过构效关系（SAR）研究后得到 PLX4720[22]，这是一个有效且有选择性的（包括野生的 B 型 Raf 基团和许多其他激酶）$BRAF^{V600E}$ 抑制剂，IC_{50} 值为 13 nmol/L。在 **65** 的 7-氮杂吲哚骨架上引入一个氯苯基片段来取代 5 位氯原子，从而得到维莫非尼（**66**）[23]，它对 BRAF（31 nmol/L）和 c-RAF-1（48 nmol/L）有类似的效力，对其他激酶也有选择性，包括野生的 B

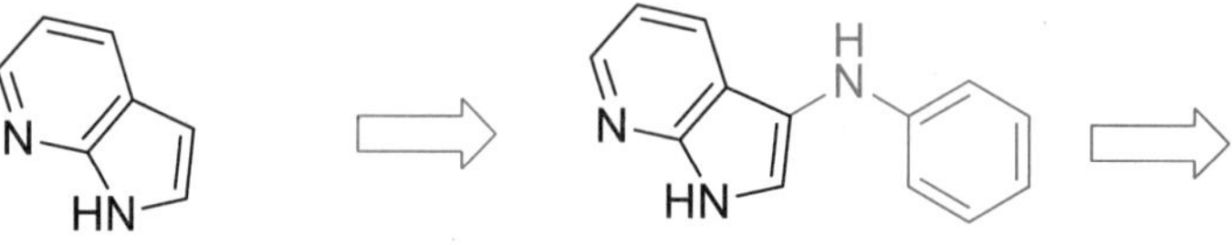

7-氮杂吲哚(**62**)
与PIM1结晶
PIM1, IC_{50} > 200 μmol/L, LE < 0.56

3-苯胺基-7-氮杂吲哚(**63**)
与PIM1结晶
PIM1, IC_{50} ≈ 100 μmol/L, LE = 0.34

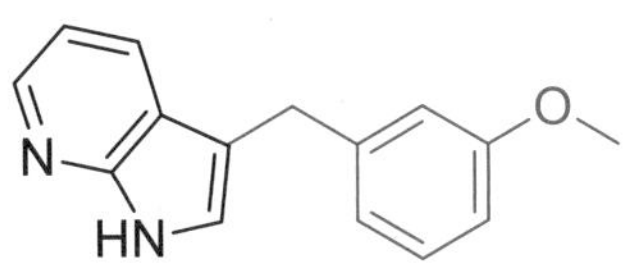

苄基-7-氮杂吲哚(**64**)
与FGFR1共结晶
FGFR1, IC_{50} = 1.9 μmol/L, LE = 0.43

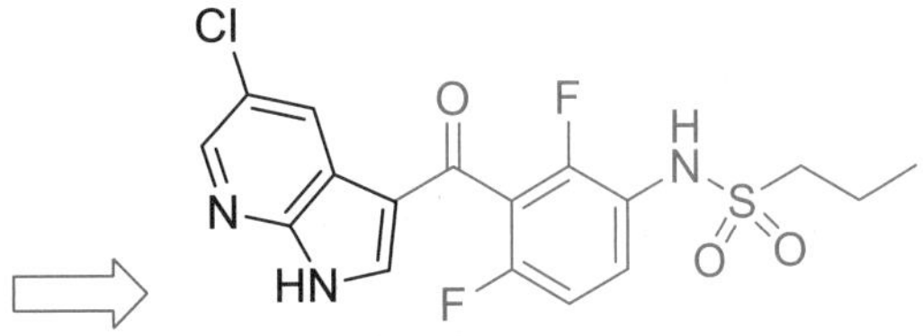

PLX4720(**65**)
$BRAF^{V600E}$, IC_{50} = 13 nmol/L, LE = 0.40

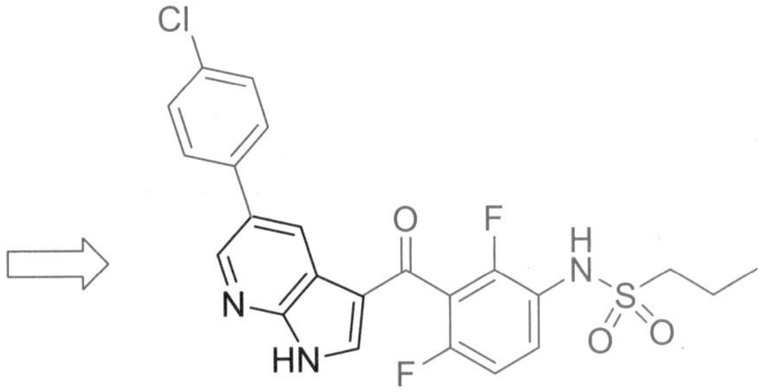

维莫非尼 (佐博伏®, **66**)
$BRAF^{V600E}$, IC_{50} = 31 nmol/L, LE = 0.31

型 Raf 基团（100 nmol/L）。但之所以选择发展 **66** 而不是 **65**，是因为 **66** 在比格犬和食蟹猴中的药代动力学特性更有利。FDA 于 2011 年批准维莫非尼（佐博伏®，**66**）用于治疗 BRAF 突变型转移性黑色素瘤[24]。

艾伯维（Abbvie）公司的维奈托克（Venclexta®，**73**）是通过采用基于片段的药物发现策略发现的一种 B 细胞淋巴瘤 2 蛋白（Bcl-2）抑制剂。与共结晶策略不同的是，“通过核磁共振寻找构效关系”的方法是产生其片段苗头化合物的关键。在 1 mmol/L 浓度下，对 10000 个分子量小于 215 的化合物进行初步筛选，对氟苯基苯甲酸（**67**，LE= 配体效率）作为第一结合位点（P1）配体之一出现。后来，在 5 mmol/L 浓度下，对分子量接近 150 的 3500 种化合物库进行筛选，确定 5,6,7,8-四氢萘-1-醇（**68**）作为第二结合位点（P2）配体[25]。选择使用 **69** 中的酰基磺酰胺作为羧酸的电子等排体，并使右侧部分延伸得到化合物 **70**，**70** 此时占据了第三结合位点（P3）。遗憾的是，化合物 **70** 与人血清白蛋白（HSA-Ⅲ）结合位点Ⅱ结合后，出现血清失活。基于结构的优化得到了 ABT-737（**71**），它有更多的极性胺并具有降低蛋白结合的能力。

用环己烯结构取代 **71** 的一个苯基环可提高口服生物利用度，随后替换警示结构硝基苯基得到化合物 navitoclax（**72**），它是一种强效且可口服生物利用的 Bcl-2 蛋白抑制剂，但它对 Bcl-xL 蛋白没有选择性，因此 navitoclax（**72**）受到了剂量限制性毒性（血小板减少的副作用）带来的影响[26]。最终，第四结合位点（P4）被替换为 7- 氮杂吲哚醚，得到了维奈托克（Venclexta®，**73**），其 N 原子在靶标上捕获了与 Arg_{104} 额外结合的氢键，它是一种强效的、有选择性的（针对 Bcl-xL、Bcl-w 和 Bcl-1）以及口服生物利用度高的 Bcl-2 蛋白抑制剂。2016 年，它被 FDA 批准用于治疗 17p 缺失的慢性淋巴细胞白血病（CLL）[27，28]。

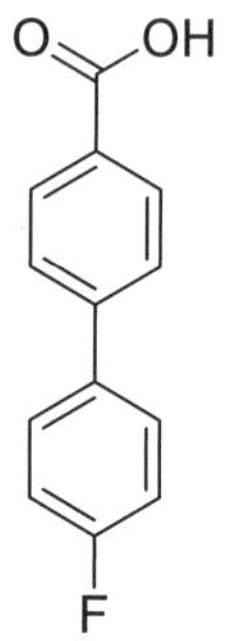

67, K_d = 300 μmol/L
LE = 0.30

第一位点(P1)
10000种化合物库
分子量<215
[浓度] = 1 mmol/L

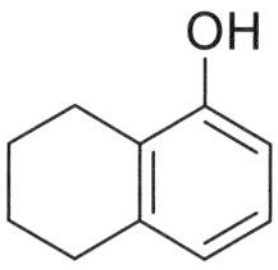

68, K_d = 2000 μmol/L
LE = 0.29

第二位点(P2)
3500种化合物库
分子量 ≈ 150
[浓度] = 5 mmol/L

67 质子酸 保护基

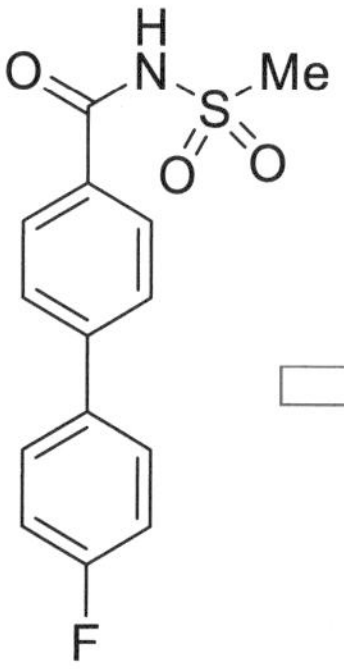

69, K_d = 320 μmol/L

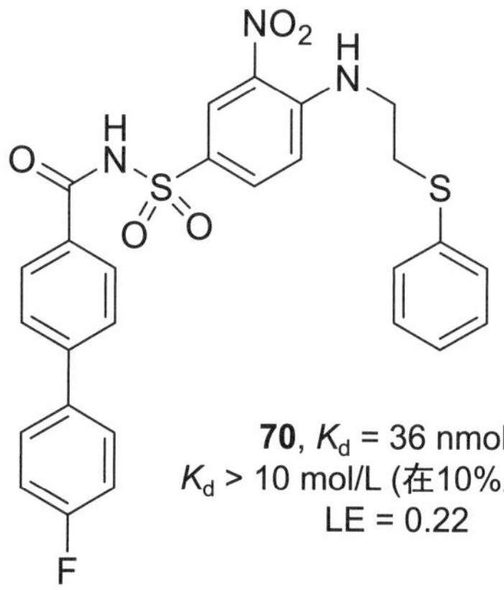

70, K_d = 36 nmol/L
K_d > 10 mol/L (在10%血清中)
LE = 0.22

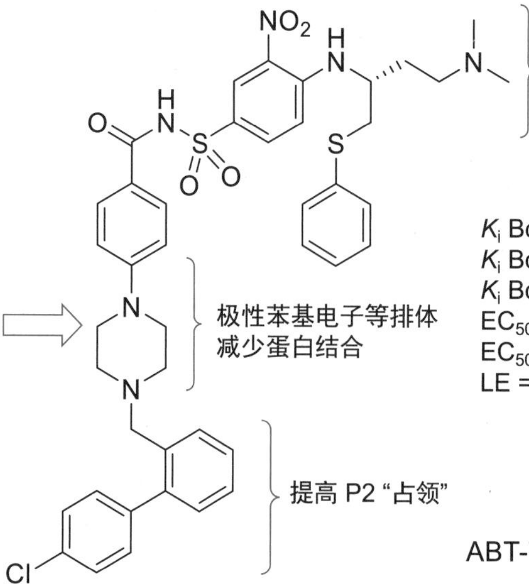

蛋白质结合部分减少

极性苯基电子等排体
减少蛋白结合

提高 P2 “占领”

K_i Bcl-xL < 1 nmol/L
K_i Bcl-xL (10% 人血清白蛋白中) < 60 nmol/L
K_i Bcl-2 < 1 nmol/L
EC_{50} FL5.12/Bcl-xL = 30 nmol/L
EC_{50} FL5.12/Bcl-2 = 8 nmol/L
LE = 0.22

ABT-737 (**71**), K_d < 1 nmol/L

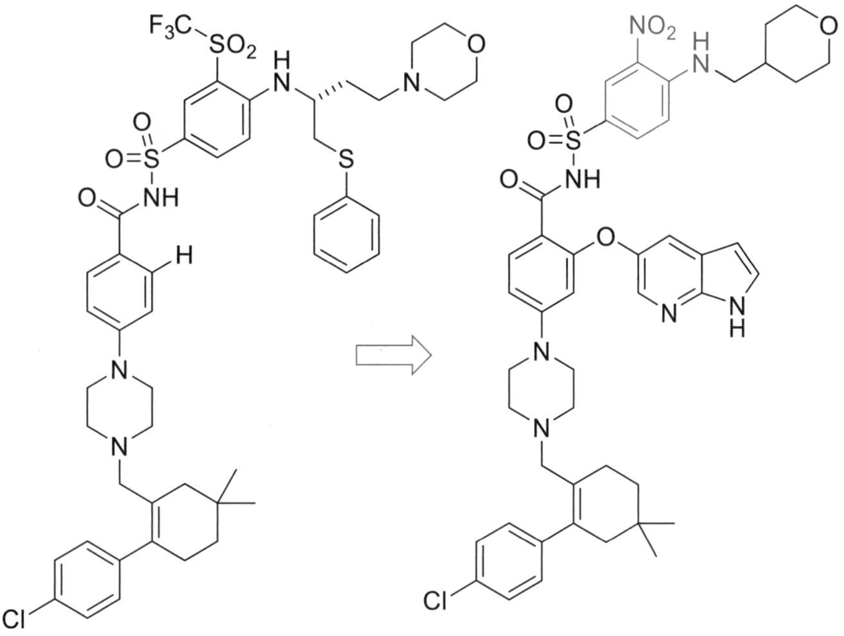

navitoclax(**72**)
K_i = 0.04 nmol/L, F ≈ 30%, LE > 0.20

维奈托克 (Venclexta®, **73**)
K_i = 0.01 nmol/L, F ≈ 29%, LE > 0.25

2.5 DNA编码化合物库

DNA 编码化合物库（DEL）是用独特的标识符 DNA 序列标记的小分子库，可以有效地针对生物靶标进行筛选。对结合化合物的 DNA 标识符标签进行扩增和测序，可以有效地识别该化合物。正如 DEL 的先驱布伦纳（Sydney Brenner）和勒纳（Richard Lerner）所解释的那样："通过把遗传学和有机合成的多功能性结合起来，我们将分析范围扩大到了本身不属于生物系统的化合物。"[29]

DEL 是一个强大的工具，通过使用独特的 DNA 序列连续记录化学信息来生成大规模的化合物库。每个库通过简单的拆分和合并可以产生超过 1 亿个化合物。它使用的目标蛋白量是一个典型的高通量筛选所使用的一小部分（约 0.3nmol）。由于每次筛选量是纳摩尔级，所以它的构建是相对便宜的，因此 DEL 也被认为是"穷人的高通量筛选"。

生成 DEL 的实际操作一般遵循的顺序如下所示[30]：

① 用短的 DNA 序列标签标记化学砌块。

② 使用拆分合并合成法使被标记的砌块相互反应，以产生较长的有独特 DNA 标记的化合物。现在已经发现结构限定在 2 ～ 3 个环的库在结构多样性、合成产量和配体分子特性之间有最佳平衡。

③ 针对固定的蛋白质靶标，用亲和层析法对 DNA 标记的混合物进行筛选。

④ 清洗 / 洗脱，只保留结合的化合物。

⑤ 扩增 DNA 序列并测序，鉴定富集的结合物。

⑥ 通过重新合成不含 DNA 的化合物确认是否能结合。

DNA 编码化合物库方法取得了一定的成功，特别是在激酶领域。截至 2018 年，有两个临床候选药物都源于 DNA 编码化合物库得到的苗头化合物。这两个项目都是由葛兰素史克研发的。

受体相互作用蛋白-1（RIP1）激酶在肿瘤坏死因子（TNF）介导的炎症中起重要作用。葛兰素史克公司最初对 700 万个化合物进行高通量筛选都未能得到类药性化合物。通过对三环氨基酸核心 DEL 的 77 亿个化合物筛选，得到了一个未经优化的 1.6 nmol/L 苗头化合物 GSK′481（**74**），它的效力和选择性都非常高。它是用一个酰胺键连接两个分子砌块制备得到的。苯氧氮䓬酮的核心结构与所谓传统激酶空间的化学结构相比是独特的、非典型的。作为未优化的苗头化合物，GSK′481（**74**）已经在大鼠中表现出良好的口服系统药物暴露。稍作优化后得到了 GSK2982772（**75**），具有良好的效力、选择性（针对 >450 个非靶向激酶）、暴露量和 PK 谱（在食蟹猴中 85% 的生物利用度）。GSK2982772（**75**）在 2017 年进入Ⅱ期临床试验，用于治疗溃疡性银屑病等炎症性疾病[31]。

IC_{50}(酶) = 1.6 nmol/L
IC_{50}(细胞) = 10 nmol/L

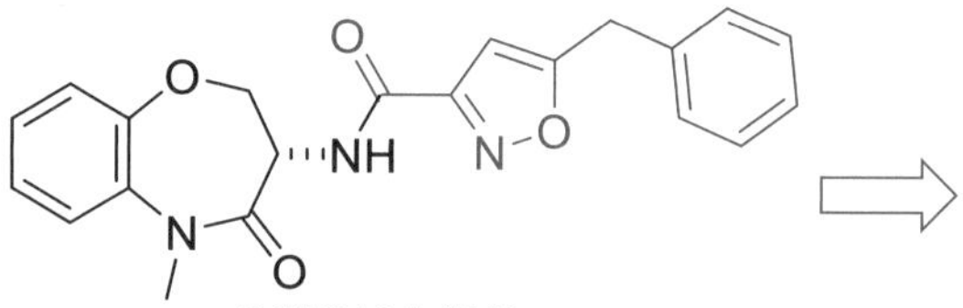

GSK′481 (**74**)

IC_{50}(酶) = 1.0 nmol/L
IC_{50}(细胞) = 6.3 nmol/L

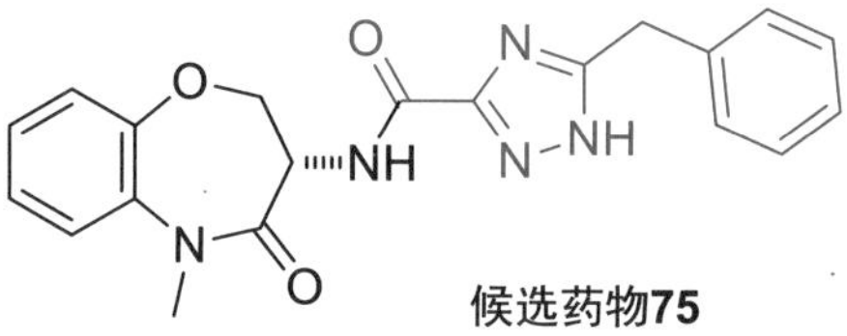

候选药物75

与大多数通过 DEL 技术探寻的激酶靶标不同，可溶性环氧化物水解酶（sHE）顾名思义是一种水解酶，它能将脂质环氧化物转化为相应的二元醇，是心脏保护和炎症［如慢性阻塞性肺疾病（COPD）］治疗的靶标。葛兰素史克以前通过高通量筛选和基于片段的药物发现均未能得到任何可发展的苗头化合物。从 1 亿个化合物中，他们最初通过 DEL 得到的脱 DNA 苗头化合物三嗪类 **76** 是用三个分子砌块组装而成的，它已经有相当高的效力（IC_{50} = 40 nmol/L）。随后由苗头演化成先导物（H2L）得到的哌嗪类 **77** 具有更强的效力和优越的分子特性。通过进一步优化“可开发性”参数，如水溶性和口服生物利用度，最终得到了临床候选药物 **78**，它对其他靶标具有极好的选择性，在人血液中显示出相对较多的游离状态（12.8%），在大鼠

苗头化合物76(DEL)
MW = 517
IC_{50} = 40 nmol/L
pIC_{50} = 8.1
LE = 0.29, BEI = 16
Clog*P* = 5.4

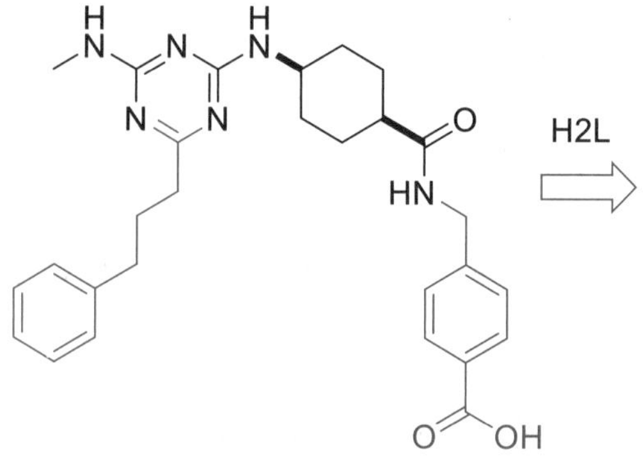

H2L

由苗头演化成的先导物**77**
MW = 506
pIC_{50} = 8.5
LE = 0.32, BEI = 17
Clog*P* = 4.5

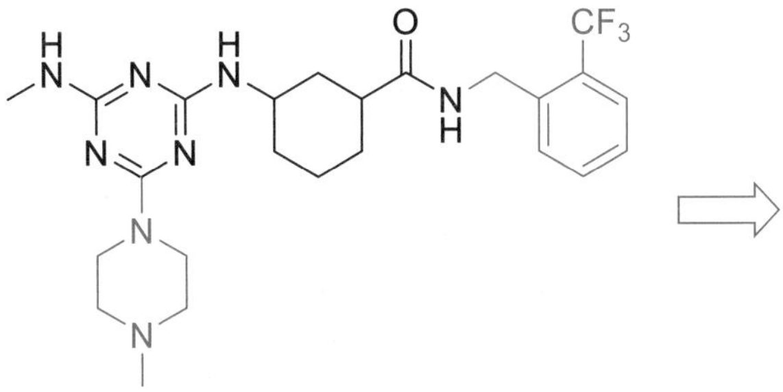

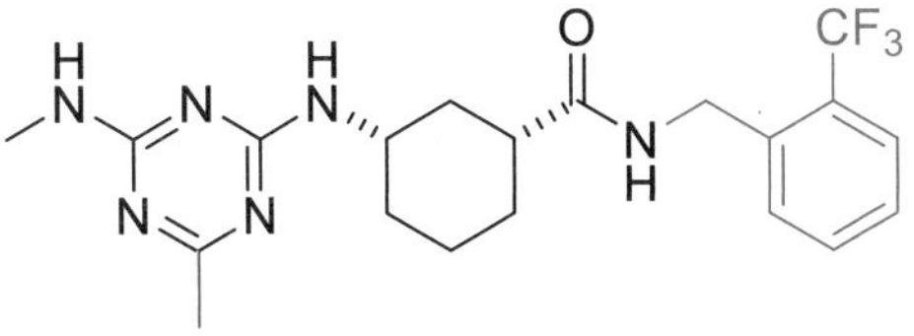

GSK2256294(**78**)
MW = 422
IC_{50}(可溶性环氧化物水解酶) = 27 pmol/L
IC_{50}(细胞) = 6.83 nmol/L

和狗中显示出良好的口服生物利用度（分别为 94% 和 100%）。在 I 期临床试验中，它在肥胖吸烟者中表现出靶向抑制作用，且无严重不良反应发生[32，33]。

2.6 蛋白质水解靶向嵌合体

蛋白质水解靶向嵌合体（proteolysis targeting chimera，PROTAC），其功能是作为蛋白质降解剂。它利用异型双功能小分子去除细胞中的特定蛋白质，以达到靶向降解蛋白质的目的。

蛋白质的合成和降解是高度调节的细胞过程，对正常的细胞分裂和细胞存活至关重要。许多细胞的癌变和癌变过程是由于控制细胞分裂（如细胞周期蛋白）、细胞凋亡（如促凋亡蛋白 Bax）、肿瘤抑制（如 p53）和应激反应（如 NF-κB）的蛋白质失衡造成的。在正常的健康细胞中，大多数由于损伤、错折叠而需要降解的细胞内蛋白质或瞬时信号分子都会通过多泛素化标记，将其靶向在多催化的 26S 蛋白酶内进行蛋白质水解。另一方面，26S 蛋白酶体是由一个 20S 催化核心组成的圆柱形结构，具有类半胱天冬酶（caspase）、类胰蛋白酶和类胰凝乳蛋白酶活性。催化核心被两个 19S 调节亚基所覆盖，它们参与诱导多泛素标记蛋白进入酶复合体。

我们对靶向蛋白降解并不陌生，在第 1 章中提到了一种蛋白降解剂氟维司群（Faslodexa®，**79**），它是 2002 年 FDA 批准的用于乳腺癌治疗的首创选择性雌激素受体降解剂（SERD）[34]。第二代选择性雌激素受体降解剂 GDC-08010（Brilanestrant，**80**）目前正在临床试验中评估，它

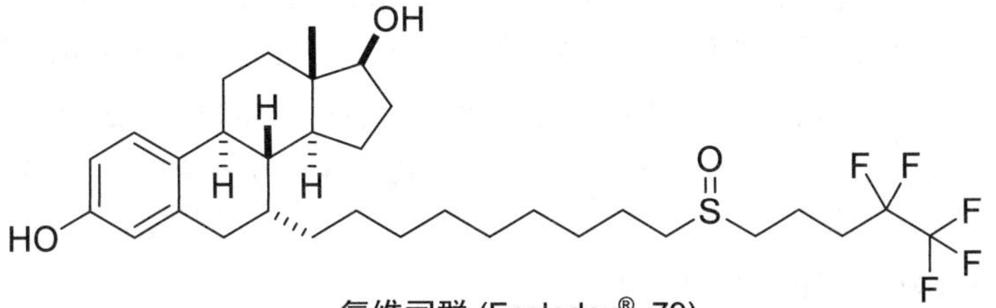

氟维司群 (Faslodex®, 79)
阿斯利康(AstraZeneca), 2002,
选择性雌激素受体降解剂(SERD)

GDC-08010
(Brilanestrant, **80**)
选择性雌激素受体降解剂(SERD)

是一种可口服生物利用的药物，用于对标准内分泌治疗耐药的乳腺癌患者[35]。

其他已知的蛋白质降解剂如沙利度胺（Thalidomide，**81**）、来那度胺（Lenalidomide，**82**）和泊马度胺（Pomalidomide，**83**）都是免疫调节药物（IMiDs）。它们与 cullin-4 环 E3 连接酶（CRL) 复合物的底物受体 cereblon 蛋白（CRBN）结合，可使 Ikaros（IKZF1）和 Aiolos（IKZF3）等转录因子（TFs）多泛素化和降解[36]。现在通过晶体学研究表明，免疫调节药物（IMiDs）与 cereblon 蛋白结合形成一个隐性界面，从而促进 IKZF1 和 IKZF3 的募集。

沙利度胺(**81**)　　来那度胺(**82**)　　泊马度胺(**83**)

蛋白质水解靶向嵌合体将兴趣蛋白（POI）与 E3 连接酶识别域连接，利用蛋白质组的能力降解蛋白质。所以 PROTAC 由兴趣蛋白配体、柔性连接子和 E3 泛素连接酶配体组成。我们可以将蛋白质水解靶向嵌合体视为一种“胶水”，用来促进兴趣蛋白（POI）与 E3 连接酶形成三元复合体。一旦完成，泛素可以从 E2 转移到靶蛋白上，最终被 26S 蛋白酶体降解。PROTAC 似乎是高度模块化的，它们的运作独立于蛋白质 - 蛋白质相互作用（PPI），通过简单的配体交换，使不同的泛素连接酶降解不同的靶标。

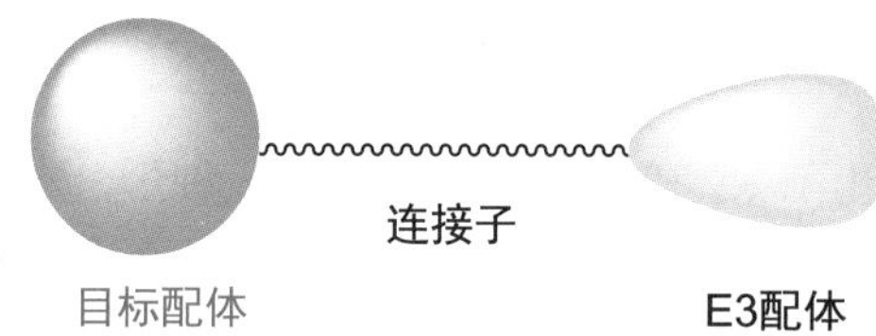

与可逆或共价抑制相比，蛋白质水解靶向嵌合体（PROTAC）有几个优势。由于协同络合物的形成和双特异性分子的催化性质，PROTAC 可以从活性适中的配体中获得皮摩尔级的活性。由于有数百种兴趣蛋白，而且人类基因组编码有超过 600 个 E3 连接酶[37]，PROTAC 提供了近乎无限的药物发现靶标。Churcher 认为 PROTAC 与传统小分子拮抗剂相比，至少有以下五个优势[38]:

① 催化作用机制驱动下的高细胞效力；

② 高选择性降解；

③ 跨细胞和体内系统的广泛适用性；

④ 延长药效作用时间；

⑤ 提供调节新的药理学模式的机会。

2001 年，Deshaies 和 Crews 课题组首次引入了蛋白质水解靶向嵌合体（PROTAC）一词。他们使用了卵假散囊菌素（一种 MetAP2 的小型共价抑制剂）的混合体，连接一个已知的 IκBα 磷酸表位，与含 $SCF^{\beta TrCP}$ 的 E3 泛素连接酶结合，诱导了氨基肽酶 MetAP2 的降解。但卵假散囊菌素是一种共价抑制剂，而连接酶配体是一个含 6 个甘氨酸残基的肽，它存在细胞效力低（微摩尔级）、细胞渗透性差、代谢不稳定等问题[39]。

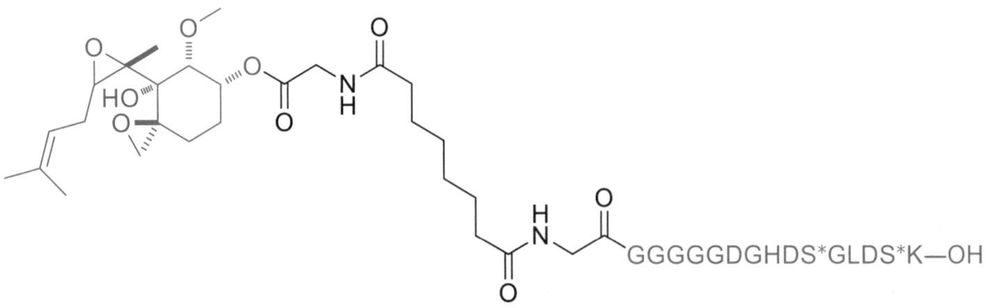

GGGGGDGHDS*GLDS*K—OH

第一个PROTAC **84**, *表示磷酸化残基

2008 年，在寻找非肽类药物 E3 连接酶结合基团时，发现了 E3 连接酶鼠双微粒体 2（MDM2）的结合剂——nutlin。MDM2 是一种天然底物为 p53 的蛋白质，分子质量为 90kDa。Crews 课题组选择通过 PROTAC 将雄激素受体（AR）募集到 E3 连接酶 MDM2 上。PROTAC **85** 左侧有选择性雄激素受体调节剂（SARM）比卡鲁胺（康士得®）的药效团，右侧有 nutlin 作为 E3 连接酶配体。PROTAC **85** 在 10 μmol/L 浓度下使细胞内的雄激素受体部分降解，并且此降解被证明是蛋白酶体依赖性的[40]。

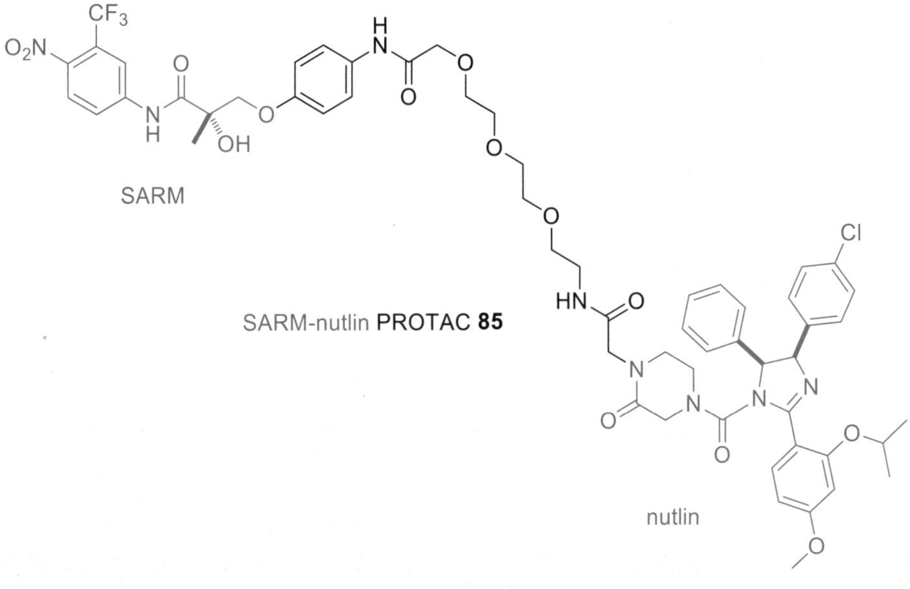

SARM

nutlin

SARM-nutlin PROTAC **85**

含溴结构域和额外终端（BET）蛋白包括含有多处表达的 BRD2、BRD3 和 BRD4。BET 招募转录调控复合物到乙酰化的染色质上，从而控制参与细胞增殖和细胞周期进展的特定基因网络。它们在翻译调控、表观遗传学和癌症中发挥重要作用。Arvinas 公司的科学家和

Crews 课题组成功捕获了 E3 泛素连接酶 CRBN 有效地靶向 BRD4。他们将泛-BET 选择性溴结构域抑制剂 OTX015 与基于沙利度胺的 CRBN 配体连在一起，得到了 ARV-825（**86**）。结果表明 ARV-825（**86**）可以将 BRD4 招募到 E3 泛素连接酶 CRBN 上，导致 BRD4 在所有测试的伯基特淋巴瘤（BL）细胞系中快速、高效和长效地降解。因此，ARV-825（**86**）比小分子 BRD4 抑制剂 OTX015 和 JQ1 更有效地抑制 c-MYC 蛋白表达水平和下游信号转导，从而更有效地抑制 BL 的细胞增殖和诱导细胞凋亡 [41]。

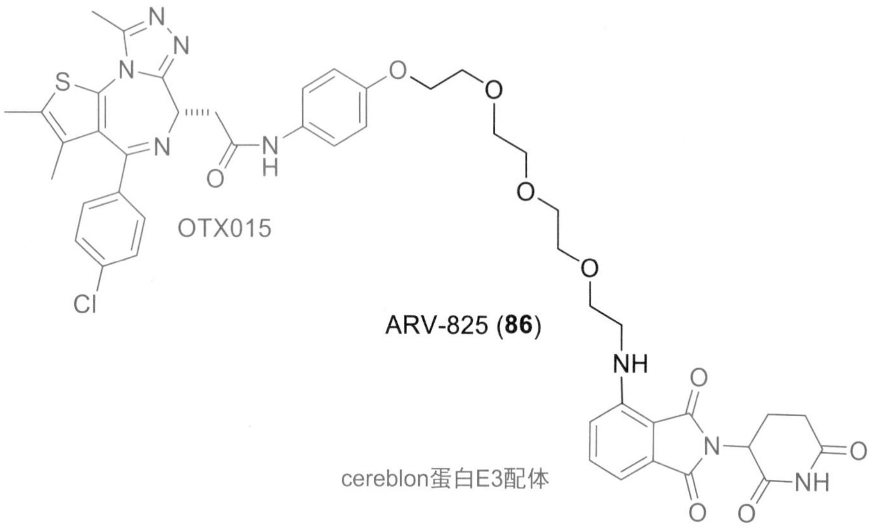

OTX015

ARV-825 (**86**)

cereblon蛋白E3配体

早在 2014 年，Ciulli 课题组借助 X 射线晶体结构发现了 VHL 蛋白（von Hippel-Lindau）配体 **87**，它是 VHLE3 泛素连接酶和低氧诱导因子 -1α（HIF-1α）之间的蛋白质 - 蛋白质相互作用的纳摩尔级配体，是 pVHL 蛋白 LHS2 区域的同类最佳配体。VHL 蛋白配体 **87** 与 $CRL2^{VHL}$（CRL=cullin- 环连接酶）有良好的亲和力，K_d 值为 185 nmol/L，自此它有了广泛的应用。显然，叔丁基是提供最佳亲和力的最佳取代基 [42]。

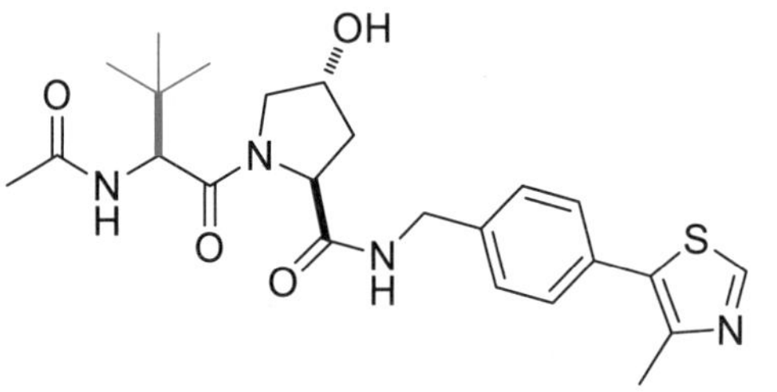

VHL蛋白配体 **87**
K_d = 185 nmol/L
LE = 0.28

2015 年，Ciulli 课题组将泛-BET 选择性溴结构域抑制剂 JQ1 和类似 **87** 的 VHL E3 泛素连接酶配体偶联，制备了包括 MZ1（**88**）在内的几种 PROTAC。虽然 JQ1 本身对 BRD2 ～ 4 没有选择性，但化合物 MZ1（**88**）却能快速有效诱导 BRD4 的可逆、长效地选择性去除，而 BRD2 和 BRD3 不受影响。MZ1（**88**）的效力依赖于与 VHL 的结合，但在足够低的浓度下不会影响低氧诱导因子-1α 的稳定性，这显示出 BET 家族的表观遗传含溴结构域蛋白的降解与 BRD4 的选择性靶向一致 [43]。

2016 年，Arvinas 公司和 Crews 课题组设计了通过蛋白质水解靶向嵌合体诱导的泛-BET 蛋白质降解剂 ARV-771（**89**）。它除了有更短的连接体，其 BRD4 结合基团是 JQ1

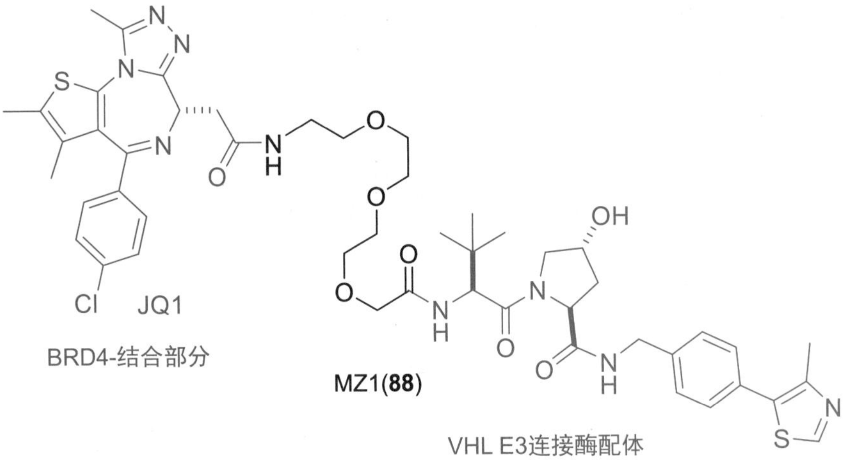

JQ1

BRD4-结合部分

MZ1(**88**)

VHL E3连接酶配体

以外，还采用了一个额外的 (*S*)- 甲基取代基的 VHL 结合基团。在细胞水平上，ARV-771（**89**）有很高的活性，DC_{50}（导致 50% 蛋白质降解的药物浓度）值小于 1nmol/L。优于 JQ1 和 OTX015 等 BET 抑制剂，皮下给药 ARV-771（**89**）在去势抵抗性前列腺癌（CRPC）小鼠异种移植模型中导致雄激素受体（AR）信号转导和 AR 水平均受到抑制，并导致肿瘤消退。该研究首次证明了小分子 BET 降解剂对实体瘤恶性肿瘤有疗效，可能是治疗 CRPC 的重要进展。有趣的是，使用 VHL- 非结合的非对映异构体 ARV-766［一个在 ARV-771（**89**）叔丁基处手性翻转的非对映异构体］作为对照是完全无活性的，从而使 E3 连接酶依赖性降解得到了证实。正如预期的那样，ARV-766 没有招募连接酶的功能，也没有任何降解的功能[44]。

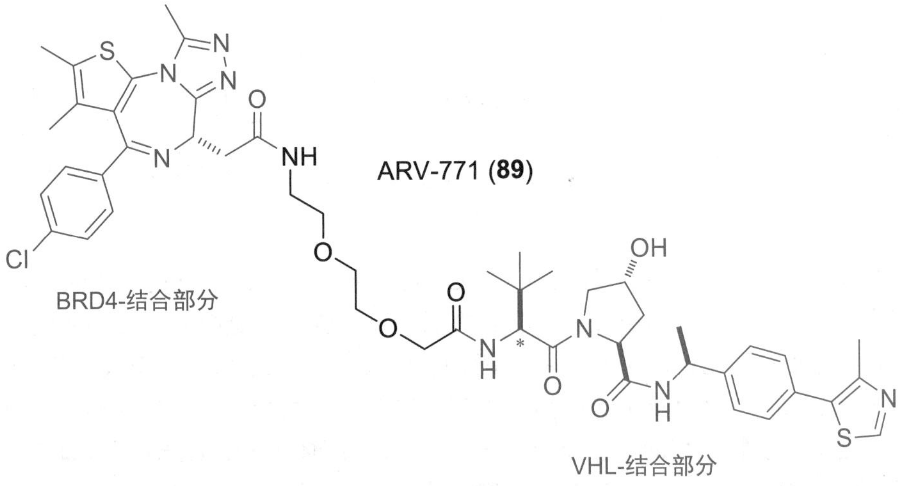

ARV-771 (**89**)

BRD4-结合部分

VHL-结合部分

2015 年，Bradner 课题组报道了他们发现的 dBET1（**90**）。在该研究中他们发现 JQ1 上的羧基和沙利度胺的芳环可以容纳各种化学取代，因此是很好的改造和连接位点。他们基于免疫调节药物（IMiDs）是 $E3CRL4^{CRBN}$ 配体的事实，创建了含溴结构域配体（例如与 IMiD 相连的 JQ1）的 PROTACs。尽管 JQ1 是一种没有内在结合偏向的配体，但 dBET1（**90**）可在细胞培养中快速、高效、高度特异性地降解 BRD2、BRD3 和 BRD4。与有效工具化合物 JQ1 相比，dBET1（**90**）诱导原发性急性髓细胞性白血病（AML）细胞凋亡能力更强。遗憾的是，由于 dBET1（**90**）药代动力学（PK）较差，终末半衰期只有 40 min，这使得想要达到理想的抗肿瘤活性需要每天 50 mg/kg（剂量 / 体重）腹腔注射该药物 [45]。

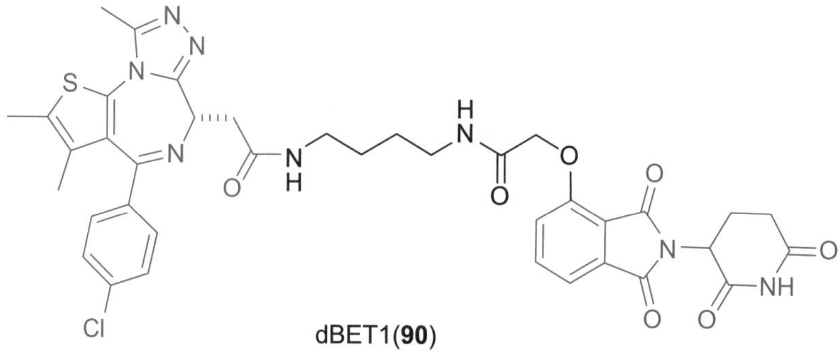

dBET1(**90**)

此外，他们还证明了基于 FK506 结合蛋白（FKBP12）配体的 PROTAC[dFKBP-1 和 dFKBP-2（**91**）] 可用于降解 FKBP 融合蛋白，这对证明工程细胞系或动物中特定蛋白的可控消除极为有用。dFKBP-1 和 dFKBP-2(**91**）也可作为控制融合蛋白稳定性的有用工具化合物 [45]。

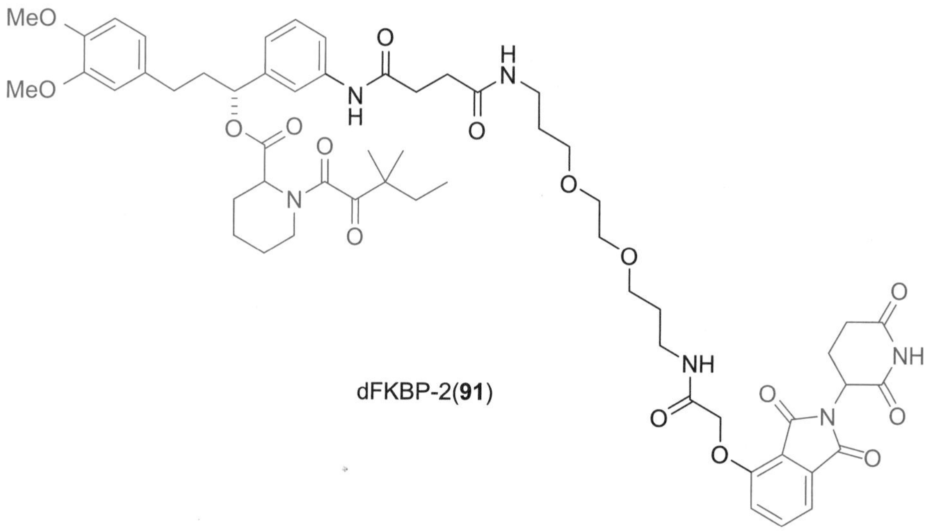

dFKBP-2(**91**)

2015 年对于蛋白质水解靶向嵌合体（PROTAC）来说是真正的里程碑式的一年，Crews 课题组报道了他们在蛋白质水解靶向嵌合体方面的重大进展。他们在 VHL 蛋白上应用了新发现的高亲和力小分子配体，该配体保留了羟基脯氨酸基团并引入了一个叔丁基基团，该配体的 K_d（解离常数）为 320 nmol/L。另一方面，雌激素相关受体 -α（ERRα）是一种孤核激素受体，也是多种生物过程的主要调节因子。将 VHL 配体与 ERRα 选择性（优于其他 ERR 亚型）抑制剂连接，组装得到 PROTAC **92**，它的 DC_{50} 不到 100nmol/L，D_{max}（最大降解率）为 86%。同样，PROTAC **92** 的差向异构体（配置点星号的倒置）也是无活性的，证实了 VHL 配体在泛素化中的作用 [46]。

另一种 PROTAC，即化合物 **93**，它把丝氨酸-苏氨酸激酶 RIPK2 的抑制剂与 VHL 配体连接起来，经测试，最佳的一个是 12 个原子的连接体。当 **93** 浓度大于 10 nmol/L 时，它的 D_{max} 大于 95%，DC_{50} 为 1.4nmol/L。通过用蛋白酶体抑制剂环氧霉素对细胞进行预处理，他们证实了降解的蛋白酶体依赖性。**92** 和 **93** 都介导了催化泛素化并对其靶标具有高度特异性。更令人鼓舞的是，它们在小鼠体内都能高效地敲减 [46]。

PROTAC-ERRα(**92**)

PROTAC-RIPK2 (**93**)

2016年，Crews课题组采用模块化的PROTAC设计，深入研究了致癌性Bcr-Abl的降解。令人惊讶的是，尽管尝试了许多连接体，但无论使用的是Cereblon蛋白还是VHL蛋白的E3连接酶配体，与母体化合物伊马替尼相比，含伊马替尼的PROTAC对磷酸化和非磷酸化形式的Abl都失去了亲和力。同样，博舒替尼（Bosutinib，Bosulif®，**94**）-VHL蛋白也不能诱导Bcr-Abl或c-Abl的降解。值得庆幸的是，达沙替尼（Dasatinib，Sprycel®，**95**）-VHL在1 μmol/L的PROTAC浓度下诱导c-Abl明显下降（>65%）。因此，独立于简单的靶标结合，抑制剂“弹头”［伊马替尼、博舒替尼（**94**）或达沙替尼（**95**）］在很大程度上决定了蛋白质水

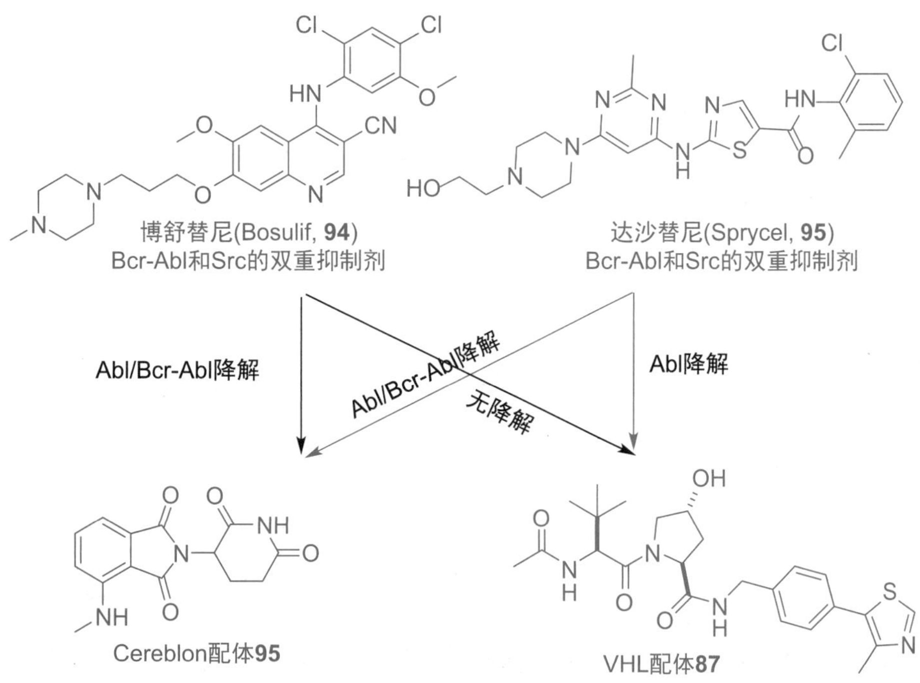

解靶向嵌合体（PROTAC）诱导 c-Abl 降解的能力 [47]。

将 E3 连接酶配体从 VHL 切换到 CRBN，达沙替尼（**95**）-CRBN PROTAC 不仅能诱导 c-Abl 的降解（1 μmol/L 时 >85%），还能诱导 Bcr-Abl 降解。通过优化连接剂，他们得到了 EC_{50} 为 4.4 nmol/L 的达沙替尼（**95**）-6-2-2-6-CRBN PROTAC。因此，蛋白质水解靶向嵌合体（PROTAC）诱导降解的能力不仅仅涉及靶标结合：抑制剂“弹头”和招募的 E3 连接酶的特性在很大程度上决定了化合物的降解情况。作为蛋白质水解靶向嵌合体开发的起点，应改造靶标配体和招募的 E3 连接酶，以快速生成具有所需降解性能的 PROTAC[47]。

TANK 结合激酶 1（TBK1）是一种丝氨酸/苏氨酸激酶，是非典型的 IKK 家族。它与多种细胞功能有关，包括先天免疫反应以及肿瘤的产生和发展。通过深入研究一系列 TBK1 抑制剂的构效关系，Arvinas 和 Crews 发现了 POI 和 VHL 配体相连的合适的改造位点。在他们制备的 PROTAC 中，化合物 **96** 具有最佳的连接体，并提供了更大的效力和选择性。在 2018 年发表的论文中，他们透露已经开始将先导化合物优化为口服药物候选物 [48]。

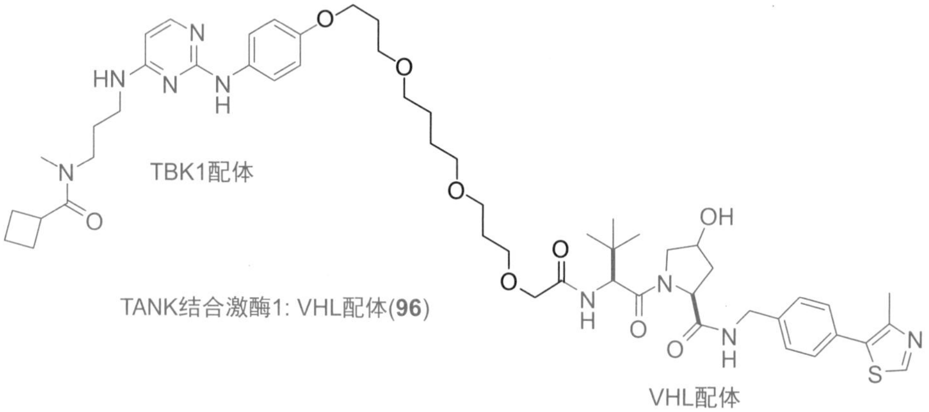

TBK1配体

VHL配体

TANK结合激酶1: VHL配体(**96**)

同样在 2018 年，王少萌课题组还制备了一个带有短连接体的 BET:CRBN PROTAC **97**（BETd-260）。他们利用了氮咔唑类 BET 抑制剂的强效性和选择性，将其与沙利度胺/来那度胺相连作为 cereblon/Cullin4A 的配体。从模型结构来看，它们的 BET 抑制剂中连接到 [6，5，6] 三环体系的 2- 羧酰胺基团暴露在溶剂中，所以他们选择该位置作为其连接连接剂的位点。在他们广泛探索的十几种不同长度的连接体中，连接体—（CH_2）$_{4\sim7}$NH —（如 **97**）被证明是最佳的。在 30 ～ 100 pmol/L 浓度下用 **97** 对人急性淋巴白血病（RS4;11）细胞处理 3h，它可以有效地诱导 BRD2 ～ 4 的降解，而且在抑制人急性淋巴白血病异种移植瘤的 IC_{50} 值也达到了 51 pmol/L，并且在小鼠身上没有任何毒性迹象 [49]。

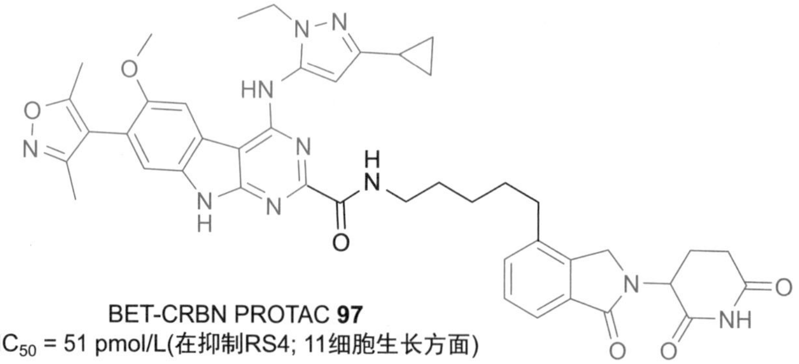

BET-CRBN PROTAC **97**

IC_{50} = 51 pmol/L(在抑制RS4; 11细胞生长方面)

转录因子 p53 在细胞凋亡中起着关键作用，它的失活是导致肿瘤发生的主要因素。p53 的众多功能受鼠双微粒体 2（MDM2）调控。MDM2 和 MDMX 蛋白提供了 p53 肿瘤抑制因子的抑制作用，从而使突变驱动的癌症微进化加速。在过去的 20 年里，许多 MDM2/X-p53 抑制剂被发明出来，以重新激活 $p53^{wt}$ 细胞中的 p53。几种 MDM2-p53 蛋白质-蛋白质相互作用的小分子抑制剂已经提前进入临床试验，但效果不一[50]。

王少萌课题组经过对连接剂仔细优化后，制备了左侧连接 MDM2-p53 抑制剂 MI-1061 的 PROTAC MD-224（**98**），免疫调节药物作为 E3 连接酶的结合剂。MD-224（**98**）上的 CRL4-CRBN E3 泛素连接酶可降解 MDM2，但 **98** 与 CRBN 结合剂来那度胺（**82**）联合治疗时，通过从三元复合物中竞争性置换的 CRBN 来有效地阻断 MDM2 的降解，证实了药物的靶向性。PROTAC **98** 作为纳摩尔级药物在细胞中进行了测试，在人急性淋巴白血病（RS4;11）异种移植动物模型中，每隔一天（Q2D）以 25 mg/kg（剂量 / 体重）的剂量多次静脉给药就有不错的疗效[50]。

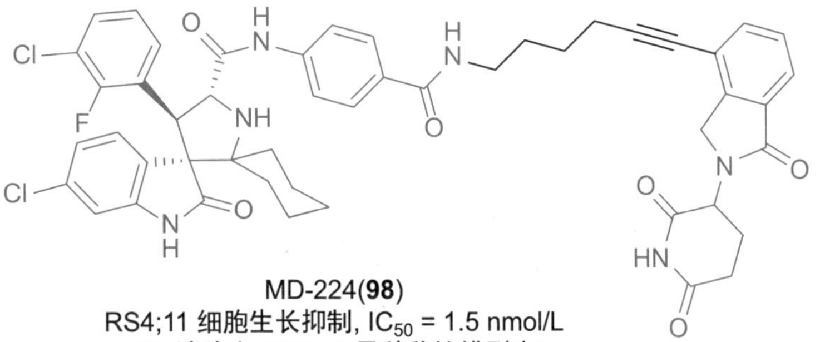

MD-224(**98**)
RS4;11 细胞生长抑制, IC_{50} = 1.5 nmol/L
50%消除率(RS4;11 异种移植模型中)
25mg/kg（隔日一次静脉注射）

Arvinas 公司不仅利用 MDM2 蛋白作为治疗分子靶标，还利用其泛素化特性靶向更多具有治疗潜力的蛋白，如以 PROTAC 化合物 **99** 为代表的雄激素受体、BRD4、c-Jun N 末端激酶（JNK）、Zeste 基因增强子同源物 2（EZH2）、雌激素受体和迅速加速性纤维肉瘤（RAF）蛋白。PROTAC A2435（**99**）左侧是雄激素受体拮抗剂恩杂鲁胺（安可坦) 的药效团，右侧是已知的 MDM2 抑制剂作为泛素化蛋白[51]。

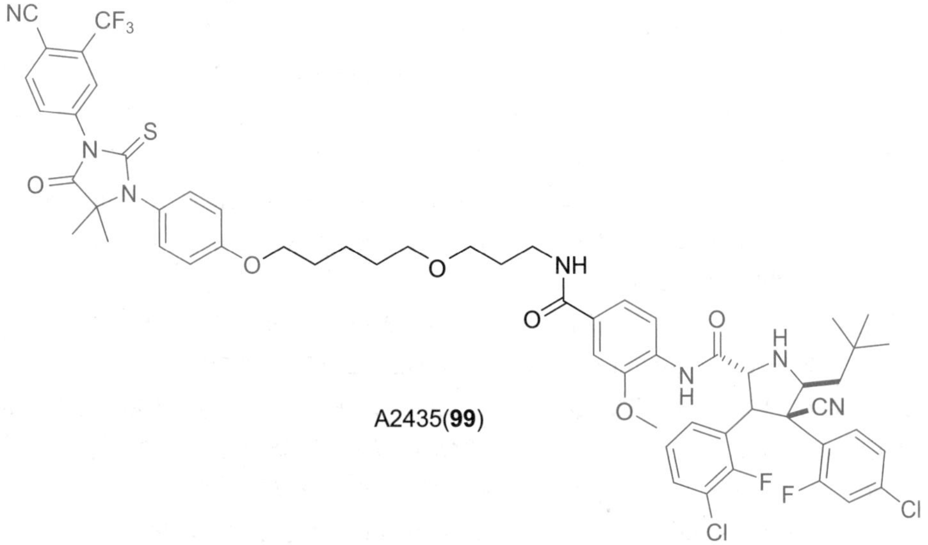

A2435(**99**)

2019 年 3 月，Arvinas 公司的 ARV-110（一种雄激素受体降解剂）进入 I 期临床试验，随后又在秋季启动了 ARV-471（一种雌激素受体降解剂）的 I 期临床试验。蛋白质水解靶向嵌合体的效用可能就在不久的将来揭晓。就像 Deshaies 预言的那样："淘金热开始了！"[45(b)]

2.7 拓展阅读

Holenz,J.;ed. Lead Generations, Methods, Strategies, and Case Studies. Wiley-VCH: Weinheim, **2016**.

2.8 参考文献

[1] Cheff, D. M.; Hall, M. D. *J. Med. Chem.* **2017**, *60,* 4517-4532.

[2] Ulukan, H.; Swaan, P. W. *Drugs* **2002**, *62,* 2039-2057.

[3] Dosa, P. I.; Amin, E. A. *J. Med. Chem.* **2016**, *59,* 810-840.

[4] Ojima, I.; Lichtenthal, B.; Lee, S.; Wang, C.; Wang, X. *Exp. Opin. Ther. Pat.* **2016**, *26,* 1-20.

[5] Gustafsson D. *Semin. Vasc. Med.* **2005**, *5*, 227-234.

[6] (**a**) Ondetti, M. A.; Williams, N. J.; Sabo, E. F.; Pluscec, J.; Weaver, E. R.; Kocy, O. *Biochemistry* **1971**, *10*, 4033-4039. (**b**) Cushman, D. W.; Ondetti, M. A. *Nature Med.* **1999**, *5*, 1110-1112.

[7] Ganellin, C. R. Discovery of Cimetidine, Ranitidine and Other H_2-Receptor Histamine Antagonists. In Ganellin, C. R.; Roberts, S. M., eds. *Medicinal Chemistry: The Role of Organic Chemistry in Drug Research.* Academic Press: London, **1994**, pp. 228-254.

[8] Link, A.; Link, B. *Pharmazie* **2002**, *31*, 486-493.

[9] (**a**) McClellan, K.; Perry, C. M. *Drugs* **2001**, *61,* 263-283. (**b**) Lew, W.; Wang, M. Z.; Chen, X.; Rooney, J. F.; Kim, C. Neuraminidase Inhibitors as Anti-Influenza Agents. In De Clercq, E., ed. *Antiviral Drug Strategies*. Wiley-VCH: Weinheim, **2001**.

[10] Brickner, S. J.; Hutchinson, D. K.; Barbachyn, M. R.; Manninen, P. R.; Ulanowicz, D. A.; Garmon, S. A.; Grega, K. C.; Hendges, S. K.; Toops, D. S.; Ford, C, W.; Zurenko, G. E. *J. Med. Chem.* **1996**, *39*, 673-679.

[11] (**a**) Kupka, D.; Sibbing, D. *Exp. Opin. Drug Metab. Toxicol.* **2018**, *14*, 303-315. (**b**) Zetterberg, F.; Svensson, P. *Bioorg. Med. Chem. Lett.* **2016**, *26*, 2739-2754.

[12] Simeonov, A.; Jadhav, A.; Thomas, C. J.; Wang, Y.; Huang, R.; Southall, N. T.; Shinn, P.; Smith, J.; Austin, C. P.; Auld, D. S.; et al. *J. Med. Chem.* **2008**, *51*, 2363-2371.

[13] Genick, C. C.; Wright, S. K. *Exp. Opin. Drug Discov.* **2017**, *12*, 897-907.

[14] Jhoti, H.; Rees, S.; Solari, R. *Exp. Opin. Drug Discov.* **2013**, *8*, 1449-1453.

[15] Clemons, P. A. *Curr. Opin. Chem. Biol.* **2004**, *8*, 334-338.

[16] Adams, J.; Merluzzi, V. J. Discovery of Nevirapine a Non-nucleoside Inhibitor of HIV-1 Reverse Transcriptase. In Adams, J.; Merluzzi, V. J., eds. *The Search for Antiviral Drugs, Case Hisotories from Concept to Clinic.* Birkhäuser: Boston, MA, **1993**, pp. 45-70.

[17] Sun, C. L.; Christensen, J. G.; McMahon, G. Discovery and Development of Sunitinib (SU11248): A Multitarget Tyrosine Kinase Inhibitor of Tumor Growth, Survival, and Angiogenesis. In Li, R.; Stafford, J. A., eds. *Kinase Inhibitor Drugs.* Wiley: Hoboken, NJ.; **2009**, pp. 3-39.

[18] Parmee, E. R.; SinhaRoy, R.; Xu, F.; Givand, J. C.; Rosen, L. A. Discovery and Development of DPP-4 Inhibitor Januvia (Sitagliptin). In *Case Studies in Modern Drug Discovery and Development.* Huang, X.; Aslanian, R. G., eds.; Wiley: Hoboken, NJ.; **2012**, pp. 10-44.

[19] Macarron, R.; Banks, M. N.; Bojanic, D.; Burns, D. J.; Cirovic, D. A.; Garyantes, T.; Green, D. V. S.; Hertzberg, R. P.; Janzen, W. P.; Paslay, J. W.; et al. *Nat. Rev. Drug Discov.* **2011**, *10,* 188-195.

[20] (**a**) Congreve, M.; Carr, R.; Murray, C.; Jhoti, H. *Drug Discov. Today* **2003**, *8*, 876-877. (**b**) Jhoti, H.; Williams, G.; Rees, D. C.; Murray, C. W. *Nat. Rev. Drug Discov.* **2013**, *12,* 644-645.

[21] Erlanson, D. A.; Jahnke, W., eds. *Fragment-based Drug Discovery.* Wiley-VCH: Weinheim, **2016**.

[22] Tsai, J.; Lee, J. T.; Wang, W.; Zhang, J.; Cho, H.; Mamo, S.; Bremer, R.; Gillette, S.; Kong, J.; Haass, N. K.; et al. *Proc. Natl. Acad. Sci. USA* **2008**, *105*, 3041-3046.

[23] Bollag, G.; Hirth, P.; Tsai, J.; Zhang, J.; Ibrahim, P. N.; Cho, H.; Spevak, W.; Zhang, C.; Zhang, Y.; Habets, G.; et al. *Nature* **2010**, *467*, 596-599.

[24] Bollag, G.; Tsai, J.; Zhang, J.; Zhang, C.; Ibrahim, P.; Nolop, K.; Hirth, P. *Nat. Rev. Drug Discov.* **2012**, *11,* 873-886.

[25] Wendt, M. D.; Shen, W.; Kunzer, A.; McClellan, W. J.; Bruncko, M.; Oost, T. K.; Ding, H.; Joseph, M. K.; Zhang, H.; Nimmer, P. M.; et al. *J. Med. Chem*. **2006**, *49*, 1165-1181.

[26] Park, C.-M.; Bruncko, M.; Adickes, J.; Bauch, J.; Ding, H.; Kunzer, A.; Marsh, K. C.; Nimmer, P.; Shoemaker, A. R.; Song, X.; et al. *J. Med. Chem*. **2008**, *51*, 6902-6915.

[27] Souers, A. J.; Leverson, J. D.; Boghaert, E. R.; Ackler, S. L.; Catron, N. D.; Chen, J.; Dayton, B. D.; Ding, H.; Enschede, S. H.; Fairbrother, W. J.; et al. *Nat. Med.* **2013**, *19*, 202-208.

[28] Valenti, D.; Hristeva, S.; Tzalis, D.; Ottmann, C. *Eur. J. Med. Chem*. **2019**, *167*, 76-95.

[29] Brenner, S.; Lenner, R. A. *Proc. Natl. Acad. Sci. USA* **1992**, *89*, 5381-5383.

[30] Goodnow, R. A. Jr. (ed.) *A Handbook for DNA-Encoded Chemistry: Theory and Applications for Exploring Chemical Space and Drug Discovery.* Wiley: Hoboken, NJ, **2014**.

[31] Harris, P. A.; King, B. W.; Bandyopadhyay, D.; Berger, S. B.; Campobasso, N.; Capriotti, C. A.; Cox, J. A.; Dare, L.; Dong, X.; Finger, J. N.; et al. *J. Med. Chem*. **2016**, *59*, 2163-2178.

[32] Belyanskaya, S. L.; Ding, Y.; Callahan, J. F.; Lazaar, A. L.; Israel, D. I. *ChemBioChem* **2017**, *18*, 837-842.

[33] Satz, A. *ACS Med. Chem. Lett.* **2018**, *9*, 408-410.

[34] Deeks, E. D. *Drugs* **2018**, *78*, 131-137.

[35] Lai, A.; Kahraman, M.; Govek, S.; Nagasawa, J.; Bonnefous, C.; Julien, J.; Douglas, K.; Sensintaffar, J.; Lu, N.; Lee, K.-J.; et al. *J. Med. Chem.* **2015**, *58*, 4888-4904.

[36] Lu, G.; Middleton, R. E.; Sun, H.; Naniong, M.; Ott, C. J.; Mitsiades, C. S.; Wong, K.-K.; Bradner, J. E.; Kaelin, W. G., Jr. *Science* **2014**, *343*, 305-309.

[37] Zhao, Y.; Sun, Y. *Curr. Pharm. Des.* **2013**, *19,* 3215-3225.

[38] Churcher, I. *J. Med. Chem.* **2018**, *61*, 444-452.

[39] Sakamoto, K. M.; Kim, K. B.; Kumagai, A.; Mercurio, F.; Crews, C. M.; Deshaies, R. J. *Proc. Natl. Acad. Sci. USA* **2001**, *98*, 8554-8559.

[40] Schneekloth, A. R.; Pucheault, M.; Tae, H. S.; Crews, C. M. *Bioorg. Med. Chem. Lett.* **2008**, *18*, 5904-5908.

[41] Lu, J.; Qian, Y.; Altieri, M.; Dong, H.; Wang, J.; Raina, K.; Hines, J.; Winkler, J. D.; Crews, A. P.; Coleman, K. G.; Crews, C. M. *Chem. Biol.* **2015**, *22*, 755-763.

[42] Galdeano, C.; Gadd, M. S.; Soares, P.; Scaffidi, S.; van Molle, I.; Birced, I.; Hewitt, S.; Dias, D. M.; Ciulli, A. *J. Med. Chem.* **2014**, *57*, 8657-8663.

[43] Zengerle, M.; Chan, K. H.; Ciulli, A. *ACS Chem. Biol.* **2015**, *10*, 1770-1777.

[44] Raina, K.; Lu, J.; Qian, Y.; Altieri, M.; Gordon, D.; Rossi, A. M. K.; Wang, J.; Chen, X.; Dong, H.; Siu, K.; Winkler, J. D.; Crew, A. P.; Crews, C. M.; Coleman, K. G. *Proc. Natl. Acad. Sci. USA* **2016**, *113*, 7124-7129.

[45] (**a**) Winter, G. E.; Buckley, D. L.; Paulk, J.; Roberts, J. M.; Souza, A.; Dhe-Paganon, S.; Bradner, J. E. *Science* **2015**, *348*, 1376–1381. (**b**) Deshaies, R. J. *Nat. Chem. Biol.* **2015**, *11*, 634-635.

[46] Bondeson, D. P.; Mares, A.; Smith, I. E.; Ko, E.; Campos, S.; Miah, A. H.; Mulholland, K. E.; Routly, N.; Buckley, D. L.; Gustafson, J. L.; et al. *Nat. Chem. Biol.* **2015**, *11*, 611-617.

[47] Lai, A. C.; Toure, M.; Hellerschmied, D.; Salami, J.; Jaime-Figueroa, S.; Ko, E.; Hines, J.; Crews, C. M. *Angew. Chem. Int. Ed.* **2016**, *55*, 807-810.

[48] Crew, A. P.; Raina, K.; Dong, H.; Qian, Y.; Wang, J.; Vigil, D.; Serebrenik, Y. V.; Hamman, B. D.; Morgan, A.; Ferraro, C.; Winkler, J. D.; Crews, C. M. *J. Med. Chem.* **2018**, *61*, 583-598.

[49] Zhou, B.; Hu, J.; Xu, F.; Chen, Z.; Bai, L.; Fernandez-Salas, E.; Lin, M.; Liu, L.; Yang, C.-Y.; Zhao, Y.; et al. *J. Med. Chem.* **2018**, *61*, 462-481.

[50] (**a**) Wurz, R. P.; Cee, V. J. *J. Med. Chem.* **2019**, *62*, 445-447. (**b**) Li, Y.; Yang, J.; Aguilar, A.; McEachern, D.; Przybranowski, S.; Liu, L.; Yang, C.; Wang, M.; Han, X.; Wang, S. *J. Med. Chem.* **2019**, *62*, 448-466.

[51] Crew, A. P.; Crews, C. M.; Dong, H.; et al. US Patent 2017/0008904 (**2017**).

第 3 章

药代动力学

ADME 是指药物在体内的吸收、分布、代谢和排泄过程，它们是主宰药物药代动力学性质的四大支柱。

患者服用药物时，患者和药物之间具有相互作用。药物对机体产生的作用叫作药效学（pharmacodynamics，PD），药物的药效学最终可以是镇痛、降低胆固醇水平、缩小肿瘤或者杀死细菌或病毒；另一方面，机体对药物的作用叫作药代动力学（pharmacokinetics，PK，简称药动学），药代动力学在药物发现过程中至关重要，因为无论一个药物多么有效，如果无法到达引发疾病的靶标，那么也仍然是无用的。对口服药物而言，在人体内需经过吸收、分布、代谢和排泄四个阶段，而这四个阶段就是本章药代动力学的重点所在。

1991 年以前，药效是药物化学的主攻方向。药物化学家的想法是使药物尽可能有效，然后将其交给制剂人员，使其具有生物利用度。遗憾的是，巧妇难为无米之炊。实际上，在 1991 年，40% 的临床试验药物，由于较差的 PK 或者生物利用度而开发失败。失败率如此惊人的噩耗不胫而走，工业界注意到了这一点，并开始更加关注药物的药代动力学性质。因此，在 2000 年，临床试验中因不良 PK 性质造成的失败率降低到原来的 1/5，仅为 8%[1]。

3.1 理化性质

一个药物的 ADME 主要是受其理化性质的影响。在此我们首先讨论亲脂性、氢键、极性表面积（polar surface area，PSA）和可旋转键数目，然后是著名的类药五规则（rule of 5，Ro5），最后讨论配体效率（ligand efficiency，LE）和亲脂配体效率（lipophilic ligand efficiency，LLE 或 LipE）。

3.1.1 亲脂性

亲脂性（lipophilicity）是分子油性程度的度量。由于它和药物的溶解度、血浆蛋白结合（plasma-protein binding，PPB）率、代谢清除率、分布容积、酶/受体结合程度等密切相关，亲脂性对药物的 ADME 有深远的影响[2]。分子亲脂性的定量度量是分配系数（partition coefficient，P），它是溶质在两种互不相溶的溶剂形成的二相系统中溶解的平衡浓度比值。一般来说，这两种互不相溶的溶剂是 1- 辛醇（o）和水（w），如图 3.1 所示。分配系数 P 定义如式（3.1）。

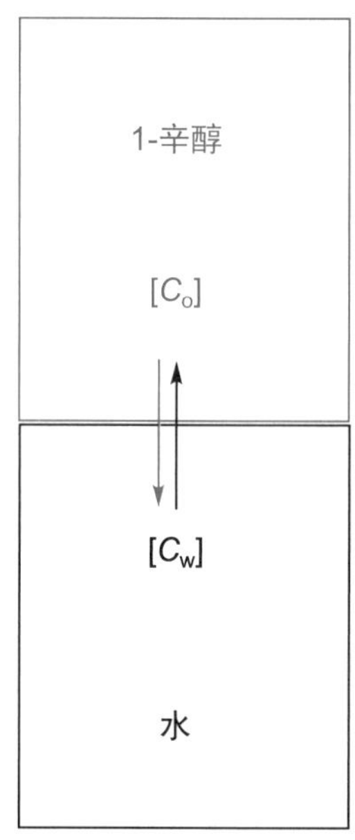

图3.1 中性分子在1-辛醇（o）和水（w）中的分配情况

$$P=P_{ow}=[C_o]/[C_w] \tag{3.1}$$

由于分配系数 P 取值范围大且难以处理，log$P$ 常被用作更便于处理的亲脂性度量的替代，定义如式（3.2）：

$$\log P=\log[C_o]/[C_w] \tag{3.2}$$

log$P$ 影响了药物药动学性质的几乎所有方面。随着 log$P$ 值的增加，药物与受体或者酶等靶标的结合也得到增强。在过去，药物化学家一直设计越来越大的分子，并且乐于见到药效的增长。确实，亲脂性作为非特异性驱动力将药物分散到结合位点，通过提高药物在水中的自由能，增强了药物和结合位点的结合力。不幸的是，分子膨胀[3]以及过于追求药效[4]于药物设计有害无利，因为更高的亲脂性使得分子表现出更低的生物利用度，且更不类药。随着 log$P$ 值的增加，尽管透膜吸收增加，但水溶性降低。log$P$ 值更高的分子也趋向于和细胞色素 P450 代谢酶有更高的结合力，因此更可能导致药物-药物相互作用（drug-drug interactions，DDIs）的发生。log$P$ 值更高的分子也更倾向于更紧密地结合 hERG（human *ether-a-go-go*，Kv11.1）钾离子通道并提高心血管毒性。最后，高 log P 值与高 PPB 相关，会影响药物的有效浓度。一些人认为 log$P$ 是导致药物退市的最重要的性质并不奇怪，历史数据也倾向于支持这一观点[5]。

现如今，计算化学十分先进，计算一个给定分子的 log$P$ 值顷刻可得。计算得到的 log$P$，即 Clog$P$，已经成为药物发现的一个日常使用词汇。即使是最简单、最普及的 Chemdraw® 软件，都能通过点击菜单“view”下的选项“show chemical properties window”来计算 Clog$P$ 和拓扑极性表面积（topological polar surface area，tPSA）。

P 和 Clog*P* 足以量化中性分子药物的亲脂性。然而，当遇到可电离的酸或碱时，情况就更为复杂了，它们在辛醇和水中的浓度取决于电离程度（如图 3.2）。酸碱性质在药物研发中的重要性已得到充分证明 [6]。对酸和碱而言，分布系数（distribution coefficient，*D*）是一个在给定 pH 值下更合适的亲脂性的度量。它是一个化合物未电离时的亲脂性和电离程度的函数。

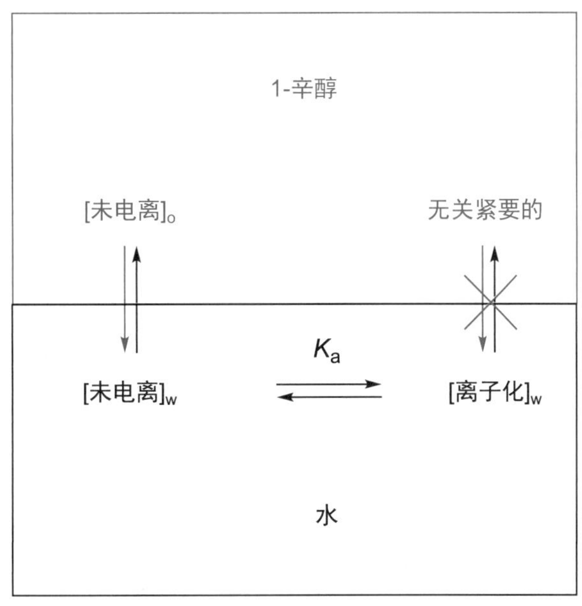

图3.2　酸或碱在 1-辛醇（o）和水（w）中的分配情况

对酸而言，

$$HA_{aq} \rightleftharpoons H_w^+ + A_w^- \tag{3.3}$$

$$D=[HA]_o/\{[HA]_w+[A^-]_w\} \tag{3.4}$$

对碱而言，

$$BH_w^+ \rightleftharpoons B_w + H_w^+ \tag{3.5}$$

$$D=[B]_o/\{[BH^+]_w+[B]_w\} \tag{3.6}$$

同分配系数 *P* 类似，分布系数 *D* 常表示为 log*D* 形式，以便更好地处理和比较。最常用的 log*D* 则是 $\log D_{7.4}$：7.4 是人体血液的 pH 值。为什么人体血液的 pH 值为 7.4 呢？精练的答案是进化。不同的器官具有不同的 pH 值，例如胃的酸度很高（由于存在胃酸，即 HCl，pH 值约为 1.5 ～ 3.5），人体内的酶、受体和许多其他生物实体在 pH 7.4 下发挥最佳功能，这就是进化的结果。较大程度偏离 pH 7.4 可能是疾病的征兆。如果血液的 pH 值低于 7.0，则可能酸中毒，而酸中毒可能是患有多种疾病的结果。

许多上市药物包含酸性官能团。比如：吲哚美辛（Indomethacin，Indocin，消炎痛®，**1**）是一个非甾体抗炎药（non-steroidal anti-inflammatory drugs，NSAIDs）；阿托伐他汀钙（Atorvastatin Calcium，**2**）是一个 3-羟基-3-甲基戊二酰辅酶 A（3-hydroxy-3-methylglutaryl-CoA，HMG-

CoA）抑制剂，用于降低胆固醇水平。此外，孟鲁司特钠（Montelukast Sodium，Singulair®，**3**）是一个治疗哮喘的白三烯受体拮抗剂，环丙贝特（Ciprofibrate，**4**）能够降低甘油三酯水平，并提高高密度脂蛋白（high-density lipoprotein，HDL）- 胆固醇水平。它们都包含一个羧基。像 **1** ～ **4** 这样的单电离酸，可以直接计算出其 log *D* 值[7]：

$$\log D = \log P - \log[1+10^{(\mathrm{pH}-\mathrm{p}K_a)}] \tag{3.7}$$

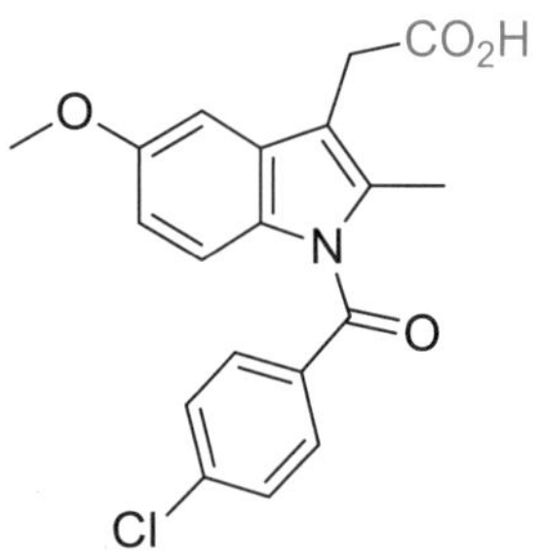

吲哚美辛(消炎痛®, **1**)

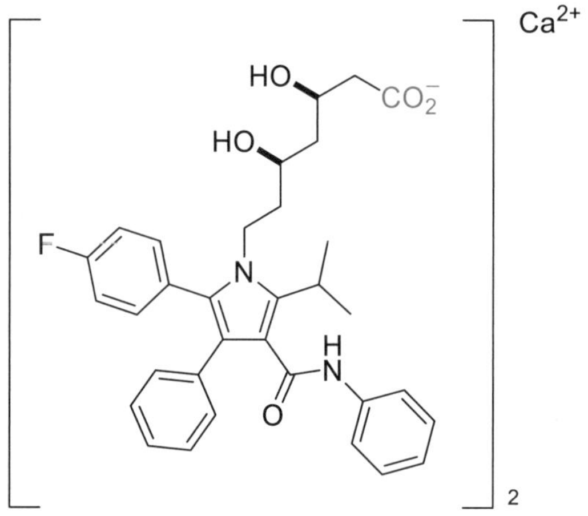

阿托伐他汀钙(立普妥®, **2**)

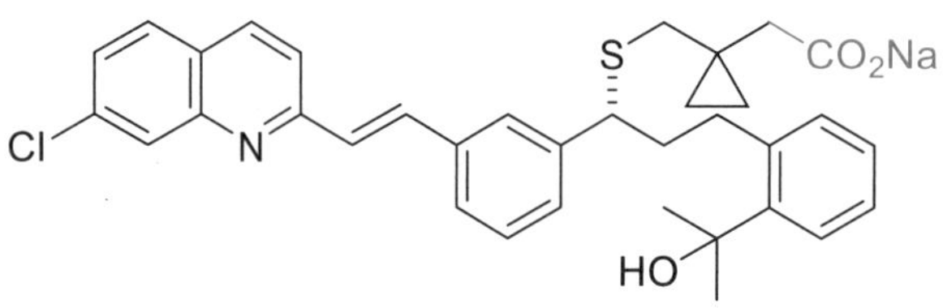

孟鲁司特钠(Singulair®, **3**)

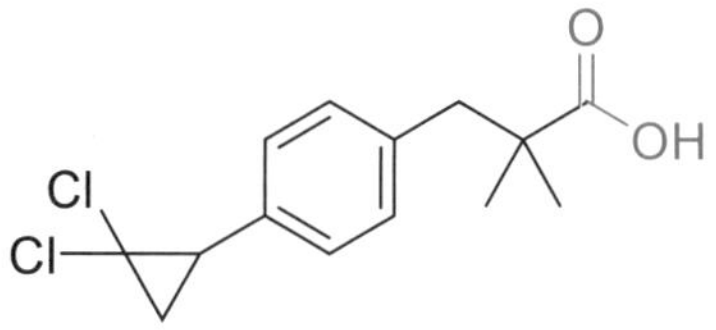

环丙贝特(**4**)

一般而言，对于 pH 7.0 下 pK_a 值为 5 的酸，其 log*D* 值约为 log*P*−2。如果是吲哚美辛（消炎痛®，**1**），其 pK_a 值为 4.5。在一个酸性很强的环境里（譬如 pH 2.0），其 log*D* 值与 log*P* 值一致，同为 4.25，这是因为整个分子未电离。在 pH 4.5 情况下，50% 未电离，其 log *D* 值为 3.8。当处于碱性极强的环境下（如 pH 9.5），仅有 0.001% 保持未电离，基本所有药物分子都已离子化，此时其 log*D* 值为 −0.8。

有些药物含有多个羧基，例如培美曲塞（Pemetrexed，力比泰®，Alimta®，**5**），它是一种用于治疗胸膜间皮瘤的叶酸类似物代谢抑制剂。此外还有兼具酸性和碱性官能团的药物，例如普瑞巴林（Pregabalin，乐瑞卡®，Lyrica®，**6**），可能以两性离子形式存在，它是一种治疗癫痫和神经性疼痛的钙离子通道 $\alpha_2\delta$ 单元的调节剂。这种 log*D* 值的计算更为复杂，也超

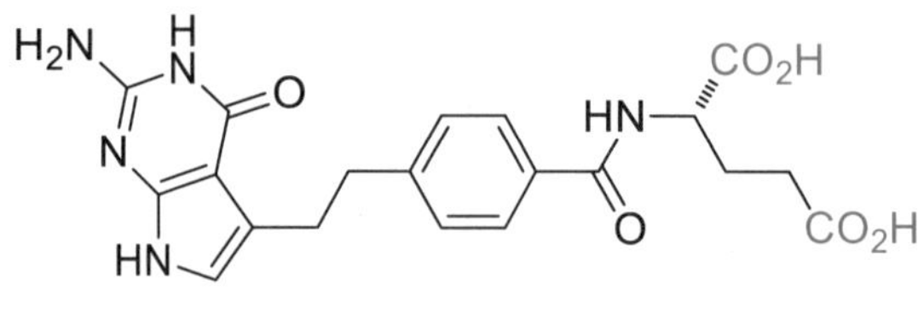

培美曲塞(力比泰®, **5**)

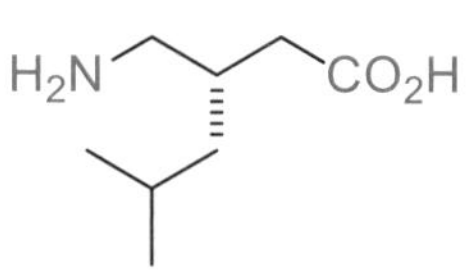

普瑞巴林(乐瑞卡®, **6**)

出了本书的范围。

绝大部分的上市药物含有碱性氨基。比如盐酸舍曲林（Sertraline Hydrochloride，左洛复®，Zoloft®，**7**）是一种用于治疗抑郁症的选择性 5- 羟色胺再摄取抑制剂（SSRI），其中包含一个碱性氮原子。硫酸氯吡格雷（Clopidogrel Sulfate，波立维®，Plavix®，**8**）是一种抗凝剂，也包含一个碱性氮原子。对于单个碱性基团而言：

$$\log D=\log[1+10^{(\mathrm{p}K_a-\mathrm{pH})}] \tag{3.8}$$

在 pH 7.0 环境下，一个 pK_a 值为 9 的碱，其 log$D$ 值约为 log$P$−2。

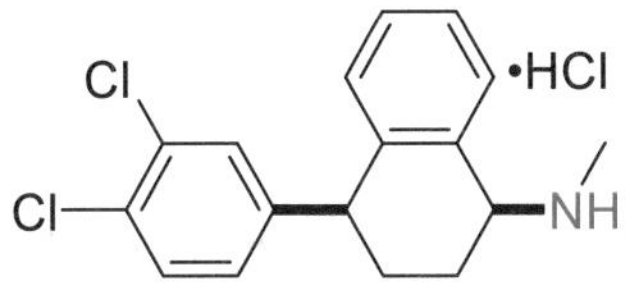

盐酸舍曲林(左洛复®, **7**)

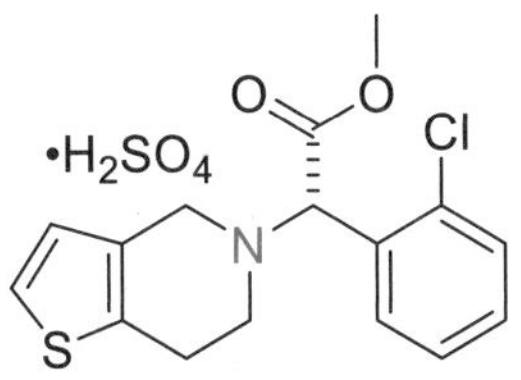

硫酸氯吡格雷(波立维®, **8**)

有些药物包含两个及以上碱性氮原子。比如西替利嗪（Cetirizine，仙特明®，Zyrtec®，**9**）是一种用于治疗过敏的抗组胺药，具有两个氮原子。磷酸西格列汀（Sitagliptin Phosphate，捷诺维®，Januvia®，**10**）被用于治疗 2 型糖尿病（diabetes mellitus type 2，DMT2），具有 5 个氮原子。为什么氮原子在众多药物中如此常见？

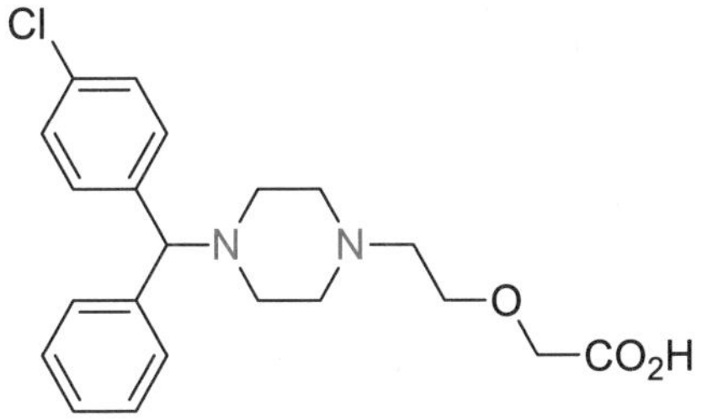

西替利嗪(仙特明®, **9**)

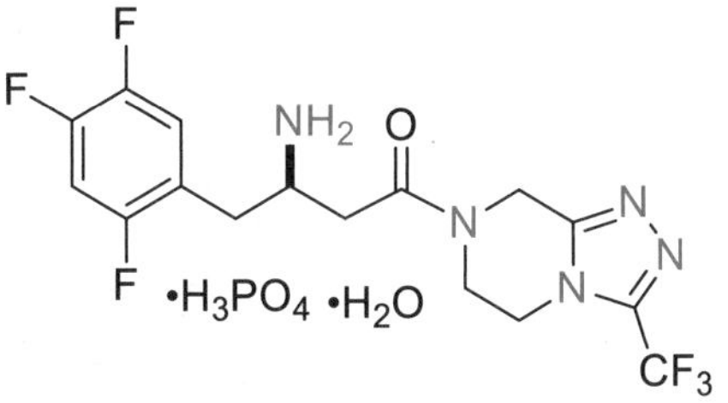

磷酸西格列汀(捷诺维®, **10**)

为了使药物通过细胞膜，需要从两个方面考虑。一方面，药物应具有一定的亲水性，以便溶于水。另一方面，它也应具有一定的亲脂性，以便可以穿过细胞膜。胺就非常符合要求。胺的 pK_a 值在 6 ～ 8 之间，因此在血液 pH 7.45 时会部分离子化。它们可以轻松地在其离子化和非离子化形式之间达到平衡，从而兼顾了水溶性和脂溶性的双重要求。胺可以以非离子化形式穿过细胞膜，其离子化形式则具有良好的水溶性，并能保证与其靶标结合位点形成良好的相互结合作用。达到亲脂性平衡是药物设计难题之一。

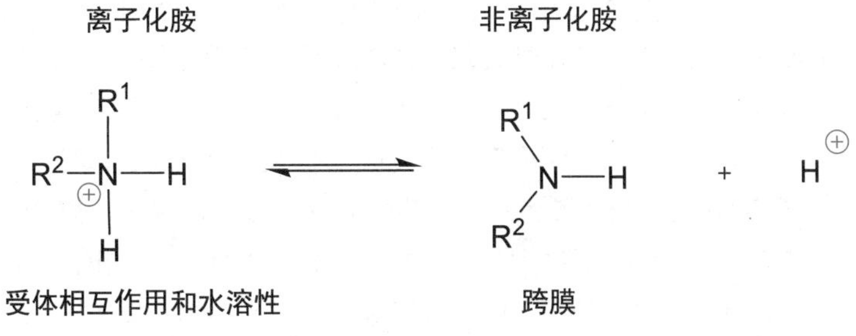

离子化胺　　非离子化胺

受体相互作用和水溶性　　跨膜

3.1.2 氢键

氢键（hydrogen bond）影响药物和靶标（如受体或酶）之间的相互作用。药物分子的氧原子和氮原子是氢键受体，而— OH、— SH 和— NH —等基团则可充当氢键供体。

氢键不但是药物药效的关键，对药物的理化性质也很重要。对于一个溶于水的药物而言，由于水分子的包围，事实上药物本身分子间的氢键是不存在的。为了让供体和受体之间形成氢键，两者都必须打破与周围水分子形成的氢键。因为大多数口服药物通过跨细胞吸收，所以中性分子比溶剂化分子更受青睐。但是，如果化合物和水分子形成许多氢键和 / 或离子键，去溶剂化以形成“裸露”分子则在热力学上难以实现。因此，具有过多氢键受体和 / 或氢键供体的药物很难从肠道进入到血液中。1988 年，Young 等研究了氢键在抗组胺药物渗透到中枢神经系统（central nervous system，CNS）中的作用 [8]。他们得出结论，过多的氢键会阻止药物进入中枢神经系统。

关于穿透细胞膜，糖类、金属离子、神经递质和胰岛素是上述规则的例外，因为它们通过主动转运被吸收。有关更多详细信息，请参见本章 3.2.4 部分。

药物在水中更容易形成分子内氢键，因为这样它们在熵上更有利。分子内氢键通常能促进细胞膜渗透作用。例如：氨基甲酸酯 **11** 和 **11′** 具有相同的极性表面积（PSA），但是由于分子内氢键的作用，化合物 **11′**[$P_{app(A\rightarrow B)}$=177 nm/s] 的细胞渗透性约是化合物 **11**[$P_{app(A\rightarrow B)}$=43 nm/s] 的 4 倍 [9]。Caco-2 渗透性是一种常见的细胞渗透性测试方法，狗肾脏细胞（madin darby canine kidney，MDCK）渗透性试验也是一种常见的测试方法。

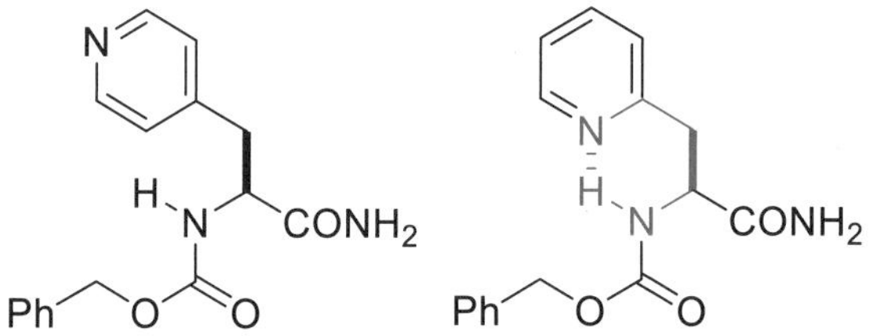

11
$P_{app(A\rightarrow B)}$ = 43 nm/s

11′
$P_{app(A\rightarrow B)}$ = 177 nm/s
4倍的透膜性(Caco-2)

另一个关于分子内氢键的例子是环孢素 A（cyclosporine A，CsA，**12**，分子量 1206）。分配系数 P 的测量显示，CsA（**12**）的氢键能力从非极性溶剂（内部氢键作用）到极性溶剂（氢键结合基团暴露于溶剂中）具有显著变化 [10a]。

环孢素 A（**12**）是具有良好口服生物利用度的极少数大环化合物之一（包括阿维菌素、麦迪霉素和雷帕霉素）。大多数具有许多极性基团的大环化合物都不能穿过细胞膜，因为它们极性太强，但是环孢素 A（**12′**）却能透过细胞膜，因为其存在四个分子内氢键，从而锁定了构象，并提高了 log$P$ 值。这一现象被称为化学性质可变性，或环孢素 A 性质多变性，即极性化合物 CsA(**12**) 通过形成分子内氢键，伪装成非极性分子 CsA(**12′**)，然后透过细胞膜。

最近，吉利德（Gilead）公司的化学家们做出了巨大的努力，从萨菲菌素 A（Sanglifehrin A，**13**）中发现了生物可用的大环化合物 [10b]。在得到最佳大环化合物的过程中，他们遇到了分子内氢键也会对生物利用度产生巨大影响的情况。异喹啉 **14**，没有潜在内部氢键，在 pH 7.4 时 log$D$ 为 2.0，顶端至基底侧渗透性很差，且高外排（BA/AB=79 倍）。毫不意外的是，

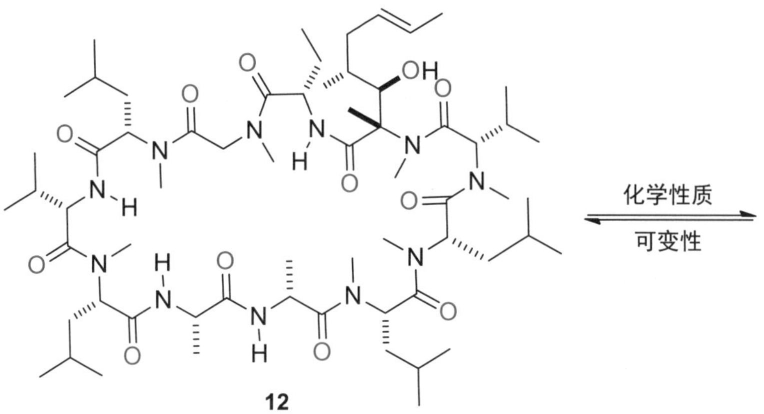

12

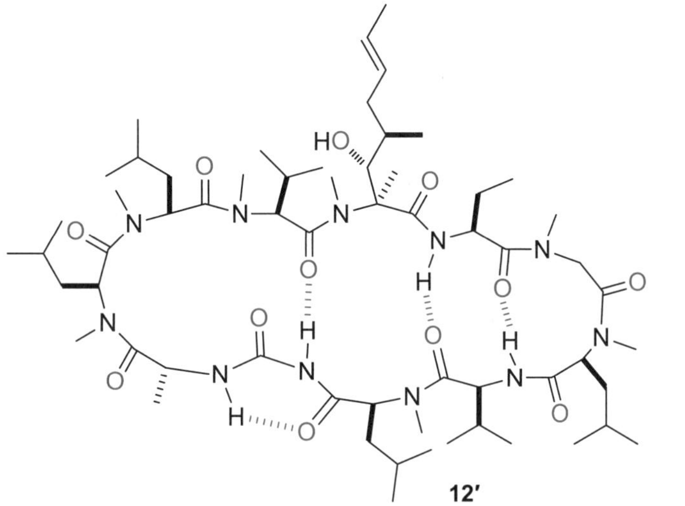

化学性质

可变性

12′

具有分子内氢键的喹啉**14′**，在 pH 7.4 时 log*D* 值为 3.2，比 **14** 的 log*D* 高 1.2 个单位。这个案例表明在结构-活性关系（structure-activity relationship，SAR）优化过程中采用测量的 log*D* 数据的重要性，特别是对于动态氢键会影响亲脂性的受限分子。出乎意料的是，喹啉 **14′** 在水溶液中的溶解度为 55 μg/mL，是其母体化合物 **14** 的水溶性的 9 倍。据推测，这种现象是由大环的柔性或“变色龙效应”所致，使其可以在极性更大的环境中采用其他构象。大环化

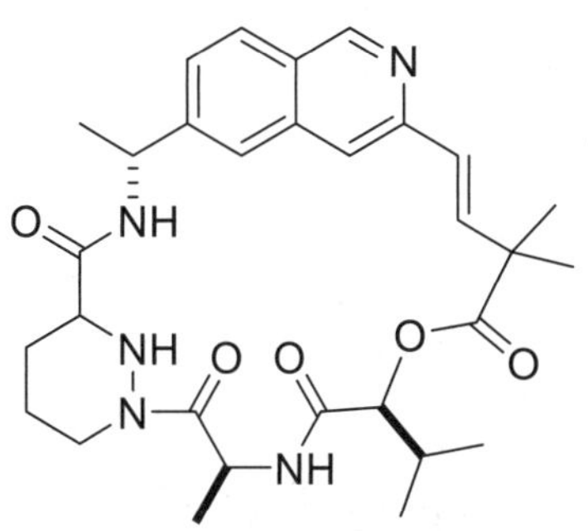

异喹啉14，没有分子内氢键
log*D* = 2.0 (pH 7.4)
Caco-2, AB/BA = (0.1/7.9)×10^{-6} cm^{-1}
溶解度: 6 μg/mL

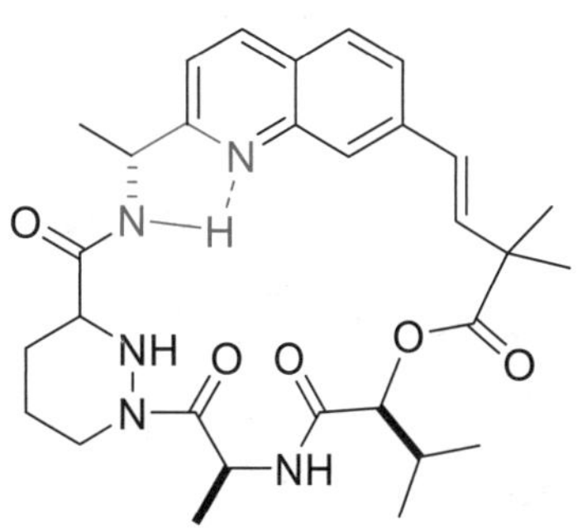

喹啉14′，有分子内氢键
log*D* = 3.2 (pH 7.4)
Caco-2, AB/BA = (17/47)×10^{-6} cm^{-1}
溶解度: 55 μg/mL

合物通过形成或破坏分子内氢键而适应不同环境的“变色龙行为”，已被认为是化学空间超越类药五规则（beyond rule of 5，bRo5）的药物递送策略[10b]。

通过利用 bRo5 规则中的分子内氢键，人们为提高膜的渗透性和吸收性做出了巨大的努力[11]。形成分子内氢键能屏蔽药物分子的极性，从而提高化合物的膜渗透性和小肠吸收。氢键计算的应用已在基于性质的药物设计（property-based drug design）中有综述过[12]。另一方面，从统计学角度说，分子内氢键改善生物活性的概率是 50%，实际上如同抛一次硬币[13]。

3.1.3 极性表面积

分子大小是影响生物活性的重要因素，但也很难测量。有多种测量分子大小的方法：分子量（molecular weight，MW，可能是最重要的）、电子密度、极性表面积（polar surface area，PSA）、范德华表面和摩尔折射率。其中 PSA 是总的氢键能力的简单度量，定义为极性原子的表面积总和（通常为氧原子和氮原子）。

Kelder 及其同事在研究了 PSA 对 2000 多种Ⅱ期临床及之后临床试验阶段的药物（包括 45 种上市药物）的影响后，确定 PSA 是药物口服吸收和大脑渗透的主要决定因素[14]。他们得出的结论是：通过跨细胞途径被动转运的口服吸收药物，其 PSA 不应超过 120 $Å^2$；对于中枢神经系统药物，其 PSA 值不应超过 70 $Å^2$。

通过研究 1100 多种药物在大鼠中的口服生物利用度，Veber 等提出了药物可口服生物利用的两个标准：①不超过 10 个的可旋转键；②极性表面积不超过 140 $Å^2$（或不超过 12 个的氢键供体和受体）[15]。

3.1.4 可旋转键

可旋转键（rotatable bond）被定义为不在环中且与非末端重原子（非氢原子）相连的任何单键。酰胺 C—N 键由于其较高的旋转障碍而不能旋转，因此具有部分双键的性质。可旋转键的数量（n_{rot}）会影响药物的生物利用度和结合力。一般来说，当两种药物的原子组成相同或相似时，具有较少可旋转键的那种药物具有较高的吸收率。例如，普萘洛尔（心得安®，**15**）是来自 ICI 的 1962 年上市的首个 β 受体阻滞剂，用于治疗高血压，阿替洛尔（Atenolol，天诺敏®，Tenormin®，**15′**）于 1976 年上市，也是来自 ICI。因为 C—N 肽键不计为可旋转键，普萘洛尔（**15**）的可旋转键数为 6，而阿替洛尔（**15′**）的可旋转键数为 8。普萘洛尔（**15**）的吸

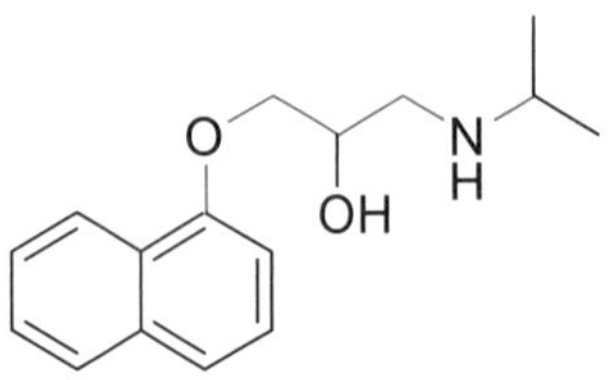

普萘洛尔(心得安®, 15)
n_{rot} = 6
吸收率>90%
生物利用度 = 30%
清除率 = 1000 mL/min
蛋白结合率 = 93%

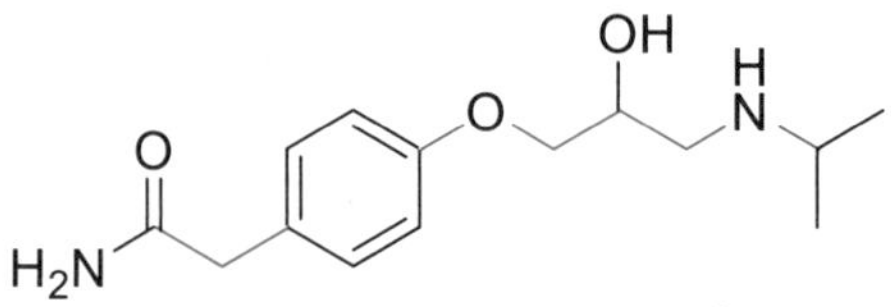

阿替洛尔(天诺敏®, 15′)
n_{rot} = 8
吸收率=50%
生物利用度 = 50%
清除率 = 130 mL/min
蛋白结合率 = 93%

收率为 90%，阿替洛尔（**15′**）的吸收率为 50%[16]。由于涉及代谢和清除，其生物利用度更为复杂。实际上，普萘洛尔（**15**）具有首关代谢，其生物利用度只有 30%，低于阿替洛尔（**15′**）。

Veber 等研究了影响候选药物口服生物利用度的因素[15]。出乎意料的是，他们发现以可旋转键数来表示的分子刚性，其影响与分子量无关。他们根据分子量和可旋转键数（n_{rot}），计算了大鼠口服生物利用度为 20%或更高的化合物的分数，得出结论，无论分子量大小如何：

① 如果 $n_{rot} \leqslant 7$，约 65% 的候选药物的大鼠生物利用度大于 20%；

② 如果 $7<n_{rot} \leqslant 10$，约 33% 的候选药物的大鼠生物利用度大于 20%；

③ 如果 $n_{rot}>10$，则只有约 25% 的候选药物的大鼠生物利用度大于 20%。

3.1.5 类药五规则

通过对药代动力学参数的广泛分析，Lipinski 及其同事发现，上市药物大多是弱或中等的亲脂性小分子[17, 18]。因此他们总结出 Lipinski 类药五规则（Ro5），即：如果一个化合物满足下述四条限制中的两条或以上，则其溶解性和渗透性可能会很差（标记为“警告”）。

① 分子量（M）>500.0；

② Clog$P$（C）>5.0；

③ 氢键受体数（A）>10；

④ 氢键供体数（D）>5。

否则，该化合物被标记为“通过”。

爱因斯坦说过：“科学中的一切都应该尽可能简单，但不能更简单。”由于其简单性，Lipinski 类药五规则对药物发现产生了深远且积极的影响。如果分子在 Lipinski 的规则之外，化学家会立即变得警觉。因此，最近的药物化学产生了更具类药性的候选药物。

但是凡事都有两面性。毫无疑问，Lipinski 类药五规则在药物溶解性和渗透性方面，即使不是最有影响力的规则，也是最有影响力的规则之一。但是，市场上大约 6%的口服药物是超越类药五规则的[19]。从 2014 年到 2017 年，21%的批准新药（12 种药物）是超越五规则的，尤其是在肿瘤学和丙型肝炎病毒（HCV）领域。

例如，达卡他韦（Daclatasvir，Daklinza®，**16**）是 HCV NS5A 抑制剂。它的分子量（738）和氢键受体数（14）都在 Lipinski 类药五规则之外，但它的人体口服生物利用度为 67%。同时，用于治疗慢性淋巴细胞白血病（CLL）的 Bcl-2 抑制剂维奈托克（Venclexta®，**17**），也是不服从类药五规则的，其口服生物利用度 F 值达到了 65%。更引人注目的是，它是第一种具有调节分子内蛋白质-蛋白质相互作用（PPI）的作用机制（MOA）的上市药物。DeGoey 等推测，那些大且高度亲脂的分子之所以能成药，是因为满足一条与大多数上市药物完全不同的规则[19]。严格遵循类药五规则会忽略那些能挽救生命的药物。

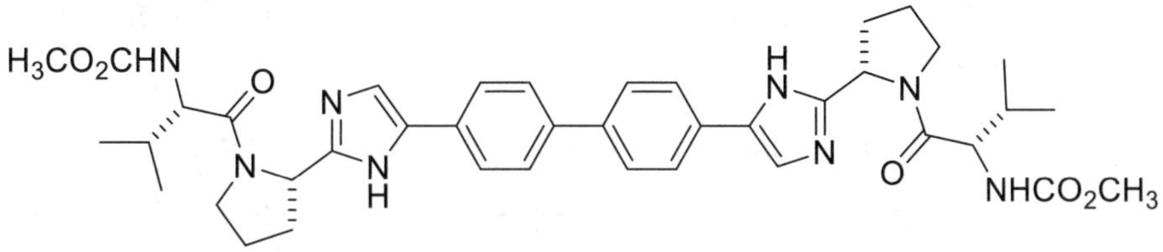

H_3CO_2CHN … $NHCO_2CH_3$

达卡他韦(Daklinza®, **16**)
BMS, 2015, HCV NS5A抑制剂
MW = 738; Clog$P$ = 1.3; HBD = 4; N+O = 14; F = 67%

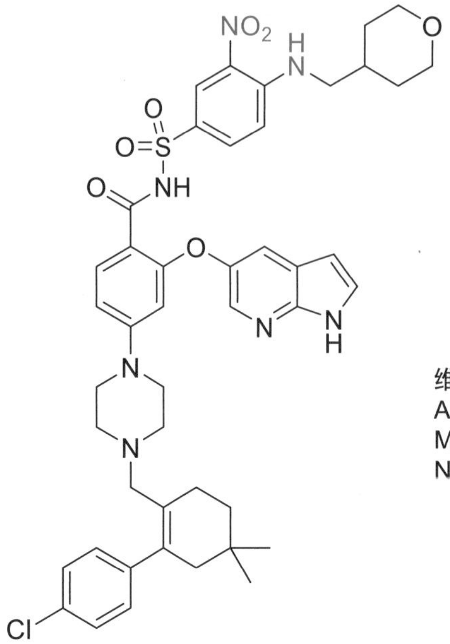

维奈托克(Venclexta®, 17)
Abbvie, 2016, Bcl-2抑制剂
MW = 868; Clog$P$ = 10.4; Clog$D$ = 6.25; HBD = 3;
N+O = 14; n_{rot} = 13; tPSA = 172; F = 65%

关于三规则和五规则的内容见表 2.1。

3.1.6 配体效率

如今，药物化学已经变得越来越复杂。药物化学家只专注于药效的时代已经一去不复返了，现在已经非常关注类药性。为了对抗作为"假先知"的分子量的急剧上升，Hopkins 等在 2004 年提出了配体效率（ligand efficiency）的概念，试图将先导化合物的药效相对于分子量进行"标准化"，作为先导化合物选择的有用指标[21]。

在对高通量筛选的命中化合物进行分类和先导化合物选择的过程中，展示完全结合潜力的低分子量化合物一般具有较低的总体活性（K_i>10 μmol/L），经常被忽略。相比之下，具有生物活性（K_i<10 μmol/L）的高分子量化合物通常是无效配体，但经常被选择作为先导化合物。然而，活性有效配体的每个原子的结合能都高于平均值，且具有生物活性（K_i<10 μmol/L）。它们是优秀的先导化合物来源，可以作为药物研发的起点。

基于此，Hopkins 提出了配体效率，作为配体的每个原子和其结合对象（蛋白质，如受体或者酶）的结合能的度量，用于集中关注具有最佳理化性质和药理学性质的先导化合物。在数学上，配体效率（LE 或 Δg）可以定义为吉布斯自由能（ΔG）与化合物的非氢原子数（N）之比[21]：

$$\text{LE}=\Delta g=\Delta G/N \tag{3.9}$$

式中，$\Delta G=-RT\ln K_d$；N 表示非氢原子数目（即重原子，有时候也表达为重原子数：HAC=N）；LE 也可以表示成：

$$LE(\text{kcal}^{❶}/\text{mol/atom})=(1.37\times\log \text{IC}_{50})/N=[1.37\times p(\text{活性})]/N \tag{3.10}$$

化合物从"类先导"化合物转变为"类药"化合物，非氢原子的 LE 值为 0.3 kcal/mol 实际上是一个最小的增益[22]。通常，候选药物 LE 值大于 0.35 kcal/mol/atom。

❶ 1 kcal=4.186 kJ。

在过去的十年里，各种配体效率指标（ligand efficiency metrics，LEMs）激增[23]。比如PEI（percent efficiency index）表示效率百分比指数，BEI（binding efficiency index）表示结合效率指数，SEI（surface efficiency index）表示表面效率指数，SILE（size-independent ligand efficiency）表示大小无关的配体效率，GE（group efficiency）表示基团效率，等等。就像军备竞赛一样，每个人都必须有自己的“个人配体效率”。为了便于管理，在本书中，只使用Hopkins 的 LE（Δg）。

不是每个人都是LEMs的“超级粉丝”。Kenny 和 Mantanari 最初指控LEMs导致过于“追求类药性的相关性膨胀”[24]。后来，他们认为“配体效率指标是有害的”[25]。他们认为LEMs扭曲了我们对活性与我们选择将其标准化的风险因素之间关系的看法。此外，用于标准化活性的缩放变换和补偿变换都没有任何物理化学基础，而且过度依赖指标会阻碍对数据进行更彻底的检查。相比之下，他们倾向于将配体效率依赖的亲脂性（ligand-efficiency dependent lipophilicity，LELP）作为化合物质量的更好的衡量标准（参见下文）。

3.1.7 亲脂配体效率

亲脂效率（lipophilic efficiency，LipE），也称为亲脂配体效率（lipophilic ligand efficiency，LLE），由 Leeson 和 Springthorpe 于 2007 年提出[26]，它是一个连接药效和亲脂性的参数，用于评估类药性。

$$\mathrm{LipE}=\mathrm{p}(\text{活性})-\log D_{7.4}=\mathrm{pIC}_{50}-\log D_{7.4} \tag{3.11}$$

除了 pIC_{50}，p(活性) 也可以是 $\mathrm{p}K_\mathrm{d}$ 或者 $\mathrm{p}K_\mathrm{i}$。

对于亲脂性，具有最高LipE值的化合物是药效的最有效表示。由于只需要较低的游离药物浓度（药效）和清除率（同系列中 $\log D$ 值更低），使得体内剂量较低。对于口服候选药物，尽管化合物具有高亲脂配体效率，但它们的高分子量、高PSA或碱性胺可能会使其吸收和选择性具有高风险。

Keserű 在 2009 年提出了配体效率依赖的亲脂性（LELP）概念[27]，将其定义为 $\log P$ 与LE的比值，表示以 $\log P$ 为单位支付的配体效率的代价，公式如下：

$$\mathrm{LELP}=(\log P)/\mathrm{LE} \tag{3.12}$$

通过比较化合物在药物发现不同阶段中LipE和LELP的表现，Keserű总结认为，LipE更适合于药物开发阶段，不善长于碎片类型的命中化合物，否则这些命中化合物被认为是潜在的先导化合物发现的起点[28]。相比之下，LELP包含了分子尺寸，并且比LipE更能抑制 $\log P$ 的增加。因此，与LipE相比，LELP在ADMET相关问题上具有优势，这里T代表毒性。

2013 年，Shultz 通过匹配分子对（matched molecular pair，MMP）分析，比较了几个复合参数或效率指数，包括 LE、LipE 和 LELP[29]。尽管多次尝试使用SILE等修饰来校正LE的大小，但LEMs在理想条件下仍不能使药效标准化。LELP也未能通过更仔细的审查，因为每个重原子的药效假设，对于Shultz检查的几乎所有类药化合物都无效。与基于HAC的其他凭经验得出的复合参数相比，LipE设置了一致的期望值，而不管分子量或相对药效如何，都可以为任何匹配分子对（MMP）生成一致的期望值。Shultz进一步证明，LipE与由焓驱动结合所定义的化合物质量最密切相关，从而为焓优化中的其他指标提供了LipE基础[30]。

简而言之，LipE 是首选的亲脂效率参数。

Meanwell 和 Johnson 分别在 2016 年和 2018 年发表了两篇关于 LEMs 的学术性和信息性综述[31]。

3.2 吸收

3.2.1 药代动力学参数的定义

药物的药代动力学（pharmacokinetics，PK）是一个“数字游戏”。为了了解参与规则，我们必须熟悉通用的 PK 参数。如图 3.3 所示，药物在人体的过程包括三个阶段：吸收阶段（吸收速率高于消除速率）、后吸收阶段（消除速率高于吸收速率）和消除阶段（无明显的吸收过程，只有消除过程）。

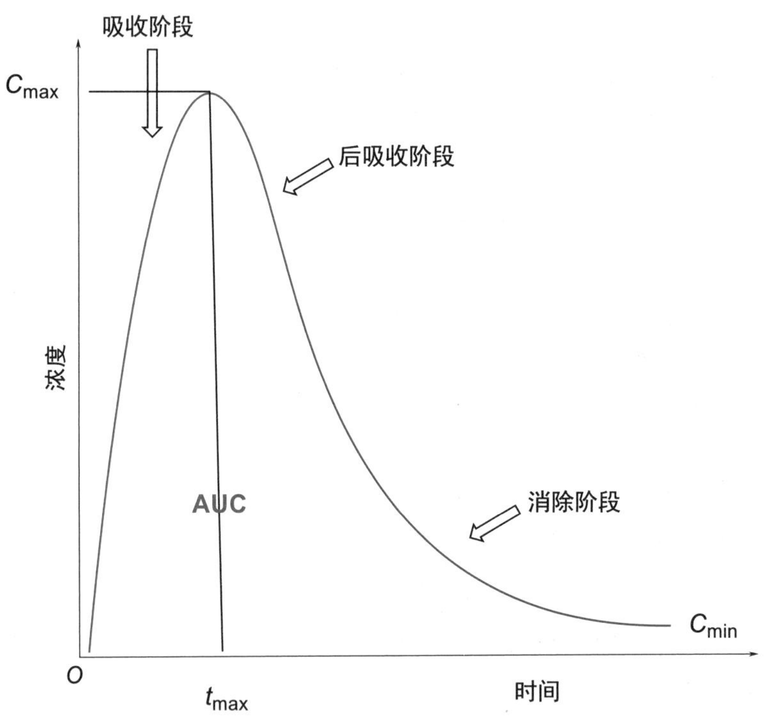

图 3.3　口服药物的药代动力学参数

在常规 PK 参数中，t_{max} 代表药物达到最大浓度所花费的时间，C_{max} 代表最大浓度。t_{max} 与剂量无关，仅取决于吸收和消除的速率常数。从给药开始到达到 C_{max} 是吸收阶段，此时药物的浓度在不断增加。在 C_{max}（又称为峰值浓度）下，药物的吸收速率等于药物的消除速率，因此，药物浓度的净变化速率为零。一旦达到 C_{max} 后，吸收阶段就逐渐转变成后吸收阶段和消除阶段，直到达到 C_{min}（最低浓度）为止。在这两个阶段中药物浓度越来越低，直到低于检测限度。AUC 代表药物浓度曲线下面积，它可以很好地衡量人体对药物的定量暴露情况（即生物利用度）。

分布容积（volume of distribution，V_d）是一个虚构参数。通常使用 V_{ss} 表示，因为它更适合计算稳态（steady-state，SS）时的分布容积。

V_d 也被称为表观分布容积，代表体内药物平衡后的瞬时（t=0）药物浓度。在数学上，分布容积的定义为式（3.13）：

$$V_d = 剂量 / 浓度 = D/C \tag{3.13}$$

式中，D 代表剂量，是体内药物的总量；C 代表血浆药物浓度。

V_d 是一个抽象术语，通常使用“L/kg”作为单位。但假定药物是给一个 70 kg 的成年人服用，则以“L”为单位。通常，假定每个成年人的平均体液体积为 70 L，平均血液体积为 5 L。V_d 值的变化有时会很大，有时会很小。例如，一种分布仅限于血液的药物，V_d 为 0.08 L/kg，那么它是温和的药物；安替比林（Antipyrine）很容易通过细胞膜扩散，分布在整个细胞外液和细胞内液中，它的 V_d 值为 0.6 L/kg；对于碱性药物来说，相比于血浆蛋白，它们对组织的亲和力更高，所以其分布容积可能非常大，甚至高达 10000 L。但毫无疑问这是一个虚假的数值，因为没有人有那么多的体液，它仅具有数学意义。

不同类型的化合物的分布容积（V_d）具有不同的趋势。对于酸性化合物而言，其 V_d 值小于 0.4 L/kg。这是因为酸性药物受到组织分布的限制，主要分布于血浆之中。中性化合物的 V_d 值范围为 0.4 ～ 1.0 L/kg。通常，中性药物在血浆和组织之间均匀分布。而碱性化合物的 V_d 值大于 1.0 L/kg，因为它们可能更多富集在特定组织中。表 3.1 中列出了 V_{ss} 的估计值。关于分布容积的更多细节将在第 3.3 节中讨论。

表 3.1　分布容积 V_{ss} 估算　　单位：L/kg

类别	低	中	高	非常高
所有	<0.6	0.6 ～ 5	5 ～ 100	>100
—	< 身体水分	身体水分～ 5	5 ～ 100	>100

清除率（clearance，Cl）是单位时间内药物被完全清除所需的血液总量。因此，其单位通常为 mL/min/kg，公式如下：

$$Cl(\mathrm{L/h}) = 剂量 / \mathrm{AUC}[\mathrm{mg/(mg \cdot h \cdot L^{-1})}] \tag{3.14}$$

或者：

$$Cl = Dr/C_{ss} \tag{3.15}$$

其中，Dr 代表剂量率；C_{ss} 代表稳态血药浓度。

表 3.2 列出了不同物种间清除率（Cl）的粗略估计。

表 3.2　清除率 Cl　　单位：mL/min/kg

物种	低	中	高	非常高
大鼠	<7	7 ～ 53	53 ～ 70	>70
狗	<4	4 ～ 26	26 ～ 35	>35
猴子	<4	4 ～ 33	33 ～ 44	>44
人类	<2	2 ～ 15	15 ～ 20	>20
—	1/10Q_h	1/10Q_h ～ 3/4Q_h	3/4Q_h ～ Q_h	>Q_h

正常情况下，清除率越高，半衰期（$t_{1/2}$）越低。半衰期是指体内药物量（或血浆浓度）下降一半所需要的时间。半衰期、分布容积和清除率之间的关系可以用式（3.16）表示。表 3.3 中列出了四种物种的半衰期估计值，表 3.4 中列出了 15 种常见药物在人体内的半衰期值。

$$t_{1/2}=(0.693\times V_d)/Cl \tag{3.16}$$

表 3.3　半衰期 $t_{1/2}$　　单位：h

物种	低	中	高	非常高
大鼠	<1	1 ~ 4	4 ~ 10	>10
狗	<2	2 ~ 6	6 ~ 12	>12
猴子	<2	2 ~ 6	6 ~ 12	>12
人类	<3	3 ~ 8	8 ~ 14	>14

表 3.4　15 种药物的半衰期 $t_{1/2}$　　单位：h

药物	$t_{1/2}$	药物	$t_{1/2}$
筒箭毒碱	0.2	阿司匹林	6.0
青霉素	0.5	磺胺二甲嘧啶	7.0
胰岛素	0.7	四环素	9.0
红霉素	1.5	格鲁米特	10.0
氢化可的松	1.7	磺胺地索辛	30.0
双香豆乙酯	2.4	双香豆素	32.0
泼尼松龙	3.4	维生素 D	40.0
丙米嗪	3.5		

半衰期值具有现实影响力。例如，如果一种药物的半衰期为 12 h 或更长，则一天给药一次（用 qd 表示）的治疗方案是合适的。但是，如果药物的半衰期很短，例如 2 h 或 3 h，则必须每天服用两次（bid）甚至三次（tid），以维持有效的生物利用度（通过 AUC 测量）。

在他达拉非（西力士®）的电视广告中，该药是一种用于治疗勃起功能障碍（ED）的磷酸二酯酶Ⅴ型（PDE5）抑制剂，它宣传“……每天使用有助于你在适当时机做好准备……”，暗示它优于西地那非（万艾可®）和伐地那非（艾力达®）。该广告实际上具有一定的科学真实性，因为他达拉非的半衰期为 17.5 h，因此每天只需服用一次[32]。相比之下，西地那非和伐地那非的半衰期分别为 3.8 h 和 4.7 h，它们需要提前一小时服用。

生物利用度（bioavailability）是一个关键的 PK 参数，表示为 F。式（3.17）是它的定义式，表 3.5 是 F 的估计值。影响药物生物利用度的因素包括：肝脏首关代谢、药物的溶解度、化学稳定性以及药物制剂的性质。

$$F=\frac{\mathrm{AUC_{Oral}}}{\mathrm{AUC_{IV}}}\times\frac{剂量_{\mathrm{IV}}}{剂量_{\mathrm{Oral}}} \tag{3.17}$$

如果口服和静脉给药的剂量相同，那么：

$$F=\mathrm{AUC_{Oral}}/\mathrm{AUC_{IV}} \tag{3.18}$$

表 3.5　生物利用度 F

类别	非常低	低	中等	优秀
所有	<5%	5% ～ 20%	20% ～ 75%	>75%

3.2.2　改善溶解度

美国食品药品监督管理局（FDA）的生物药剂学分类系统（BCS）将药物分为四类，如图 3.4 所示[33]。

类别Ⅰ 高溶解度 高渗透性	类别Ⅱ 低溶解度 高渗透性
类别Ⅲ 高溶解度 低渗透性	类别Ⅳ 低溶解度 低渗透性

图3.4　FDA的生物药剂学分类系统（BCS）

药物要能被吸收，首先需要被溶解。不难理解，水溶性是影响药物生物利用度的关键因素。2015 年，Walker 发表了一篇精彩综述，论述了如何通过结构修饰来提高溶解度[34]。他总结出了几条提高化合物溶解度的策略，包括：①添加碱性侧链；②破坏芳香性；③破坏氢键；④进行某些细微的改变。

3.2.2.1　添加碱性侧链

诺华公司的 Zimmermann 等在发现第一个受体酪氨酸激酶（RTK）抑制剂伊马替尼（格列卫®，**19**）时，将含有哌嗪的碱性侧链连接到苯氨基嘧啶 **18** 上，发现可以提高其溶解度[35]。令人惊喜和出乎意料的是，哌嗪还增强了伊马替尼（**19**）与 Bcr-Abl 激酶的结合。优异的水溶性使得伊马替尼（**19**）在人体中达到了 98%的生物利用度。哌嗪环是药物中的优先基团，市场上获得 FDA 批准的药物中，相当多的药物都含有这个具有“魔法”的哌嗪环，尤其是激酶抑制剂。含哌嗪的激酶抑制剂包括达沙替尼（Dasatinib，Sprycel®）、波舒替尼（Bosutinib，Bosulif®）、泊那替尼（Ponatinib，Iclusig®）、帕博西尼（Palbociclib，Ibrance®）、

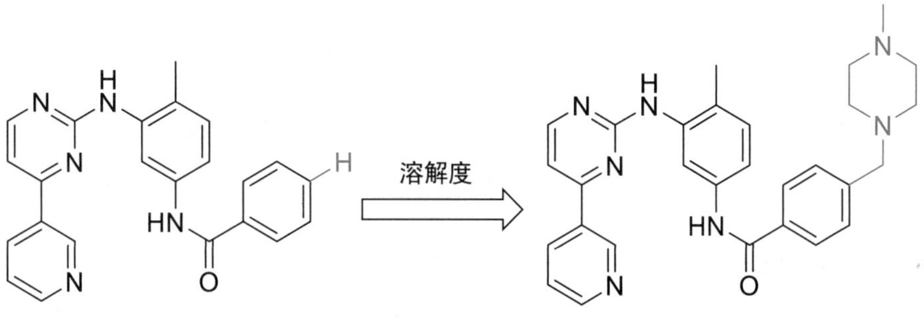

溶解度

苯氨基嘧啶(**18**)

伊马替尼(格列卫®) (**19**)
$t_{1/2}$ = 19 h; F = 98%; sol = 250 mg/mL

瑞博西尼（Ribociclib，Kisqali®）、哌柏西利（Abemaciclib，Verzanio®）、尼达尼布（Nintedanib，Ofev®）和布吉替尼（Brigatinib，Alunbrig®）。

4- 氨基喹唑啉（**20**）是强效激酶插入域受体（KDR）抑制剂。为了提高其水溶性，研究人员在侧链上加了一个碱性哌啶环以取代三唑基，这使得化合物 **21** 在 pH 7.4 时的溶解度提高了 500 倍[36]。

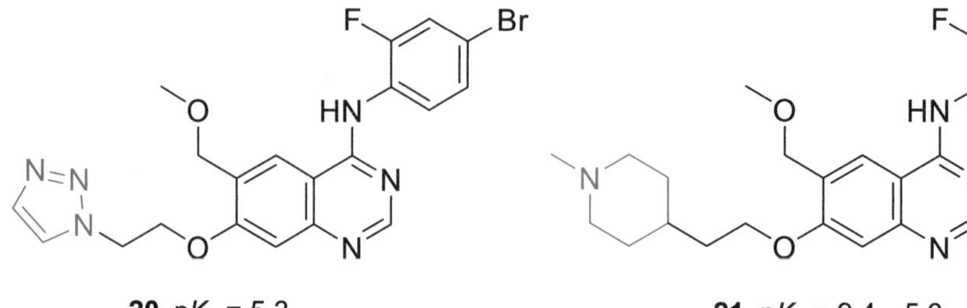

20, pK_a = 5.3
sol = 0.7 μmol/L

21, pK_a = 9.4、5.3
sol = 330 μmol/L

从中药丹参中分离出来的天然产物丹参酮Ⅰ（**22**）具有中等强度的抗癌活性，但水溶性极差，导致其药代动力学特性也很差[37]。研究人员对母体结构进行修饰，产生了具有内酰胺核和二乙氨基丙基侧链的化合物 **23**。其溶解度为 15.7 mg/mL，并且表现出了有效的抗细胞增殖活性。

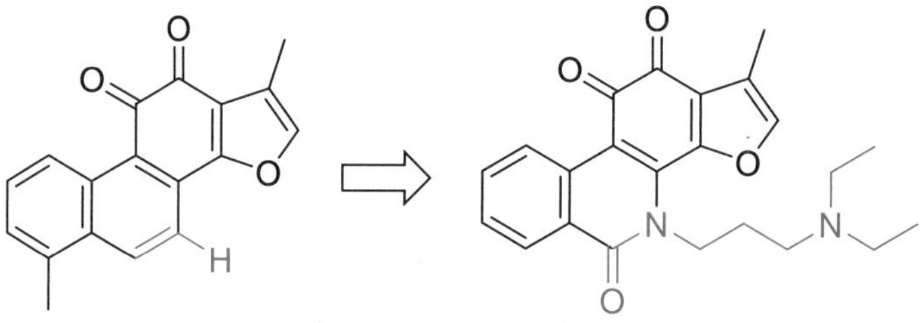

丹参酮Ⅰ (22)
sol<10^{-4} mg/mL
$F \approx 0\%$

23
sol = 15.7 mg/mL
$F = 21\%$

3.2.2.2 破坏芳香性

要使药物溶解，首先必须打破其晶格。材料的结晶度越高，其溶解就越困难。随着化合物的不断提纯，人们会发现其溶解度在不断下降——这是人工合成的结果。化合物首次被制备时，对纯度的要求并不严格，超过 95% ～ 98% 的纯度足以用于生化和细胞水平测试。随着化合物从苗头化合物到先导化合物，然后发展成为候选药物，其纯度标准在不断提高，其中有许多化合物是结晶的。事实上，晶型是与创新药物相关的重要知识产权。根据经验，π-π 堆积可增强含芳环化合物的结晶度。因此，破坏其平面性进而破坏芳香性将导致溶解度的提高[38]。

磺酰胺类化合物 **24** 和 **25** 是具有相似效力的 γ- 分泌酶抑制剂[39]。使用双环 [1.1.1] 戊烷（BCP）作为氟苯基部分的生物电子等排体，F_{sp^3} 的数量从 0.25 增至 0.52，增长了一倍以上。F_{sp3} 是 sp^3 杂化重原子的分数，是取代芳环（— Ar）数量[40, 41]。芳香性的破坏使得 LipE 值从化合物 **24** 的 4.95 提高到化合物 **25** 的 5.95。更重要的是，这种操作还改善了动力学和热

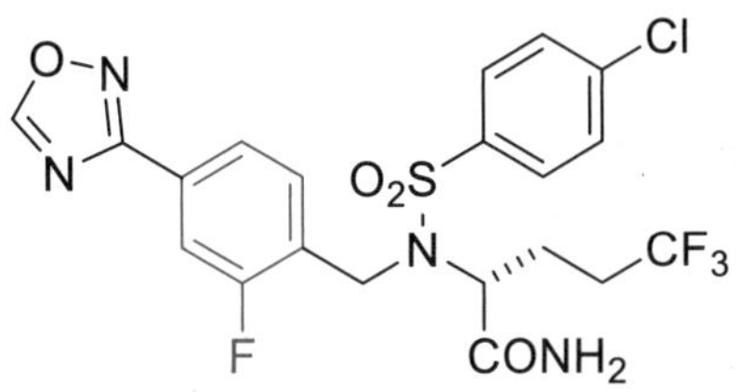

24, pIC_{50} = 9.65
log$D$ = 4.7
F_{sp^3} = 0.25
LE = 0.40
LLE = 4.95
LELP = 11.75
sol(pH 7.4) = 0.9 μmol/L

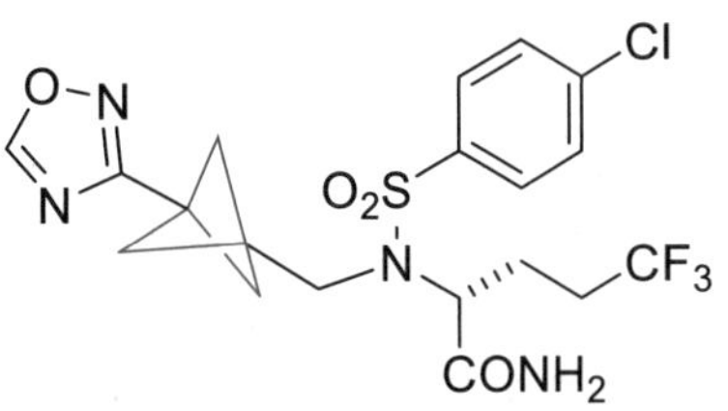

25, pIC_{50} = 9.65
log$D$ = 3.8
F_{sp^3} = 0.52
LE = 0.43
LLE = 5.95
LELP = 8.83
sol(pH 7.4) = 29.4 μmol/L

力学水溶性，并提高了膜渗透性。这可能是由于 log$D$ 降低了 0.9，导致亲脂性降低。

辣椒素受体 -1（瞬时受体电位通道 1 或 TRPV1）拮抗剂 4-氧嘧啶 **26**，表现得像“砖尘”，没有任何溶解性可言。破坏三氟甲基苯的芳香性生成化合物 **27**，其水溶液中热力学溶解度比 **26** 增强了 13 倍[42, 43]。局部饱和的化合物 **27** 具有明显较低的熔点，这一事实很好地说明了减小平面性可以破坏晶体的堆积能力。cPFI 代表计算的性质预测指数（calculated Property Forecast Index）。

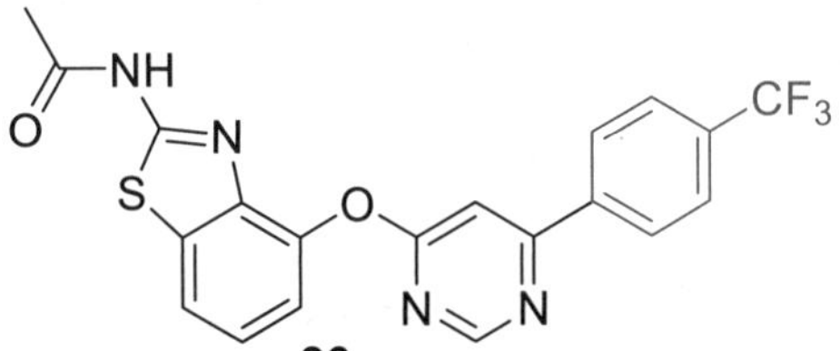

26
sol (0.01 mol/L HCl)<1 μg/mL
Clog$P$ = 4.6
mp = 219~221 °C
F_{sp^3} = 0.1
cPFI = 10.0

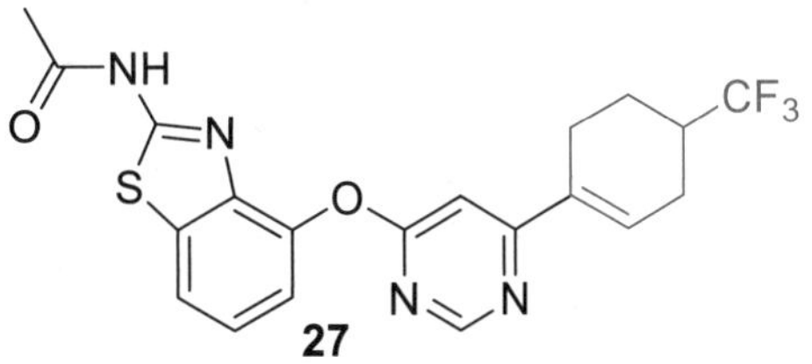

27
sol (0.01 mol/L HCl)=13 μg/mL
Clog$P$ = 3.7
mp = 139~131 °C
F_{sp^3} = 0.3
cPFI = 8.5

$BRAF^{V600E}$ 的吡唑并吡啶抑制剂 **28** 具有较差的水溶性，因为该分子是扁平的，并具有广泛的π-π 堆积。研究人员通过两种操作来破坏其平面性：一是用氯原子取代其中一个氟原子，这可能会增加苯基-酰胺单键旋转的能垒；二是将甲氧基用更大的环丙基取代，得到类似物 **29**。化合物 **29** 的熔点较 **28** 低了 65℃，而且 **29** 在 pH 为 7.4 时的溶解度是 **28** 的 14 倍[44]。

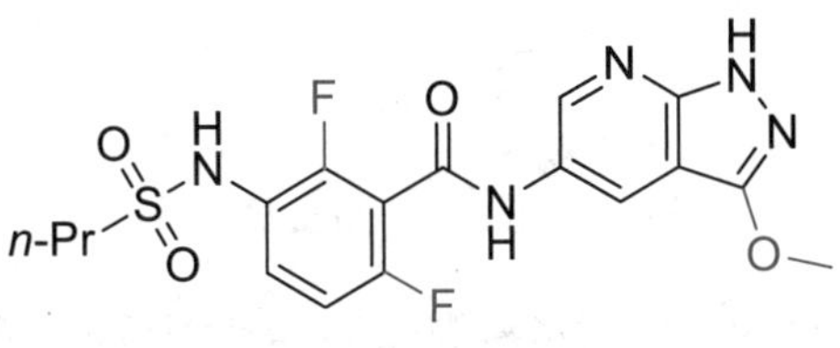

28
mp = 229 °C
Clog$P$ = 1.61
sol (pH 7.4) = 9 μg/mL

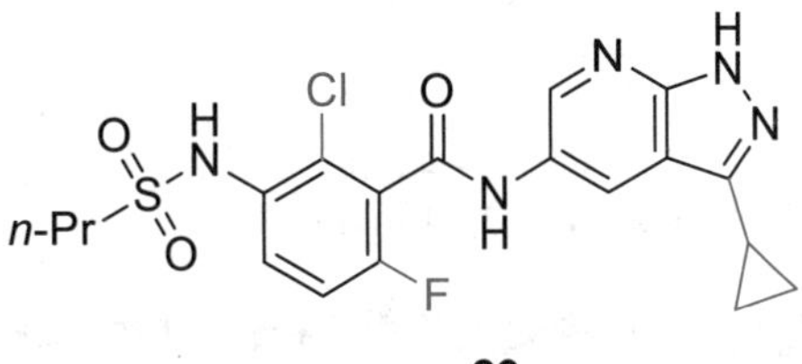

29
mp = 164 °C
Clog$P$ = 2.19
sol (pH 7.4) = 127 μg/mL

3.2.2.3 破坏氢键

为了使溶剂化物分子溶解在水中，必须破坏现有的分子间氢键，才能使溶剂化物分子与水分子形成分子间氢键。沙利度胺（Thalidomide，**30**）可能是最臭名昭著的药物之一，因为它具有强烈的致畸性，此外，它还具有高熔点性（275℃）和低亲脂性。该化合物具有高度结晶性，部分原因是酰亚胺环上存在一个氢键供体。因此，沙利度胺（**30**）的溶解度极低，仅为 52.1 μg/L，这一点也不奇怪。随着氢键供体的消除，进而得到 *N*-甲基沙利度胺（**31**），其熔点为 159 ℃，较沙利度胺（**30**）的 275 ℃骤降了 116 ℃ [45]。同时，**31** 的水溶性为 275.9 μg/L，也比 **30** 提高了五倍以上。显然，酰亚胺氢与水形成氢键能力的丧失，足以弥补化合物结晶度的降低。然而，由于结晶度的进一步降低，*N*-丙基沙利度胺（**32**）和 *N*-戊基沙利度胺（**33**）熔点甚至更低，这不足以补偿亲脂性的增加对其溶解度造成的损害。结果使得 *N*-丙基沙利度胺（**32**）具有与沙利度胺（**30**）相似的溶解度，而 *N*-戊基沙利度胺（**33**）的溶解度甚至比沙利度胺（**30**）更低。

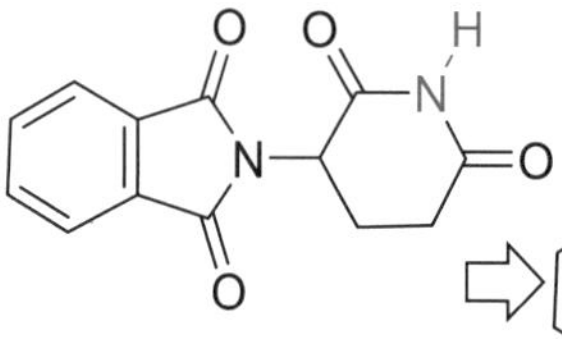

沙利度胺(**30**)
sol (pH 6.5) = **52.1** μg/L
Clog *P* = 0.53
mp = 275 °C

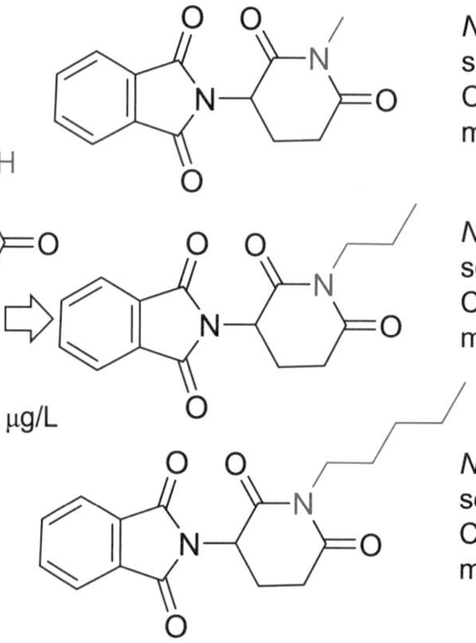

N-甲基沙利度胺(**31**)
sol (pH 6.5) = **275.9** μg/L
Clog*P* = 1.19
mp = 159 °C

N-丙基沙利度胺(**32**)
sol (pH 6.5) = **57.3** μg/L
Clog*P* = 2.24
mp = 136 °C

N-戊基沙利度胺(**33**)
sol (pH 6.5) = **6.5** μg/L
Clog*P* = 3.30
mp = 105 °C

3.2.2.4 其他微妙改变

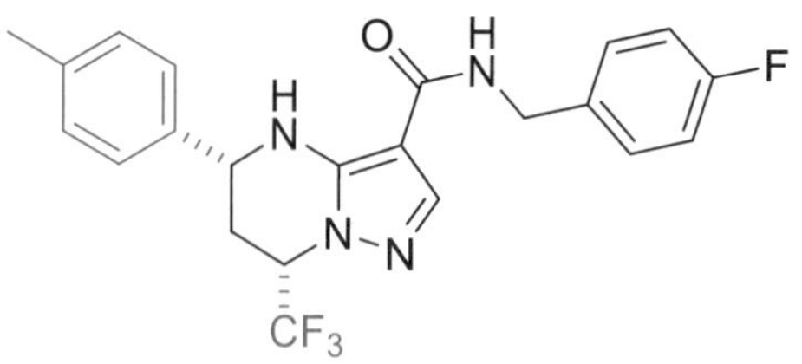

34, log*P* = 6.3
sol (pH 6.8)<4 mmol/L

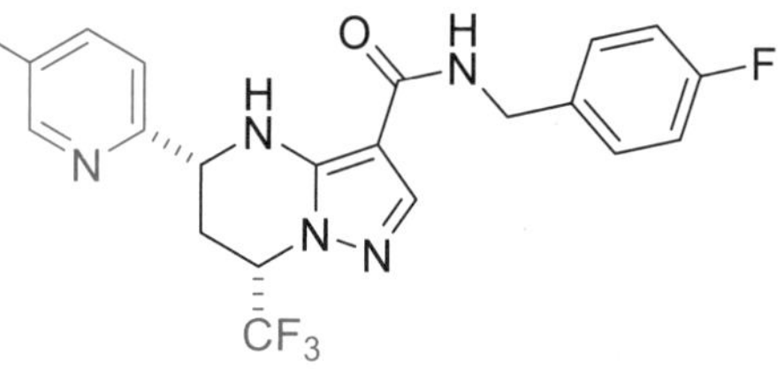

35, log*P* = 4.4
sol (pH 6.8) = 9 mmol/L

四氢吡唑并嘧啶碳酰胺 **34** 是一种强效抗结核药，但其水溶性很低（在 pH 6.8 下溶解度小于 4 mmol/L）[46]。为了在保持药效的同时提高溶解度，研究人员使用 2- 吡啶基取代对甲苯基得到 **35**，该化合物具有较低的 log*P* 值和稍高的水溶性（9 mmol/L）。有人用二氟甲基代替 **35** 的核心 7- 三氟甲基，得到了化合物 **36**，有趣的是，其水溶性有了显著提高，达到了

212 mmol/l。最易溶解的化合物 **37** 是将 7- 三氟甲基与两个 2- 吡啶基结合起来得的，其 log*P* 值为 3.2，溶解度为 347 mmol/L。

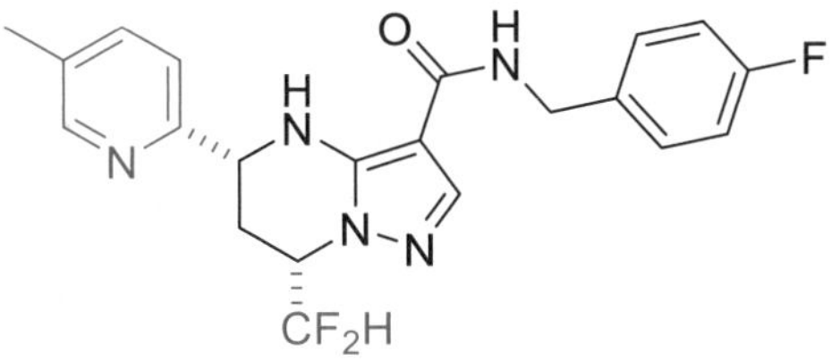

36, log*P* = 4.6
sol (pH 6.8) = 212 mmol/L

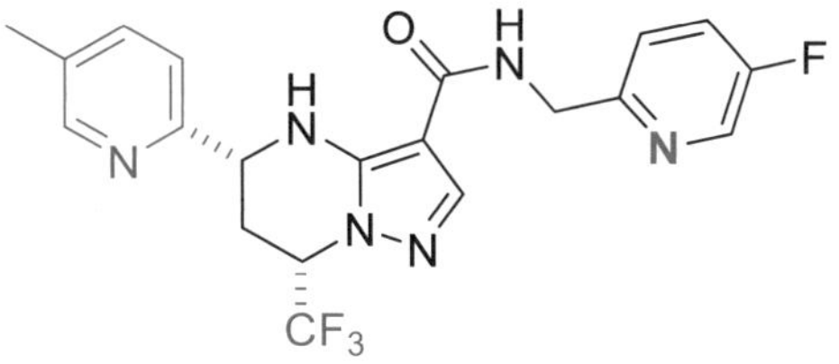

37, log*P* = 3.2
sol (pH 6.8) = 347 mmol/L

“神奇甲基”对化合物药效的影响已经广为人知[47]，但它也可能对化合物的溶解度产生深远影响。四氢吡唑 [1，5-*a*] 吡嗪 **38** 是一个强效和选择性的共济失调毛细血管扩张 Rad-3 相关蛋白（ATR）抑制剂，但溶解度较差，只有 3 μmol/L[48]。在哌嗪环上简单地添加一个甲基取代基，就可以得到化合物 **39**，该化合物的溶解度达到 188μmol/L，增加了约 63 倍。这可以通过以下事实来解释：用甲基取代氢原子后，F_{sp^3} 值增加了 5 倍，F_{sp^3} 表示 sp^3 杂化原子的分数。甲基部分的存在可能施加了足够的空间位阻，阻止了氮杂吲哚环的自由旋转。

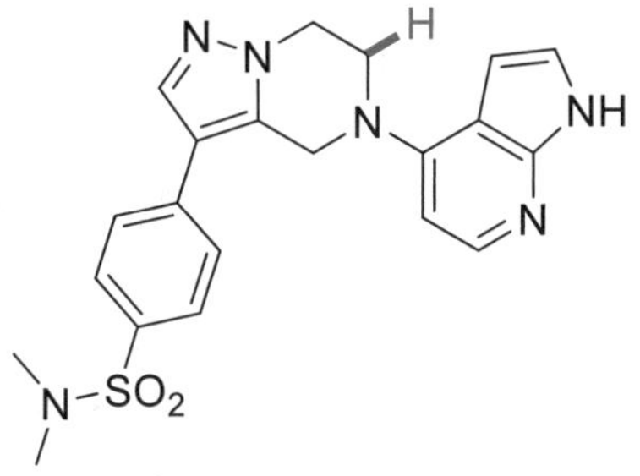

38, ATR IC_{50} = 1 nmol/L
LLE = 4.5
sol = 3 μmol/L
F_{sp3} = 0.1

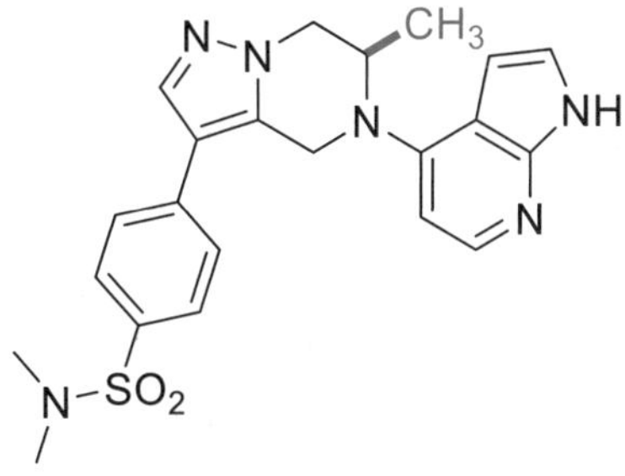

39, ATR IC_{50} = 0.5 nmol/L, cell, 37nmol/L
LLE = 5.4
sol = 188 μmol/L
F_{sp3} = 0.5

化学是神奇的，总是令人惊叹。有时，细微的差异可能会产生惊人的影响。例如，一对黑色素浓缩激素受体 1（MCHR1）激动剂，化合物 **40** 和化合物 **41** 具有相当的药效。但在 pH 7.4 时，化合物 **41** 在 DMSO 中的溶解度是化合物 **40** 的 20 万倍[49]，而这明显的差异仅是这两个化合物中局部异构的噁二唑不同偶极矩的结果。

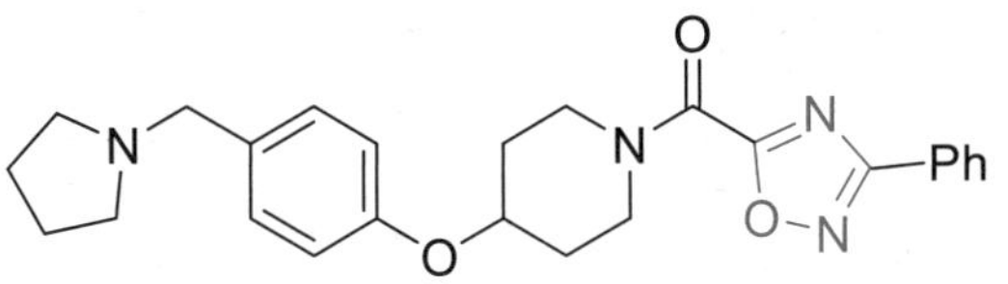

40
IC_{50} = 43 nmol/L
log *D* = 3.2
LLE = 3.9
sol<0.005 μmol/L

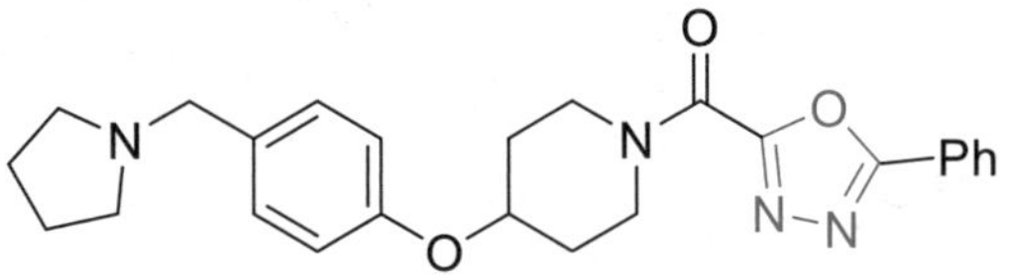

41
IC_{50} = 75 nmol/L
log*D* = 2.2
LLE = 5.2
sol>100 μmol/L

3.2.3 扩散吸收

目前，存在许多测量药物渗透性的实验方法，它们可以分为细胞方法和非细胞方法。

Caco-2 渗透性测试是目前最流行的细胞方法。Caco-2 细胞系于 20 世纪 70 年代在 Sloan-Kettering 开发出来，是一种异质性人体上皮结直肠癌细胞的连续细胞。当 Caco-2 细胞在半孔过滤器上培养时，能形成融合的单层膜，从而可模拟肠上皮屏障，以进行渗透性测定[50]。

平行人工膜渗透性试验（PAMPA）是最常见的非细胞方法之一。它可以用来测定物质从供体隔室通过一个注入脂质的人造膜进入受体隔室的渗透性[51]。

当血浆中的药物溶液到达细胞外部时，细胞内部（细胞质）的药物浓度为零。根据物理学知识，药物溶液会从细胞膜外扩散到细胞质，直到浓度达到平衡。此处有两种扩散方式：跨细胞途径和旁路途径。

跨细胞途径是大多数口服药物的主要吸收途径，如图 3.5 所示。多达 90% 的药物通过这种吸收方式被吸收。无须多说，药物首先必须存在于细胞表面的溶液中。由于只有中性药物才能通过细胞膜，因此其 pK_a 值非常重要。同时，亲脂性也很重要，理想情况下 log$D$ 值在 1 ～ 4 范围内较好。脂溶性的未电离药物，沿着其浓度梯度方向跨过脂质生物膜，这不需要能量，满足 Lipinski 成药五规则的分子有更好的机会透过细胞膜。一般而言，通过细胞膜上脂质层进行扩散，取决于面积、扩散梯度、扩散系数、脂溶性等因素。分子量小于 200 的化合物很容易被跨细胞吸收，分子量在 200 ～ 300 之间的化合物可能会也可能不会通过跨细胞途径渗透细胞膜，分子量大于 300 的药物难以通过跨细胞途径透过细胞膜[52]。对大环化合物而言，它们中的一小部分也可能通过广泛的分子内氢键而穿过细胞膜（更多详细信息，请参阅第 3.1.1 节和参考文献 19）。

大约 5% ～ 10% 的药物通过细胞间的间隙渗透细胞膜，即旁路途径。药物穿过细胞旁路空间通过膜上水孔的过程，也被称为过滤。在这个过程中，其动力是流体静水压或渗透压。

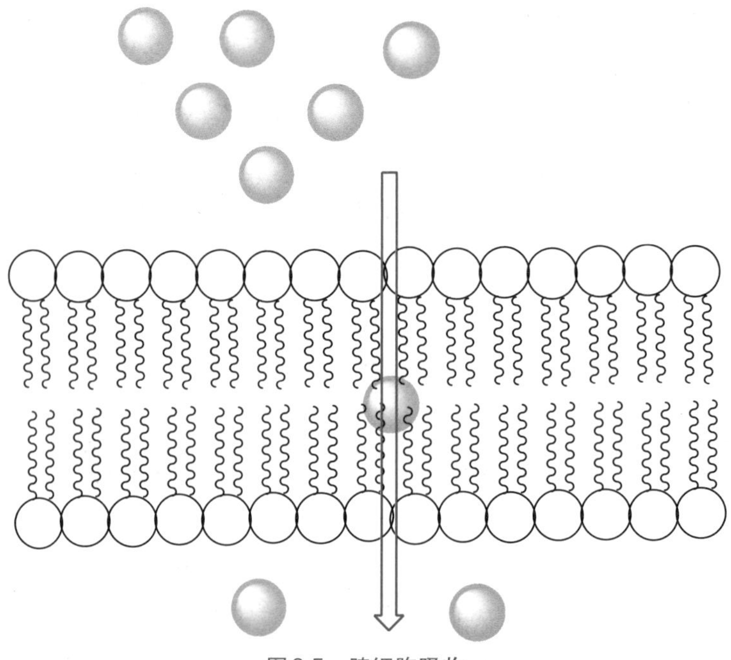

图 3.5　跨细胞吸收

脂溶性差的药物，仅当其分子尺寸小于扩大的水孔的直径时，才能通过过滤方式穿过生物膜。过滤主要在肾小球水平具有重要意义，其中毛细血管具有较大的孔径（约为 40Å），因此大多数药物（甚至白蛋白）都可以滤过。相反，大脑中的毛细血管孔径很小，只有较小的分子可以穿透，而较大的分子都难以穿过血脑屏障（BBB）。

3.2.4 主动运输吸收

实际上，许多分子穿过细胞膜并非通过扩散方式，既不是跨细胞途径也不是旁路途径。例如，葡萄糖、离子（质子、钠离子、钾离子、钙离子等）和神经递质等都是通过主动运输方式被细胞吸收。

主动运输（active transport）也称为载体转运或载体介导转运 [53a]，或是跨膜转运。如图 3.6 所示，它像渡船一样将分子转运通过膜的脂质区域。主动运输是具有特异性的，仅转运特定分子。例如，左旋多巴（Levodopa，L-DOPA，**66**）和甲基多巴通过芳香氨基酸转运蛋白从肠中被吸收。还有一些其他例子，包括小肠内铁元素的吸收，左旋多巴（**66**）通过血脑屏障，以及肾脏中的阴 / 阳离子的转运。药物的主动运输也可被那些利用相同载体进行转运的类似物竞争性抑制 [53b]。

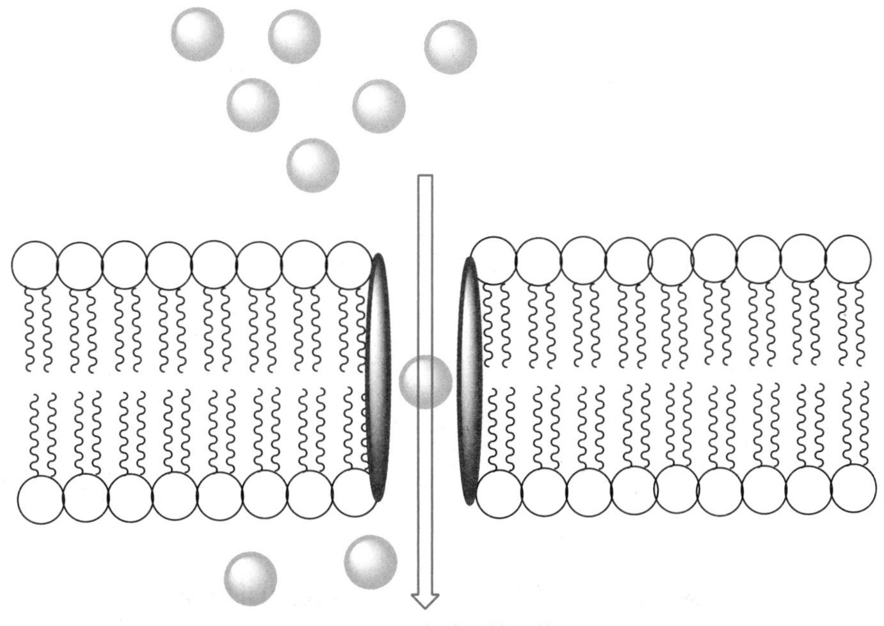

图3.6 主动运输吸收

在许多主动运输中，离子转运蛋白（离子通道）负责运输离子穿过细胞膜。这些离子包括质子、钠离子、钾离子、钙离子等。有一种特殊的离子通道，叫作氢-钾（H^+-K^+）ATP 酶，又叫质子泵（proton pump）。目前十分常见的治疗胃溃疡药物奥美拉唑（洛赛克®）和埃索美拉唑（Esomeprazole，耐信®，Nexium®）的作用机制就是抑制质子泵 [54]。著名的降压药硝苯地平（Adalat®，**42**）和苯磺酸氨氯地平（络活喜®，**43**）是钙离子（Ca^{2+}）通道阻滞剂。

另外一种十分重要的离子通道是称为human *ether-a-go-go* 的钾离子（K^+）通道（hERG，Kv11.1）[55]。hERG 通道设计混杂，具有四重对称性和多个结合位点。它在心脏复极化中

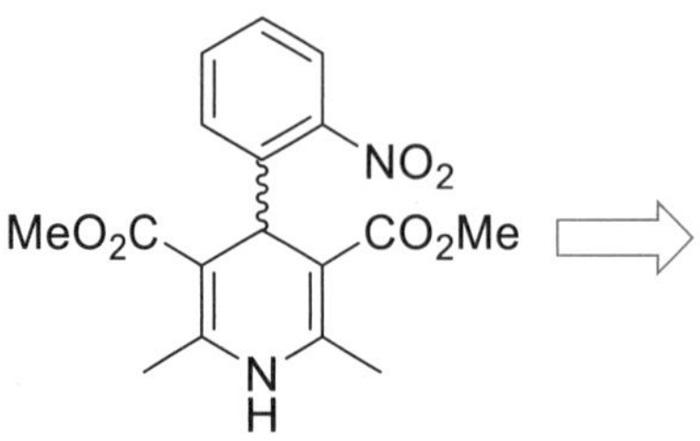

硝苯地平(Adalat®, **42**)
$t_{1/2} \approx 1$ h

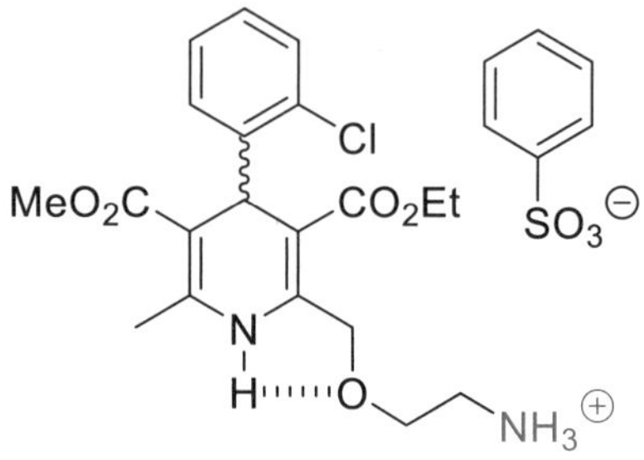

苯磺酸氨氯地平(络活喜®, **43**)
$t_{1/2} \approx 34$ h; $F = 74\%$; $V_d = 16$ L/kg

起核心作用，作为hERG底物的药物容易导致QTc延长，进而产生心脏毒性[56]。目前有一些药物由于存在hERG通道抑制作用而被撤市。hERG问题的典型代表是辉瑞的多非利特（Tikosyn®，**44**），是一种Ⅲ类抗心律失常药。由于它是有效的hERG通道底物，因此涉及一种严重的副作用，称为尖端扭转型室性心动过速（TdP），这是一种罕见但严重的病症，表现为对ECG的QT延长。另外两种著名的hERG底物，分别是杨森公司的抗精神病药氟哌啶醇（Haloperidol，好度®，Haldol®，**45**）和辉瑞公司的抗生素曲伐沙星（Trovafloxacin，Trovan®，**46**）。

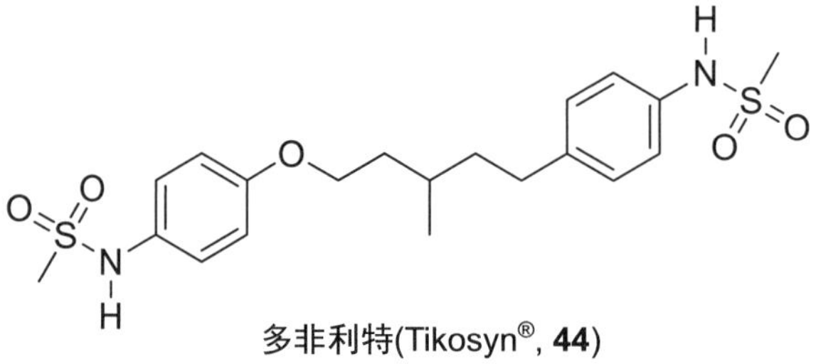

多非利特(Tikosyn®, **44**)

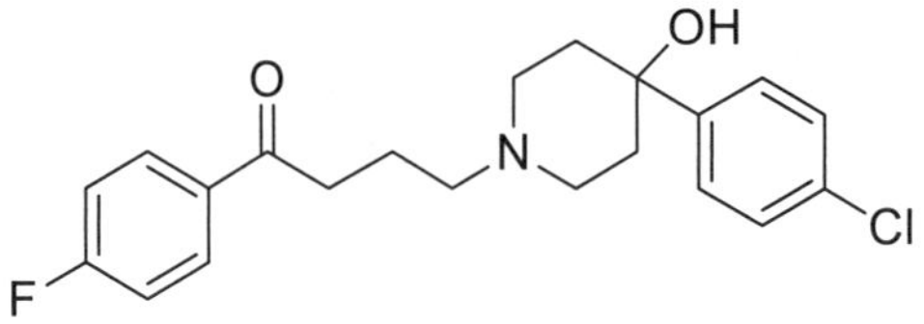

氟哌啶醇(好度®, **45**)

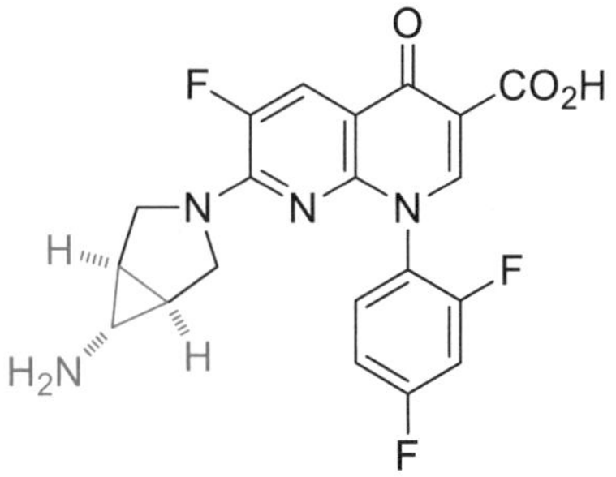

曲伐沙星(Trovan®, **46**)

下面介绍一些可以缓解hERG问题的策略。

① 通过破坏化合物与蛋白质上残基Tyr_{652}和Phe_{656}的相互作用来进行结构修饰。以往案例表明，添加外围芳香环、引入限制条件和改变立体化学等措施都是有效的。

② 用芳基杂环取代苯环。默克公司的先导化合物**47**，是强效的腺苷2A受体（A_{2A}）拮抗剂，在针对人体A_{2A}受体的检测中，测得K_i值为5.5 nmol/L[57]。然而，其Clog$P$值相对较高（4.0），并且其远端氟苯环与四聚体hERG通道中的四个Phe_{656}残基形成了良好的相互作用，从而导致较高的hERG活性（IC_{50}=1.55 μmol/L）。默克化学家从过去的成果中汲取经验，用五元杂环替换了氟苯基部分，所有得到的衍生物的hERG活性都得到了降低。

最令人印象深刻的是，二甲基噻唑类似物 **48** 既提高了对 A_{2A} 的拮抗活性，又降低了 hERG 活性。

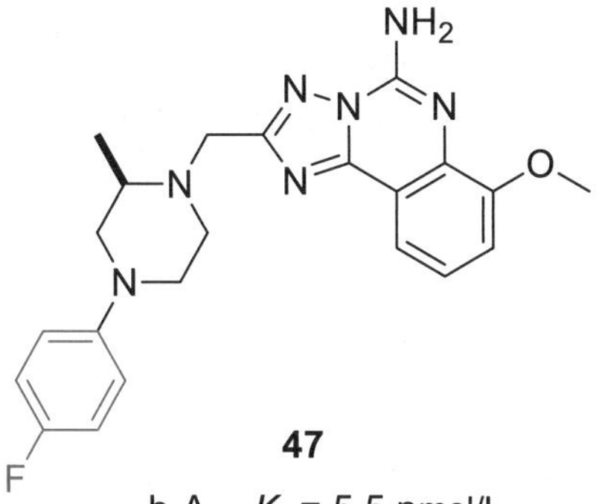

47

h-A_{2A} K_i = 5.5 nmol/L
Clog$P$ = 4.0
hERG K_i = 1.55 μmol/L

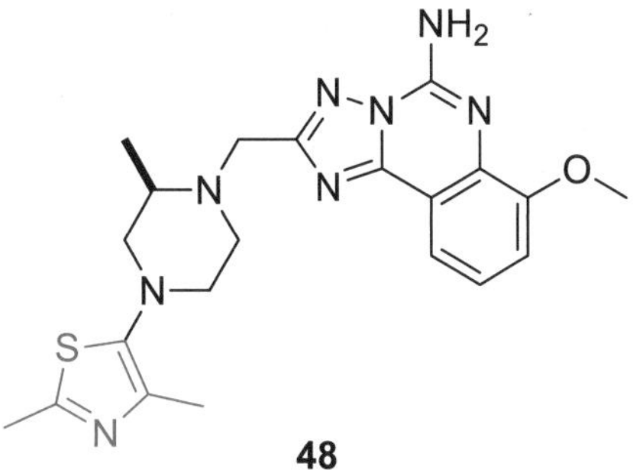

48

h-A_{2A} K_i = 1.4 nmol/L
Clog$P$ = 3.6
hERG K_i > 60 μmol/L

③ 控制亲脂性。通常，化合物亲脂性和 hERG 阻断之间存在一定的关系。据此从细胞内结构域进入，发现 hERG 中存在一个亲脂性结合位点。因此，增加极性将中断化合物与 hERG 的亲脂性相互作用。根据经验，Clog$P$ 值小于 3.0 的分子与 hERG 通道的结合倾向较低。

化合物 **49** 也是一种 A_{2A} 受体拮抗剂，它是由默克公司的化学家用嘧啶基团取代了化合物 **47** 中的氟苯基得到的[57]。实验发现该化合物对 hERG 基本上无活性，这可能就是由于该分子极性较大，计算的 Clog$P$ 值低至 2.0。

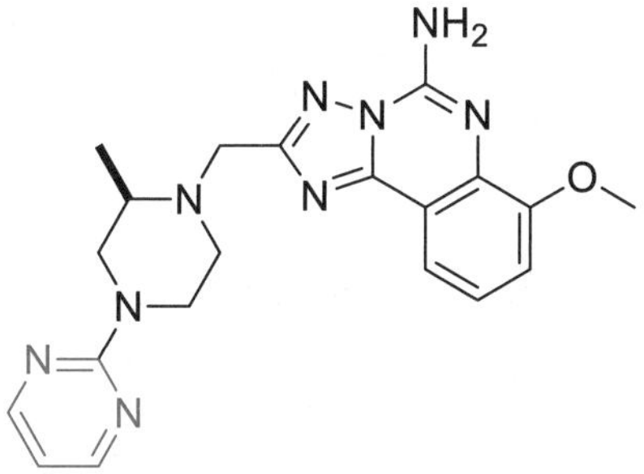

49

h-A_{2A} K_i = 26.5 nmol/L
Clog$P$ = 2.0
hERG K_i ≥ 60 μmol/L

肾外髓质钾通道（ROMK）阻滞剂是潜在的利尿剂 / 利钠剂。默克公司的 ROMK 阻滞剂 **50** 具有非常活跃的 hERG 活性[58]。化学家们对化合物 **50** 进行了多次构效关系优化，最终得到了 hERG 活性显著降低的化合物 MK-7145（**51**），这其中可能的原因就是化合物的亲脂性呈指数式下降（Clog$P$ 值为 −0.51）。MK-7145（**51**）是第一个进行临床试验的小分子 ROMK 阻滞剂。

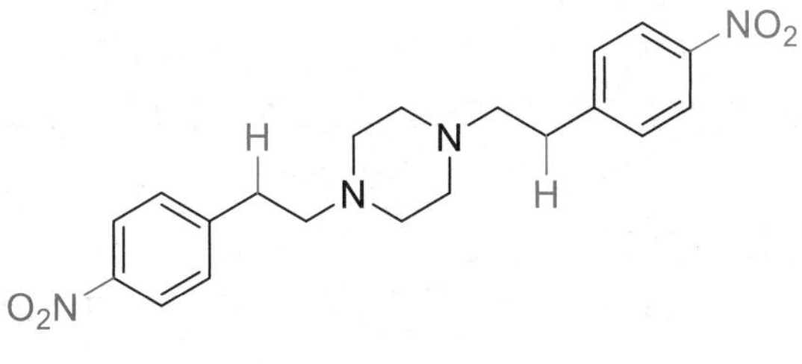

50

ROMK IC_{50} = 52 nmol/L
hERG IC_{50} = 7 nmol/L
Clog$P$ = 3.3

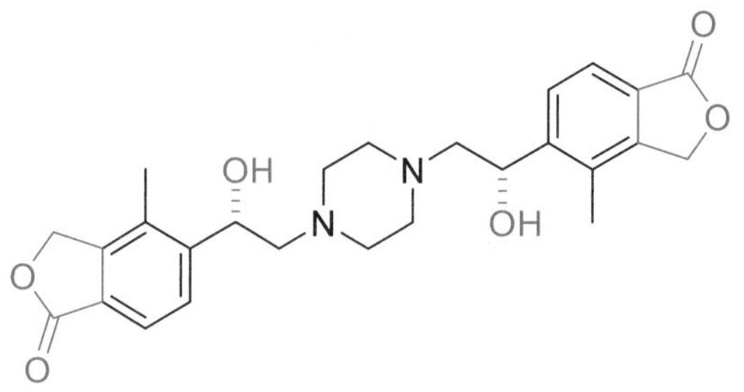

MK-7145 (**51**)
ROMK IC_{50} = 6.8 nmol/L
hERG IC_{50} = 23 μmol/L
Clog$P$ = −0.51

④ 控制 pK_a。hERG 阻断不需要碱性胺，芳香族或亲脂性基团可能也有类似功能。因此，降低碱性氮的 pK_a 值，通常可以破坏阳离子-π 相互作用，从而降低 hERG 活性。此外，通过庞大的基团或限制物来屏蔽化合物的碱性中心，也能够阻碍化合物与 hERG 通道的结合。

基于默克公司成功使用选择性非肽类神经激肽（NK_1）拮抗剂阿瑞匹坦（Aprepitant，意美®，Emend®）治疗化疗引起的恶心和呕吐，Huscroft 和默克公司的同事们研究了一系列 1-苯基-8-氮杂双环[3.2.2]辛烷醚。他们发现虽然化合物 **52** 在动物模型中具有良好的效力和功效，但其与 hERG 通道间的相互作用不尽如人意，K_i 值为 100 nmol/L[59]。于是他们尝试在四唑基的 α 位引入一个氟原子，这个微小变化使得 pK_a 值为 7.3 的化合物 **52** 变为了 pK_a 值为 5.0 的氟类似物 **53**，从而使得化合物对 hERG 通道的选择性得到了明显改善。

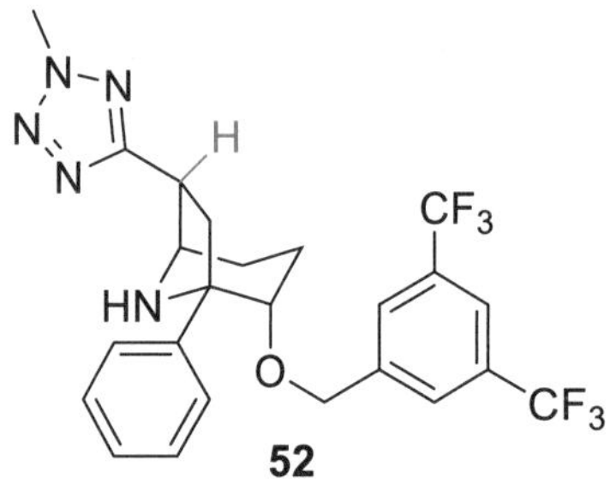

52
hNK1 IC_{50} = 1 nmol/L
hERG K_i = 100 nmol/L
Clog$P$ = 4.3
pK_a = 7.3

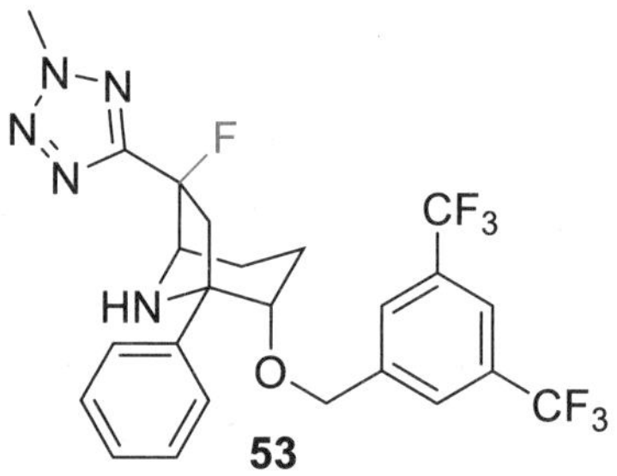

53
hNK1 IC_{50} = 1.5 nmol/L
hERG K_i > 10000 nmol/L
Clog$P$ = 5.1
pK_a = 5

⑤ 两性离子的形成限制了化合物的膜渗透性。因此，药物形成两性离子可以防止进入跨膜结合位点，并使其与 hERG 的潜在相互作用最小化。

特非那定（Terfenadine，司立泰®，Seldane®，**54**）是一种亲脂性的第二代组胺 H_1 受体拮抗剂（抗组胺药），但它并不是一种很好的药物。它的 log$D$ 值为 2.11，pK_a 值为 8.6。与许多亲脂性和碱性药物类似，它容易与钾离子通道 hERG 结合而引起 QT 延长，从而产生心脏毒性。因此，该药在 20 世纪 80 年代被撤市。相比之下，其主要代谢产物非索非那定（Allegra®，**55**）则是一个很好的药物。作为亲水性两性离子（log$D$ 约 0.4），按照 BCS，非索非那定属于Ⅲ类物质：高溶解度，低渗透性。亲脂的特非那定（**54**）被广泛代谢，而亲水的非索非那定（**55**）的代谢则可忽略不计，其对 hERG（和许多其他生物学靶标）具有选择性，并且没有心脏毒性。从化合物 **54** 到化合物 **55** 的转变，为许多亲脂性和碱性药物如何克服 hERG 问题提供了宝贵的经验。此外，还发现化合物 **54** 和化合物 **55** 的蛋白结合能力也完全不同。亲脂化合物 **54** 能与 97%（高）的人血浆蛋白结合，而亲水化合物 **55** 只能结合约 65%（中等）的人血浆蛋白[60]。

在药物化学实践中，上述几种策略可以被单个应用，也可以被综合在一起应用，以减轻或消除化合物与 hERG 的相互作用。

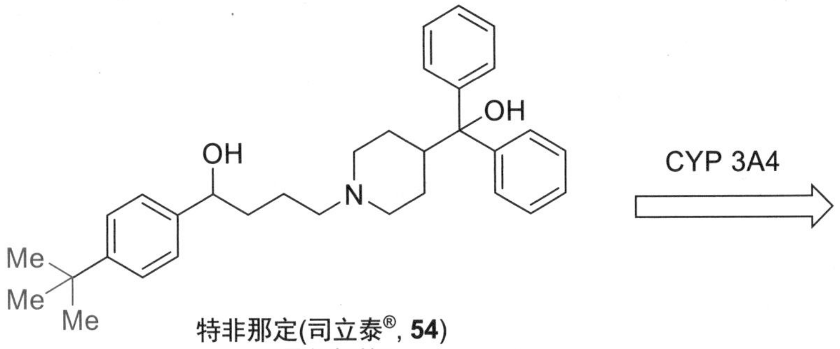

CYP 3A4

特非那定(司立泰®, 54)
不是很好的!

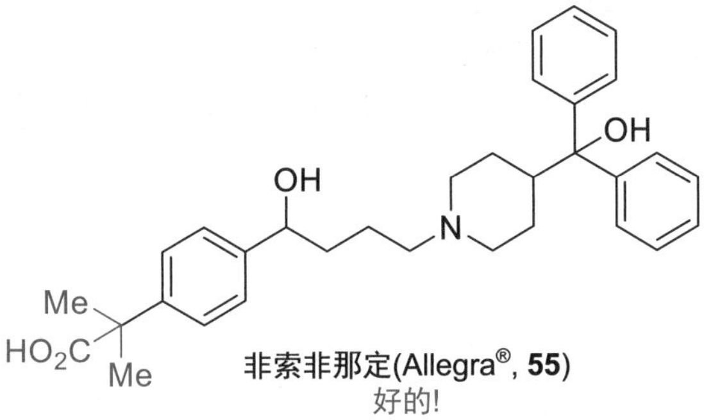

非索非那定(Allegra®, 55)
好的!

葡萄糖转运蛋白（GLUT1-4）可以促进葡萄糖的转运，另一类主动转运蛋白——钠-葡萄糖协同转运蛋白（SGLT）也是如此。其中一种特殊亚型 SGLT-2 已被证明是治疗 2 型糖尿病的可行靶标。卡格列净（Canagliflozin，怡可安®，Invokana®，**56**）和达格列净（Dpagliflozin，安达唐®，Farxiga®，**57**）分别是 2013 年和 2014 年经 FDA 批准的最早的两个 SGLT-2 抑制剂[61]。

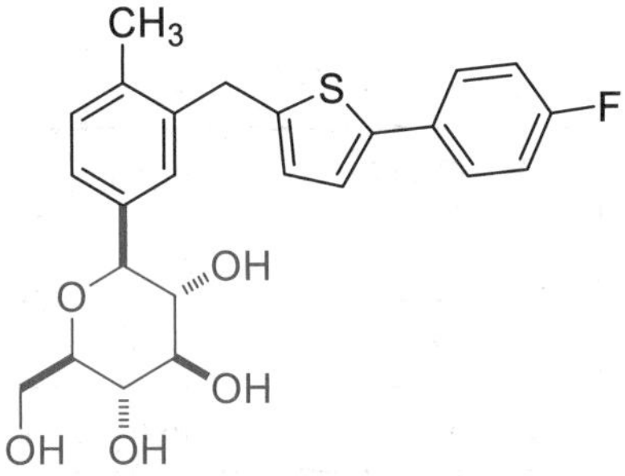

卡格列净(怡可安®, 56)

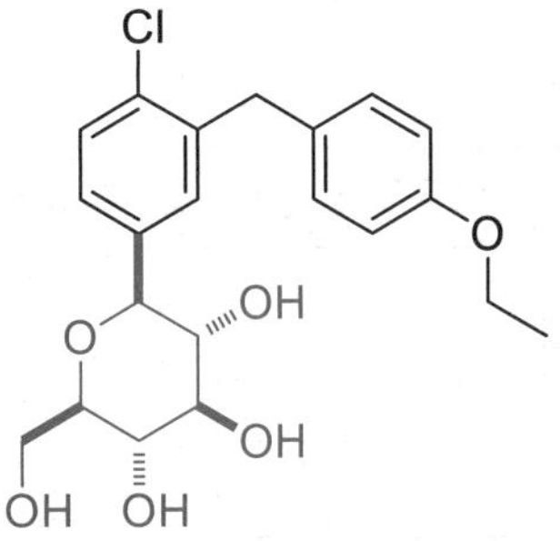

达格列净(安达唐®, 57)

另外一类十分重要的主动转运蛋白是神经递质转运蛋白，其主要负责神经递质的再摄取，如 5-羟色胺、多巴胺、甘氨酸和 γ-氨基丁酸（GABA）。现代抗抑郁药的一个“著名家族”是选择性 5-羟色胺再摄取抑制剂（SSRI），其中包括许多广为人知的药物，例如氟西汀（Fluoxetine，百忧解®，Prozac®，**58**）、盐酸帕罗西汀（Paroxetine Hydrochloride，氟苯哌苯醚®，Paxil®，**59**）和舍曲林（Sertraline，左洛复®，Zoloft®，**7**）。

氟西汀
(百忧解®, **58**)

盐酸帕罗西汀
(氟苯哌苯醚®, **59**)

舍曲林
(左洛复®, **7**)

3.2.5 胞饮作用吸收

胞饮作用（pinocytosis）包括部分细胞膜的内陷，以及含有细胞外成分的小囊泡的细胞内陷。然后囊泡内容物可以在细胞内释放，或者从细胞的另一侧挤出。胞饮作用对于某些大分子的运输至关重要，例如胰岛素通过血脑屏障，肉毒杆菌在肠道中的转运等。

3.3 分布

3.3.1 随血液供应至组织和细胞

一旦药物被吸收，它随后会分布在血液供应周围，到达组织和细胞中。分布是药物可逆地离开血流并进入机体的组织间液或细胞内液的过程。肠液、细胞内液和细胞间液分别占体重的16%、35%和2%。同时，血浆占体重的5%，脂肪占20%。表3.6汇总了五种常见物种的生理体积的详细信息。

表3.6　非临床物种和人类的体液生理体积　　单位：mL

体液	小鼠（0.02 kg）	大鼠（0.25 kg）	狗（10 kg）	猴（5 kg）	人（70 kg）
全身水分	14.5	167	6036	3465	42000
细胞内液	—	92.8	3276	2425	23800
细胞外液	—	74.2	2760	1040	18200
血浆量	1.0	7.8	515	224	3000

体内所有可以溶解药物的液体（全身水分）大致分为三个部分：血管内液（血管内的血浆）、间质/组织液（细胞周围的液体）和细胞内液（细胞内的液体）。药物在这些隔室中的分布取决于其物理和化学性质。各化合物在体内的分布不同，血浆蛋白结合（PPB）也可能会限制其分布。药物可能蓄积在特定器官中或与特定组织成分结合（组织储存）。不足为奇的是，肝脏、肾脏和其他排泄器官经常蓄积高浓度的化合物。最明显的是，亲脂性化合物可能

会在脂肪组织中积聚。例如，硫喷妥钠、醚和米诺环素往往会积聚在脂肪组织中。组织储存的其他例子包括：甲状腺中的碘，骨骼和牙齿中的钙、四环素，心脏和骨骼肌中的地高辛（到肌肉蛋白），肝脏中的氯喹、四环素和地高辛，肾脏中的四环素和地高辛，大脑中的氯丙嗪、异烟肼和乙酰唑胺，视网膜中的氯喹（影响核蛋白，引起视网膜病变），以及虹膜中的麻黄碱和阿托品（影响黑色素）。

总体而言，药物的分布容积（V_d）取决于它在各种膜上的分配、与组织成分的结合程度、与血液成分的结合程度、以及生理体积。表观分布容积（V_d）是主要的 PK 参数，可能大于 10000 L。这样一个极大的 V_d 值意味着大部分药物分布在组织中，很少分布在血液循环中。分布容积越大，药物在机体组织中被发现的可能性就越大。相反，分布容积越小，药物就越有可能被限制在循环系统中。如表 3.7 所示，酸性、中性和碱性化合物的分布容积（V_d）是不同的。一般来说，酸性药物的 V_d 值最低（< 0.4L/kg），而碱性药物的 V_d 值最高（> 1.0 L/kg）。中性药物的 V_d 值适中（0.4 ～ 1.0 L/kg）。假设一般人的体重为 70 公斤，那么单位 L/kg 和 L 可以很容易地相互转换。

表 3.7　酸性、中性和碱性化合物的分布体积（V_d）

化合物性质	V_d/（L/kg）	V_d/L
酸性	<0.4	<28
中性	0.4 ～ 1.0	28 ～ 70
碱性	>1.0	>70

药物 **60** ～ **63** 中显示了多种 V_d 值。华法林（Warfarin，**60**）的 V_d 值较低，茶碱（Theophylline，**61**）V_d 值处于中等水平。而碱性药物奎尼丁（Quinidine，**62**）和丙米嗪（Imipramine，**63**）的 V_d 值较高。实际上，丙米嗪（**63**）的 V_d 值非常高，约为 2100 L。亲脂胺类药物 V_d 值高的一种解释是溶血同素性（也称为捕获溶酶体或隔离溶酶体），即脂溶性胺（log$P$ > 1）和具有电离胺的两亲性药物（阳离子两亲性药物，pK_a > 6）可以在溶酶体中积累的现象[62]。因此，碱性胺的存在通常会导致组织亲和力增加，从而提高 V_d 值。

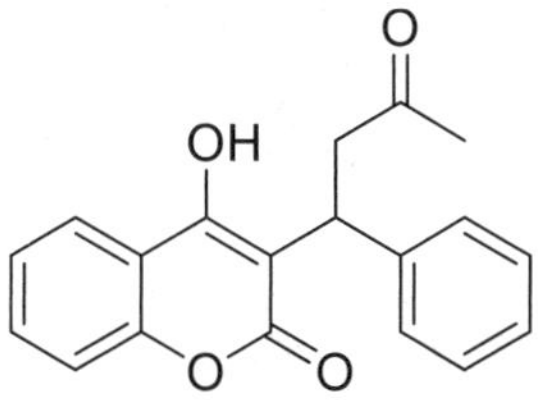

华法林(**60**), V_d = 8 L

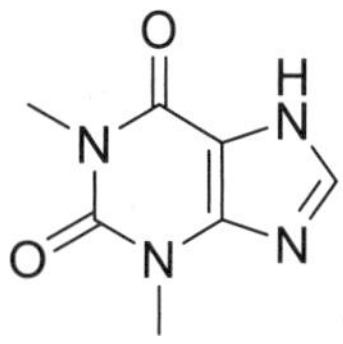

茶碱(**61**), V_d = 35 L

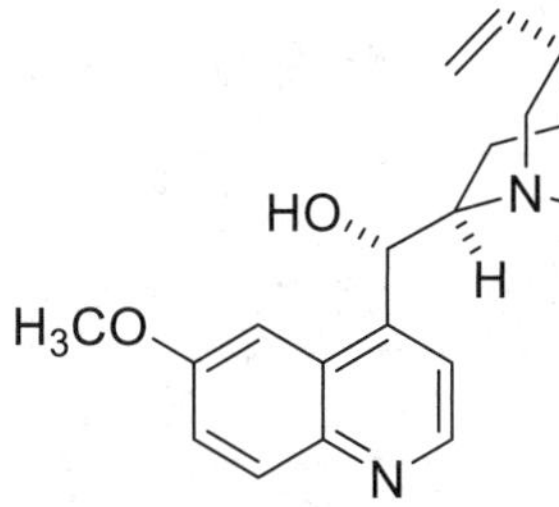

奎尼丁(**62**), V_d = 150 L

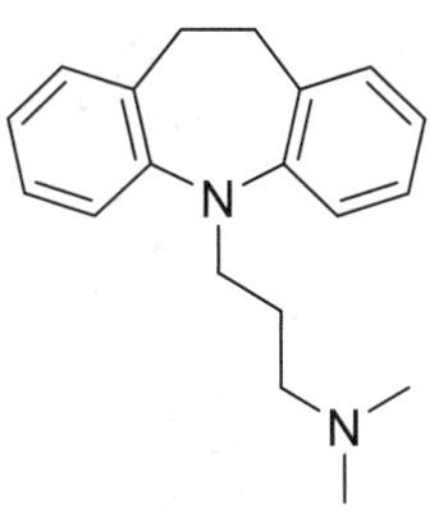

丙米嗪(**63**), V_d = 2100 L

一个著名的例子是第一代、第二代和第三代钙通道阻滞剂的发展。硝苯地平（拜心通®，**42**）是第一代钙通道阻滞剂，是一种中性药物，其 V_d 值为 0.75 L/kg。它的半衰期很短，为 2 h，因此每天必须服用 3 次。与之形成鲜明对比的是氨氯地平（络活喜®，**43**），这是第三代钙通道阻滞剂，具有碱性伯胺侧链。推测其有溶酶体亲和性，所以具有高达 21 L/kg 的 V_d 值，这使其半衰期长达 35 h，可以进行每天一次（qd）疗法[63]。

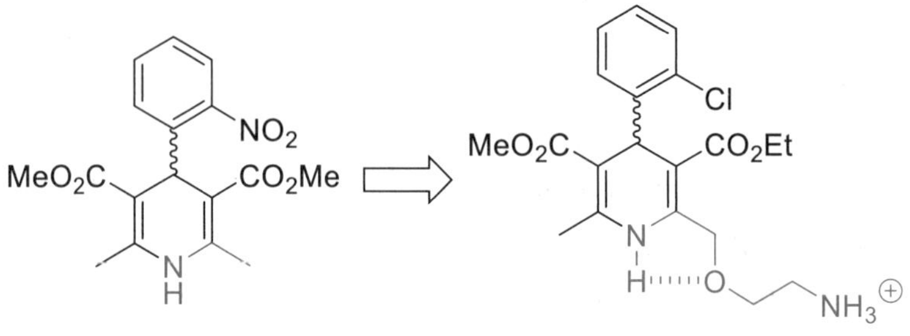

硝苯地平(拜心通®, **42**)
V_d = 0.75 L/kg
$t_{1/2}$ = 2 h

氨氯地平(络活喜®, **43**)
V_d = 21 L/kg
$t_{1/2}$ = 35 h

就药代动力学性质而言，许多大环内酯类抗生素药物性质并不好。与此同时，它们有些还是渗透性糖蛋白（Pgp）的抑制剂（见下文）。例如，红霉素（Erythrocin，**64**）只有一个碱性氮原子，V_d 值为 4.8 L/kg，半衰期为 3 h，每天必须服用四次。值得注意的是，阿奇霉素（希舒美®，**65**）与红霉素（**64**）非常相似，但前者具有两个碱性氮原子，是一种很好的氮杂环内酯类，其 V_d 值为 62 L/kg，半衰期为 18 h。这可以进行 qd 疗法，并使其成为特殊的抗生素[64]。

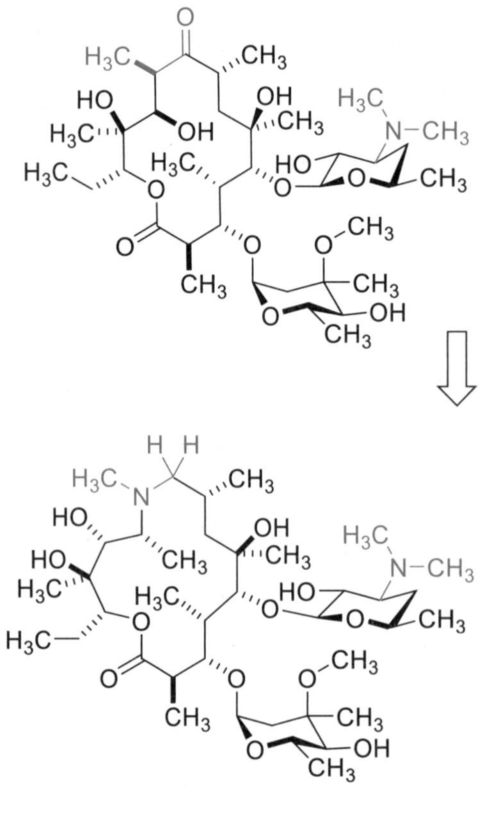

红霉素(**64**)
V_d = 4.8 L/kg
Cl = 55 mL/kg
$t_{1/2}$ = 3 h
组织/血清 = 0.5~5x
F = 25%
每天四次

阿奇霉素(希舒美®, **65**)
V_d = 62 L/kg
Cl = 15 mL/kg
$t_{1/2}$ = 18 h
组织/血清 = 10~100x
F = 37%
qd

3.3.2 血脑屏障

市场上的7000多种药物中，只有不到5%的药物用于治疗中枢神经系统（CNS）疾病。中枢神经系统药物首先必须穿过血脑屏障（blood-brain barrier，BBB）才能进入大脑，然后发挥药理作用。在BBB上的内源性转运蛋白能够转运营养物质（如碳水化合物、一元羧酸、中性/碱性氨基酸、嘌呤核苷等）到大脑，BBB也能阻止体外异物进入大脑。神经递质多巴胺（DA，**67**）在帕金森病、精神病、注意力缺陷多动障碍（ADHD）以及许多其他精神障碍中起着至关重要的作用。但是，由于带有三个极性基团，多巴胺（**67**）的极性太强，无法通过BBB进入大脑。相比之下，其前体左旋多巴（**66**）则有幸被BBB上的氨基酸转运而起作用。一旦进入大脑，左旋多巴（**66**）就会被代谢为多巴胺（**67**）。

左旋多巴(**66**) —— DOPA 脱羧酶 ⟹ 多巴胺(**67**)

除非受益于主动转运蛋白，中枢神经系统药物的理化性质要求比其他药物更严格，才能通过被动扩散穿过BBB（参见图3.7的理化性质空间比较）[65]。

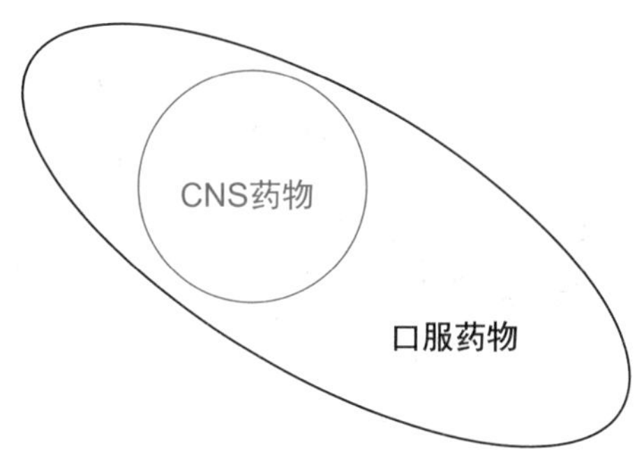

图3.7 理化性质空间

物化性质和药代动力学性质的优化，可能使得药物通过生物膜，并避免被沿着BBB顶端的外排转运蛋白所转出。正常情况下，氢键的高电势一般会导致BBB渗透性降低，因此具有强氢键能力的高极性分子不易穿过BBB。Lipinski通过研究1500种从美国选定药名（USAN）或国际非专有药名（INN）中挑选出来的具有良好CNS渗透性的药物，提出了一项关于CNS渗透能力的规则。该规则指出，如果一种药物具有如下特性，则可能具有良好的CNS渗透能力：

① 分子量≤400；

② $\log P \leqslant 5$；

③ 氢键供体≤3；

④ 氢键受体≤7。

否则，该药物不太可能具有良好的BBB渗透性。

血脑屏障（BBB）主要由脂质组成，因此只有脂溶性、非电离的药物才能通过血脑屏障并作用于 CNS。将吗啡（**68**，log*P*<−0.22）转化为双乙酰化衍生物海洛因（**69**）后，其亲脂性显著增强，表现为 Clog*P* 值升高（0.68）。海洛因（**69**）的脑部渗透率比吗啡（**68**）高 100 倍，这一事实充分说明亲脂性药物更可能透过 BBB。

相比之下，血脑屏障严格限制了非脂溶性、亲水性药物（名义上定义为 log*P*<0 的药物）的进入，例如阿米卡星（Amikacin，**70**）、新斯的明（Neostigmine，**71**）、庆大霉素（Gentamycin，**72**）、甘露醇（Mannitol，**73**）等。有趣的是，大脑脑膜的炎症实际上会增加血脑屏障的药物渗透性。

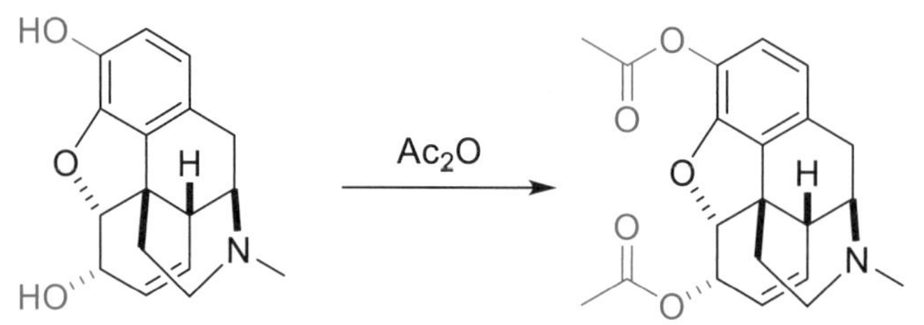

Ac_2O

吗啡(**68**)
Clog*P* = −0.22

海洛因(**69**)
Clog*P* = 0.68

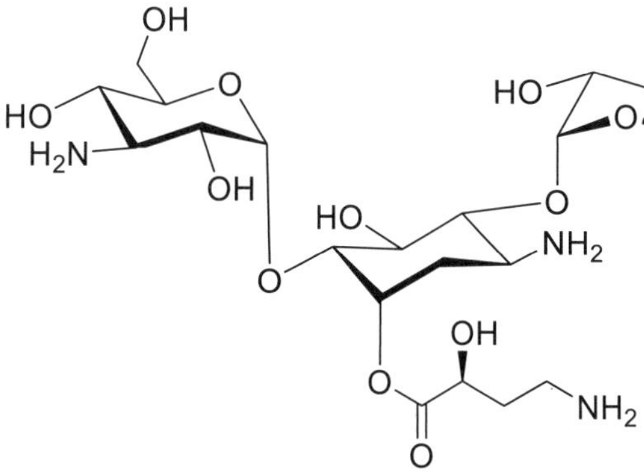

阿米卡星(**70**)
Clog*P* = −6.15

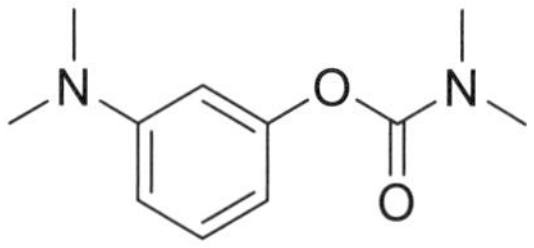

新斯的明(**71**)
Clog*P* =1.70

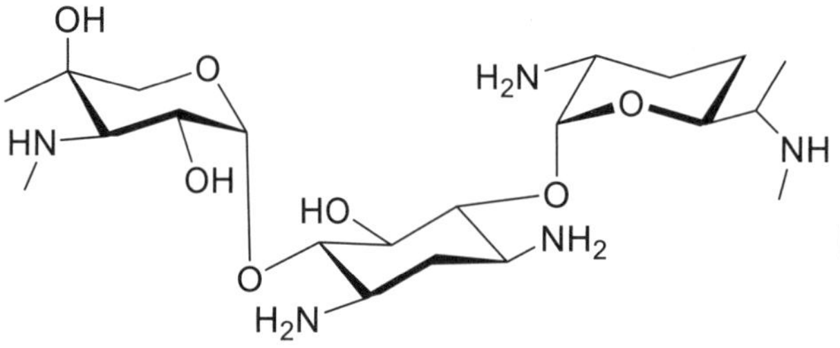

庆大霉素(**72**)
Clog*P* = −1.80

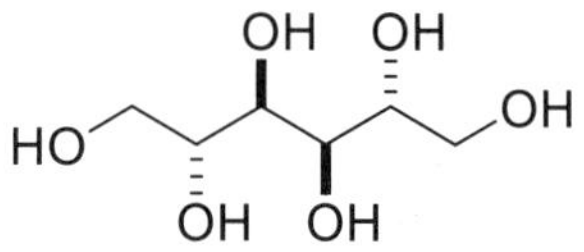

甘露醇(**73**)
Clog*P* = −2.05

辉瑞公司的克唑替尼（Crizotinib，赛可瑞®，Xalkori®，**74**）是一种间变性淋巴瘤激酶（ALK）抑制剂，是2011年经FDA批准用于治疗ALK阳性肺癌患者的首个ALK抑制剂。令人遗憾的是，用克唑替尼（**74**）治疗的癌症患者往往会在大脑中产生耐药性和易位反应。抗药性患者样本显示，ALK结构域中存在多种点突变，包括L1196M守门基因突变。而且，该药物本身的脑脊液（CSF）与游离血浆的比率为0.03，表明分布到大脑的可能性很低。因此，如果研制出一种能透过BBB的药物是很有用的。Johnson和他的同事通过广泛的构效关系研究，得到了劳拉替尼（Lorlatinib，Lobrena®，**75**），这是克唑替尼（**74**）的大环类似物。大环的劳拉替尼具有一系列优点，比如对ALK及其L1196M守门基因突变都具有广谱效力，良好的中枢神经系统ADME性质，高度的激酶选择性，以及低至1.5的多药耐药性（MDR）值，而线状的克唑替尼的MDR值为45.0[67]。$MDR_{B\rightarrow A/A\rightarrow B}$值是渗透性糖蛋白（Pgp）1介导的外排的量度。数值越小，药物被泵出BBB的可能性就越小。Pgp的双向测定通常使用MDCK细胞渗透性测定方法[50]。

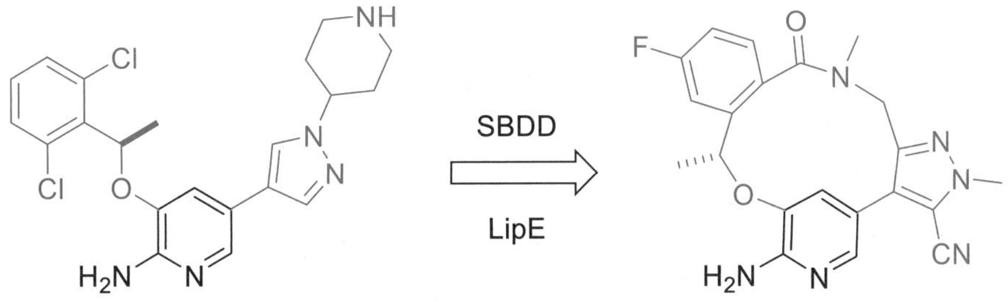

SBDD

LipE

克唑替尼(赛可瑞®, **74**)
ALK cell IC_{50} 80 nmol/L
ALK-L1196M cell IC_{50} 843 nmol/L
MDR BA/AB 45.0

劳拉替尼(Lobrena®, **75**)
1.3 nmol/L
21 nmol/L
1.5

3.3.3 外排转运蛋白

由**74**到**75**的转变涉及最普遍的药物外排转运蛋白Pgp的概念。由于Pgp由多药耐药性-1（MDR-1）基因编码，因此Pgp和MDR-1在日常表达中有时可以互换。Pgp属于一类ATP-结合盒（ATP-binding cassette，ABC）转运蛋白。在人体中，有多达十二种外排转运蛋白存在于各种组织中，如肝、肠、肾、血脑屏障等。与药物主动转运不同的是，药物主动转运是将药物从细胞外跨过细胞膜运送到细胞质中，而外排转运蛋白则是将药物运送到细胞膜外。除Pgp外，其他转运蛋白还包括：有机阴离子转运体（organic anion transporter，OAT）家族，多药耐药相关蛋白（multidrug resistance-associated protein，MRP），乳腺癌耐受蛋白（breast cancer resistance protein，BCRP）等。特异性的转运蛋白可以辅助药物的流入，也可以促进药物的外排。

在本书中，我们仅关注最重要的外排转运蛋白：Pgp。它可以将药物从肠壁转运回肠腔，从而减少吸收；也可以将药物从肾脏转运到尿液中。Pgp主要在大/小肠、肝脏、肾脏、胰腺和BBB的细胞中表达，在将异物/毒素从肠道或大脑等细胞泵出过程中起着重要的作用。Pgp经常是中枢神经系统药物遇到的问题，人们广泛认为它是大脑渗透的主要决定因素。人体以这种方式进化，以便异源物质不能轻易入侵大脑。

Pgp 通常在肿瘤细胞中过表达，因此被认为是引起肿瘤细胞多药耐药性的原因之一。早在 20 世纪 70 年代，有报道称一些化疗药物无法生物利用，而 Pgp 被认定为罪魁祸首。1976 年，多伦多大学的Juliano和Ling观察到，对秋水仙碱（Colchicine，**76**）具有抗性的中国仓鼠卵巢（Chinese hamster ovary，CHO）细胞，显示出对多种两亲药物具有多效交叉耐药性[68]。进而他们发现了 Pgp 这样一种能调节药物在 CHO 细胞突变体中渗透性的表面糖蛋白。作为外排泵之一，Pgp可直接从质膜上去除疏水性底物。Pgp是一种分子质量为170 kDa的蛋白质，是 ATP 依赖性的多药外排泵，可将细胞毒性药物排出到细胞外。

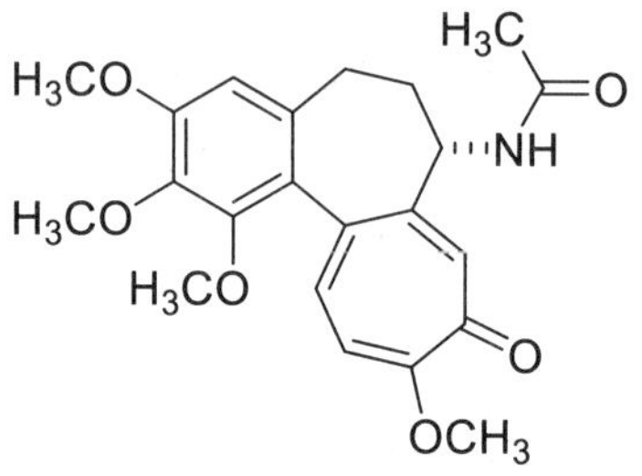

H_3CO H_3CO H_3CO H_3C O NH O OCH_3

秋水仙碱(76)

市售药物中大约有一半是 Pgp 底物，即能被 Pgp 转运的化合物；而 Pgp 抑制剂则是指已被证明能抑制 Pgp 的化合物[69]。Pgp 的特征是有一个混杂的结合口袋，允许疏水和芳香相互作用，允许各种结构不同的药物从质膜转运出细胞，导致细胞内药物水平降低。大多数 Pgp 底物在本质上往往是两亲性的，包含在空间上分开的疏水部分和亲水部分（如洗涤剂）。Pgp 底物的举例如下：大环内酯类抗生素红霉素（**64**）、DNA 嵌入剂阿霉素（Doxorubicin，阿德里亚霉素®，Adriamycin®，**77**）和人类免疫缺陷病毒（HIV）蛋白酶抑制剂茚地那韦（Indinavir，佳息患®，Crixivan®，**78**）等。另一方面，代表性的Pgp抑制剂有：奎尼丁（**62**）、钙离子通道阻滞剂维拉帕米（**79**）、抗真菌药酮康唑（Ketoconazole，**80**）等。

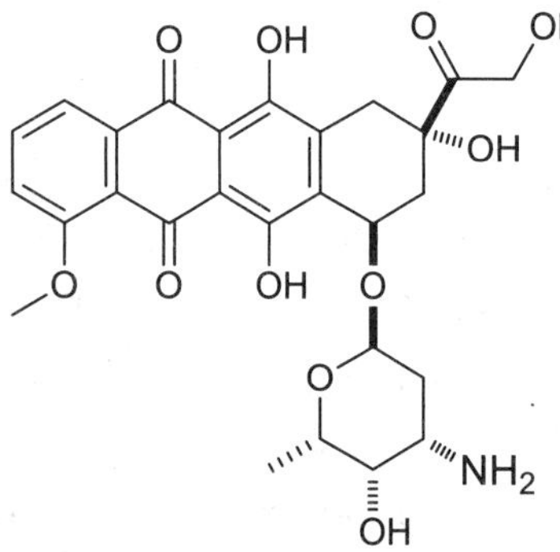

O OH O OH OH O O OH O O NH_2 OH

阿霉素(77)

Pgp底物

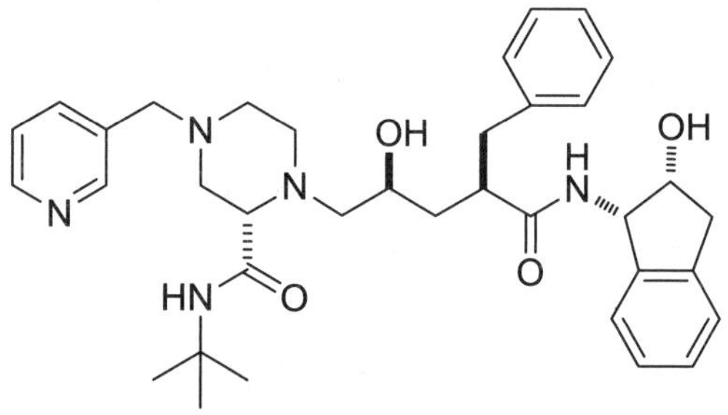

N N N N OH H N O OH HN O

茚地那韦(78)

Pgp底物

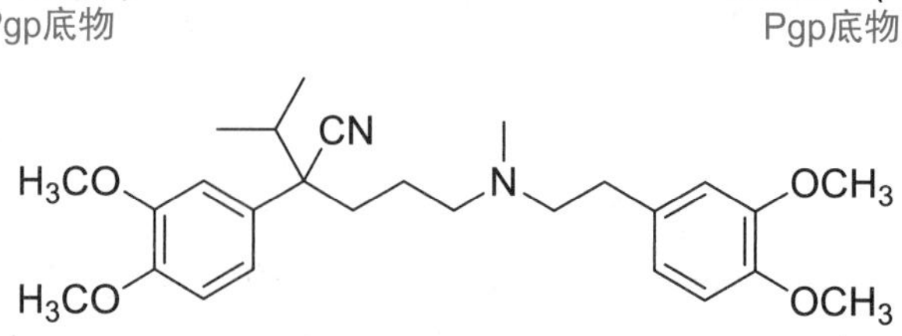

H_3CO H_3CO CN N OCH_3 OCH_3

维拉帕米(79)

Pgp抑制剂

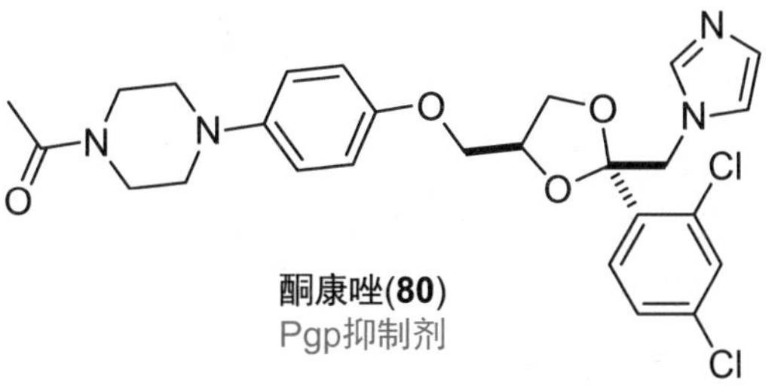

酮康唑(**80**)
Pgp抑制剂

Pgp 介导的外排是药物药代动力学特性的潜在来源，例如非线性，包括剂量依赖性吸收、药物-药物相互作用（drug-drug interactions，DDIs）、肠道分泌和限制进入大脑。缓解 Pgp 问题的策略包括：①与选择性 Pgp 抑制剂联合使用，这些 Pgp 抑制剂应不引起细胞毒性作用，且与药物是可逆的；②通过优化药物的理化性质来规避 Pgp 的外排，以使药物进入细胞的量高于被排出细胞的量。

Petrauskas 及其同事从他们对现有药物的广泛调查中，提出了关于 Pgp 底物的“四规则”（rule of 4，Ro4）[69]。该规则指出，如果一个化合物具有如下特征，则更有可能是 Pgp 底物：

N+O ≥ 8；MW ＞ 400；pK_a ＞ 4。

相反，如果一个化合物具有以下特征，则其更有可能不是 Pgp 底物：

N+O ≤ 8；MW ＞ 400；pK_a ＜ 8（酸性和中性）。

解决 Pgp 相关问题的策略有很多[71，72]：通过连接一个庞大的基团，来为氢键供体原子引入空间位阻；甲基化氮原子；通过添加相邻的吸电子基团，来降低氢键受体电势；替代或去除氢键基团，如酰胺；修改结构特征以干扰 Pgp 结合，例如添加强酸；改进 log$P$ 值，以减少其渗透到与 Pgp 结合所在的脂质双层中。

四环化合物 **81** 是一种化疗药物，但由于是 Pgp 底物，因而受到细胞毒性耐药的困扰[72]。化合物 **81** 的曼尼希反应，分别得到了相应的 3- 氨甲基衍生物 **82** 和 **83**。该操作赋予所得的两种化合物一个显著特征，即对肿瘤细胞对于多种抗癌药物的抗性具有药效。这可能是因为环胺哌嗪和奎宁环在化合物 **82** 和 **83** 上的空间位阻，使得相邻的酚基的氢键供体潜力最小化。

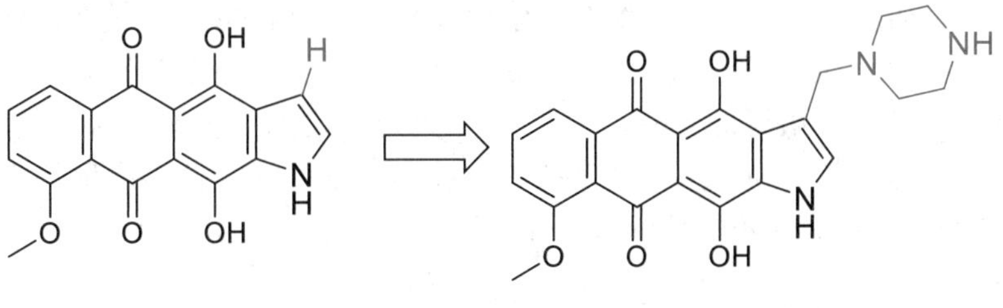

81, Pgp底物

82, 非Pgp底物

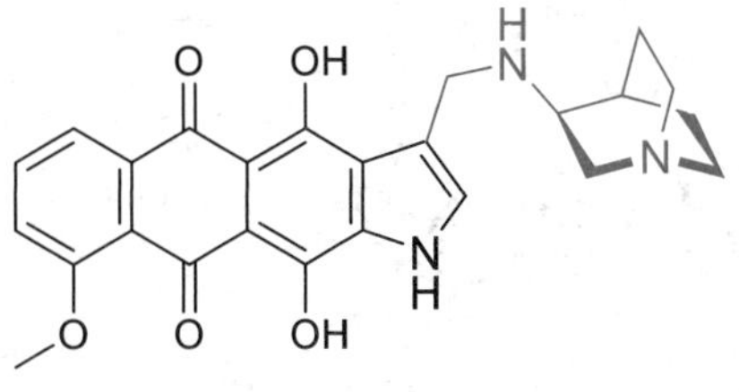

83, 非Pgp底物

长春花生物碱最初是在20世纪50年代从马达加斯加长春花中分离出来的，即使按照今天的标准，也是治疗乳腺癌、白血病和霍奇金病的绝佳药物。它们的作用机制是通过微管蛋白解聚来实现的，巧合的是，秋水仙碱（**76**）的作用机制也是如此。但可惜的是，它们通过药物外排泵磷酸化糖蛋白Pgp的过度表达，而产生了临床耐药性。例如，长春碱（Vinblastine，威保啶®，Velban®，**84**，R=OH）的$P_{app(B\rightarrow A)}$值为38.2×10^{6} cm/s，外排比率为16.2，Pgp腺苷三磷酸酶（ATPase）活性为87%。Boger小组为解决Pgp问题努力探索，并成功地保持甚至提高了药效，同时克服了Pgp引起的外排和阻力[73]。他们的辛勤工作因C-20′位点上的成功改造，而获得了回报。在他们制备的180种用于取代长春碱上C20′位OH基团的酰胺中，许多显示出了相似的效力，但没有Pgp倾向。当R为双环苯甲酰胺基团时，在HCT116测试中，酰胺衍生物**85**的效力比长春碱（**84**）强11倍。此外，**85**的$P_{app(B\rightarrow A)}$值为1.5×10^{6} cm/s，外排比率为2.2，并且没有可检测到的Pgp ATPase活性。

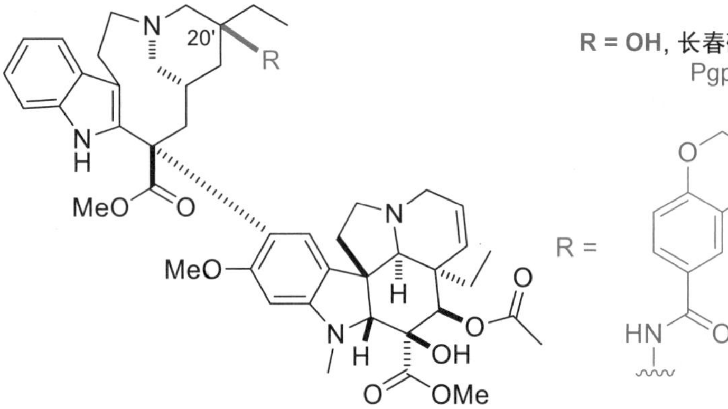

R = OH, 长春碱(威保啶®, **84**)
Pgp底物

R =

85
非Pgp底物

紫杉醇（泰素®，**86**）、多西他赛（泰素帝®）和卡巴他赛（Jevtana®）等类紫杉醇也是出色的抗癌药物，尤其对治疗乳腺癌（BRCA）和去势抵抗性前列腺癌（CRPC）有效[74]。它们的作用机制是稳定微管（其功能是形成负责染色体分离的有丝分裂纺锤体）。所有的类紫杉醇都是Pgp底物，并在适当的时候产生临床耐药性。对此Ojima小组围绕紫杉醇（**86**）进行了广泛的构效关系研究。其中，一种新型类紫杉醇SB-T-1214（**87**）的效能比紫杉醇（**86**）强25倍。这种特殊的活性可归因于修饰的C-10部分（用环丙烷羧酸酯代替乙酸酯）对Pgp结合的有效抑制。成功源于敏锐的观察，即C-10修饰对正常癌细胞株的活性是耐受的，但对表达多药耐药（MDR）表型MCF7-R的耐药人乳腺癌细胞株的活性高度依赖于C-10修饰剂的结构。化合物**87**的另一个变化是用异丁烯基取代了原始的C-3′苯基[75]。

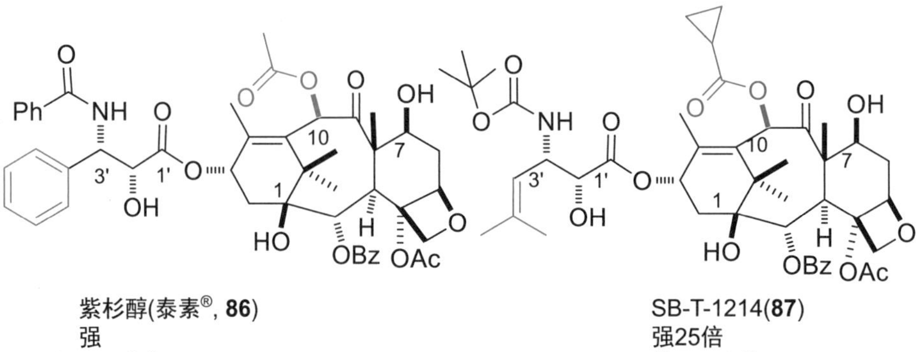

紫杉醇(泰素®, **86**)
强
Pgp底物

SB-T-1214(**87**)
强25倍
非Pgp底物

值得注意的是，真正的Pgp底物没有其他Pgp底物的多药耐药（MDR）陷阱。Dp44mT（**88**）通过静脉注射或口服给药，在体内对多种人体恶性实体瘤非常有效并具有选择性。它通过Pgp转运到溶酶体中，引起Dp44mT（**88**）的溶酶体靶向，并导致细胞毒性增强。它通过利用溶酶体Pgp转运活性，克服了多药耐药性。实际上这种有益效果并没有出现在其他抗癌药物上，这是因为Dp44mT（**88**）是独一无二的，它具有三个特征：①是Pgp底物；②在酸性pH下带电，使其能够在溶酶体中蓄积；③能在酸性溶酶体中引起明显的氧化还原应激，导致细胞毒性活性氧（ROS）的出现，能诱导溶酶体膜透化作用（LMP）和细胞凋亡（细胞死亡）[76]。

Dp44mT(**88**)
操纵溶酶体Pgp

3.3.4 血浆蛋白结合

药物可以与血液中的蛋白质大分子结合，这种现象称为血浆蛋白结合（plasma–protein binding，PPB）[77]。如图3.8所示，药物的蛋白质结合形式必须与蛋白质解离才能发挥作用，因为只有未结合的化合物才能分布到组织中。血浆蛋白有三种类型：人血清白蛋白（human serum albumin，HSA）和α-1酸性糖蛋白（α-1 acid glycoprotein，AAG），这是两种含量更高的蛋白；而第三种血浆蛋白即脂蛋白，对血浆蛋白结合的重要性较小。表3.8列出了三种类型血浆蛋白的特征。

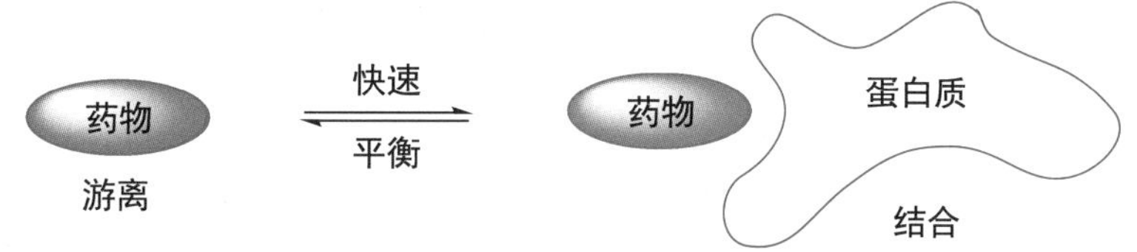

图3.8　药物与血浆蛋白的结合

表3.8　常见的药物结合蛋白

特征	白蛋白	α-1酸性糖蛋白	脂蛋白
分子量	67000	42000	200000～2400000
浓度/（g/dL）	3.5～5	0.04～0.1	可变
半衰期/天	19	5	≤6

人血清白蛋白（HSA）是人血浆中含量最丰富的蛋白质，它有6个以上独特的结合位点，其中2个与长链脂肪酸结合，1个与胆红素结合，2个与酸性药物结合（位点Ⅰ用于华法林和苯丁氮酮等，位点Ⅱ用于地西泮和布洛芬等）。α-1酸性糖蛋白只有一个选择性位点，可用

于丙吡胺和利多卡因等碱性药物。尤其是酸性药物与血清白蛋白结合，往往比中性或碱性药物具有更高的 PPB 值。同时，碱性药物与 α-1 酸性糖蛋白结合。对于碱性和中性药物而言，PPB 值与 log$D$ 值成正比。

与血浆蛋白广泛结合的药物主要限于血管腔室，并且 V_d 值较低（例如，华法林的蛋白结合率为 99%，其 V_d 为 0.1 L/kg）。隔离在组织中的药物，其 V_d 值可能远高于全身水分甚至体重（例如普萘洛尔的 3.5 L/kg 和地高辛的 6 L/kg），因为大多数药物存在于其他组织中，并且血浆浓度低。一旦中毒，血液透析不易去除具有较大 V_d 值的药物。表 3.9 列出了 PPB 的近似值。

表 3.9　血浆蛋白结合（PPB）的近似值

0 ～ 50%	微量
> 50% ～ 90%	中等
> 90% ～ 99%	高
>99%	很高

药物血浆蛋白结合的临床意义总结如下[78]：

① 药物血浆蛋白结合部分与药物的游离分子之间存在平衡，药物的血浆蛋白结合部分不能用于发挥疗效作用。

② 对血浆蛋白具有高物理化学亲和力的药物（如阿司匹林、磺胺类药物、氯霉素）可以替代其他药物（如醋硝香豆素、华法林）或具有较低亲和力的内源性化合物（胆红素）。

③ 具有高血浆蛋白结合率的药物具有长效作用，因为结合的部分不可被代谢，除非它被肝脏或肾小管主动排出。

④ 一般表示的药物血浆浓度是指结合药物和游离药物。

⑤ 在低白蛋白血症中，血浆蛋白结合可能减少，这样就可能得到高浓度的游离药物（例如苯妥英）。

表 3.10 列出了一些具有代表性药物的 PPB 数据[79]。有一篇关于 PPB 的优秀综述于 2013 年发表[80]。

表 3.10　一些具有代表性药物的血浆蛋白结合率[79]

药物名称	分子量	血浆蛋白结合率 /%
对乙酰氨基酚（**109**）	151	0
阿司匹林（**118**）	180	55
喜树碱（**183**）	348	98
卡托普利	217	30
氯氮平	327	95
氟尿嘧啶（5-FU）	130	11
氟西汀（**58**）	309	94
氟哌啶醇（**45**）	376	92
海洛因（**70**）	369	35
布洛芬	206	99

续表

药物名称	分子量	血浆蛋白结合率/%
酮康唑（**80**）	531	99
甲氨蝶呤	454	46
吗啡（**68**）	285	35
奥美拉唑	345	95
奎尼丁（**63**）	324	87
水杨酸（**119**）	138	95
舍曲林（**7**）	306	99
链霉素（**177**）	582	48
他莫昔芬	564	99
四环素	444	18
四氢大麻酚	314	95
坦古霉素	1449	30
华法林（**61**）	308	99

以下是解决血浆蛋白结合问题的一些示例。

在发现维奈托克（Venclexta®，**16**）的过程中，酰基磺酰胺 **89** 被确定为 Bcl-xL 蛋白抑制剂，K_i 值为 36 nmol/L。但是，当在 10% 人血清存在下测试时，**89** 的 Bcl-xL 蛋白抑制作用几乎消失。在存在 1% 人血清的情况下，其抑制作用仅为原来的 1/69，表明其与蛋白结合能力很强[81]。进一步的研究表明，与人血清白蛋白的位点 3（HSA-Ⅲ）的结合是化合物 **89** 的血清失活的主要驱动因素。深入了解 Bcl-xL 蛋白与 HSA-Ⅲ之间的结构差异后，在位点 3 区域接上了 (*R*)-二甲基氨基乙基模块并替换了氟苯基部分，从而得到了类似物 **90** 和 **91**。**90** 和 **91** 均为具有约 1 nmol/L 亲和力的强效 Bcl-xL 蛋白抑制剂。此外，与血清结合引起的失活也大大减少，特别是在 3% 胎牛血清（FBS）存在下，测量发现靶向 HSA-Ⅲ亲和力降低了 2 个数量级以上。

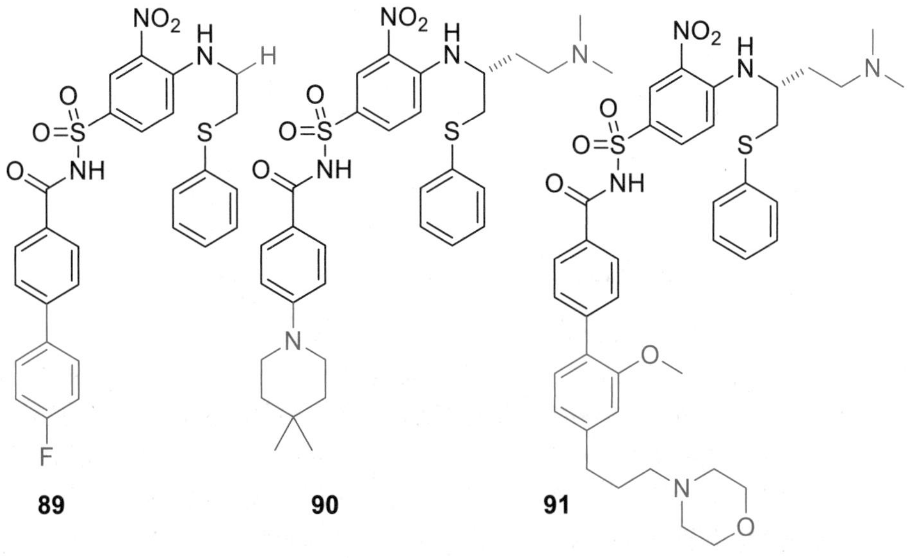

89 **90** **91**

苯丙氨酸衍生物 **92** 是一种内在有效的二肽基肽酶 -4（DPP-Ⅳ）抑制剂，IC_{50} 值为 12 nmol/L。令人失望的是，由于其血浆蛋白结合率高，它经历了 32 倍的高血清位移。用极性杂环（例如 **93** 中的甲基吡啶酮）取代高苯丙氨酸系列中的氟苯基，可降低血清位移，但是它在代谢上不稳定，形成去甲基的代谢产物。在化合物 **94** 中引入双环稠合杂环，在血清存在的情况下改善了 PPB，体内效力增强了 11 倍。最终，接上了一个额外的氟原子，以及一个小的稠合双杂环变动，使得化合物 **95** 作为一种有效的口服活性 DPP-Ⅳ抑制剂，其 PPB 大大降低[82]。

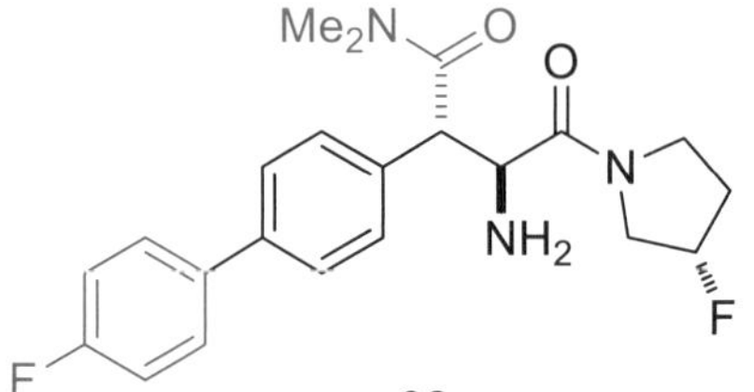

92 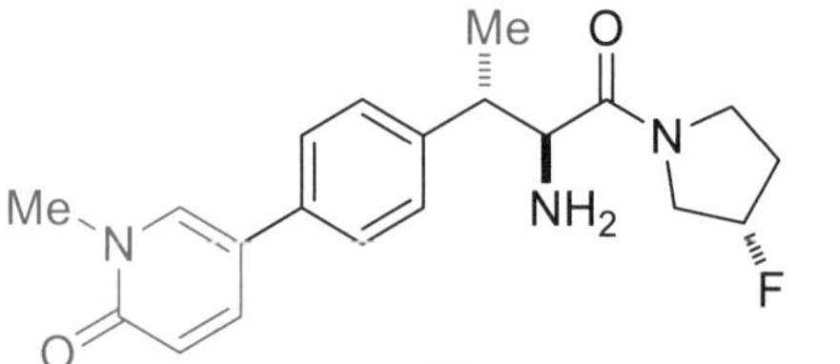 **93**

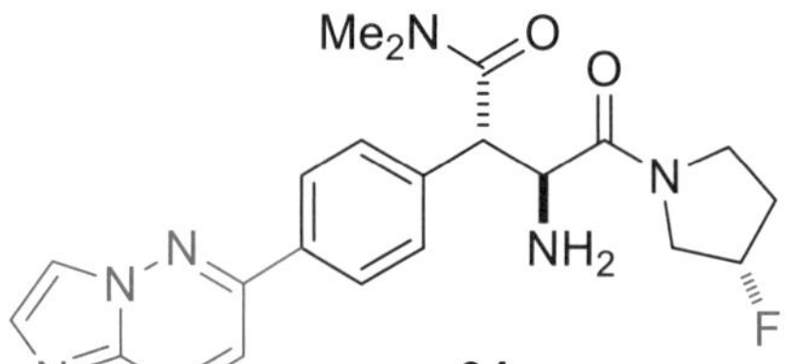

94 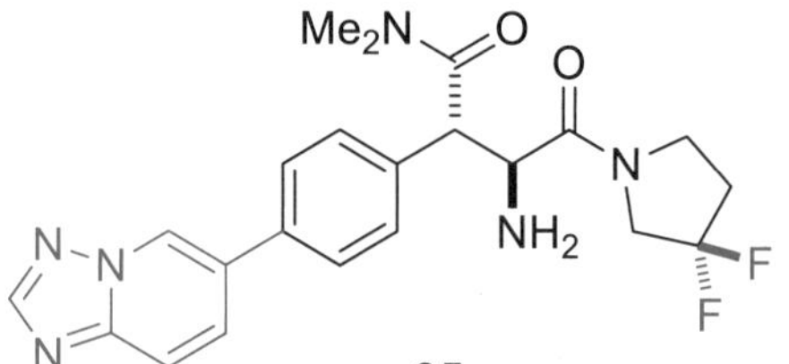 **95**

2- 氨基吡唑 PNU-2922137（**96**）是一种细胞周期素依赖性激酶 2（CDK-2）抑制剂（IC_{50}，37 nmol/L），在小鼠异种移植模型中具有体内抗肿瘤活性。但是它有两个主要缺点：一是低水溶性，在 pH 7.0 下的溶解度为 20 ～ 50 μmol/L，取决于其晶型；二是在临床前测试中其为 HSA 的强结合剂（99%）。由此可以正确地推测，脂溶性萘基部分在带来这些不利性质方面起关键作用。一种使得 PNU-2922137（**96**）类药性更好的解决办法是，使相对应的对-*δ*-内酰胺衍生物 **97** 降低亲脂性。所得的五元对-*δ*-内酰胺衍生物 **97** 保留了 CDK-2 抑制活性（IC_{50}，37 nmol/L，与 **96** 等效），并且在缓冲液中的溶解度比 PNU-2922137 高出 10 倍以上（**96**）。更重要的是，血浆蛋白结合率从 99%降低到 74%[83]。

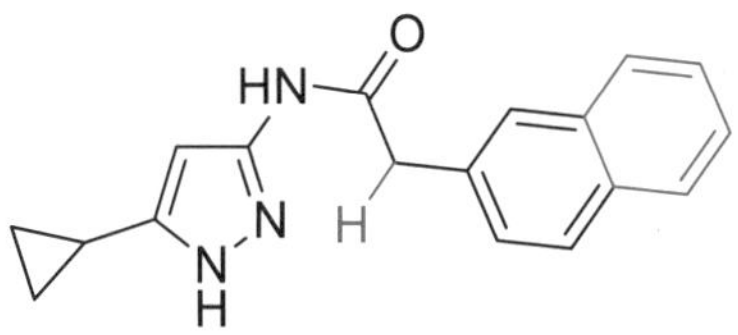

PNU-2922137 (**96**) 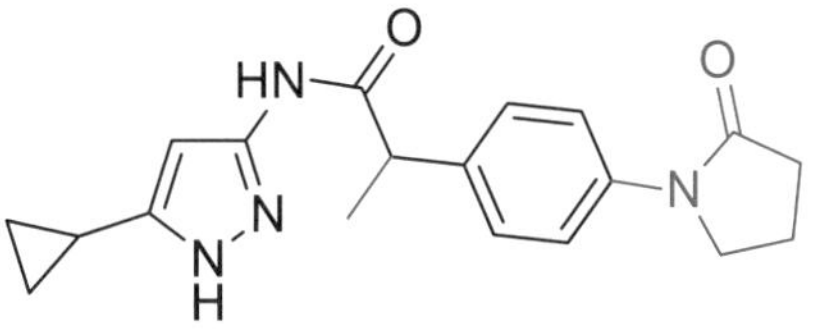 **97**

2002 年，Benet 和 Hoener 发表了一篇具有里程碑意义的文章，声称 PPB 的变化几乎没有临床相关性[84]。他们认为，蛋白质结合变化可能与临床相关的情况非常有限（检查的 456 种药物中有 25 种左右）。超过 95%的临床成功药物是蛋白质结合的，剂量的标值更多地取决于药物效力，而不受蛋白质结合程度的驱动。通过计算药代动力学参数，他们得出结论认为所有药物的有效浓度取决于蛋白质结合是不正确的。相反，暴露更为相关。实际上，对于所有低提取率（肝清除率超过肝血流量）药物，无论给药途径如何，总暴露量均与蛋白质结合无关。他们认为，当 PPB 发生变化时，药物分布和药物清除将发生变化，代偿性改变增加的自由药物清除率。因此，由药物-药物相互作用或疾病-药物相互作用引起的蛋白质结合变化，通常不会影响患者在临床上接触治疗药物的情况。尽管如此，作者还是提醒了一种罕见的药物提取率高和治疗指数窄的情况。在这些情况下，PPB 的变化将具有临床意义。

Benet 和 Hoener 的说法得到了 Liu 及其同事的认同。2015 年，Liu 等还报道了低 PPB 并不一定会导致体内未结合血药浓度升高，并优化了化合物结构，以增加体内未结合药物浓度[85]。

1943 年珍珠港事件中硫喷妥钠造成的死亡，可能是一个突出的 PPB 临床相关性的案例[86]。硫喷妥钠（Thiopentone，潘托撒®，Pentothol®，**99**）是戊巴比妥（Pentobarbital，宁比泰®，Nembutal®，**98**）的类似物，即硫衍生物，化合物 **99** 用作麻醉剂，起效快但持续时间短。由于其亲脂性，它与血浆蛋白高度结合。由于游离药物需要时间与血浆蛋白解离，才能发挥其药效学作用，因此对伤者进行了多次注射，造成了过大剂量用药。硫喷妥钠故事告诉我们，PPB 有时可能意味着生与死。

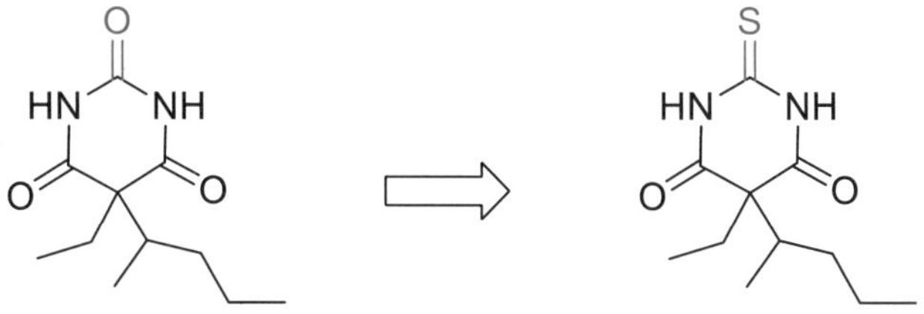

O HN NH O O

S HN NH O O

戊巴比妥(宁比泰®, **98**)　　　硫喷妥钠(潘托撒®, **99**)

3.4 代谢

3.4.1 药物代谢概述

除了水和大多数亲水性药物，其他所有分子/药物都被代谢，这实际上是必不可少的，因为亲脂性药物会长时间在体内循环，如果不能及时清除，将会造成不良的副作用。在绝大多数情况下，代谢是将亲脂性化合物转化为亲水性代谢物，然后从体内清除/排泄。代谢（metabolism）是药物在体内的化学变化。药物代谢的主要部位是肝脏，肝脏对于药物的生物转化至关重要；代谢的其他场所包括肾脏、肠、肺和血浆。

大多数亲水药物，如阿米卡星（Amikacin，**70**），新斯的明（Neostigmine，**71**）、庆大霉素（Gentamycin，**72**）和甘露醇（Mannitol，**73**），都没有经过生物转化，直接以原型排泄。肾脏排泄是亲水性药物消除的主要途径。

在药物代谢过程中就药效而言，所得代谢产物可能是有活性的，也可能是无活性的。大多数药物及其活性代谢物都转化为活性较低或无活性的代谢物，例如盐酸舍曲林（左洛复®，**7**）、普萘洛尔（心得安®，**14**）、吗啡（**68**）、苯巴比妥（鲁米那®，**100**）等。苯巴比妥（**100**）的主要代谢物之一是开环产物，完全没有活性。同时，也有些药物被转化为一种或多种活性代谢物，例如地西泮（Diazepam，安定®，Valium®，**101**）和阿米替林（Amitriptyline，依拉维®，Elavil®，**102**）。

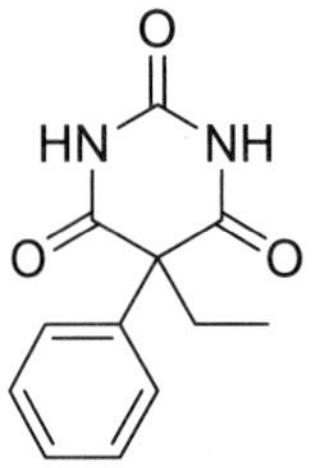

苯巴比妥
(鲁米那®，**100**)

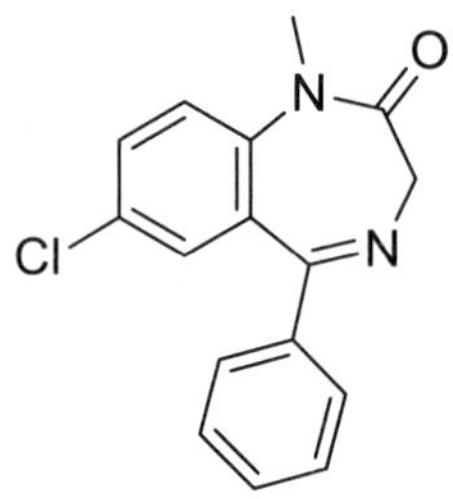

地西泮
(安定®，**101**)

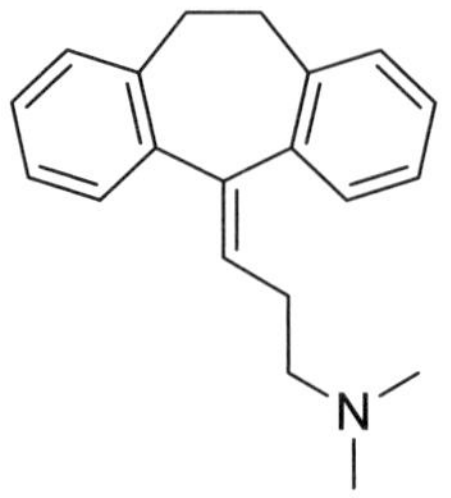

阿米替林
(依拉维®，**102**)

活性代谢物的另外一个很好的例子是阿托伐他汀（立普妥®，**2**）。它的两个主要代谢物分别是 2-羟基阿托伐他汀（**103**）和 4-羟基阿托伐他汀（**104**）[87]。它们是与母体药物 **2** 等效的活性代谢物。即使是发明者 Bruce Roth 在设计药物时也没有想到会有这样的惊喜。

代谢是前药生物活化的关键。前药本身是无活性的，需要在体内转化（即代谢）为一种或多种活性代谢物。前药具有一些优点，如其活性形式可能更稳定，具有更好的生物利用度，其他某些期待的药代动力学特性，或者较少的副作用和毒性等。例如，在默克公司寻找其血管紧张素转换酶（ACE）抑制剂的过程中发现，依那普利拉（**105**）足够有效，但由于该分子极

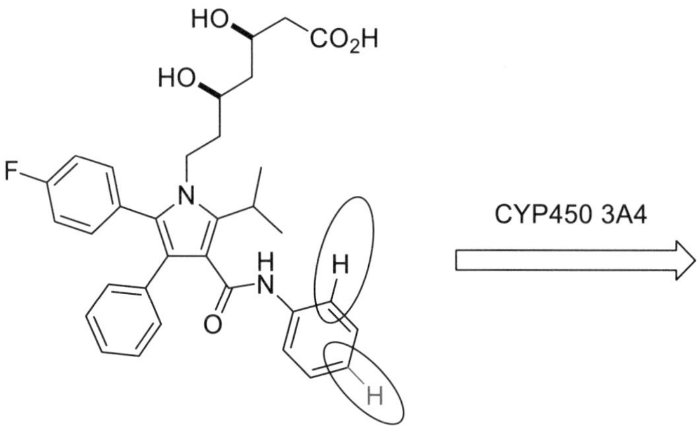

CYP450 3A4

阿托伐他汀
(立普妥®，**2**)

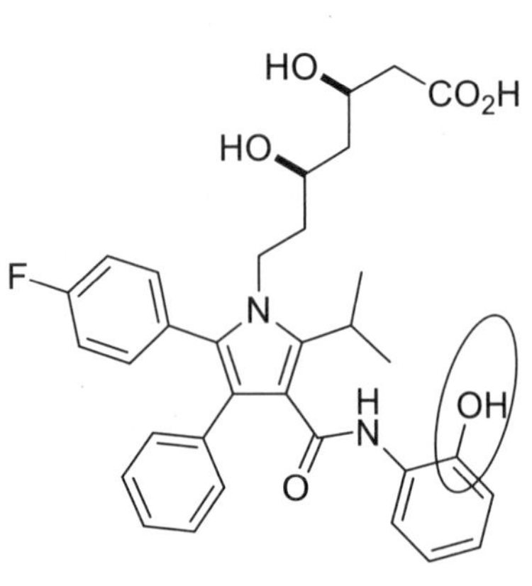

2-羟基阿托伐他汀(**103**)

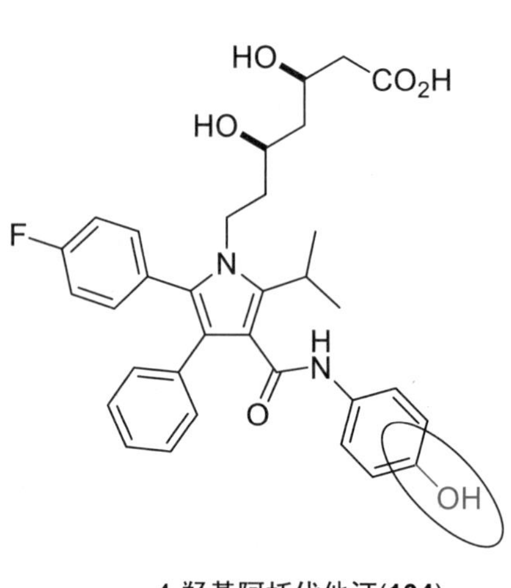

4-羟基阿托伐他汀(**104**)

性太强而无法透过细胞膜，所以生物利用度很低。而相应的乙酯，依那普利（Vasotec®，**106**）具有足够的亲脂性，可以通过细胞膜。尽管依那普利拉（**105**）是具有活性的，但是前药**106**本身在体外的生化试验中是没有活性的[88]。本章末有更多关于前药的知识。

前药

依那普利拉(**105**)　　依那普利(**106**)

关于代谢物的毒性，药物可能会转变为毒性较小/有效的物质，毒性更大/有效的物质，或者转变为具有不同功效或毒性的物质。例如，一种有效的抗抑郁药文拉法辛（Venlafaxine，郁复伸®，Effexor®，**107**），是5-羟色胺（SERT）和去甲肾上腺素（NE）的双重抑制剂，尽管其抑制5-羟色胺的功效是抑制去甲肾上腺素的5倍。其经CYP2D6代谢的主要代谢产物（56%）是*O*-去甲基文拉法辛（地文拉法辛，Pristiq®，**108**）[89]。虽然文拉法辛（**107**）是很好的抗抑郁药，但地文拉法辛（**108**）更优，因为它代谢更简单，DDIs风险更低，并且无须大量滴注即可达到治疗效果[90]。自2008年以来，地文拉法辛（**108**）就已经上市，用于治疗重度抑郁症（MDD）。

CYP2D6

文拉法辛(郁复伸®，**107**)
疗效好

地文拉法辛(Pristiq®，**108**)
疗效更好

对乙酰氨基酚（泰诺®，**109**）不是非甾体抗炎药（NSAID），它通过抑制前列腺素的合成来缓解发热和头痛。CYP3A4和CYP2E1的主要代谢物之一是*N*-乙酰基对醌亚胺（NAPBQI，**110**），一种反应性代谢物，产生肝毒性[91]。在这种情况下，药物是好的，但其代谢物是坏的，就像许多具有反应性代谢物的药物一样。有关反应性代谢物的更多信息，请参见第5章。

CYP3A4
CYP2E1

对乙酰氨基酚(泰诺®，**109**)
疗效好

N–乙酰基对苯醌亚胺(NAPBQI®，**110**)
肝毒性

我们已经描述了亲脂性的特非那定（司立泰®，**54**）被广泛代谢并存在hERG毒性问题，但其主要代谢物是亲水性的非索非那定（Allegra®，**55**），其代谢可忽略不计，并且对hERG具有选择性，因而没有心脏毒性[92]。

3.4.2 细胞色素P450酶

如图 3.9 所示，药物主要通过细胞色素 P450（CYP450）酶进行代谢。它们之所以叫这个名字，是因为它们与细胞内的膜结合，并含有血红素色素（铬和磷），当暴露于一氧化碳时，该色素会吸收波长为 450 nm 的光。CYP450 酶是一个由 18 个含血红素酶家族组成的超家族，可进一步分为 43 个亚家族和 200 多种 CYP450 亚型。其中最主要的亚型是 CYP3A4 和 CYP2D6。事实上，CYP3A4 负责最多数量（约 50％）药物的生物转化。其他重要的 CYP450 酶是 CYP1A2、CYP2C9、CYP2C19 和 CYP3A5。总之，这六种 CYP 酶负责代谢了 90％的药物[93]。除肝脏外，这些亚型也在肠道和肾脏中表达，肠道负责药物的首关代谢。

红霉素（**64**）、克拉霉素、维拉帕米（**79**）、酮康唑（**80**）、伊曲康唑、地尔硫䓬和西柚汁的一种成分，对 CYP3A4 的抑制作用是导致与特非那定（司立泰®，**54**）和许多其他药物发生不良相互作用的原因。这种现象是 DDIs 的一个例子。

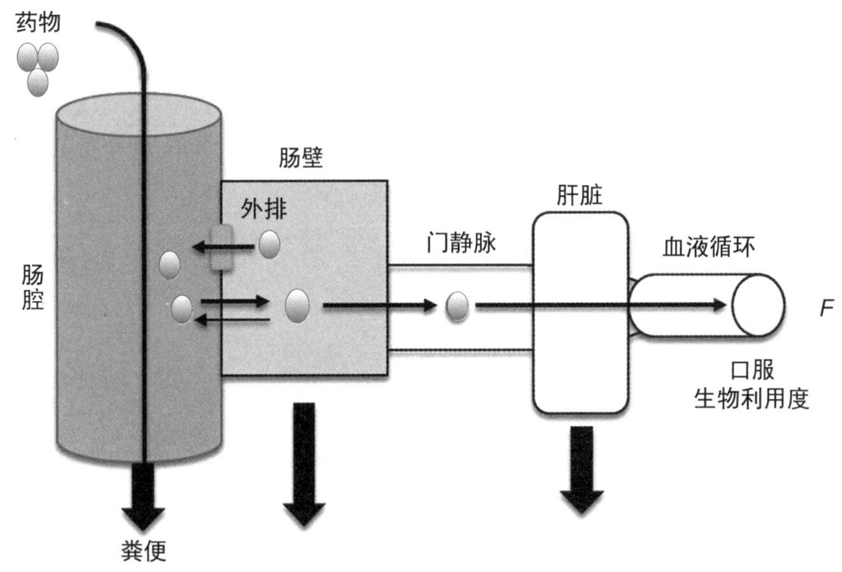

图3.9 口服药物途径

3.4.3 药物-药物相互作用

从广义上来讲，药物-药物相互作用（drug-drug interactions，DDIs）是一种药物与另一种药物一起给药时，其疗效被改变。但是从药物代谢角度的狭义上来讲，DDIs 是指当两种共同给药的药物，被 CYP450 酶的同一亚型代谢时，通常会产生毒性。例如，如果药物 A 和 B 都被 CYP3A4 代谢（这种情况经常发生），该酶被代谢的药物 A 所占据，则它不再具有代谢药物 B 的能力。如果没有将药物 B 生物转化，则经常会产生毒性作用。

作为 CYP450 酶的配体的药物可以分为三类：底物、诱导剂和抑制剂。CYP450 底物是被酶代谢的配体。CYP3A4 底物的实例包括：胺碘酮（可达龙®）、西咪替丁（泰胃美®）、氟西汀（百忧解®，**58**）、抗真菌药酮康唑（尼佐拉尔®，**80**）、HIV 蛋白酶抑制剂茚地那韦（佳息患®，**78**）、大环内酯类抗生素（阿奇霉素**65**除外）、奈法唑酮（Serzone®）和西柚汁。

CYP450 酶诱导剂将通过增加酶的合成来提高酶的活性。诱导剂的实例有：利福平、苯妥英（**182**）、卡马西平（**125**）和苯巴比妥（鲁米那®，**100**）。另外，CYP450 酶抑制剂会降低酶的活性，可能会减慢底物的代谢，一般导致药物功效增强。CYP450 酶抑制剂可分为可逆抑制剂和不可逆抑制剂。

可逆抑制是 DDIs 最常见的机制。酮康唑（**80**）与 CYP3A4 的主要药物相互作用，可能导致其药代动力学性质发生 100 倍的变化。另一类可逆抑制剂包括氟西汀（百忧解®，**58**）、帕罗西汀（氟苯哌苯醚®，**59**）和奎尼丁（**62**），它们都与 CYP2D6 有主要的药物相互作用。

不可逆抑制剂与 CYP450 酶形成稳定的复合物。这种类型的代谢可能对药物有害，使得它们“不受欢迎”。例如，钙通道阻滞剂米贝拉地尔（Mibefradil，博思嘉®，Posicor®），是一种有效的 CYP3A4 不可逆抑制剂，其药代动力学性质有 2 ～ 10 倍的变化。由于该药物与 CYP3A4 的相互作用以及潜在的药物-药物相互作用中，其中一些作用是致命的，因此被撤出市场。克拉霉素、竹桃霉素和红霉素（**64**）也是 CYP3A4 的不可逆抑制剂，其药代动力学变化了 2 ～ 6 倍。利托那韦（Ritonavir，艾治威®，Norvir®，**116**）也是一种不可逆抑制剂，其药代动力学有 2 ～ 50 倍的改变，由于与 CYP3A4 的相互作用而被黑框警告。西沙必利（Cisapride，Propulsid®）和阿司咪唑（Astemizole，息斯敏®，Hismanal®）主要通过 CYP3A4 进行广泛的代谢，由于与代谢相关的副作用，如 QT 延长，两种药物均被撤市。最后，曲格列酮（瑞泽林®），一种过氧化物酶体增殖物激活 γ 受体 (PPAR-γ) 激动剂，用于治疗 2 型糖尿病，由于其被 CYP450 酶代谢形成的反应性中间体而具有肝毒性。

证明 DDIs 致死的更明显的例子之一是西立伐他汀钠（Cerivastatin Sodium，**112**），这是一种 HMG-CoA 抑制剂，可降低低密度脂蛋白（LDL）- 胆固醇水平。它于 1998 年由拜耳（Bayer）公司推出，商品名为拜可®（Baycol®）。它是一种有效的 CYP2C8 抑制剂[94]，当与其他降低胆固醇的药物如吉非贝齐（Gemfibrozil，洛皮德®，Lopid®，**113**）一起服用时，会产生药物 - 药物相互作用，从而导致横纹肌溶解综合征（肌肉无力）。吉非贝齐（**113**）是贝特类药物家族的一员，也是 CYP2C8 的底物。由于拜可（**112**）与其他贝特类药物一起服用会引起严重的横纹肌溶解，于 2001 年被撤市。表 3.11 列出了上市的他汀类药物被 CYP3A4 代谢的情况。

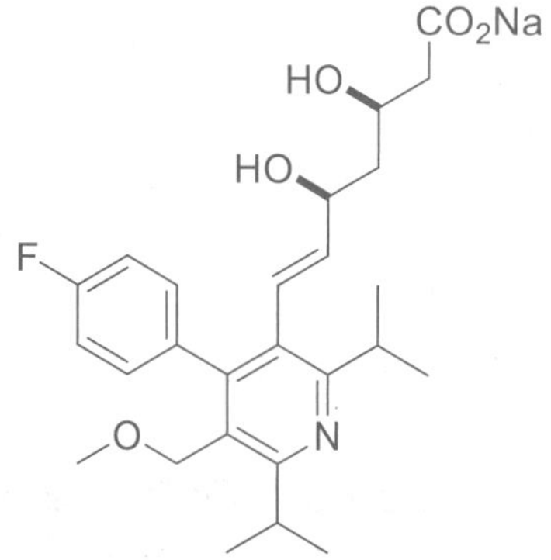

西立伐他汀钠(拜可®，112) 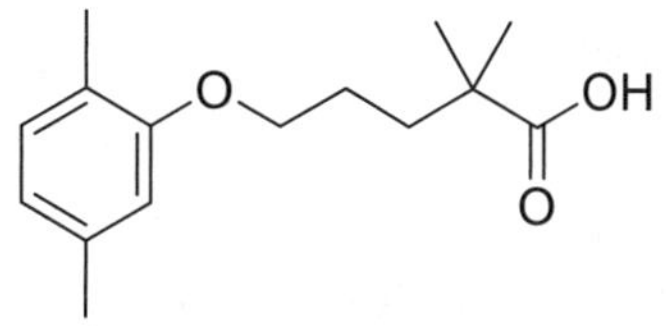　　**吉非贝齐(洛皮德®，113)**

表 3.11　他汀类药物被 CYP450 3A4 代谢情况

他汀类药物	是否代谢
瑞舒伐他汀	否
普伐他汀	否
阿托伐他汀	是
辛伐他汀	是
辛伐他汀 / 依泽麦布	是

早上喝一杯西柚汁对你有好处。但如果你用它服药，你应该意识到西柚汁的影响。

西柚含有呋喃香豆素衍生物，它们是肠道中 CYP3A4 快速、有效、基于机理的抑制剂（MBI）。其主要成分佛手柑素（**114**）被 CYP3A4 氧化为环氧佛手柑素（**115**）[95]。佛手柑素（**114**）K_i 值为 7 μmol/L，通过蛋白质修饰抑制 CYP3A4。它还抑制人肝微粒体（HLM）中的 CYP1A2、CYP2A6、CYP2C9、CYP2C19、CYP2D6 和 CYP2E1。因此，当药物与西柚汁合用时，其生物利用度通常会提高。例如，发现西柚汁可将非洛地平的生物利用度提高至 164% ～ 469%，而硝苯地平（**42**）的 F 值则增加到 134%。具有高的体循环前代谢的药物，可能在高剂量/高血浆水平下表现出药理作用，它们不应该与西柚汁一起服用。这些药物包括胺碘酮、阿司咪唑、丁螺环酮、西洛他唑、环孢素 A（**12**）、依托泊苷、茚地那韦（佳息患®，**78**）、咪达唑仑、硝苯地平（**42**）、匹莫齐特、沙奎那韦、西地那非、特非那定及一些他汀类药物（**54**）等[96, 97]。

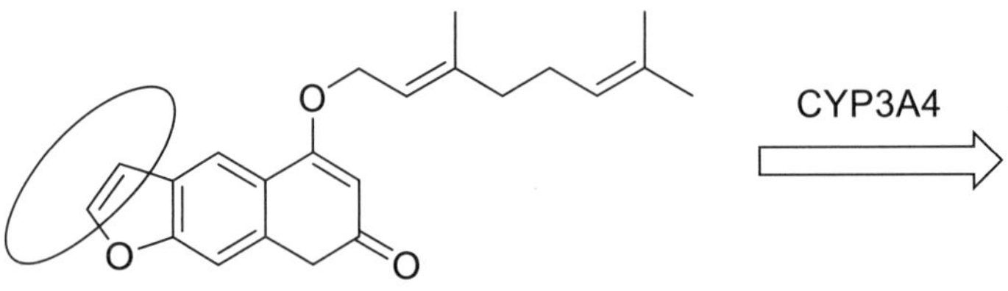

CYP3A4

佛手柑素(114)

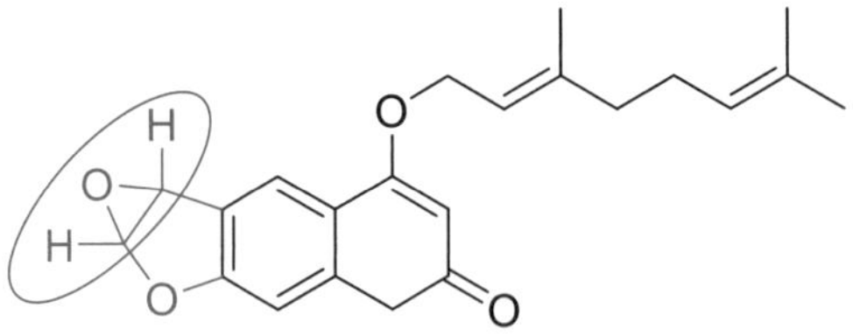

环氧佛手柑素(115)

正如上面举例说明的那样，监管机构和制药行业已经认识到与代谢相关的问题，对新陈代谢的理解上进行了大量的工作。早期预测和消除此类代谢有问题的化合物，可以避免安全问题、监管障碍和市场压力。

并非所有 DDIs 都是有害的。有时，可以利用其优势来提高药物的生物利用度。例如，环孢素 A（**12**）是一种免疫抑制剂，口服生物利用度约为 25%。由于它和抗真菌药酮康唑（**80**）都是 CYP3A4 底物，因此使用环孢素-酮康唑（**13-80**）组合可提高环孢素 A（**12**）的生物利用度，并使发展中国家可承受肾脏移植费用[98]。在 HIV 蛋白酶抑制剂领域，沙奎那韦（Saquinavir）和利托那韦（Ritonavir，艾治威®，Norvir®，**116**）的生物利用度较低，这就是它们必须单独大剂量服用的原因。由于它们都是 CYP3A4 底物，因此共同给药会提高它们的口服生物利用度。事实上，利托那韦（艾治威®，**116**）已用于利托那韦-洛匹那韦组合，这是另一种增强药代动力学的蛋白酶抑制剂治疗方案。

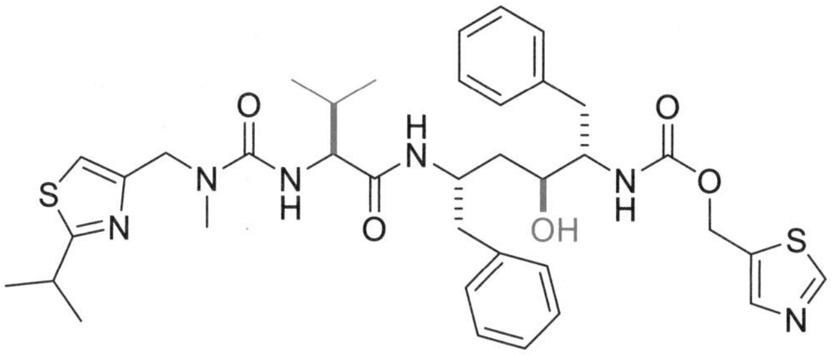

利托那韦(艾治威®，116)
蛋白酶抑制剂
雅培，1996

此外，Gilead 公司围绕利托那韦（艾治威®，**116**）进行了构效关系研究，并得到了可比司他（Cobicistat，Tybost®，**117**）这样一种没有抗 HIV 蛋白酶活性的、有效的、选择性的 CYP3A4 抑制剂[99]。可比司他（**117**）现在被用于与其他 HIV 药物联合给药，以提高其生物利用度。例如，将其与 HIV 整合酶抑制剂埃替格韦（Elvitegravir）结合使用，使得埃替格韦在体内以较低的剂量达到较高的浓度，从理论上增强了埃替格韦的病毒抑制作用，同时减少了其副作用。

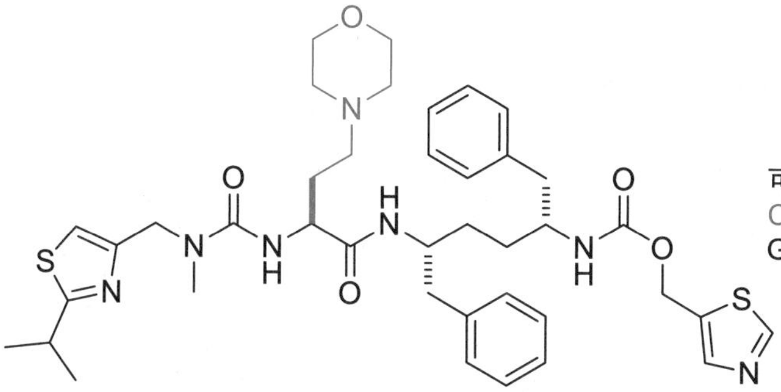

可比司他(Tybost®，117)
CYP 3A4抑制剂
Gilead，2012

3.4.4 Ⅰ相代谢

药物代谢可分为两个阶段：Ⅰ相代谢和Ⅱ相代谢。Ⅰ相代谢是指原始药物的官能团转化，将其转化为极性更大的分子。阿司匹林（**118**）代谢水解成水杨酸（**119**）是Ⅰ相代谢的一个很好的例子。Ⅱ相代谢（也称为共轭），是将极性非常强且亲水性高的分子（例如葡萄糖或硫酸盐），结合到合适的官能团化的母体化合物或Ⅰ相代谢物上的过程。比如说水杨酸（**119**）转化为其相应的葡糖醛酸苷 **120**。

药物 —Ⅰ相代谢（氧化反应、羟基化、去烷基化、去氨基、水解反应）→ 衍生物 —Ⅱ相代谢（结合反应）→ 结合物

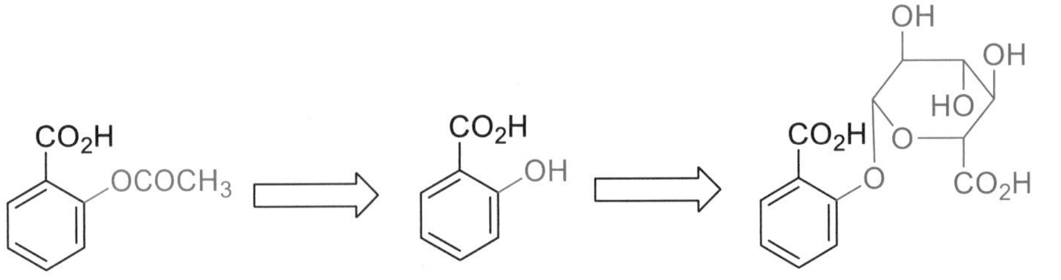

阿司匹林(**118**)　　水杨酸(**119**)　　葡糖醛酸苷(**120**)

如上图所示，I 相代谢反应类型包括氧化反应、还原反应、水解反应（例如从 **118** 到 **119**）、环化反应、解环反应。

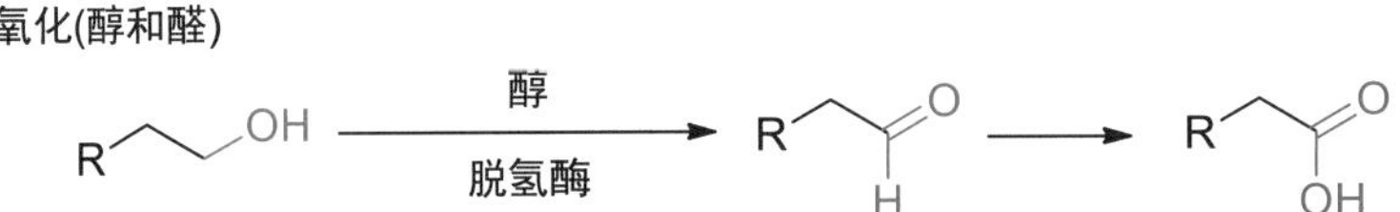

还原：酮、双键、硝基和偶氮化合物、亚砜、*N*-氧化物、二硫化物、醛、脱卤

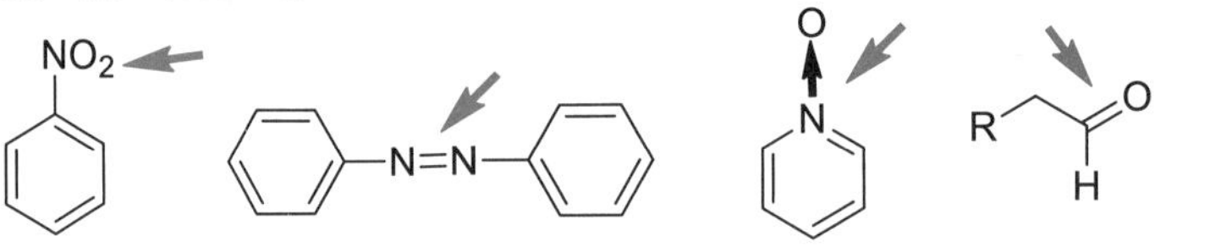

水解反应：酯、胺、硫酯、环氧化和肽

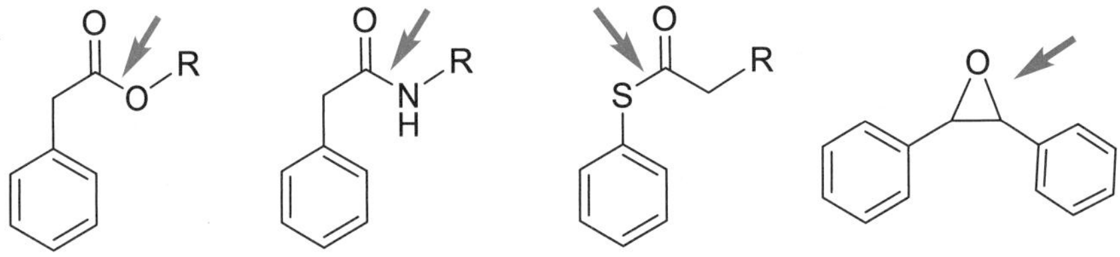

3.4.4.1 氧化反应

氧化反应是最重要的药物代谢反应。有些人认为，有充分理由说明 I 相代谢很大程度上是一个氧化过程。各种氧化代谢有羟基化，在碳、氮或硫原子上的氧化，*N*- 去烷基化或 *O*- 去烷基化，氧化脱氨等。它们主要通过肝脏中的一组单加氧酶进行，最后一步涉及 CYP450 和 O_2。

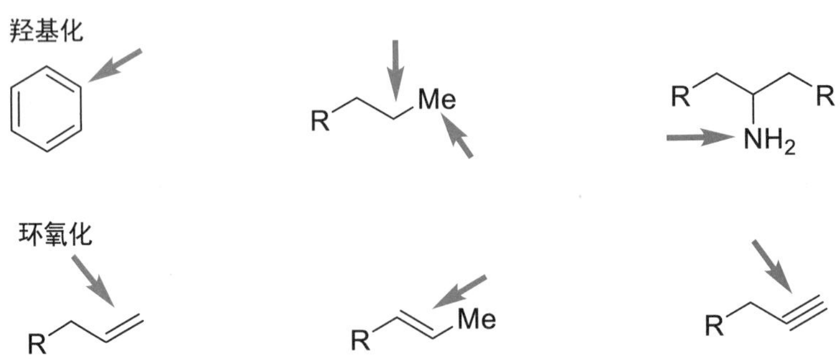

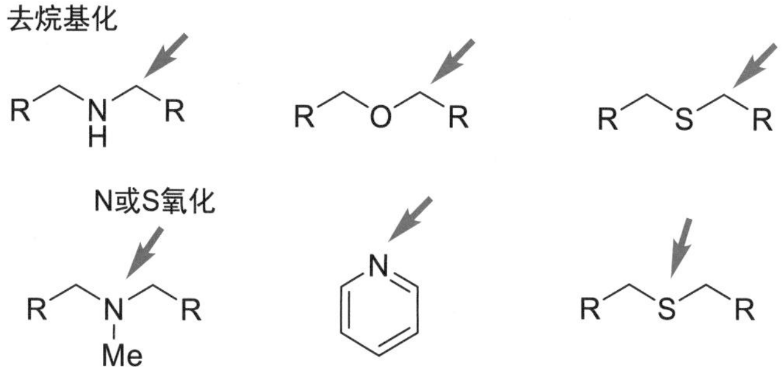

羟基化是Ⅰ相代谢的普遍氧化过程。阿托伐他汀（**2**）被 CYP3A4 氧化，分别得到 2- 羟基阿托伐他汀（**103**）和 4-羟基阿托伐他汀（**104**），这是一个典型的例子[87]。塞来昔布（西乐葆®，**121**）的主要代谢产物是对应的苄基羟基化产物（**122**），由多功能氧化酶（MFO）催化而得[100]。在被消除前，还需要将醇（**122**）进一步氧化为相应的羧酸，然后对其进行葡萄糖醛酸化和其他Ⅱ相代谢。

苄基质子更容易发生代谢羟基化。SCH-48461（**123**）在体内很容易被氧化成相应的苯甲醇，同时去甲基化提供了主要代谢物 SCH-57215（**124**）[101]。解决了这两个代谢脆弱点和另外两个容易代谢的位点（soft spots），导致依泽麦布（Ezetimibe，艾泽庭®，Zetia®）的发现。

塞来昔布(西乐葆®，**121**)　　MFO　　**122**

SCH-48461 (**123**)　　代谢　　SCH-57215 (**124**)

在Ⅰ相代谢中环氧化反应已被很好地体现出来。卡马西平（Carbamazepine，得理多®，Tegretol®，**125**）是一种抗惊厥药，在Ⅰ期代谢中首先被 CYP3A4 氧化为卡马西平 10，11- 环氧化物（**126**）。环氧化物 **126** 随后被环氧化物水解酶转化为卡马西平 10，11- 二醇（**127**），这可能是导致 **125** 特异质不良反应（IADRs）的部分原因。同时，环氧化物 **126** 可以被谷胱甘肽（GSH）打开，产生更无害的醇 **128**[102]。

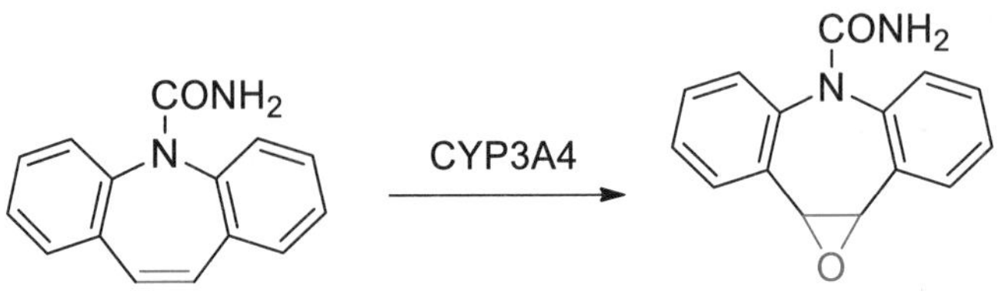

卡马西平(得理多®, 125)

卡马西平10,11-环氧化物(126)

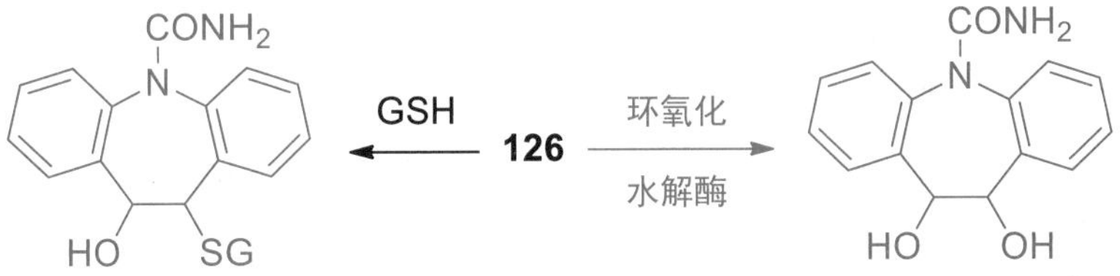

128

卡马西平10,11-二醇(127)

一些药物的毒性可能归因于其代谢环氧化作用。黄曲霉毒素 B_1（AFB_1，**129**）是一种强效肝致癌物。它同时被 CYP3A4 和 CYP2A6 激活，生成黄曲霉毒素 B_1 外型 -8，9- 环氧化物（**130**），该化合物在水中不稳定，能与脱氧核糖核酸（DNA）反应生成高收率（>98%）加合物。环氧化物 **130** 是黄曲霉毒素 B_1（**129**）肝致癌性的主要原因。相比之下，黄曲霉毒素 B_1（**129**）也能被 CYP1A2 代谢，产生一种危险较小的产物黄曲霉毒素 B_1 内型 -8，9 环氧化物（**131**），它是无基因毒性的[103]。

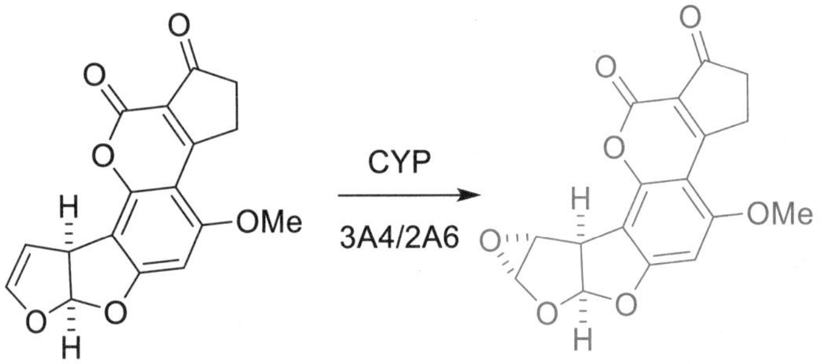

黄曲霉毒素B_1(129)

黄曲霉毒素B_1外型-8,9环氧化物(130)
致肝癌物

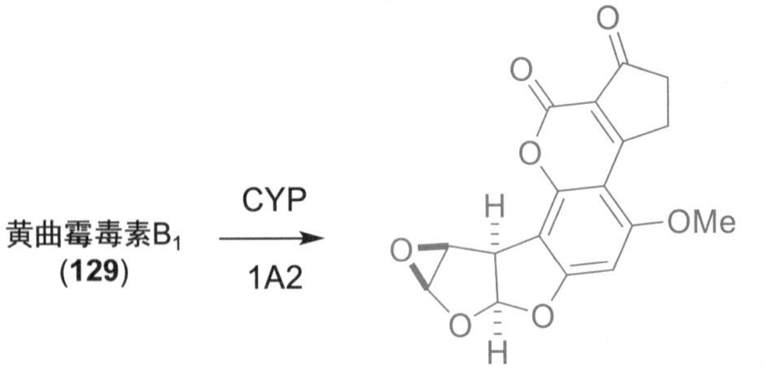

黄曲霉毒素B_1内型-8,9环氧化物(131)
无基因毒性物

就 I 相代谢的去烷基化反应而言，有 *O*-去烷基化、*N*-去烷基化和 *S*-去烷基化：

从 SCH-48461（**123**）到 SCH-57215（**124**）的代谢转换，一般涉及到 *O*-去烷基化，特别是 *O*-去甲基化。*O*-去甲基化的另一个例子可以追溯到文拉法辛（Venlafaxine，郁复伸®，

***O*-去甲基化**

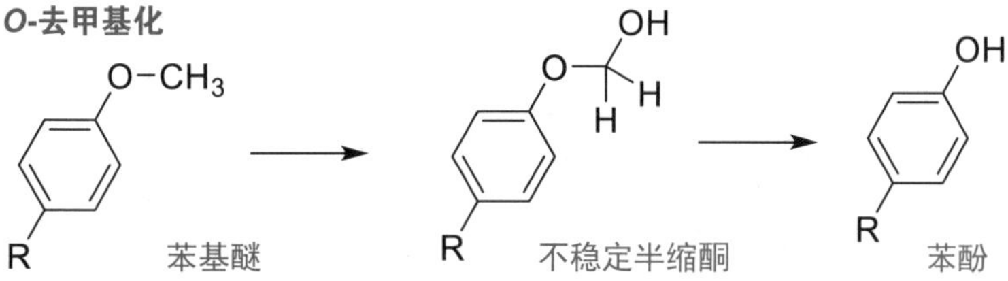

苯基醚　　不稳定半缩酮　　苯酚

***S*-去甲基化**

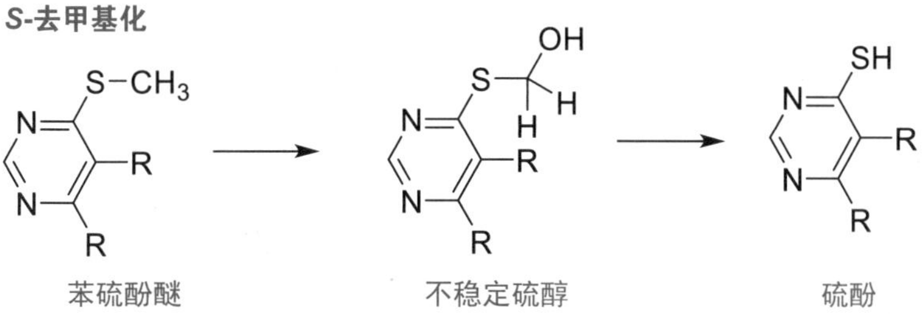

苯硫酚醚　　不稳定硫醇　　硫酚

***N*-去甲基化**

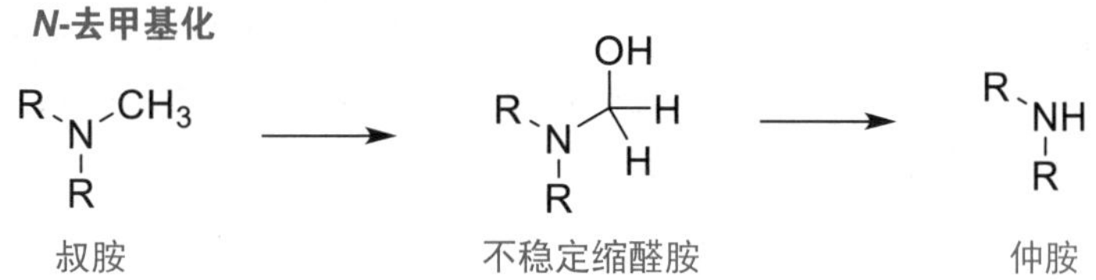

叔胺　　不稳定缩醛胺　　仲胺

Effexor®，**107**）被 CYP2D6 代谢，产生 *O*- 二甲基文拉法辛（地文拉法辛，**108**）[89]。

N- 去烷基化的一个例子是，舒尼替尼（Sunitinib，索坦 ®，Sutent®，**132**）代谢生成 SU-12662（**133**）[104]。去乙基化代谢物 **133** 与原型药物 **132** 对 PDGFR-α、PDGFR-β、VEGF2 和 Kit 有同样的效力。此外，去乙基化代谢物 **133** 可蓄积 7 ～ 10 倍而不致中毒，但原型药物 **132** 仅能蓄积 3 ～ 4 倍。

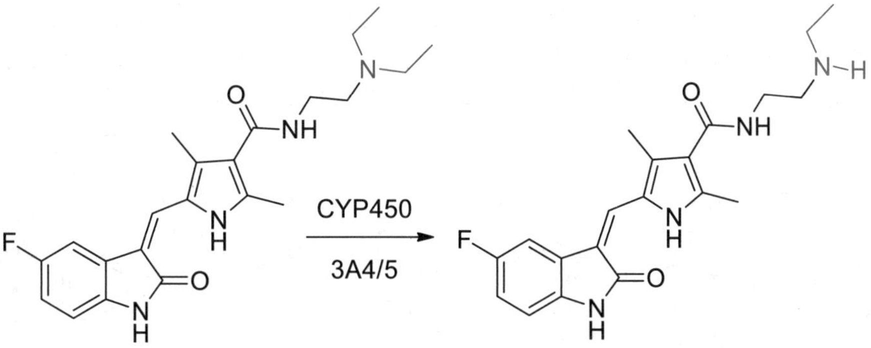

CYP450 3A4/5

舒尼替尼(索坦®，132)　　**SU-12662 (133)**

S-去烷基化代谢很少见，因为含短链烷基硫醚的药物并不常见。6-巯基嘌呤（**136**）被发现是 6-甲基硫代嘌呤（**134**）的主要代谢物[105]。据推测，6-甲基硫代嘌呤（**134**）首先被氧化成不稳定的羟基中间体 **135**，然后自发分裂产生 6-巯基嘌呤（**136**）。

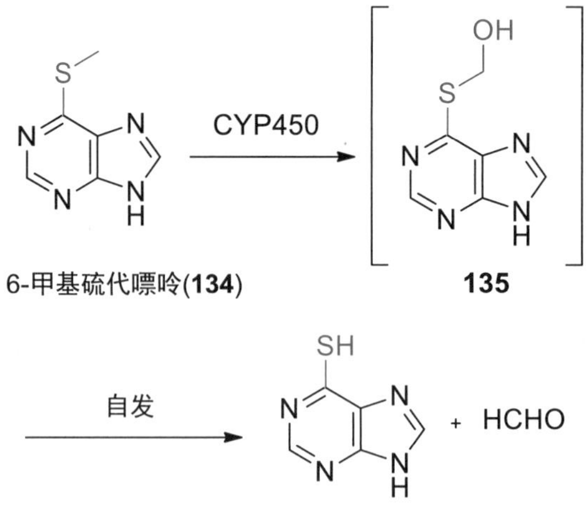

CYP450

6-甲基硫代嘌呤(**134**)

135

自发

+ HCHO

6-巯基嘌呤(**136**)

3.4.4.2 还原反应

还原反应是氧化反应的逆过程，涉及 CYP450 酶以相反的方向工作。史上最早的合成药物之一的代谢就是还原代谢。百浪多息（Prontosil，**137**）于 1930 年由 Gerhard Domagk 发现，实际上它是一种前药。它在肠道内被细菌的硝基还原酶还原为磺胺（**138**，实际活性药物）。据推测，其中涉及偶氮-阴离子自由基中间体[106]。

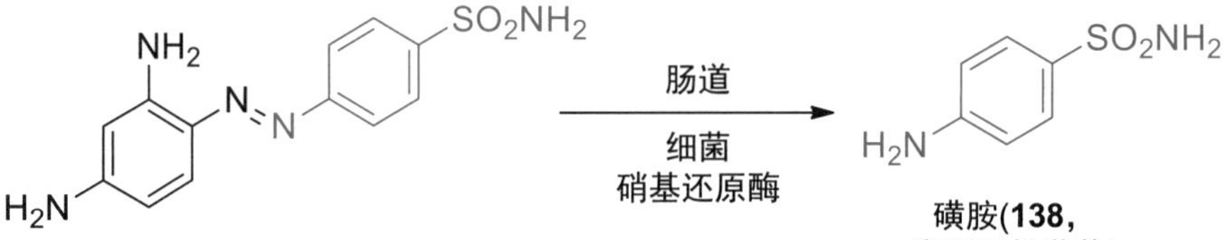

肠道

细菌
硝基还原酶

百浪多息(**137**，前药)

磺胺(**138**，
实际活性药物)

代谢还原的一个“臭名昭著”的例子是将硝基芳香族药物还原成相应的苯胺代谢物[107，108]。某些含有硝基芳香族部分的药物（如托卡朋、尼美舒利、尼鲁米特、氟他胺和呋喃妥因）与器官选择性毒性有关，包括罕见的特异质肝损伤病例。它们显示出广谱的致突变性、基因毒性和致癌性。尽管硝基苯在体内转化为苯胺是一个复杂的过程，涉及电子（单电子或双电子）和质子转移，但关键中间体始终是高致癌性的亚硝基苯和苯羟胺。

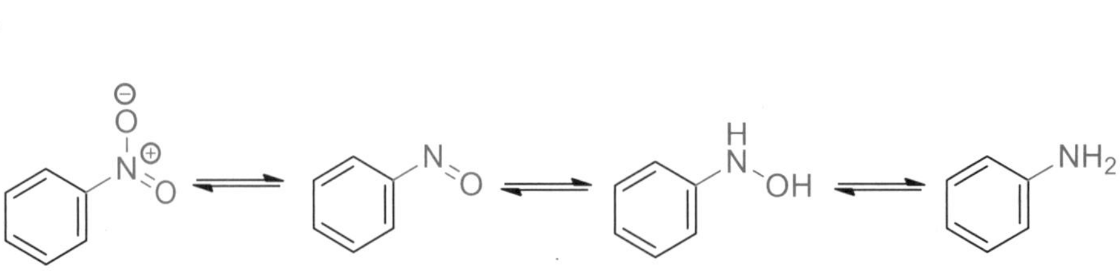

硝基苯　　亚硝基苯　　苯基羟胺　　苯胺

骨骼肌松弛药丹曲林（Dantrolene，Dantrium®，**139**）通过黄素依赖性 NADPH-CYP450 还原酶代谢成苯胺 **140**（主要代谢物）。羟胺中间体的形成可能与丹曲林（**139**）的肝损伤有关[109]。

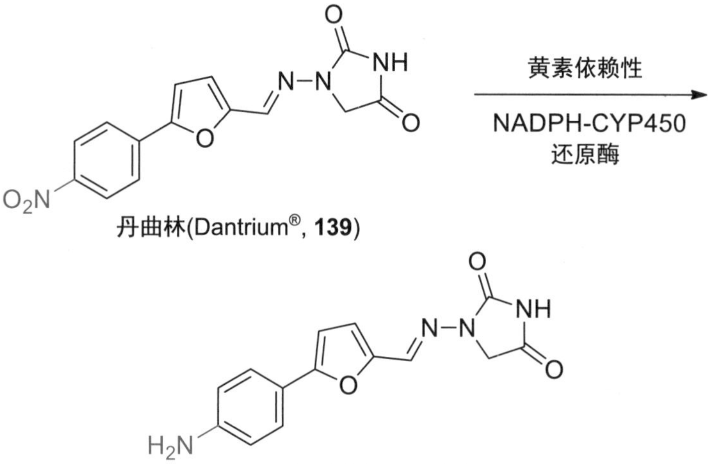

黄素依赖性

NADPH-CYP450

还原酶

丹曲林(Dantrium®, **139**)

主要代谢物，苯胺**140**

3.4.4.3　水解反应

水解反应就是指加水的过程。对于含有酯基的药物，水解是通过使用酯酶吸收一分子水来裂解酯。类似地，酰胺和多肽分别被酰胺酶和肽酶水解。水解发生在肝脏、肠道、血浆和其他组织中，水解反应的例子有胆碱酯类、普鲁卡因、利多卡因、哌替啶和催产素。

哌替啶（Pethidine，杜冷丁®，Demerol®，**141**）是苯哌啶类的一种古老的合成阿片类止痛药，它在肝脏中被肝羧酸酯酶（CES）迅速水解为哌替啶酸（Pethidinic Acid，**142**，无活性）[110]。

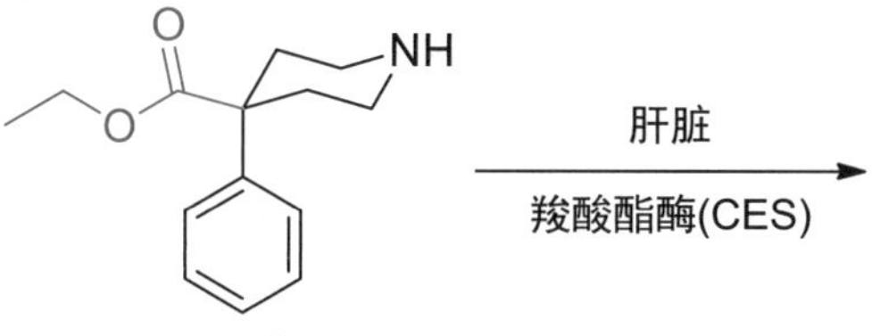

肝脏

羧酸酯酶(CES)

哌替啶(杜冷丁®，**141**)　　哌替啶酸(**142**)

3.4.4.4　环化反应

代谢环化是由直链化合物形成环状结构的过程。氯胍（Proguanil，**143**）是一种古老的治疗疟疾的药物，是一种二氢叶酸还原酶（DHFR）抑制剂。双胍类药物线性氯胍（Linear Proguanil，**143**）被 CYP2C19 氧化代谢为环状活性代谢物环氯胍（Cycloguanil，**144**）[111]。

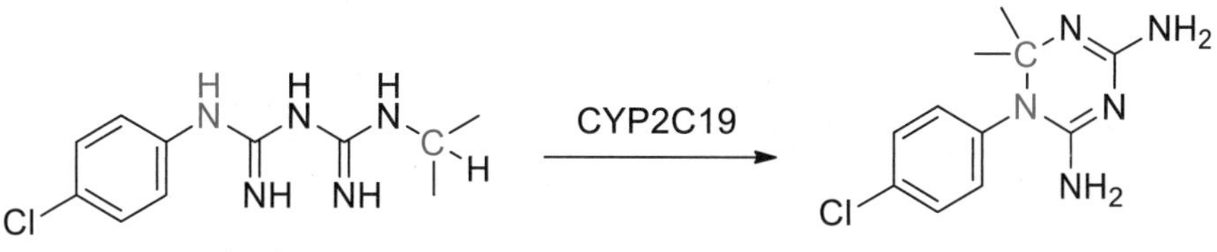

CYP2C19

氯胍(**143**)　　环氯胍(**144**)

3.4.4.5　解环反应

代谢解环是指环状分子如苯妥英（Phenytoin，**182**）和巴比妥类药物的开环。其中一种巴比妥类药物扑米酮（Primidone，**145**），首先被 CYP2C9/C19 代谢为苯巴比妥（鲁米那®，**100**），后者进一步代谢为开环产物苯乙基丙二酰胺（PEMA，**146**），作为主要代谢物[112]。PEMA（**146**）可进一步代谢为相应的无活性二酸。

扑米酮(**145**)　CYP2C9/C19 →　苯巴比妥(鲁米那®，**100**)

CYP2C9/C19 →　苯乙基丙二酰胺(PEMA，**146**)

从活性母体药物代谢为无活性代谢物（如 **145** 到 **146**）的情况经常发生，但也会发生无活性前药被代谢为活性代谢物这种相反的情况。氯吡格雷（波立维®，**8**）的成功就是一个很好的例子。尽管它在商业上取得了巨大成功，但其活性代谢物 **148** 的身份直到 1999 年才被阐明，也就是它上市两年以后。它是在将氯吡格雷（**8**）或 2-氧氯吡格雷（**147**）暴露于人肝微粒体后分离出来的。代谢物 **148** 被确定为 $P2Y_{12}$ 嘌呤能受体的拮抗剂，可阻止腺苷二磷酸（ADP）与 $P2Y_{12}$ 受体的结合。氯吡格雷（**8**）本身在体外没有活性，但在体内被 CYP450 介导的肝脏代谢激活，产生活性代谢物 **148**。这种特殊的代谢途径涉及解环即开环过程[113-115]。

氯吡格雷(**8**)
体外无活性

CYP2C19 / CYP1A2 CYP2B6 →

2-氧氯吡格雷(**147**)
体外无活性

CYP3A CYP2B6 / CYP2C9 CYP2C19 →

活性代谢物(**148**)
体外有活性
$P2Y_{12}$拮抗剂

也有母体药物和解环代谢产物都具有活性的情况。来氟米特（Leflunomide，Arava®，**149**）在 1998 年被 FDA 批准作为类风湿性关节炎（RA）的治疗药物，该药物通过复杂的多药理学起作用。它可抑制二氢乳清酸脱氢酶（DHODH）、信号转导和转录激活因子 6（STAT6）、Janus 激酶 -3（JAK3）和血小板衍生生长因子受体（PDGFR），并受到许多副作用的困扰。

在体内，它被解环为异噁唑开环代谢物特立氟胺（Teriflunomide，奥巴捷®，Aubagio®，**150**）。特立氟胺（**150**）具有更高的安全性，2012 年被 FDA 批准用于治疗多发性硬化症（MS）[116]。

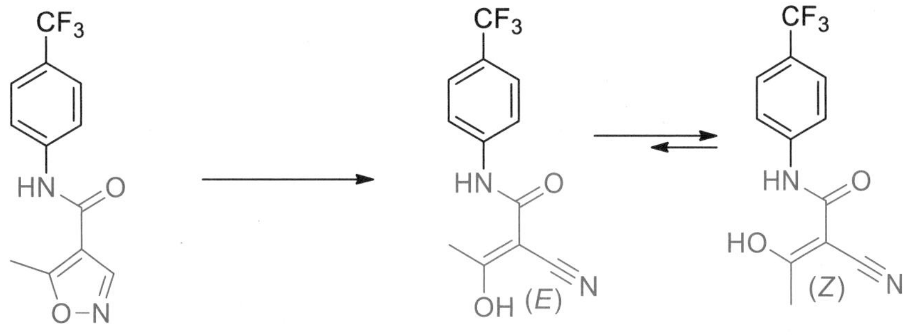

来氟米特(Arava®，**149**)

特立氟胺(奥巴捷®，**150**)

如果化合物经过广泛的代谢以提供无活性的代谢物，或仍然有价值的反应性代谢物，则Ⅰ相代谢通常会出现问题。有许多方法可以解决Ⅰ相代谢问题[117]：①降低药物的亲脂性；②用氟取代氢来阻断羟基化位点；③通过环化阻断代谢部位；④用不易受代谢影响的电子等排体消除或替换官能团；⑤改变代谢位点或附近的手性。这是有道理的，因为 CYP 酶是手性的，因此以不同的方式代谢不同的手性。如果 (*R*)- 立体化学中心被代谢，则相应的 (*S*)- 立体化学中心可能对代谢有抵抗力。下面的案例研究采用了一些策略来克服Ⅰ相代谢问题。

OPC-4392（**151**）是 Otsuka 公司发现的一种独特的 D_2 拮抗剂。它的 ED_{50} 为 41 mmol/kg，口服（p.o.），效果较差。对其代谢的详细研究表明，两个甲基容易发生羟基化，二醇进一步氧化成对应的无活性羧酸。将两个甲基转换成两个氯原子，形成了一种对代谢更有抵抗力的分子（**152**）。由此产生的化合物 OPC-14597（阿立哌唑，Aripiprazole，安律凡®，Abilify®，**152**）更有效，ED_{50} 为 0.6 mmol/kg，口服，2002 年被 FDA 批准，是一种有效且独特的抗精神病药物[118]。

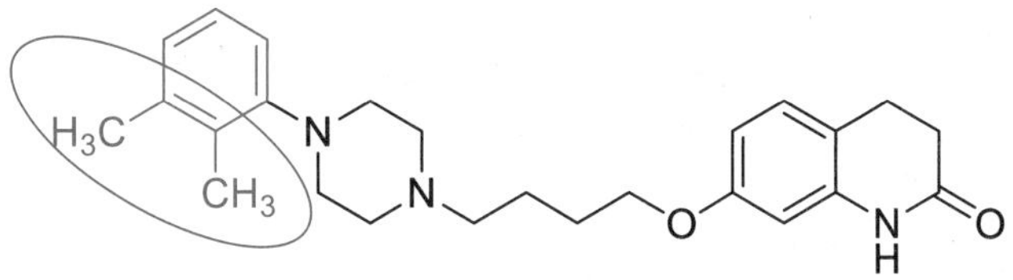

OPC-4392 (**151**), ED_{50} = 41 μmol/kg, p.o.

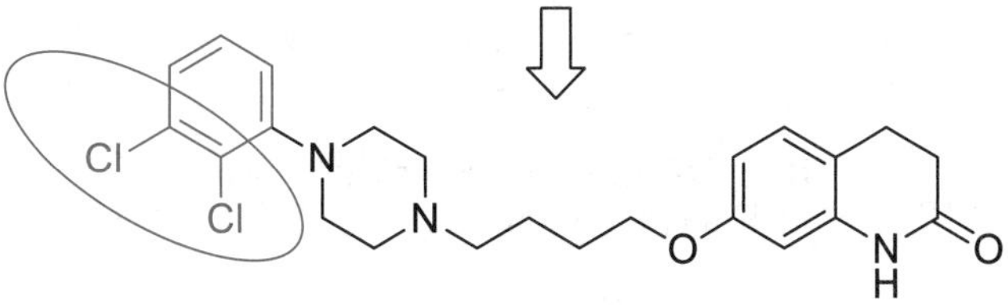

阿立哌唑(安律凡®，**152**)，ED_{50} = 0.6 μmol/kg, p.o.
Otsuka/BMS, 2002

将 **151** 上的甲基转换为氯原子（即 **152**），延缓了药物的代谢。但有时也需要加快代谢速率。氯苯基衍生物 S236（**153**）是一种合理的环氧化酶-2（COX-2）抑制剂，但在大鼠体内半衰期很长（117 h）。药物在体内停留时间过长，可能导致安全性问题。简单地将氯原子转换为甲基，就得到了塞来昔布（西乐葆®，**154**），它具有更合理的半衰期，在大鼠体内为3.5 h，在人体为12 h[119]。

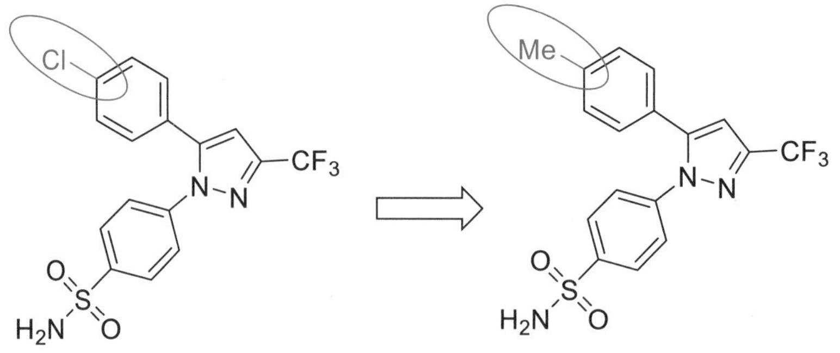

(S236, **153**), $t_{1/2}$ = 117 h大鼠

塞来昔布(西乐葆®，**154**)
$t_{1/2}$ = 3.5 h 大鼠
$t_{1/2}$ = 12 h 人体

降低药物的亲脂性，可以最大限度地减少其对CYP450酶的时间依赖性抑制（time-dependent inhibition，TDI），而TDI源于对CYP450酶的基于机制的抑制（MBI），尽管这种操作并不总是能保证[120]。解决与STAT6抑制剂**155**相关的问题，可以说是一个成功的例子。STAT6抑制剂**155**的Clog*P*值为4.53，通过CYP3A4显示明确的MBI，并且是TDI阳性。**156**中用*N*-羟乙基哌嗪取代**155**上的吗啉，使Clog*P*值降低至3.21，**156**没有检测到CYP3A4的TDI，极有可能是亲脂性降低所致[121]。

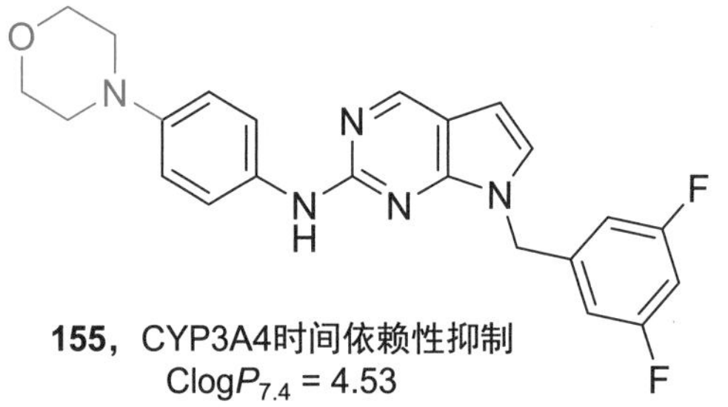

155，CYP3A4时间依赖性抑制
Clog$P_{7.4}$ = 4.53

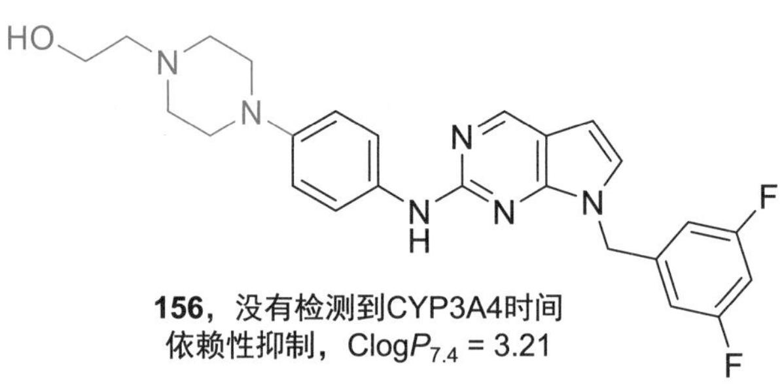

156，没有检测到CYP3A4时间依赖性抑制，Clog$P_{7.4}$ = 3.21

3.4.5 Ⅱ相代谢

Ⅱ相代谢涉及母体药物或其Ⅰ相代谢物与内源性底物的结合，在大多数情况下形成极性和高度离子化的化合物，更容易通过尿液或胆汁排出。六种最重要的结合反应是：①葡萄糖醛酸结合；②硫酸结合；③谷胱甘肽结合；④氨基酸结合；⑤乙酰化；⑥甲基化。反应

①～④将产生更大极性的代谢物，而反应⑤和⑥产生更小极性的代谢物。极性较小的代谢物往往有助于降低母体药物或Ⅰ相代谢物的生物活性。下面分别讨论这六种结合反应。

3.4.5.1 葡萄糖醛酸结合

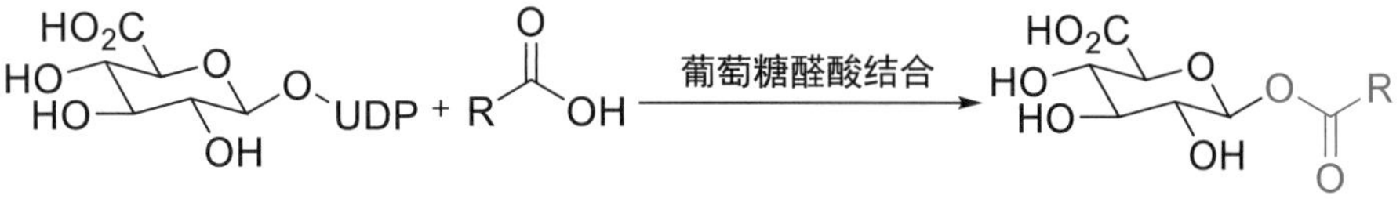

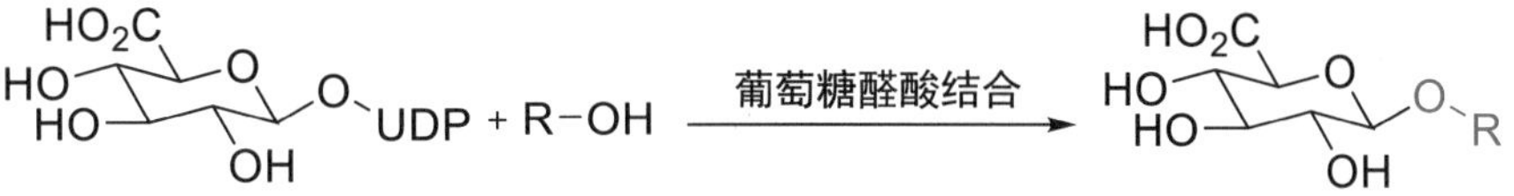

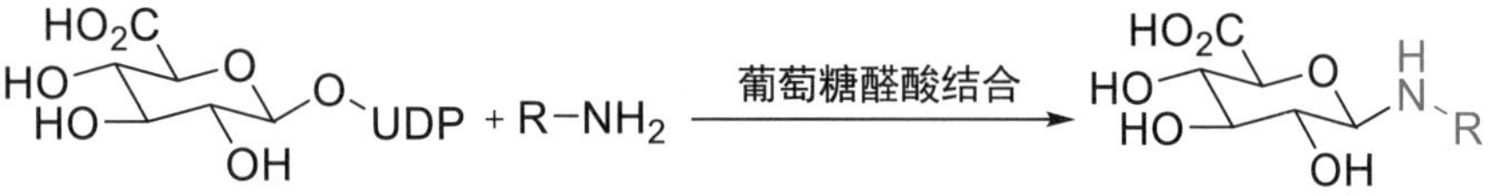

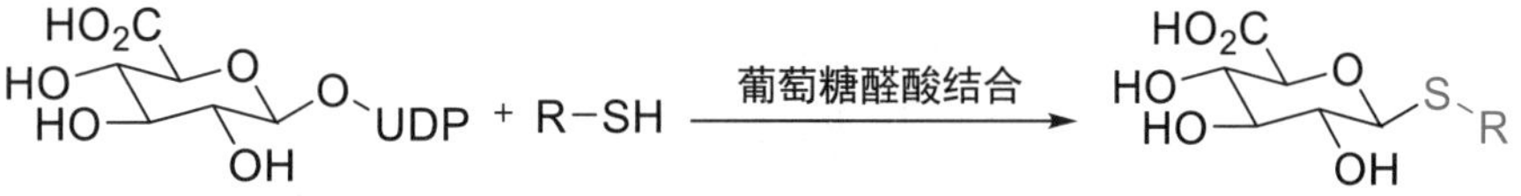

葡萄糖醛酸结合是最重要的Ⅱ相代谢。尿苷二磷酸（UDP）- 葡萄糖醛酸与（伯、仲、叔）醇（—OH）、羧酸（—COOH）、胺（—NH_2）、酰胺、硫醇（—SH）、酚形成葡萄糖醛酸苷、羟胺、芳香族和脂肪族羧酸、氨基甲酸、氨基和巯基。容易发生葡萄糖醛酸化的药物有吗啡（**68**）、氯霉素（**157**）、阿司匹林（**118**）、甲硝唑、胆红素、甲状腺素等。药物葡萄糖醛酸苷从胆汁中排泄，可在肠道内被细菌水解，产生 *β*-葡萄糖醛酸苷酶。释放出来的药物被重吸收，并经历同样的过程。这种肝肠循环延长了某些药物的作用时间。

氯霉素（Chloramphenicol，Chloromycetin®，**157**）是形成葡萄糖醛酸苷的母体药物的一个例子。它是 Parke-Davis 公司在 20 世纪 40 年代末发现的一种古老的广谱抗生素。虽然它是一种有效的药物，但由于其存在副作用（其中最严重的是血液恶液质），在发达国家已不再使用。母药（**157**）含有两个羟基，与葡萄糖醛酸形成两个 *O*- 葡萄糖醛酸苷，分别生成 1-*O*- 葡萄糖醛酸苷氯霉素（**158**）和 3-*O*- 葡萄糖醛酸苷氯霉素（**159**）。葡萄糖醛酸化过程被发现是由 UDP-葡萄糖醛酸转移酶-2B7（UGT2B7）催化的[122]。

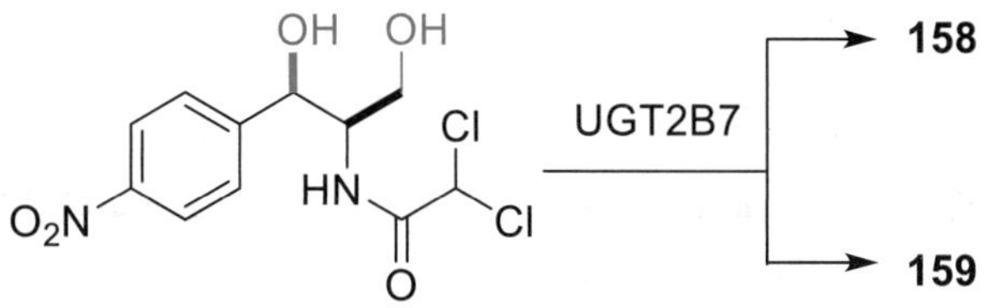

氯霉素(Chloromycetin®, **157**)

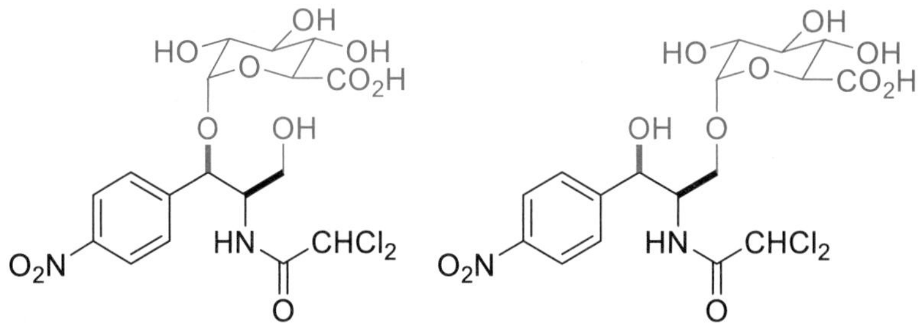

1-*O*-葡萄糖醛酸氯霉素(**158**)　　3-*O*-葡萄糖醛酸氯霉素(**159**)

3.4.5.2 硫酸结合

醇、酚和羟胺，如氯霉素（**157**）、肾上腺素和性激素，借助硫酸转移酶进行硫酸化。硫酸化会产生反应性碳正离子或氮正离子（例如在羟胺的情况下）并失去硫酸盐。如下所示，醇被 3′-磷酸腺苷-5′-磷酰硫酸（PAPS）硫酸化。

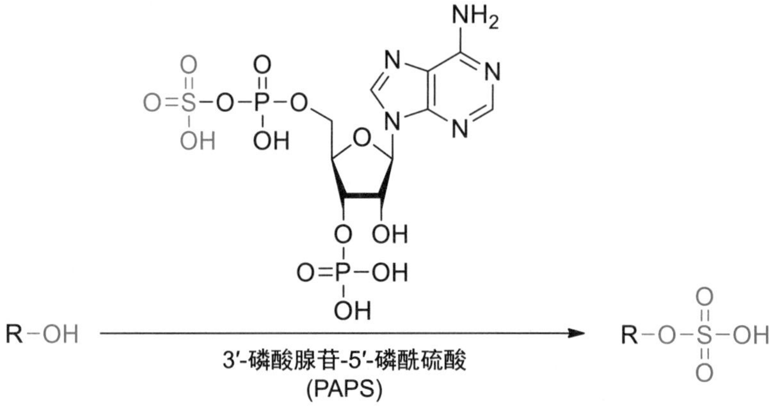

3′-磷酸腺苷-5′-磷酰硫酸
(PAPS)

胺，像醇一样，也容易与硫酸结合。莫西沙星（Moxifloxacin，Avelox®，**160**）是第二代氟喹诺酮类抗生素。其作用机制是抑制 DNA 促转酶（尤其是Ⅱ/Ⅳ型拓扑异构酶，分解细菌 DNA 所需的酶），从而抑制细胞复制。由于它有两个极性官能团，分别是羧基和仲胺基，母体药物需要经历广泛（52%）的Ⅱ相代谢，包括葡萄糖醛酸结合和硫酸结合。如下所示，莫西沙星（**160**）在仲胺位点被 PAPS 硫酸化，形成硫酸莫西沙星（**161**）。

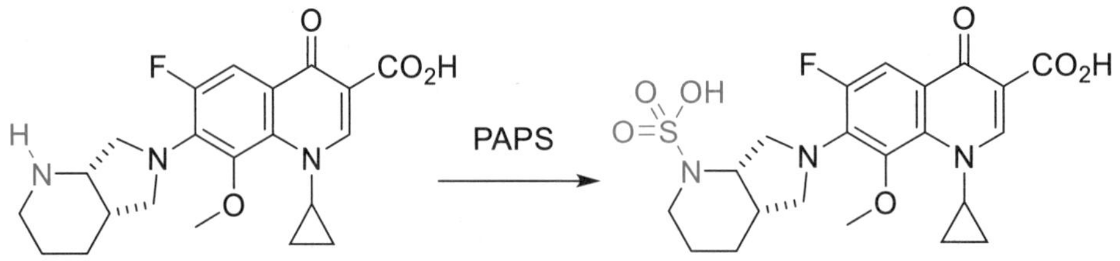

PAPS

莫西沙星，游离碱(Avelox®, **160**)　　硫酸莫西沙星(**161**)

3.4.5.3 谷胱甘肽结合

谷胱甘肽（GSH，**162**）是药物代谢中的“有益者”之一。它的功能通常通过硫醇基团体现出来，这是一种还原剂，可以防止自由基、过氧化物和重金属等活性氧（ROS）造成的损害。在Ⅱ相代谢中，谷胱甘肽结合可以是：①置换成吸电子基团，如卤素或硝基；②攻击芳烃氧化物中间体；③添加到缺电子双键，如迈克尔受体、对乙酰氨基酚（**109**）的主要代谢物。

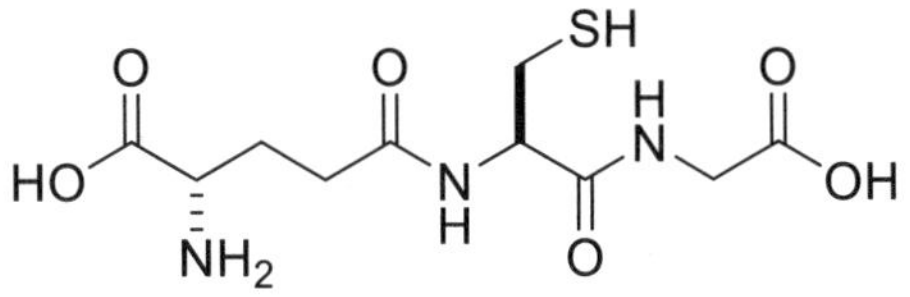

谷胱甘肽(GSH, **162**)

对乙酰氨基酚（泰诺®，**109**）通过 CYP3A4 和 CYP2E1 代谢产生的主要代谢物是 *N*- 乙酰基对苯醌亚胺（NAPBQI，**110**），它是一种反应性代谢物，会导致肝毒性。当 NAPBQI（**110**）与蛋白质和核酸反应并形成共价键时，就会产生毒性。相反，当 NAPBQI（**110**）与谷胱甘肽（GSH，**162**）反应并形成共价键生成对乙酰氨基酚-谷胱甘肽结合物（**163**）时，就会发生解毒作用 [124]。

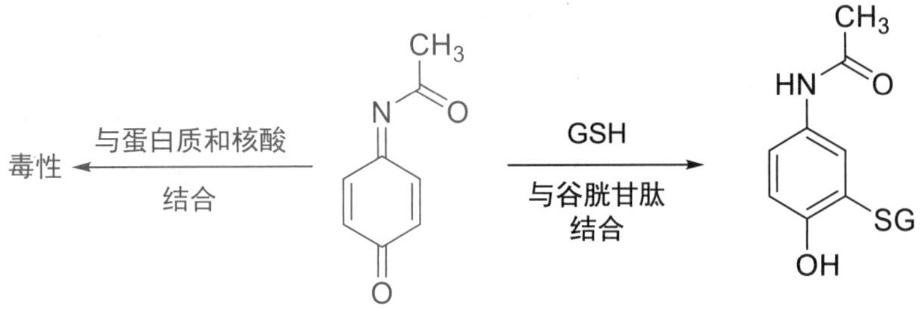

毒性 ← 与蛋白质和核酸结合 — NAPBQI (**110**) — GSH 与谷胱甘肽结合 → 对乙酰氨基酚-谷胱甘肽(**163**)

3.4.5.4　氨基酸结合

羧酸，尤其是芳香酸和芳基乙酸，倾向于与包括甘氨酸、谷氨酰胺和牛磺酸在内的氨基酸形成结合物。

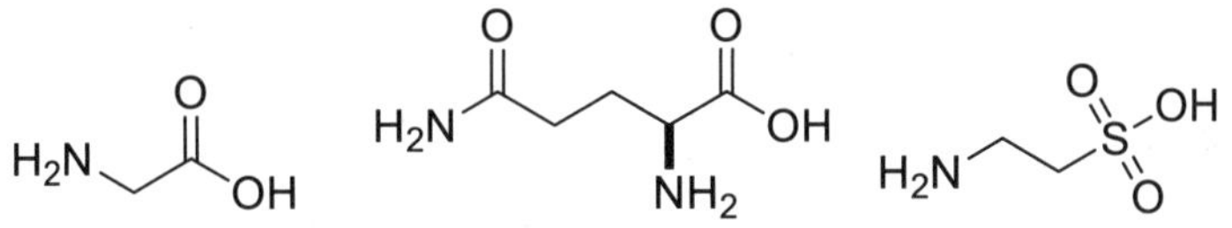

甘氨酸　　谷氨酰胺　　牛磺酸

水杨酸（**119**）是一种含有苯酚和羧酸的非甾体抗炎药。它被 5′- 三磷酸腺苷（ATP）磷酸化，形成酰基单磷酸（步骤 1）；然后这个被活化的羰基与含有末端硫醇的辅酶 A（CoA）反应（步骤 2）；所得的硫酯与甘氨酸反应，形成水杨酸 - 甘氨酸结合物，此为酰胺 **164**（步骤 3）。

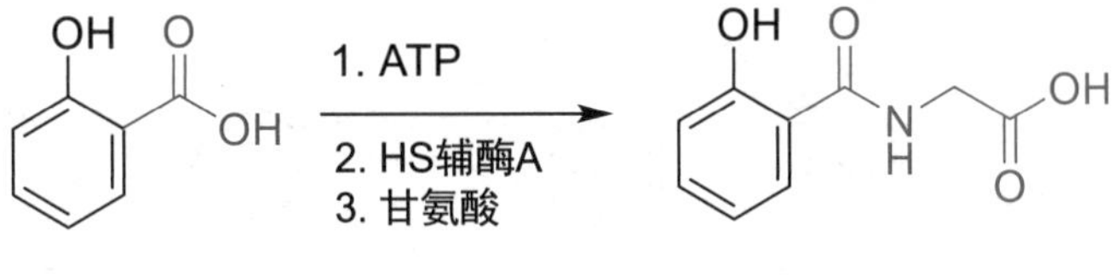

1. ATP
2. HS辅酶A
3. 甘氨酸

水杨酸(**119**)
Clog*P* = 2.10

水杨酸-甘氨酸结合物(**164**)
Clog*P* = 1.28

3.4.5.5 乙酰化

含有氨基或肼残基的化合物（如磺胺、异烟肼）在乙酰辅酶 A（**165**）的帮助下被乙酰化。由于空间位阻，仲胺和叔胺没有被乙酰化。乙酰转移酶由多个基因控制，乙酰化速率显示对慢速和快速乙酰化酶的遗传多态性。

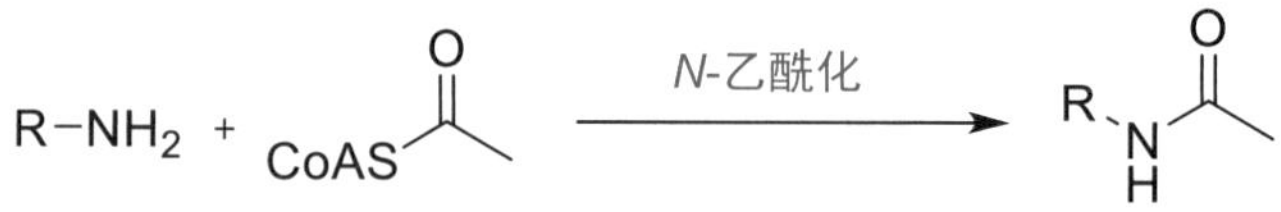

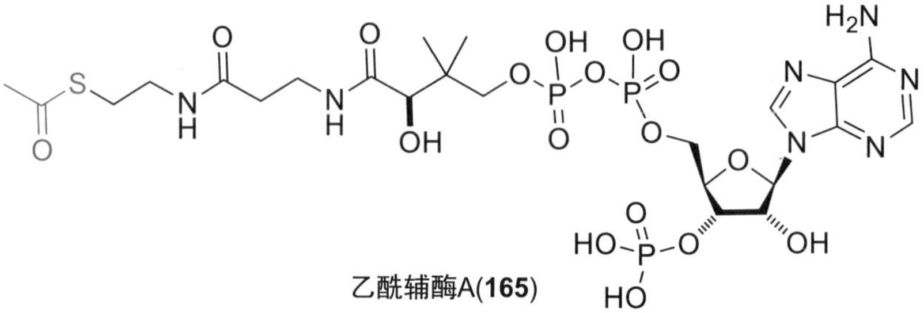

N-乙酰化

乙酰辅酶A(**165**)

普鲁卡因胺（Procainamide，普鲁司太尔®，Pronestyl®，**166**）上的苯胺基团在其Ⅱ相代谢过程中发生乙酰化，生成乙酰普鲁卡因胺（**167**）[125]。乙酰普鲁卡因胺（**167**，Clog*P*=1.64）比普鲁卡因胺（**166**，Clog*P*=1.42）更具亲脂性。这里乙酰化的目的是消除生物活性。

乙酰辅酶A(**165**)

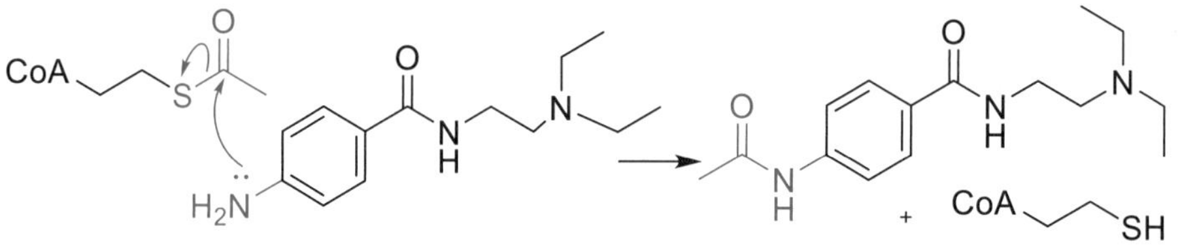

普鲁卡因胺(**166**)
Clog*P* = 1.42

乙酰普鲁卡因胺(**167**)
Clog*P* = 1.64

3.4.5.6 甲基化

甲基化是Ⅱ相代谢中相对次要的结合途径。可进行甲基化的包括伯胺、仲胺和叔胺，芳香胺（苯胺类），酚类，芳香巯基（苯硫酚）。氨基酸甲硫氨酸和半胱氨酸可作为甲基供体。肾上腺素、多巴胺、组胺、褪黑素、6-巯基嘌呤、吗啡（**68**）、尼古丁和 5- 羟色胺等，在Ⅱ相代谢过程中都容易发生甲基化。甲基化产物的极性低于母体药物或其代谢物，这里甲基化的目的是使药物失活。

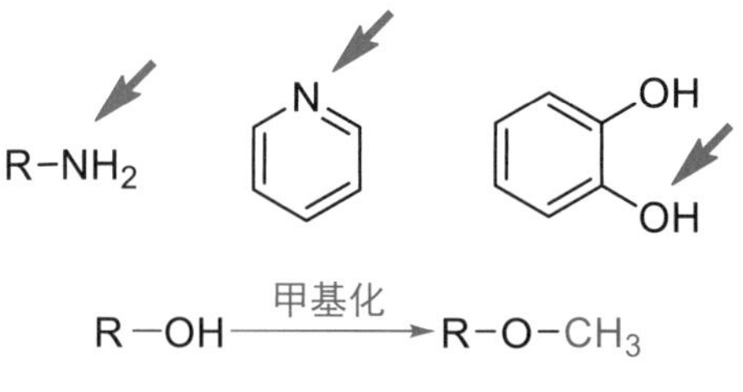

$$R-OH \xrightarrow{\text{甲基化}} R-O-CH_3$$

$$R-SH \xrightarrow{\text{甲基化}} R-S-CH_3$$

$$R-NH_2 \xrightarrow{\text{甲基化}} R-NH-CH_3$$

自然界中可以轻松准确地进行 S_N2 反应。甲硫氨酸和 ATP（**168**）通过 S_N2 反应生成 *S*-腺苷甲硫氨酸（SAM，**170**）。SAM 是一个很好的亲电试剂，它能给亲核试剂提供一个甲基。如果亲核试剂恰好是去甲肾上腺素（NE，**169**），那么去甲肾上腺素（**169**）和 SAM（**170**）发生 S_N2 反应将生成肾上腺素（adrenaline，**171**）。同时，SAM（**170**）变成 *S*-腺苷高甲硫氨酸（SAH，**172**）[126]。

儿茶酚类的甲基化是由儿茶酚-*O*-甲基转移酶（COMT）催化的。例如，*α*-甲基多巴上的酚基在 COMT 的帮助下被 SAM（**170**）甲基化[127]。

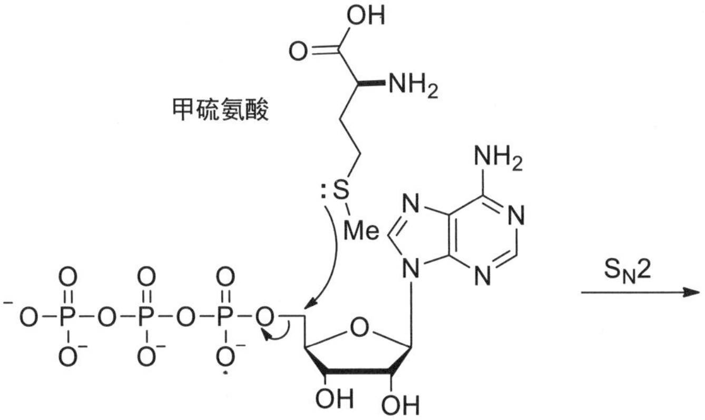

甲硫氨酸

三磷酸腺苷(ATP，**168**)

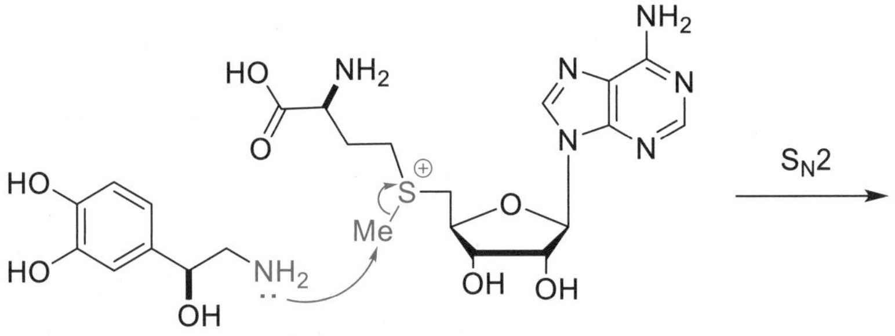

S_N2

去甲肾上腺素(**169**)　　*S*-腺苷甲硫氨酸(SAM, 170)

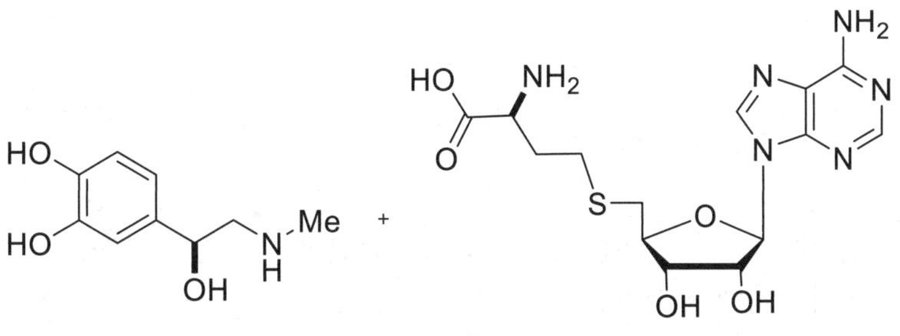

S_N2

肾上腺素(adrenaline, **171**)　　*S*-腺苷高甲硫氨酸(SAH, **172**)

3.4.5.7 核糖核苷/核苷酸的合成

核糖核苷/核苷酸的合成在Ⅱ相代谢过程中很重要，可用于激活癌症化疗中使用的许多嘌呤和嘧啶类抗代谢物。

1957 年发现的氟尿嘧啶（5-氟尿嘧啶，5-FU，**176**）是最古老和最广泛使用的细胞毒性药物之一。它的作用机制是通过“伪装”自身为“合法的”构建组块，来抑制从头胸苷合成并破坏 DNA 复制。由于降解快，治疗指数窄，组织分布对肿瘤无选择性，因此它只能通过静脉注射方式给药。通过前药策略来解决这些问题的最初尝试，获得了 5′- 脱氧 -5- 氟尿苷（5′-DFUR，多西氟利定，**175**），它比 5-FU（**176**）对肿瘤细胞具有更高的选择性。5′-DFUR（**175**）虽然可大剂量口服，但有不良反应，如腹泻。罗氏公司最终在 20 世纪 90 年代研发出了卡培他滨（Capecitabine，希罗达®，Xeloda®，**173**）。前药卡培他滨口服给药后，通过三步代谢为 5-FU（**176**）。首先，卡培他滨（**173**）通过羧酸酯酶（CES）转化为 5′- 脱氧 -5- 氟胞苷（5′-DFCR，**174**）。在人体内，CES 主要在肝脏和肠道表达。在半胱氨酸脱氨酶的影响下，5′-DFCR（**174**）被氧化为 5′-DFUR（**175**）。最终，5′-DFUR（**175**）被胸苷磷酸化酶水解为 5-FU（**176**）[128]。当有毒的 5-FU（**176**）被释放时，它就在肿瘤的攻击距离处。前药策略将需要静脉注射且具有毒性的药物转变为副作用更小的口服药物。

解决Ⅱ相代谢问题的四种方法包括：①掩盖结合位点；②去除结合位点；③在结合位点附近引入吸电子基团；④在结合位点附近产生空间位阻。

3.5 排泄

排泄（excretion）或消除（elimination）是药物或代谢物通过肾脏或非肾脏途径，不可逆地从内部环境转移到外部环境的过程。大多数药物以原型药物或药物代谢物的形式随尿液排出。如图 3.3 中的 PK 参数，药物浓度从 0 上升到 C_{max} 的时间段称为吸收阶段。到达 C_{max} 后，药物开始进入后吸收阶段，此时消除速率大于吸收速率。最后经历消除阶段，此时没有显著的吸收。

关于药物消除动力学，可分为一级动力学（first-order kinetics）和零级动力学（zero-order kinetics）。

一级动力学也称为线性动力学，是指单位时间内消除恒定比例的药物，消除速率与血药浓度成正比。同时，药物的清除率和半衰期保持不变。大多数药物遵循一级动力学进行消除。

零级动力学也称为非线性动力学，是指单位时间内消除恒定量的药物，消除速率与血药浓度无关。药物清除率在低浓度时较高，在高浓度时较低；半衰期在低浓度时较短，在高浓度时较长。很少有药物按零级动力学消除。有些药物在高浓度下（当代谢或消除途径饱和时，如酒精）可能会按零级动力学进行消除。

药物及其代谢产物经肾脏（尿）或非肾脏排泄。

3.5.1 肾脏排泄

肾脏排泄是药物排泄的主要途径。它包括三个阶段：肾小球滤过、肾小管重吸收和肾小管分泌。

3.5.1.1 肾小球滤过

肾小球滤过是一个非选择性的单向过程。除了与血浆蛋白结合的药物外，离子化和非离子化药物均可经肾小球滤过。肾小球滤过取决于血浆蛋白结合（PPB）和肾血流量，但并不受脂溶性的影响，因为所有化学物质（无论是水溶性的还是脂溶性的）都可以穿过有孔的肾小球膜。

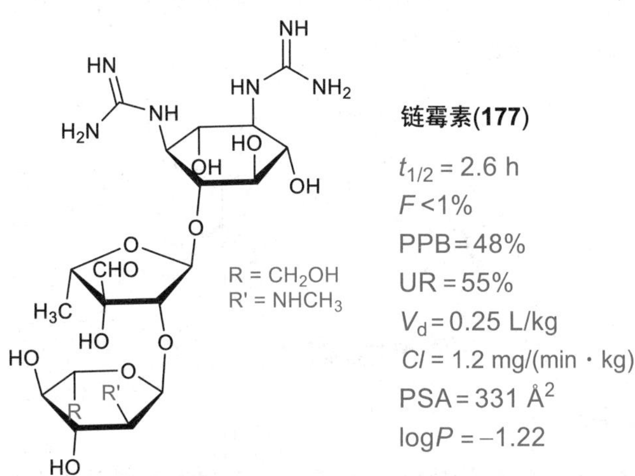

链霉素(177)

$t_{1/2}$ = 2.6 h

F <1%

PPB = 48%

UR = 55%

V_d = 0.25 L/kg

Cl = 1.2 mg/(min · kg)

PSA = 331 Å^2

log$P$ = −1.22

血浆中所有未结合的药物都经过肾小球滤过，但这仅对 log$D$ < 0 的极性化合物有意义。一些化合物会沿着近端小管主动分泌到尿液中，未离子化的药物可以沿着肾单位的长度从尿液被动重吸收到血液中（净排泄可能为零），但与血浆蛋白结合的药物不被过滤。通过肾脏排泄清除的药物包括：氨基糖苷类如链霉素（**177**）、β-内酰胺类、磺胺类、喹诺酮类、硝基呋喃类和多黏菌素类。

3.5.1.2 肾小管重吸收

大多数物质（99%），如果是未离子化的和脂溶性的，则会被肾小管细胞重新吸收，而高度离子化和非脂溶性的药物（1%）则会留下。该过程在肾小球滤过之后，沿着肾小管发生。重吸收导致药物的半衰期延长。

3.5.1.3 肾小管分泌

肾小管分泌不受脂溶性和血浆蛋白结合的影响。在肾单位中，酸性和碱性药物存在独立的泵，即近端小管处的有机酸转运和有机碱转运。使用相同转运蛋白的药物可能会出现药物相互作用，例如，丙磺舒会减少青霉素的排泄，并增加尿酸的排泄。外源性物质（如青霉素）会被去除，而内源性物质（如尿酸）则被这些泵保留。如果一个药物是脂溶性的，那么其会被大量重吸收，仅有少量会被排泄。而非脂溶性药物则相反。

3.5.2 非肾脏排泄

非肾排泄包括胆汁排泄、肝脏消除、胃肠道排泄、肺排泄、唾液排泄、乳腺排泄、皮肤/真皮排泄和生殖器排泄。

3.5.2.1 胆汁排泄

在肝脏中，药物可以分泌到胆汁中。肝细胞基底外侧膜和小管膜中的转运蛋白，介导肝细胞摄取和流出胆汁。大鼠/小鼠的胆汁清除率通常高于狗/人。胆汁在胆囊中聚集，然后在食物摄入时释放到肠道中。然后药物可以通过肠肝再循环（EHC）进行重吸收。

3.5.2.2 肝脏消除

肝功能缺损患者必须减少药物的服用剂量。大环内酯类、林可酰胺类（如 **178**）、利福平、四环素类（po）等药物容易被肝脏清除。

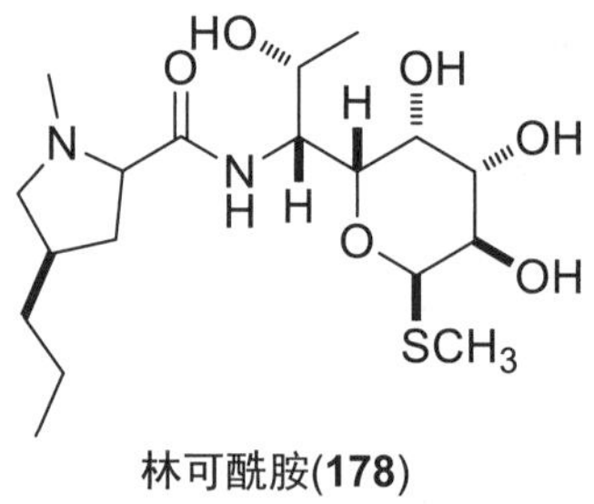

HO, O, N, N H, H, H, OH, OH, O, OH, SCH_3

林可酰胺(**178**)

3.5.2.3 胃肠道排泄

通过胃肠道（GIT）途径的药物排泄，通常发生在胃肠道外给药后。水溶性和离子化形式的弱酸性和碱性药物在 GIT 中排泄。这些药物会被重吸收到全身循环中，并进行再循环。尼古丁和奎宁都是经胃肠道进行排泄的。

3.5.2.4 肺排泄

气态和挥发性物质，如全身麻醉药（如氟烷），通过简单扩散经肺吸收。完整的气态药物会被排出体外，但其代谢产物不会被排出。在血液和组织中具有高溶解度的酒精，通过肺缓慢排出。

3.5.2.5 唾液排泄

唾液的 pH 值在 5.8~8.4 之间变化。未离子化的脂溶性药物是被动排泄，患者口中的苦味，是药物通过唾液排泄的迹象。一些碱性的药物会抑制唾液分泌，导致口腔干燥。经唾液排泄的化合物有：螺旋霉素、苯妥英（**182**）、扎西他滨、维拉帕米（**79**）、咖啡因、茶碱（**61**）和竹桃霉素（**179**）。

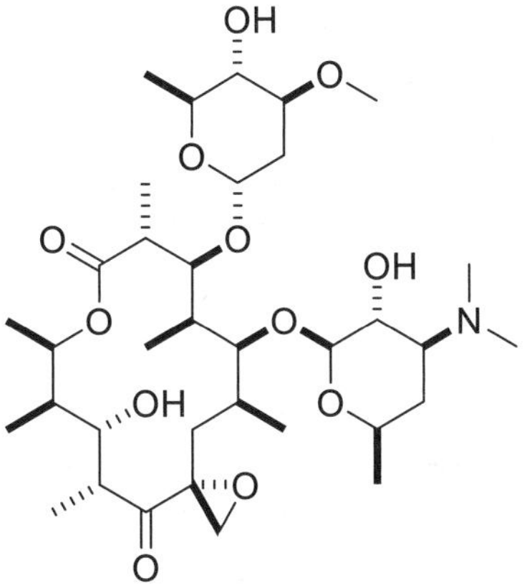

竹桃霉素(**179**)

3.5.2.6 皮肤排泄

通过皮肤经汗液排泄的药物，可能会导致荨麻疹和皮炎。苯甲酸、水杨酸、酒精等化合物，以及铅、汞、砷等重金属，都是通过汗液排出体外。

3.6 前药

Gerhard Domagk 发现的百浪多息（**137**）是一种前药，可通过肠道细菌中的硝基还原酶转化为有活性的磺胺（**138**）。有些药物本身是没有活性的，需要在体内转化为一种或多种活性代谢物，这种药称为前药（prodrug）。目前，前药在已知药物中占 5%，在新药中占比更大些。与其活性形式相比，前药可能具有更稳定、更高的生物利用度、有其他所需的 PK 性质、更少的副作用和毒性等优点。有些前药可以在作用位点被选择性地激活。

为什么要使用前药？根据 Rautio 的说法[129]，前药至少在如下五个方面优于其母体药物：①克服制剂和给药问题；②克服吸收障碍；③克服分布问题；④克服代谢和排泄问题；⑤克服毒性问题。

然而，前药并不是万能药。例如，即使亲脂性更强的前药有助于药物透过生物膜，极性的活性药物仍然更容易形成次级代谢产物，随后被更快地消除。因此，前药最好作为最后的手段。相反，追求一种固有的生物可利用药物，则更有利可图。

3.6.1 克服制剂和给药问题

抗惊厥药苯妥英（Phenytoin，大仑丁®，Dilantin®，**182**）在口服和注射给药后都吸收不规律。它在水中的溶解度为 25 μg/mL。最初的前药羟甲基苯妥英（**181**）提高了水溶性。为进一步提高水溶性，制备了磷酸盐前药磷苯妥英（Cerebyx®，**180**），其在水中的溶解度为 140 mg/mL，非常适合静脉注射给药。体内给药后，磷苯妥英（**180**）被碱性磷酸酶转化为 **181**。随后，羟甲基苯妥英（**181**）通过自发的化学水解反应，释放苯妥英（**182**）[130]。

碱性磷酸酶

磷苯妥英(180)
磷酸前药：aq sol, 140 mg/mL

181

181 自发的水解反应

苯妥英(182)
aq sol, 25 μg/mL

上述例子并非孤例。许多前药都具有较高的水溶性，从而改善了胃肠外给药。表 3.12 列出了市场上的一些前药及其与母体药物相比的溶解度。

表 3.12　市场上的母药和前药及其溶解度

母药及其前药	溶解度 / (mg/mL)
克林霉	0.2
磷酸克林霉素	150
氯霉素	2.5
琥珀酸钠	500
甲硝唑	100
二甲基甘氨酸	200
苯妥英	0.03
苯妥英的甘油酯	2.26

另一个通过前药策略提高药物水溶性的例子是喜树碱（Camptothecin，**183**）。从中国喜树中提取分离得到的喜树碱（**183**）是一种拓扑异构酶Ⅰ抑制剂，但其几乎没有水溶性。拓扑异构酶Ⅰ是一种在DNA复制和转录中起关键作用的核酶。UpJohn公司制备出了喜树碱的氨基甲酸酯前药伊立替康（Irinotecan，开普拓®，Camptosar®，**184**），它具有较好的水溶性，且其相对稳定，能够延长母体药物的暴露和释放时间。在体内发挥活性的物质SN36（**185**），是伊立替康（**184**）通过羧酸酯酶-2（CES-2）代谢所得[131]。

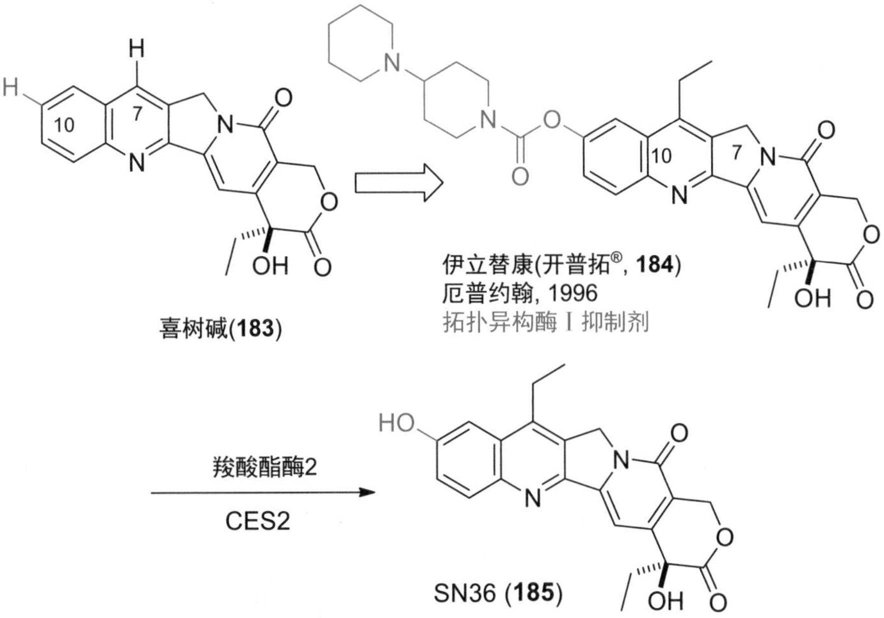

喜树碱(**183**)

伊立替康(开普拓®, **184**)
厄普约翰, 1996
拓扑异构酶Ⅰ抑制剂

羧酸酯酶2
CES2

SN36 (**185**)

3.6.2 克服吸收障碍

对于一个口服吸收药物，它的亲脂性需要达到一个均衡，以使其既有合理的水溶性，又有足够透过细胞膜的亲脂性。奥司他韦（达菲®，**187**）的成功就是一个很好的案例。

根据包膜相关表面糖蛋白分子的抗原特性，甲型流感病毒有两种类型，即血凝素（HA）和神经氨酸酶（NA）。神经氨酸酶存在于所有流感类型中，并且具有高度的序列同源性。由于它在病毒生命周期中起着至关重要的作用，且其活性部位高度保守，因此神经氨酸酶是广谱抗流感药物的理想靶标。尽管在20世纪60年代就有了这一构想，但直到20世纪80年代后期解析出高分辨率的神经氨酸酶与唾液酸的复合结构之前，该领域都进展甚微。

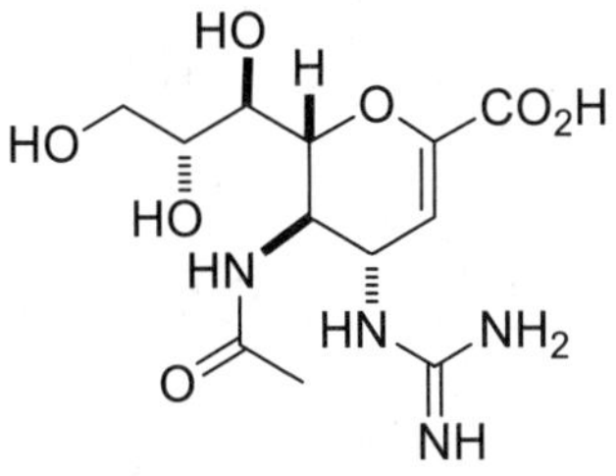

扎那米韦(瑞乐莎®, **186**)

基于低活性老药 2-脱氧-2,3-脱氢-*N*-乙酰基神经氨酸（DANA，Neu5Ac2en），扎那米韦（瑞乐莎®，**186**）被研发出来，并在 1999 年获得 FDA 批准上市。然而，与 DANA 一样，扎那米韦（**186**）也具有二氢吡喃核心结构和很高的极性，因此必须通过吸入给药。

吉利德（Gilead）公司决定使用代谢更稳定的非碳水化合物环己烯结构作为替代二氢吡喃核心结构的生物等排体。出乎意料的是，碳环系列中的 3-戊基通过疏水相互作用贡献了大量的结合能。他们因此研发出了 GS-4071（**188**），但它的口服生物利用度仍然很差。令人欣慰的是，前药策略解决了这一问题。GS-4071 相应的乙酯化合物奥司他韦（达菲®，**187**），其生物利用度要比原药 GS-4071（**188**）高 5 倍。显然，亲脂性更强的前药比极性更大的原药更容易透过细胞膜。而后，奥司他韦（**187**）分子在体内会被内源性 CES-1 水解成 GS-4071[132]。

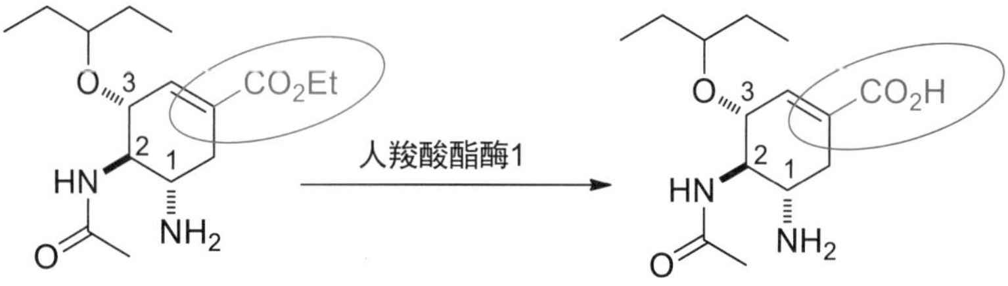

人羧酸酯酶1

奥司他韦(达菲®，**187**)　　GS-4071(R0-64-0802, **188**)

酯类前药掩盖了羧酸的极性并克服了吸收障碍。希美加群（Ximelagatran，Exanta®，**190**）是一种直接凝血酶抑制剂，是美拉加群（**189**）的双重前药。基于从欧洲药用水蛭唾液腺中分离出的直接凝血酶抑制剂水蛭素和一种弱的直接凝血酶抑制剂二肽结构，阿斯利康（AstraZeneca）公司研发出了美拉加群（**189**）。遗憾的是，它是高度离子化的。尽管其在狗中的生物利用度大于 50%，但在人体中的口服生物利用度小于 3% ～ 7%。虽然它也能像水蛭素一样通过体外注射给药，但阿斯利康公司还是决定研发出一种比注射剂更好的口服凝血酶抑制剂。对美拉加群（**189**）分子进行的两个改变发挥了作用：一个是将原来分子中的羧酸转化为相应的乙酯，这是药物化学中非常常见的策略；另一个不太常见的策略，是将分子中的强碱性脒基变为近乎中性的羟胺，所以希美加群（**190**）本质上是美拉加群（**189**）的双前药。最终其在人体内的口服生物利用度提高到了 18% ～ 20%，这样就足以口服给药了[133]。

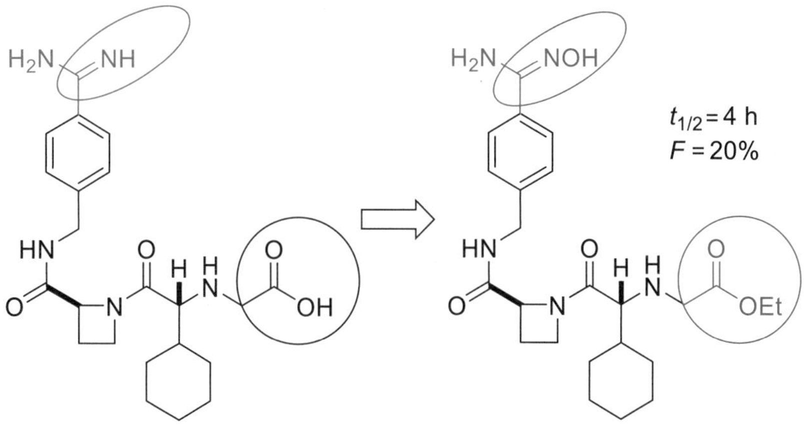

$t_{1/2}$ = 4 h
F = 20%

美拉加群(**189**)　　希美加群(Exanta®, **190**)

希美加群的一个缺点是，在少数患者中会产生严重的肝毒性。这也是 2004 年 FDA 拒绝该药物在美国获得许可的原因之一。2006 年，阿斯利康在进一步试验期间报告出肝损害后，自愿将希美加群撤出市场。

达比加群（Dabigatran，**192**）也含有强碱性脒基。勃林格殷格翰公司的一个研发团队并没有像希美加群（Exanta®，**190**）那样将脒转化为羟胺，而是试图制备出相应的达比加群酯（**191**）。将酸转化为乙酯后，得到了可以口服生物利用的达比加群酯（Pradaxa®，**191**），尽管其 F 仅为 7.2%[134]。

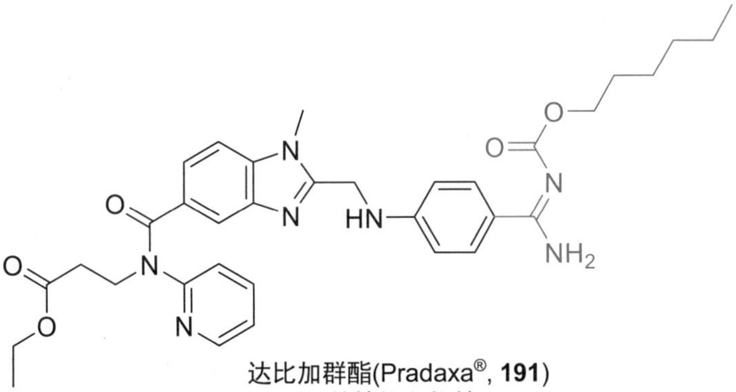

达比加群酯(Pradaxa®, **191**)
2010，勃林格殷格翰
直接凝血酶抑制剂
F = 7%

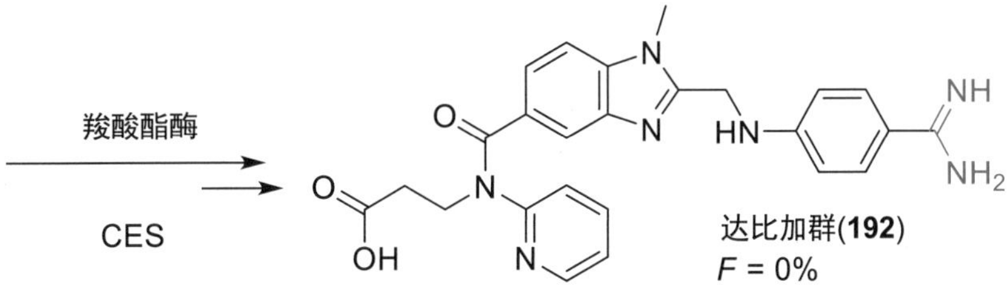

羧酸酯酶

CES

达比加群(**192**)
F = 0%

3.6.3 克服分布问题

我们前面已经讨论了有关左旋多巴（**66**）生物活化为多巴胺（**67**）的情况。然而，多巴胺（**67**）分子含有三个极性基团，由于极性太强而无法通过血脑屏障进入大脑。但其前体左旋多巴（**66**）却可以通过血脑屏障上的氨基酸转运进入大脑。一旦进入大脑，左旋多巴（**66**）就会被代谢成多巴胺（**67**）。L 型氨基酸转运蛋白（LAT1）负责介导左旋多巴（**66**）等氨基酸的转运[135]。

载体介导的细胞摄取有助于更好地吸收某些药物，内部 H^+ 偶联肽转运蛋白 1（PEPT1）就是这些载体之一。米多君（Midodrine，Amatine®，**193**）是一种用于治疗直立性低血压的口服药物，为 PEPT1 的底物，因而能够受益于载体介导的细胞摄取。米多君口服后几乎完全被吸收，并被转化为其活性形式脱甘米多君（**194**），这是一种 α_1 受体激动剂[136]。

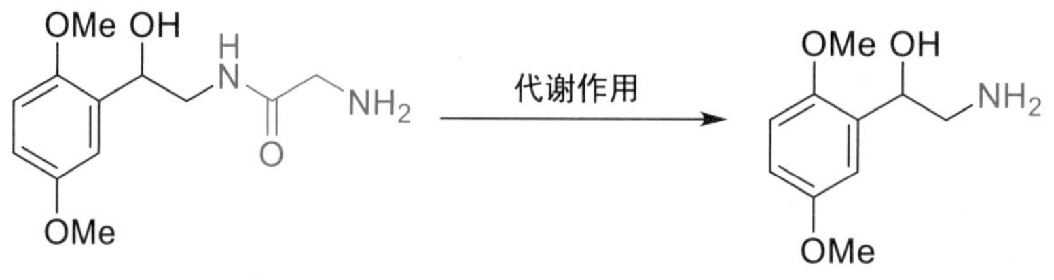

OMe OH H N NH2 O OMe 代谢作用 OMe OH NH2 OMe

米多君(Amatine®, **193**)
1996, PEPT1底物

脱甘米多君(**194**)
α_1-受体激动剂

3.6.4 克服代谢和排泄问题

特布他林（Terbutaline，Bronclyn®，**196**）是一种用于治疗哮喘的 β_2 肾上腺素受体激动剂。由于它含有两个易被氧化的酚基，因而容易发生快速而广泛的首关效应。相比之下，其二甲基氨基甲酸酯衍生物班布特罗（Bambuterol，帮备®，Bambec®，**195**）却很难发生首关清除，且经胃肠道（GIT）吸收后在肺部组织中富集。前药班布特罗（**195**）主要通过丁酰胆碱酯酶水解为特布他林（**196**）。这一代谢过程在肺部组织中就可以完成[137]。

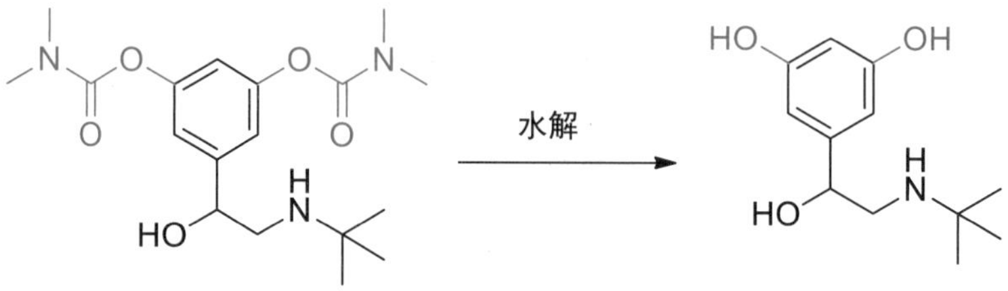

N O O O N O O H N HO 水解 HO OH H N HO

班布特罗(帮备®，**195**)　　特布他林(Bronclyn®, **196**)

3.6.5 克服毒性问题

当口服给药阿昔洛韦（Acyclovir，艾塞克威®，Zovirax®，**198**）时，有19%的药物会经尿液排出。口服给药其缬氨酸衍生物伐昔洛韦（Valacyclovir，维德思®，Valtrex®，**197**）时，会在尿液中观察到63%的阿昔洛韦（**198**）。前药伐昔洛韦（**197**）的全身口服生物利用度也比母体药物高出3～5倍。人体肽转运蛋白1（hPEPT1）介导的小肠细胞摄取伐昔洛韦（**197**），可能是其体内吸收的潜在机制。一旦被吸收，伐昔洛韦（**197**）首先被人体内的伐昔洛韦酶水解为阿昔洛韦（**198**），这是一种能够激活伐昔洛韦和其他前药的 *α*-氨基酸酯水解酶。但阿昔洛韦（**198**）本身没有活性，需要被磷酸化才能在体外产生活性。为此，阿昔洛韦（**198**）被病毒胸苷激酶单磷酸化，这比在未感染的细胞中提供前药 **199** 的速度快了3000倍。通过细胞激酶进一步磷酸化，然后输送实际有活性的三磷酸核苷酸 **200**。伐昔洛韦（**197**）可被称为前体药物[138]。

同样，索磷布韦（Sofosbuvir，索华迪®，Sovaldi®，**201**）在体外没有活性，但在人体内一组酶的影响下，通过一个相对复杂的激活途径，成为一种活性 HCV NS5B 聚合酶抑制剂[139]。它是 2′-*α*-氟-2′-*β*-甲基核苷 PSI-6130（**203**）的前药，PSI-6130 是一种强效的、选择性的 HCV NS5B 聚合酶抑制剂，在细胞培养体系中表现出了抗病毒活性，且在临床上具有

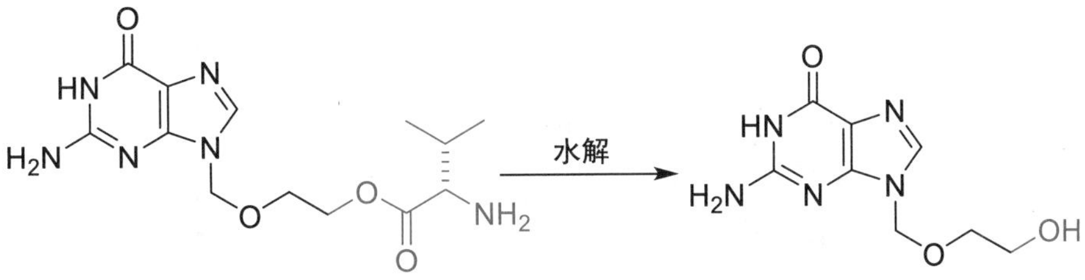

伐昔洛韦(维德思®，**197**)
前药，F = 80%

水解

阿昔洛韦(艾塞克威®，**198**)
前药，F = 20%

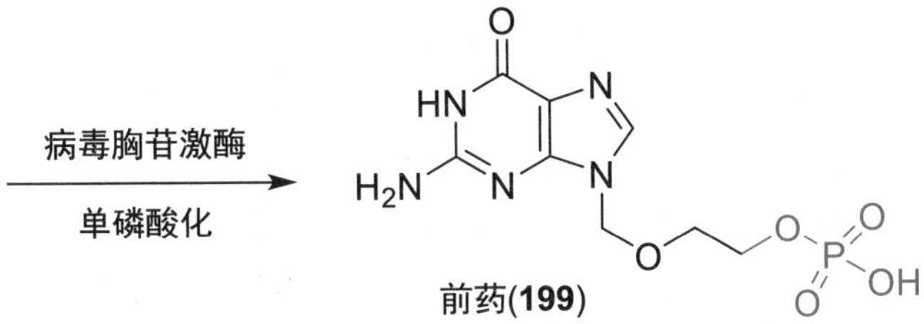

病毒胸苷激酶
单磷酸化

前药(**199**)

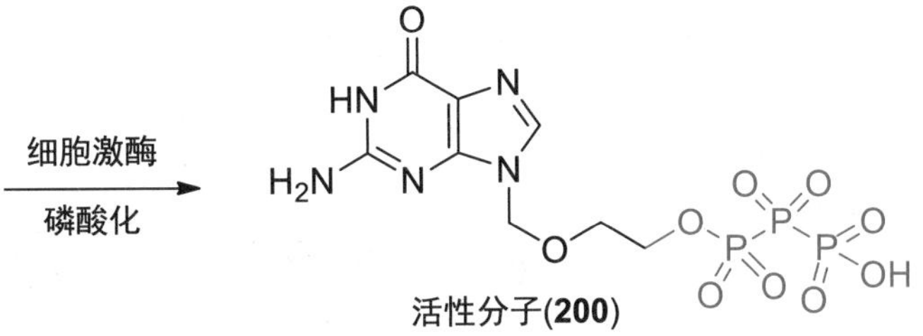

细胞激酶
磷酸化

活性分子(**200**)

疗效。PSI-6130 是该类药物中第一个进入临床试验的药物，其在 HCV 复制子测试中活性达到了 EC_{90}=4.6 μmol/L[140]。然而，**203** 在临床前研究中仅表现出适度的口服生物利用度。PSI-6206（**202**）是 **203** 经胞嘧啶脱氨作用得到的代谢产物，虽然在体外肝细胞和恒河猴中都观察到了 **202**，但在高达 100 μmol/L 的浓度下，都没有在 HCV 复制子测试中显示出活性。但其三磷酸形式 PSI-7409（**209**）在酶水平测试中显示出是 HCV 聚合酶的强效抑制剂。此外，PSI-7409（**209**）在人原代肝细胞中的平均半衰期为 38h，远长于 PSI-6130（**203**）三磷酸衍生物的 4.7 h。如果 PSI-6206（**202**）的三磷酸形式可以被有效地递送到细胞的话，那么这一结果进一步表明了其成药的潜力。

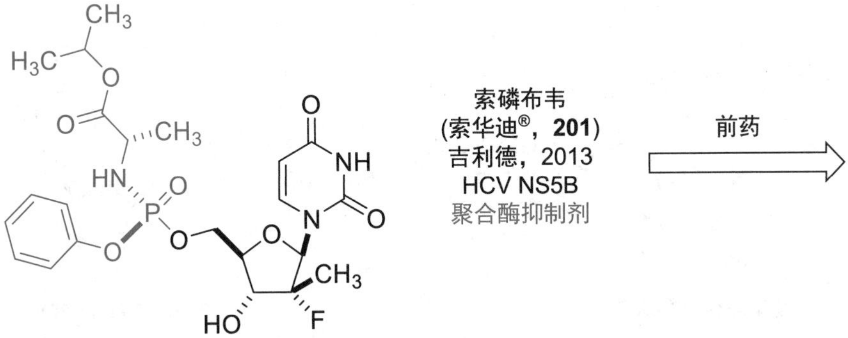

索磷布韦
(索华迪®，**201**)
吉利德，2013
HCV NS5B
聚合酶抑制剂

前药

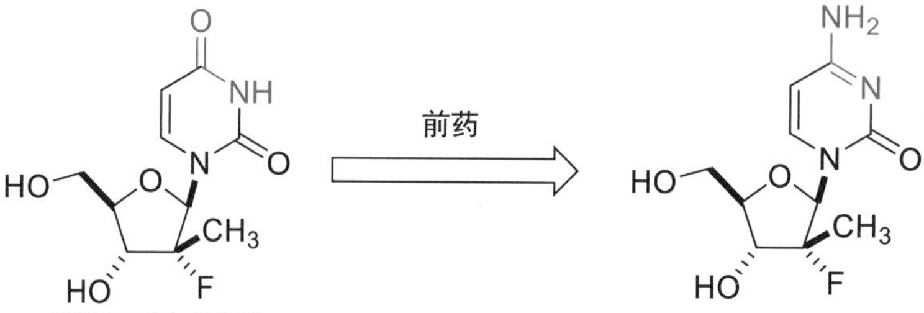

PSI-6206 (**202**)

前药

PSI-6130 (**203**)

最初参与索磷布韦（**201**）代谢的关键酶是人组织蛋白酶 A（CatA）和羧酸酯酶 1（CES1），它们负责索磷布韦分子中丙氨酸部分和异丙醇之间羧基酯的水解 [141，142]。这种立体特异性反应生成相应的羧酸 **204**。然后通过非酶的分子内亲核反应生成了丙氨酸磷酸酯中间体 **205**，该中间体又经过一个快速化学反应将环状磷酸酯水解生成线性磷酸，即羧酸 **206**。在下一步反应中，丙氨酸磷酸酯中间体脱氨基形成单磷酸核苷酸 **207**，推测这一步反应涉及组氨酸三联体核苷酸结合蛋白 1（Hint 1）酶。最后两步涉及细胞激酶介导的连续磷酸化反应。通过尿苷单磷酸 - 胞苷单磷酸（UMP-CMP）激酶和核苷二磷酸激酶（NDPK），分别产生了二磷酸核苷酸 **208** 和随后的活性三磷酸核苷酸 **209**。

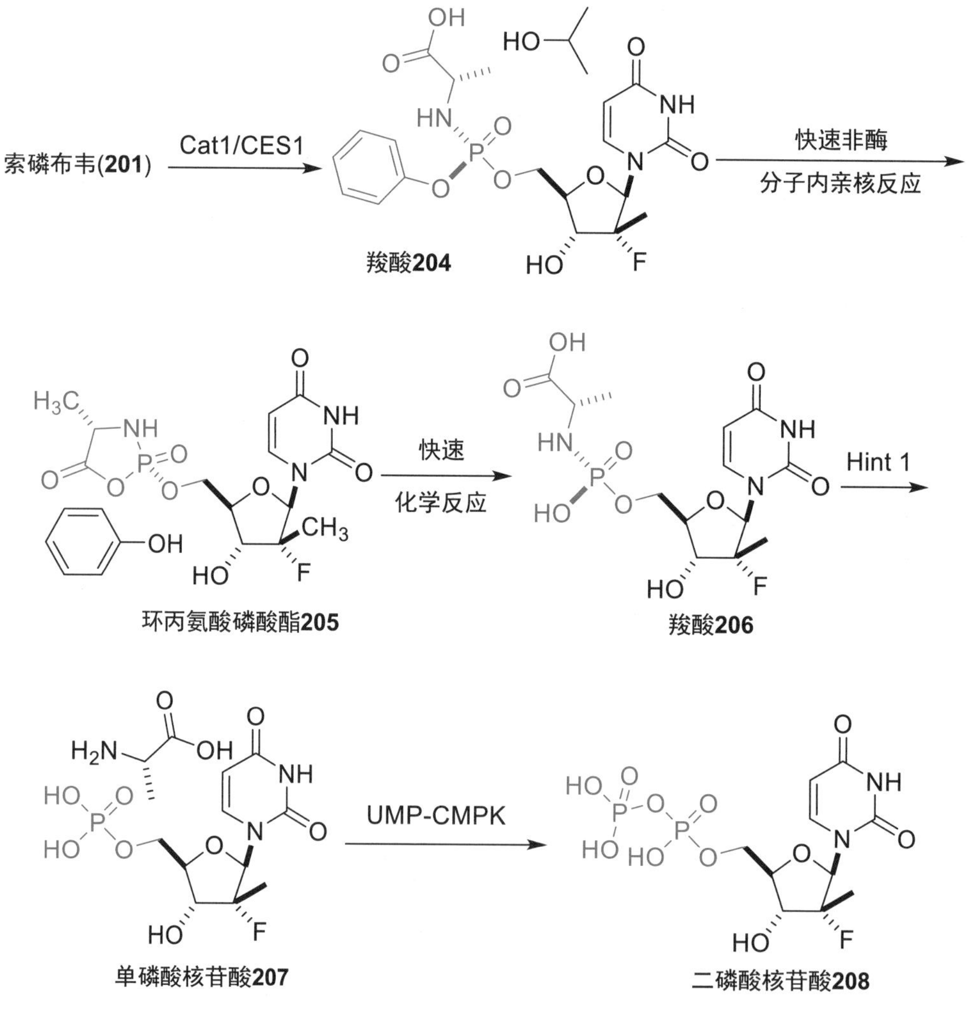

索磷布韦(**201**) Cat1/CES1 → 羧酸**204** 快速非酶 分子内亲核反应 →

环丙氨酸磷酸酯**205** 快速 化学反应 → 羧酸**206** Hint 1 →

单磷酸核苷酸**207** UMP-CMPK → 二磷酸核苷酸**208**

NDPK

磷酸化

活性的三磷酸核苷酸
PSI-7409(**209**)

3.7 拓展阅读

Birkett, D. J. *Pharmacokinetics Made Easy.* 2nd ed. McGraw-Hill Education: Australia, **2009**, 120 pp.

Coleman, M. D. *Human Drug Metabolism: An Introduction.* 2nd ed. Wiley: Chichester, England, **2010**, 360 pp.

Han, C.; Davis, C. B.; Wang, B., eds. *Evaluation of Drug Candidates for Preclinical Development: Pharmacokinetics, Metabolism, Pharmaceutics, and Toxicology.* Wiley: Hoboken, NJ, **2010**, 289 pp.

Meanwell, N. A., ed. *Tactics in Contemporary Drug Design (Topics in Medicinal Chemistry 9).* Springer: Heidelberg, Germany, **2015**, 394 pp.

Rautio, J., ed. *Prodrugs and Targeted Delivery: Towards Better ADME Properties.* Wiley-VCH: Weinheim, **2011**. 496 pp.

Smith, D. A.; Allerton, C.; Kalgutkar, A.; van de Waterbeemd, H.; Walker, D. K. *Pharmacokinetics and Metabolism in Drug Design,* 3rd Revised and Updated Ed. Wiley-VCH: Weinheim, **2006**, 187 pp.

Tsaioun, K.; Kates, S. S., eds. *ADMET for Medicinal Chemists: A Practical Guide.* Wiley: Hoboken, NJ, **2011**, 516 pp.

3.8 参考文献

[1] Kola, I.; Landis, J. *Nat. Rev. Drug Discov.* **2004**, *3*, 711-716.

[2] Bayliss, M. K.; Butler, J.; Feldman, P. L.; Green, D. V. S.; Taylor, A. J; Leeson, P. D.; Palovich, M. R. *Drug Discov. Today* **2016**, *21*, 1719-1727.

[3] Leeson, P. D. *Adv. Drug Delivery Rev.* **2016**, *101,* 22-33.

[4] Young, R. J. Physical Properties in Drug Design. In Meanwell, N. A., ed. *Top.Med. Chem. 9(Tactics in Contemporary Drug Design).* Springer: Heidelberg, Germany, **2015**, pp. 1-68.

[5] Wenlock, M. C.; Leeson, P. D. *J. Med. Chem*. **2003**, *46*, 1250-1256.

[6] Manallack, D. T.; Prankerd, R. J.; Yuriev, E.; Oprea, T. I.; Chalmers, D. K. *Chem. Soc. Rev.* **2013**, *42*, 485-496.

[7] Tetko, I. V.; Poda, G. I. *J. Med. Chem.* **2004**, *47*, 5601-5604.

[8] Young, R. C.; Mitchell, R. C.; Brown, T. H.; Ganellin, C. R.; Jones, M.; Rana, K. K.; Saunders, D.; Smith, I. R.; Score, N. E.; Wilks, T. J. *J. Med. Chem.* **1988**, *31*, 656-671.

[9] Rafi, S. B.; Hearn, B. R.; Vedantham, P.; Jacobson, M. P.; Renslo, A. R. *J. Med. Chem.* **2012**, *55*, 3163-3169.

[10] (**a**) El Tayar, N.; Mark, A. E.; Vallat, P.; Brunne, R. M.; Testa, B.; van Gunsteren, W. F. *J. Med. Chem.* **1993**, *35*, 23757-23764. (**b**) Mackman, R. L.; Steadman, V. A.; Dean, D. K.; Jansa, P.; Poullennec, K. G.; Appleby, T.; Austin, C.; Blakemore, C. A.; Cai, R.; Cannizzaro, C.; et al. *J. Med. Chem.* **2018**, *61*, 9473-9499.

[11] Alex, A.; Millan, D. S.; Perez, M.; Wakenhut, F.; Whitlock, G. A. *MedChemComm* **2011**, *2*, 669-674.

[12] Abraham, M. H.; Ibrahima, A.; Zissimosa, A. M.; Zhao, Y. H.; Comer, J.; Reynolds, D. P. *Drug Discov. Today* **2002,** *7*, 1056-1063.

[13] Giordanetto, F.; Tyrchan, C.; Ulander, J. *ACS Med. Chem. Lett.* **2017**, *8*, 139-142.

[14] Kelder, J.; Grootenhuis, P. D. J.; Bayada, D. M.; Delbressine, L. P. C.; Ploemen, J.-P. *Pharm. Res.* **1999**, *16,* 1514-1519.

[15] Veber, D. F.; Johnson, S. R.; Cheng, H.-Y.; Smith, B. R.; Ward, K. W.; Kopple, K. D. *J. Med. Chem.* **2002**, *45*, 2615-2623.

[16] Rigby, J. W.; Scott, A. K.; Hawksworth, G. M.; Petrie, J. C. *Br. J. Pharmacol.* **1985**, *20,* 327-331.

[17] Lipinski, C. A.; Lombardo, F.; Dominy, B. W.; Feeney, P. J. *Adv. Drug Delivery Rev.* **2001**, *46,* 3-26.

[18] Lipinski, C. A. *Drug Discov. Today Technol.* **2004**, *1,* 337-341.

[19] (**a**) DeGoey, D. A.; Chen, H.-J.; Cox, P. B.; Wendt, M. D. *J. Med. Chem.* **2018**, *61,*2636-2651. (**b**) Deeks, E. D. *Drugs* **2014**, *74*, 195-206.

[20] (**a**) Congreve, M.; Carr, R.; Murray, C.; Jhoti, H. *Drug Discov. Today* **2003**, *8*, 876-877. (**b**) Jhoti, H.; Williams, G.; Rees, D. C.; Murray, C. W. *Nat. Rev. Drug Discov.* **2013**, *12,* 644-645.

[21] Hopkins, A.; Groom, C. R.; Alex, A. *Drug Discov. Today* **2004**, *9*, 430-431.

[22] Abad-Zapatero, C. *Exp. Opin. Drug Discov.* **2007**, *2*, 469-488.

[23] Abad-Zapatero, C.; Perišić, O.; Wass, J.; Bento, P.; Overington, J.; Al-Lazikani,B.; Johnson, M. E. *Drug Discov. Today* **2010**, *15*, 804-811.

[24] Kenny, P. W.; Montanari, C. A. *J. Comput. Aided Mol. Des.* **2012,** *24,* 1-13.

[25] Kenny, P. W.; Leitão, A.; Montanari, C. A. *J. Comput. Aided Mol. Des.* **2014**, *28,* 699-710.

[26] Leeson, P. D.; Springthorpe, B. *Nat. Rev. Drug Discov.* **2007**, *6*, 881-890.

[27] Keserü, G. M.; Makara, G. M. *Nat. Rev. Drug Discov.* **2009**, *8*, 203-212.

[28] Tarcsay, Á.; Nyíri, K.; Keserű, G. M. *J. Med. Chem.* **2012**, *55*, 1252-1260.

[29] Shultz, M. D. *Bioorg. Med. Chem. Lett.* **2013**, *23,* 5980-5991.

[30] Shultz, M. D. *Bioorg. Med. Chem. Lett.* **2013**, *23,* 5992-6000.

[31] (**a**) Meanwell, N. A. *Chem. Res. Toxicol.* **2016**, *29,* 564-616. (**b**) Johnson, T. W.; Gallego, R. A.; Edwards, M. P. *J. Med. Chem.* **2018**, *62*, 6401-6420.

[32] Rezvanfar, M. A.; Rahimi, H. R.; Abdollahi, M. *Exp. Opin. Drug Metab. Toxicol.* **2012**, *8,* 231-1245.

[33] Amidon, G. L.; Lennernäs, H.; Shah, V. P.; Crison, J. R. *Pharm. Res.* **1995**, *12*, 413-420.

[34] (**a**) Walker, M. A. Improving Solubility via Structural Modification. In Meanwell, N. A., ed. *Top. Med. Chem. 9(Tactics in Contemporary Drug Design).* Springer: Heidelberg, **2015**, pp. 69-106. (**b**) Walker, M. A. *Bioorg. Med. Chem. Lett.* **2017**,*27,* 5100-5108.

[35] Zimmermann, J.; Buchdunger, E.; Mett, H.; Meyer, T.; Lydon, N. B. *Bioorg. Med. Chem. Lett.* **1997**, *7*, 187-192.

[36] Hennequin, L. F.; Stokes, E. S.; Thomas, A. P.; Johnstone, C.; Plé, P. A.; Ogilvie, D. J.; Dukes, M.; Wedge, S. R.; Kendrew, J.; Curwen, J. O. *J. Med. Chem*. **2002**, *45*, 1300-1312.

[37] Ding, C.; Tian, Q.; Li, J.; Jiao, M.; Song, S.; Wang, Y.; Miao, Z.; Zhang, A. *J. Med. Chem.* **2018**, *61*, 760-776.

[38] Ishikawa, H.; Hashimoto, Y. *J. Med. Chem*. **2011**, *54*, 1539–1554.

[39] Stepan, A. F.; Subramanyam, C.; Efremov, I. V.; Dutra, J. K.; O'Sullivan, T. J.; DiRico, K. J.; McDonald, W. S.; Won, A.; Dorff, P. H.; Nolan, C. E.; et al. *J. Med. Chem*. **2012**, *55*, 3414-3424.

[40] Lovering, F.; Bikker, J.; Humblet, C. *J. Med. Chem*. **2009,** *52*, 6752-6756.

[41] Lovering, F. *MedChemCom* **2013**, *4*, 515-519.

[42] Wang, H. L.; Katon, J.; Balan, C.; Bannon, A. W.; Bernard, C.; Doherty, E. M.; Dominguez, C.; Gavva, N.; Gore, V.; Ma, V.; et al. *J. Med. Chem*. **2007**, *50*, 3528-3539.

[43] Doherty, E. M.; Fotsch, C.; Bannon, A. W.; Bo, Y.; Chen, N.; Dominguez, C.; Falsey, J.; Gavva, N. R.; Katon, J.; Nixey, T.; et al. *J. Med. Chem*. **2007**, *50*, 3415-3527.

[44] Wenglowsky, S.; Moreno, D.; Rudolph, J.; Ran, Y.; Ahrendt, K. A.; Arrigo, A.; Colson, B.; Gloor, S. L.; Hastings, G. *Bioorg. Med. Chem. Lett.* **2012**, *22*, 912-915.

[45] Goosen, C.; Laing, T. J.; Du, P. J.; Goosen, T. C.; Flynn, G. L. *Pharm. Res.* **2002**, *19*, 13-19.

[46] Yokoawa, F.; Wang, G.; Chan, W. L.; Ang, S. H.; Wong, J.; Ma, I.; Rao, S. P. S.; Manjunatha, U.; Lakshminarayana, S. B.; Herve, M.; et al. *ACS Med. Chem. Lett.* **2013**, *4*, 451-455.

[47] Cernak, T.; Schönherr, H. *Angew. Chem. Int. Ed.* **2013,** *52,* 12256-12267.

[48] Barsanti, P. A.; Aversa, R. J.; Jin, X.; Pan, Y.; Lu, Y.; Elling, R.; Jain, R.; Knapp, M.; Lan, J.; Lin, X.; Rudewicz, P.; Sim, J.; Taricani, L.; Thomas, G.; Yue, Q. *ACS Med. Chem. Lett.* **2015**, *6*, 37-41.

[49] Johansson, A.; Löberg, M.; Antonsson, M.; von Unge, S.; Hayes, M.; Judkins, R.; Ploj, K.; Benthem, L.; Linden, D.; Brodin, P.; et al. *J. Med. Chem*. **2016**, *59*, 2497-2511.

[50] Volpe, D. A. *Fut. Med. Chem.* **2011**, *3*, 2063-2077.

[51] Reis, J. M.; Sinko, B.; Serra, C. H. *Mini-Rev. Med. Chem.* **2010,** *10*, 1071-1076.

[52] Siepmann, J.; Siepmann, F.; Florence, A. T. *Drugs Pharm. Sci.* **2009**, *188*, 117-154.

[53] (**a**) Dobson, P. D.; Kell, D. B. *Nat. Rev. Drug Discov.* **2008**, *7*, 205-220. (**b**)Nigam, S. *Nat. Rev. Drug Discov.* **2015**, *14*, 29-44.

[54] Jain, K. S.; Kathiravan, M. K.; Somani, R. S.; Shishoo, C. J. *Bioorg. Med. Chem. Lett.* **2007**, *15,* 1181-1205.
[55] Leishman, D. J.; Rankovic, Z. Drug Discovery vs. hERG. In Meanwell, N. A., ed.*Top. Med. Chem. 9(Tactics in Contemporary Drug Design).* Springer: Heidelberg, **2015**, pp. 225-259.
[56] Rampe, D.; Brown, A. M. *J. Pharmacol. Toxicol. Methods* **2013**, *68*, 13-22.
[57] Deng, Q.; Lim, Y.-H.; Anand, R.; Yu, Y.; Kim, J.-H.; Zhou, W.; Zheng, J.; Tempest, P.; Levorse, D.; Zhang, X.; Greene, S.; Mullins, D.; Culberson, C.; Sherborne, B.; Parker, E. M.; Stamford, A.; Ali, A. *Bioorg. Med. Chem. Lett.* **2015**, *25,* 2958-2962.
[58] Tang, H.; Zhu, Y.; Teumelsan, N.; Walsh, S. P.; Shahripour, A.; Priest, B. T.;Swensen, A. M.; Felix, J. P.; Brochu, R. M.; Bailey, T.; et al. *ACS Med. Chem. Lett.* **2016**, *7,* 697-701.
[59] Huscroft, I. T.; Carlson, E. J.; Chicchi, G. G.; Kurtz, M. M.; London, C.; Raubo, P.; Wheeldon, A.; Kulagowski, J. J. *Bioorg. Med. Chem. Lett.* **2006,** *16,* 2958-2962.
[60] Coen, M. *Drug Metab. Rev.* **2015**, *47,* 29-44.
[61] Scheen, A. J. *Drugs* **2015**, *75*, 33-59.
[62] Giraldo, V. *Biochem. Soc. Trans.* **2014**, *42,* 1460-1464.
[63] Smith, D. A. *Med. Res. Rev.* **1996**, *16,* 243-266.
[64] Lode, E. *Eur. J. Clin. Microbiol. Infect. Dis*. **1991**, *10*, 807-812.
[65] Rankovic, Z. *J. Med. Chem.* **2015**, *58*, 2584-2608.
[66] (**a**) Lipinski, C. A. Drew University Medical Chemistry Special Topics Course. July **1999**. (**b**) Fernandes, T. B.; Segretti, M. C. F.; Polli, M. C.; Parise-Filho, R. *Lett. Drug Des. Discov.* **2016**, *13,* 99-1006.
[67] Johnson, T. W.; Richardson, P. F.; Bailey, S.; Brooun, A.; Burke, B. J.; Collins, M. R.; Cui, J. J.; Deal, J. G.; Deng, Y.-L.; Dinh, D.; et al. *J. Med. Chem.* **2014**, *57*, 4720-4744.
[68] Juliano, R. L.; Ling, V. *Biochim. Biophys. Acta* **1976**, *455*, 152-162.
[69] Didziapetris, R.; Japertas, P.; Avdeef, A.; Petrauskas, A. *J. Drug Target*. **2003**, *11*, 391-406.
[70] Sikic, B.I.; Fisher, G. A.; Lum, B. L.; Halsey, J.; Beketic-Oreskovic, L.; Chen, G. *Cancer Chemother. Pharmacol.* **1997**, *40(Suppl.)*, S13-S19.
[71] Lai, Y. *Transporters in Drug Discovery and Development: Detailed Concepts and Best Practice*. Woodhead Publishing: Cambridge, **2013**, 780 pp.
[72] Shchekotikhin, A. E.; Shtil, A. A.; Luzikov, Y. N.; Bobrysheva, T. V.; Buyanov, V. N.; Preobrazhenskaya, M. N. *Bioorg. Med. Chem.* **2005**, *13*, 2285-2291.
[73] Lukesh, J. C.; Carney, D. W.; Dong, H.; Cross, R. M.; Shukla, V.; Duncan, K. K.; Yang, S.; Brody, D. M.; Brutsch, M. M.; Radakovic, A.; Boger, D. L. *J. Med. Chem.* **2017**, *60*, 7591-7604.
[74] Cragg, G. M. *Med. Res. Rev.* **1998**, *18,* 315-331.
[75] Ojima, I.; Slater, J. C.; Michaud, E.; Kuduk, S. D.; Bounaud, P.-Y.; Vrignaud, P.; Bissery, M.-C.; Veith, J. M.; Pera, P.; Bernacki, R. J. *J. Med. Chem.* **1996**, *39*, 3889-3896.
[76] Jansson, P. J.; Yamagishi, T.; Arvind, A.; Seebacher, N.; Gutierrez, E.; Stacy, A.; Maleki, S.; Sharp, D.; Sahni, S.; Richardson, D. R. *J. Biol. Chem.* **2015**, *15*, 9588-9603.
[77] Trainor, G. L. *Exp. Opin. Drug Discov.* **2007,** *2*, 51-64.

[78] Ascenzi, P.; Fanali, G.; Fasano, M.; Pallottini, V.; Trezza, V. *J. Mol. Struct.* **2014**, *1077*, 4-13.
[79] Zhang, F.; Xue, J.; Shao, J.; Jia, L. *Drug Discov. Today* **2012**, *17,* 475-485.
[80] Bohnert, T.; Gan, L.-S. *J. Pharm. Sci.* **2013**, *102,* 2953-2994.
[81] Wendt, M. D.; Shen, W.; Kunzer, A.; McClellan, W. J.; Bruncko, M.; Oost, T. K.; Ding, H.; Joseph, M. K.; Zhang, H.; Nimmer, P. M.; et al. *J. Med. Chem.* **2006**, *49*, 1165-1181.
[82] Edmondson, S. D.; Mastracchio, A.; Mathvink, R. J.; He, J.; Harper, B.; Park, Y. J.; Beconi, M.; Di Salvo, J.; Eiermann, G. J.; et al. *J. Med. Chem.* **2006**, *49*, 3614-3627.
[83] Pevarello, P.; Fancelli, D.; Vulpetti, A.; Amici, R.; Villa, M.; Pittala, V.; Vianello, P.; Cameron, A.; Ciomei, M.; Mercurio, C.; Bischoff, J. R.; Roletto, F.; Varasi, M.; Brasca, M. G. *Bioorg. Med. Chem. Lett.* **2006**, *16*, 1084-1090.
[84] Benet, L. Z.; Hoener, B.-A. *Clin. Pharmacol. Ther.* **2002**, *71,* 115-121.
[85] Liu, X.; Wright, M.; Hop, C. E. C. A. *J. Med. Chem.* **2014**, *57*, 8238-8248.
[86] Halford, F. J. *Anesthesiol.* **1943**, *4,* 67-69.
[87] Lennernaes, H. *Clin. Pharmacokinet.* **2003**, *42,* 1141-1160.
[88] Wyvratt, M. J.; Patchett, A. A. *Med. Res. Rev.* **1985**, *5,* 483-531.
[89] Nichols, A. I.; Lobello, K.; Guico-Pabia, C. J.; Paul, J.; Preskorn, S. H. *J. Clin. Psychopharmacol.* **2009**, *29,* 383-386.
[90] Kamath, J.; Handratta, V. *Exp. Rev. Neurother.* **2008**, *8,* 1787-1797.
[91] Chen, C. *Drugs R&D* **2007**, *8,* 301-314.
[92] Lynch, T.; Price, A. *Am. Fam. Physician* **2007**, *76,* 391-396.
[93] Lewis, D. F. V. *Inflammopharmacol.* **2003**, *11,* 43-73.
[94] Kaspera, R.; Naraharisetti, S. B.; Tamraz, B.; Sahele, T.; Cheesman, M. J.; Kwok, P.-Y.; Marciante, K.; Heckbert, S. R.; Psaty, B. M.; Totah, R. A. *Pharmacogenet. Genomics* **2010**, *20,* 619-629.
[95] Schemiedlin-Ren, P.; Edwards, D. J.; Fitzsimmons, M. E.; He, K.; Lown, K. S.; Wpster, P. M.; Thummel, K. E.; Fisher, J. M.; Hollenberg, P. F.; Watkins, P. B. *Drug Metab. Dispos.* **1997**, *25*,1228-1233.
[96] Zhou, S.; Chan, E.; Lim, L. Y.; Boelsterli, U. A.; Li, S. C.; Wang, J.; Zhang, Q.; Huang, M.; Xu, A. *Curr. Drug Metab.* **2004**, *5*, 415-442.
[97] Shrinivas, N. R. *J. App. Biopharm. Pharmacokinet.* **2013**, *1*, 44-55.
[98] Gerntholtz, T.; Pascoe, M. D.; Botha, J. F.; Halkett, J.; Kahn, D. *Eur. J. Clin. Pharmacol.* **2004,** *60,* 143-148.
[99] King, J. R.; Wynn, H.; Brundage, R.; Acosta, E. P. *Clin. Pharmacokinet.* **2004**, *43,* 291-310.
[100] Paulson, S. K.; Hribar, J. D.; Liu, N. W. K.; Hajdu, E.; Bible, R. H.; Piergies, A.; Karim, A. *Drug Metab. Dispos.* **2000**, *28*, 308-314.
[101] Rosenblum, S. B.; Huynh, T.; Afonso, A.; Davis, H. R.; Yumibe, N. *J. Med. Chem.* **1998**, *41*, 973-980.
[102] Pirmohamed, M.; Kitteringham, N. R.; Guenthner, T. M.; Brekenridge, A. M.; Park, B. K. *Biochem. Pharmacol.* **1992**, *43*, 1675-1682.
[103] Guengerich, F. P.; Johnson, W. W.; Shimada, T.; Ueng, Y. F.; Yamazaki, H.; Langouët, S.

Mutat. Res. **1998**, *402,* 121-128.

[104] Smith, D. A. *Curr. Top. Med. Chem.* **2011**, *11*, 467-481.

[105] Remy, C. N. *J. Biol. Chem.* **1961**, *236*, 2999-3005.

[106] (**a**) Gingell, R.; Bridges, J. W.; Williams, R. T. *Xenobiotica* **1971**, *1*, 143-156. (**b**)Gingell, R.; Bridges, J. W. *Xenobiotica* **1973**, *9*, 599-604.

[107] Boelsterli, U. A.; Ho, H. K.; Zhou, S.; Leow, K. Y. *Curr. Drug Metab.* **2006**, *7,* 715-727.

[108] Rosenkranz, H. S.; Mermelstein, R. *Mutat. Res.* **1983**, *114*, 217-267.

[109] Amano, T.; Fukami, T.; Ogiso, T.; Hirose, D.; Jones, J. P.; Taniguchi, T.; Nakajima, M. *Biochem. Pharmacol.* **2018**, *151*, 69-78.

[110] Lewis, J.; Shimmon, R.; Fu, S. *J. Anal. Toxicol.* **2013**, *37*, 179-181.

[111] Somogyi, A. A.; Reinhard, H. A.; Bochner, F. *Br. J. Clin. Pharmacol.* **1996**, *41*, 175-179.

[112] El-Masri, H. A.; Portier, C. J. *Drug Metab. Dispos.* **1998**, *26*, 585-594.

[113] Savi, P.; Pereillo, J. M.; Uzabiaga, M. F.; Combalbert, J.; Picard, C.; Maffrand, J. P.; Pascal, M.; Herbert, J. M. *Thromb. Haemost.* **2000**, *84,* 891-896.

[114] Pereillo, J. M.; Maftouh, M.; Andrieu, A.; Uzabiaga, M.-F.; Fedeli, O.; Savi, O.; Pascal, M.; Herbert, J.-M.; Maffrand, J. P.; Picard, C. *Drug Metab. Dispos.* **2002**, *30*, 1288-1295.

[115] Savi, P.; Labouret, C.; Delesque, N.; Guette, F.; Lupker, H.; Herbert, J. M. *Biochem. Biophys. Res. Commun.* **2001**, *283*, 379-383.

[116] Herrmann, M. L.; Schleyerbach, R.; Kirschbaum, B. J. *Immunopharmacol.* **2000**, *47*, 273-289.

[117] Leach, A. G. Tactics to Avoid Inhibition of Cytochrome P450s. In Meanwell, N. A., ed. *Top. Med. Chem. 9(Tactics in Contemporary Drug Design).* Springer: Heidelberg, **2015**, pp. 107-158.

[118] Grady, M. A.; Gasperoni, T. L.; Kirkpatrick, P. *Nat. Rev. Drug Discov.* **2003**, *2*, 427-428.

[119] Penning, T. D.; Talley, J. J.; Bertenshaw, S. R.; Carter, J. S.; Collins, P. W.; Docter, S.; Graneto, M. J.; Lee, L. F.; Malecha, J. W.; Miyashiro, J. M.; et al. *J. Med. Chem.* **1997**, *40,* 1347-1365.

[120] Gleeson, M. P. *J. Med. Chem.* **2008,** *51*, 817-834.

[121] Nagashima, S.; Hondo, T.; Nagata, H.; Ogiyama, T.; Maeda, J.; Hoshii, H.; Kontani, T.; Kuromitsu, S.; Ohga, K.; Orita, M.; et al. *Bioorg. Med. Chem.* **2009**, *17*, 6926-6936.

[122] Chen, M.; LeDuc, B.; Kerr, S.; Howe, D.; Williams, D. A. *Drug Metab. Dispos.* **2010**, *38*, 368-375.

[123] Moise, P. A.; Birmingham, M. C.; Schentag, J. J. *Drugs Today* **2000**, *36*, 229-244.

[124] Potter, D. W.; Hinson, J. A. *Mol. Pharmacol.* **1986**, *30,* 33-41.

[125] Reidenberg, M. M.; Drayer, D. E.; Levy, M.; Warner, H. *Clin. Pharmacol. Ther.* **1975**, *17,* 722-730.

[126] Struck, A.-W.; Thompson, M. L.; Wong, L. S.; Micklefield, J. *ChemBioChem.* **2012,** *13*, 2642-2655.

[127] Lautala, P.; Ulmanen, I.; Taskinen, J. *Mol. Pharmacol.* **2001**, *59*, 393-402.

[128] (**a**) Tabata, T.; Katoh, M.; Tokudome, S.; Hosakawa, M.; Chiba, K.; Nakajima, M.; Yokoi, T.

Drug Metab. Dispos. **2004**, *32*, 762–767. (**b**) Reigner, B.; Blesch, K.; Weidekamm, E. *Clin. harmacokinet*. **2001**, *40*, 85-104. (Xoleda).

[129] Rautio, J., ed. *Prodrugs and Targeted Delivery: Towards Better ADME Properties.* Wiley-VCH: Weinheim, **2011**.

[130] Varia, S. A.; Schuller, S.; Sloan, K. B.; Stella, V. J. *J. Pharm. Sci.* **1984**, *73,* 1068-1073.

[131] Slatter, J. G.; Schaaf, J.; Sams, J. P.; Feenstra, K. L.; Johnson, M. G.; Bombardt, P. A.; Cathcart, K. S.; Verburg, M. T.; Pearson, L. K.; Compton, L. D.; et al. *Drug Metab. Dispos*. **2000**, *28*, 423-433.

[132] (**a**) McClellan, K.; Perry, C. M. *Drugs* **2001**, *61,* 263-283. (**b**) Lew, W.; Wang, M. Z.; Chen, X.; Rooney, J. F.; Kim, C. Neuraminidase Inhibitors as Anti-Influenza Agents. In De Clercq, E., ed. *Antiviral Drug Strategies*. Wiley-VCH: Weinheim, **2001**.

[133] (**a**) Gustafsson, D.; Bylund, R.; Antonsson, T.; Nilsson, I.; Nystroem, J.-E.; Eriksson, U.; Bredberg, U.; Teger-Nilsson, A.-C. *Nat. Rev. Drug Discov.* **2004**, *3*, 649-659. (**b**) Gustafsson, D. *Semin. Vasc. Med.* **2005**, *5*, 227-234.

[134] Blech, S.; Ebner, T.; Ludwig-Schwellinger, E.; Stangier, J.; Roth, W. *Drug Metab. Dispos*. **2008**, *36*, 386-399.

[135] Uchino, H.; Kanai, Y.; Kim, D. K.; Wempe, M. F.; Chairoungdua, A.; Morimoto, E.; Anders, M. W.; Endou, H. *Mol. Pharmacol.* **2002**, *61*, 729-737.

[136] Tsuda, M.; Terada, T.; Irie, M.; Katsura, T.; Niida, A.; Tomita, K.; Fujii, N.; Inui, K.-i. *J. Pharmacol. Exp. Therapeut.* **2006**, *318,* 455-460.

[137] Sitar, D. S. *Clin. Pharmacokinet.* **1996**, *31,* 246-256.

[138] Beutner, K. R.; Friedman, D. J.; Forszpaniak, C.; Andersen, P. L.; Wood, M. J. *Antimicrob. Agents Chemother.* **1995**, *39,* 1546-1553.

[139] Sofia, M. J. *Antiviral Chem. Chemother.* **2011**, *22*, 23-49.

[140] Rodriguez-Torres, M. *Exp. Rev. Anti-Infect. Ther*. **2013**, *1*, 1269-1279.

[141] Murakami, E.; Tolstykh, T.; Bao, H.; Niu, C.; Steuer, H. M.; Bao, D.; Chang, W.; Espiritu, C.; Bansal, S.; Lam, A. M.; Otto, M. J.; Sofia, M. J.; Furman, P. A. *J.Biol. Chem.* **2010**, *285*, 34337-34347.

[142] Ma, H.; Jiang, W.-R.; Robledo, N.; Leveque, V.; Ali, S.; Lara-Jaime, T.; Masjedizadeh, M.; Smith, D. B.; Cammack, N.; Klumpp, K.; Symons, J. *J. Biol. Chem.* **2007,** *282*, 29812-29820.

第 4 章

生物电子等排体

在本章中将讨论药物化学家每天所做的工作：获取原始的苗头化合物，将其改造为先导化合物、候选药物，并最终使其成为新药。这个过程是利用生物电子等排体（bioisosteres）完成的。

生物电子等排体是研究构效关系（SAR）以及许多相关药物的相似属性的良好指南。学习文献中已研发成功的生物电子等排体，可以为我们的工作提供更好的指导，避免走弯路。

4.1 引言

4.1.1 定义

根据国际纯粹与应用化学联合会（IUPAC）的说法，生物电子等排体是“由一个原子或一组原子与大体相似的另一个原子或一组原子交换产生的化合物。生物电子等排替换的目的是创造一种具有与母体化合物相似生物特性的新化合物。生物电子等排替换可能是以物理化学或拓扑等学科为基础的[1]”。

在本章，“生物电子等排体”和“电子等排体”两个词可以互换使用。

4.1.2 生物电子等排体的应用

在传统意义上，通过构效关系（SAR）利用生物电子等排体可以提高药物效力。此外，生物电子等排体也被用于提高效力，提高选择性，改变物理性质，提高渗透性，降低代谢速率或改变代谢方向，消除或降低毒性，以及提供知识产权（新颖性）。这些应用逐一举例如下所述。

4.1.2.1 提高效力

微小的结构变化可能导致截然不同的生物反应。生物电子等排体可能会创造出更强大或更有效的药物。

生物电子等排体最早应用于噻嗪类利尿剂。1957 年，默克（Merck）公司的诺维洛（Novello）发现氯噻嗪（Chlorothiazide，Diuril®，**1**）是一种新的利尿药。这个发现是革命性的，因为在此之前的所有利尿药都是被称为“汞制剂”的含汞药物，具有明显的毒性。氯噻嗪（**1**）的毒性虽然比汞制剂小，但每天也仅能服用两次，每次剂量为 250 mg。随着氯噻嗪用量的增加，其对碳酸酐酶的抑制开始显现，服用后人体碳酸氢盐的排泄量也随之升高。

1958 年，瑞士汽巴（Ciba）公司的史蒂文斯（de Stevens）简单地还原了氯噻嗪（**1**）上的一个双键，得到了氢氯噻嗪（Hydrochlorothiazide，HydroDiuril®，**2**）。它不仅在促进体内排泄钠的能力上比母体药物 **1** 强 10 ～ 20 倍，而且毒性也较低。由于它是一种比原型药物 **1** 更弱的碳酸酐酶抑制剂，因而随着氯的排泄，肾排泄水和钠的量显著增加[2]。此外，史蒂文斯和他的同事使用不同的生物电子等排体（尽管当时“生物电子等排体”一词还不为人所知）进行了广泛的构效关系研究。研究发现，C-3 位引入亲脂取代基能产生更加有效的化合物，其中三氯甲噻嗪（Trichlormethiazide，**3**）比母体药物 **1** 的活性高 100 倍，环戊噻嗪（Cyclopenthiazide，**4**）比母体药物 **1** 的活性高 1000 倍[3]。

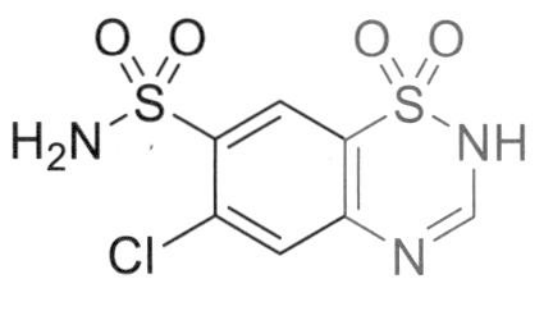

氯噻嗪(Diuril®, **1**)×1 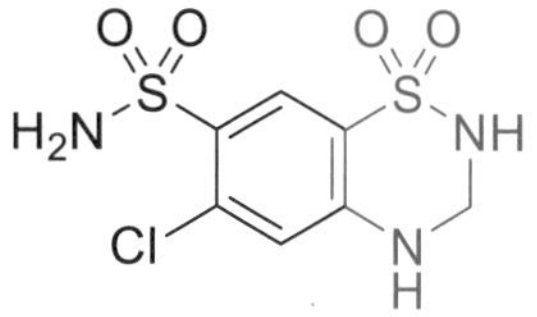　　氢氯噻嗪(HydroDiuril®, **2**)×10

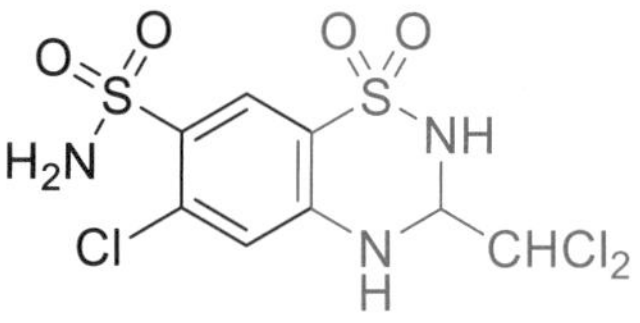

三氯甲噻嗪(**3**)×100 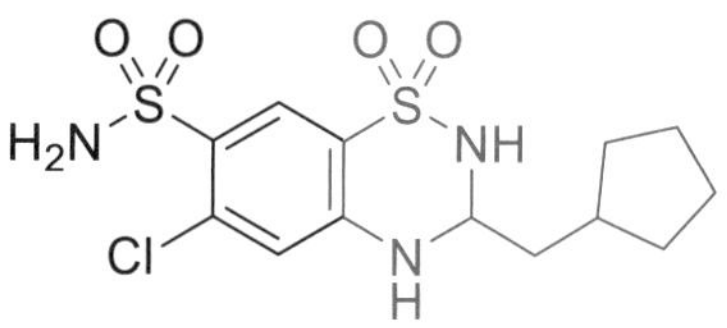　　环戊噻嗪(**4**)×1000

磷脂酶 D2（PLD2）选择性抑制剂 **5** 不是一个非常有效的化合物，通过细胞实验测得其 IC_{50} 为 11.8 μmol/L。值得注意的是，当一个氢原子被电子等排体 (*S*)-甲基替换时，得到了 PLD2 抑制剂 **6**，通过细胞实验惊奇地发现其效力增加了 590 倍[4]。

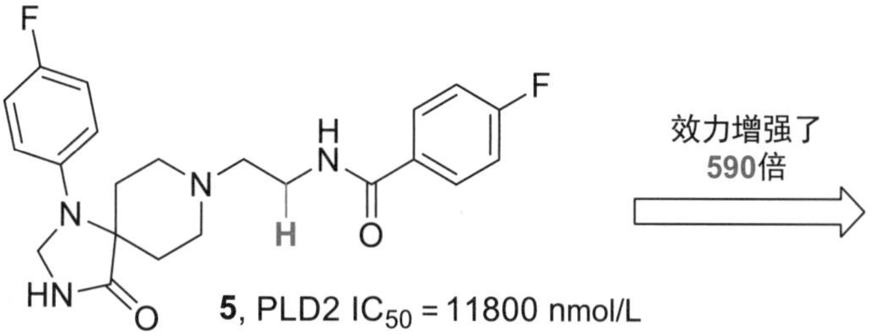

效力增强了 590倍

5, PLD2 IC_{50} = 11800 nmol/L

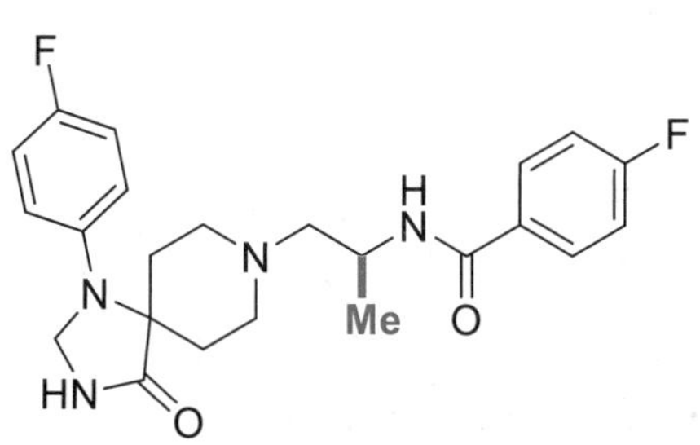

6, PLD2 IC_{50} = 20 nmol/L

在本章中，我们将一次又一次地看到，生物电子等排体的应用为构效关系的探索提供了有力的工具，从而提高了化合物的效力。

4.1.2.2　提高选择性

除了提高效力，生物电子等排体还被用于改造选择性较低的化合物，以提高它们的选择性。

以苯海拉明（苯那君®）作为研究起点，礼来（Lilly）公司开始寻找选择性 5-羟色胺再摄取抑制剂（SSRIs）作为安全有效的抗抑郁药物。在 SSRIs 出现之前，三环类抗抑郁药在对抗抑郁方面相当有效，但是它们显著的毒性使得大多数患者无法完成整个疗程。

丙醇胺类似物 **7** 的发现成为礼来公司的化学家们研发过程的一个转折点。其抑制 5-羟色胺（SET）再摄取的 K_i 值为 1371 nmol/L，抑制去甲肾上腺素（NE）再摄取的 K_i 值为 2.4 nmol/L。换句话说，丙醇胺类似物 **7** 的选择性与 SSRIs 所要求的完全相反。而在母体化合物 **7** 上使用 4-三氟甲基作为 2-甲氧基的生物电子等排体，产生了具有良好选择性的新化合物 **8**。所得的类似物是氟西汀（Fluoxetine，百忧解®，Prozac®，**8**），其抑制 SET 再摄取的 K_i 值为 17 nmol/L，效力提高了 81 倍。同时，其抑制 NE 再摄取的 K_i 为 2703 nmol/L，效力是原型化合物 **7** 的 1/1126[5]，是一种选择性非常强的 5-羟色胺再摄取抑制剂，具有治疗抑郁症的功效和较高的安全性。自 20 世纪 90 年代初以来，在市场上，百忧解®（**8**）彻底改变了我们对精神障碍治疗的认识，尤其是对抑郁症治疗的认识。

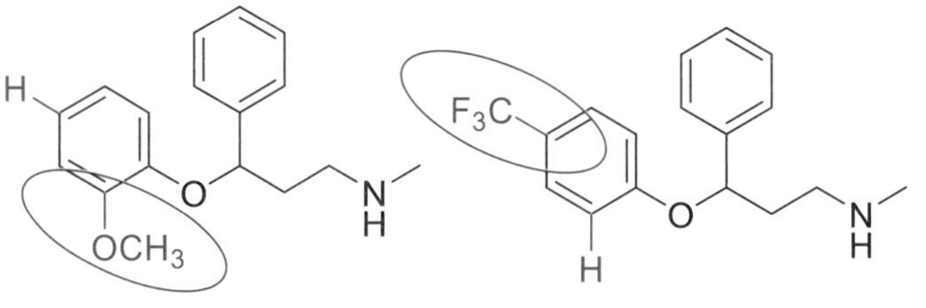

	nisoxerine (**7**)	氟西汀 (百忧解®, **8**)	
抑制5-羟色胺(SET)再摄取K_i值(nmol/L)	1371	17	81x↑
抑制去甲肾上腺素(NE)再摄取K_i值(nmol/L)	2.4	2703	1126x↓

4.1.2.3　改变物理性质

文献中有许多使用电子等排体改变化合物物理性质的例子。

N，*N*-二甲基-4-对叔丁基苯丁胺（**9**）不是类药性分子。首先，它在水中的溶解度与砖粉相当。此外，碱性二甲胺使得化合物具有高度两亲性（参考洗涤剂）。最后同样重要的是，由于胺类化合物 **9** 的左侧部分为疏水性基团，以致叔丁基苯基极易被 CYP450 酶代谢。

代谢更稳定且为中性亲脂性的氧杂环丁烷已被用作电子等排体，以改善化合物的水溶性和代谢。例如，在分子 **10** 的中间插入氧杂环丁烷也可以大大提高其水溶性。对于衍生物 **11** 和 **14**，用氧杂环丁烷取代亲脂性的叔丁基，极性更平衡，亲水分子更多，水溶性更强（>4 mg/mL）。另一方面，紧靠叔胺的氧杂环丁烷大大降低了 pK_a 值。化合物 **12** 和 **13** 的 pK_a 值分别为 8.0 和 7.2，溶解度分别为 25 μg/mL 和 57 μg/mL[6]。

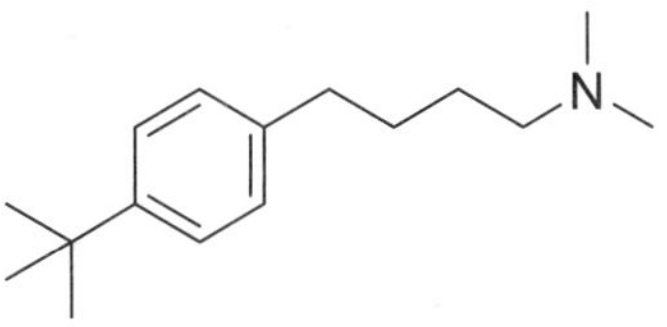

9, pK_a of N: 9.9
溶解度：<1 μg/mL

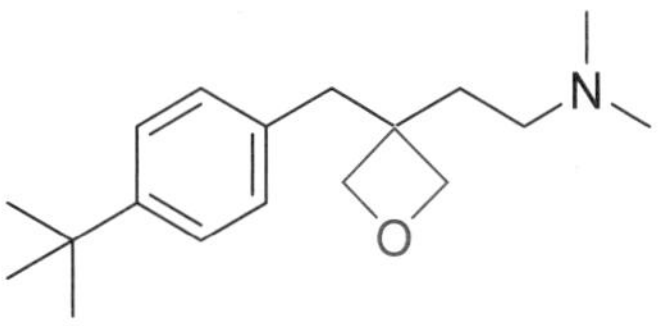

10, pK_a of N: 9.2
溶解度：4100 μg/mL

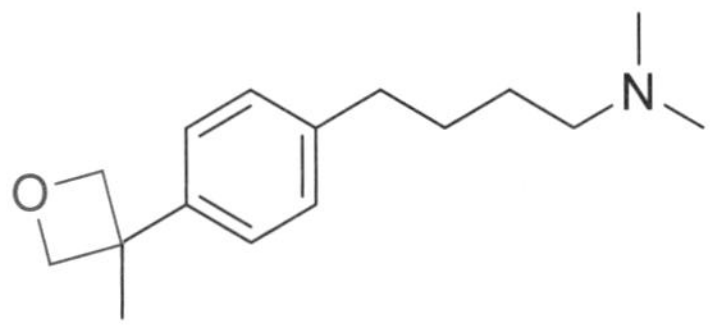

11, pK_a of N: 9.9
溶解度：4400 μg/mL

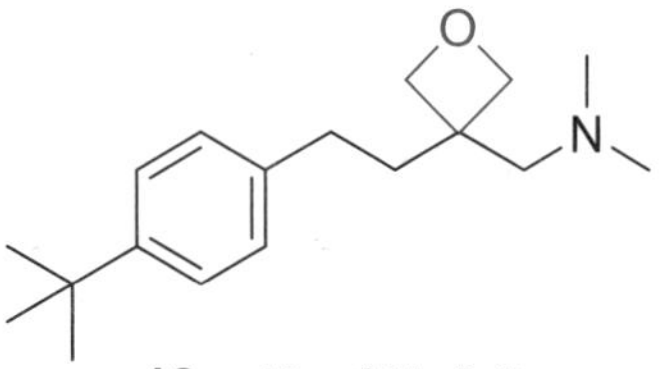

12, pK_a of N: 8.0
溶解度：25 μg/mL

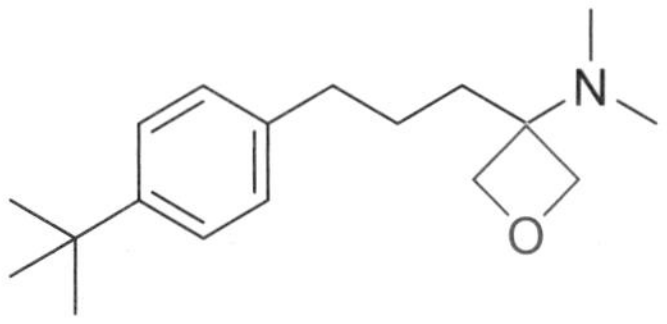

13, pK_a of N: 7.2
溶解度：57 μg/mL

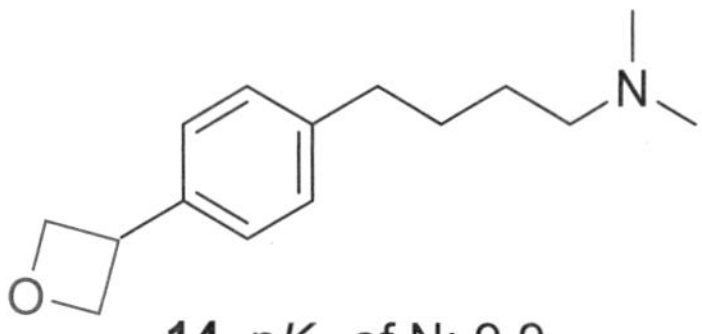

14, pK_a of N: 9.9
溶解度：4000 μg/mL

自2006年卡雷拉（Carreira）及其同事报道该化合物以来，氧杂环丁烷已获得广泛认可，成为药物化学中有用的电子等排体。当接到分子结构上时，氧杂环丁烷常常会提供独特的（通常是优越的）理化特性和生化特性[7]。

4.1.2.4 提高渗透率

药物设计难题之一是类药分子应具有平衡的亲脂性。极性太强，分子将无法穿过细胞膜。亲脂性太强，它就无法很好地溶于水。而分子内氢键可以提高细胞膜的渗透性，因为它能使分子更具亲脂性并且更易于穿过细胞膜。例如，酰胺基-氨基甲酸酯 **15** 和 **16** 具有相同的极性表面积（PSA），但由于分子内氢键的作用，化合物 **16** 在Caco-2分析中的细胞渗透性是 **15** 的4倍，如下图所示[8]。Caco-2分析是测量细胞渗透性的常用方法之一。

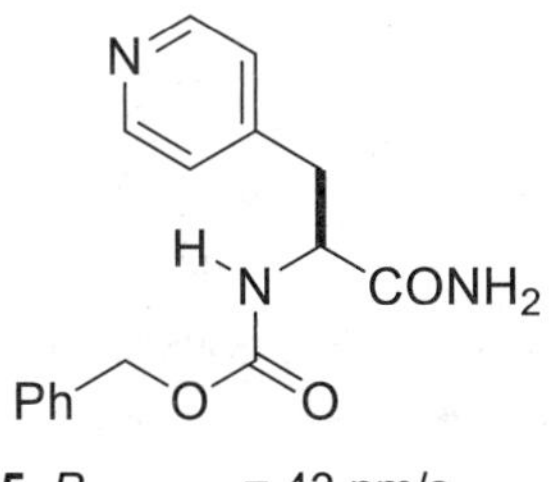

15, $P_{app(A \rightarrow B)}$ = 43 nm/s

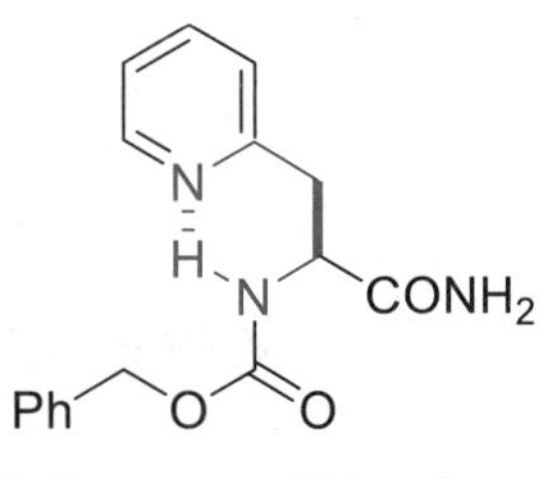

16, $P_{app(A \rightarrow B)}$ = 177 nm/s
细胞渗透性提高4倍(Caco-2)

Razaxaban可以作为高效、高选择性和高口服生物利用度的凝血因子Xa抑制剂。在该药的发现过程中，研究人员使用Caco-2渗透率测定检查了一系列酰替苯胺 **17** ～ **19** 的细胞渗透率。尽管腈（**17**）由于其极性极强，渗透率可忽略不计，但与 **17** 和 **18** 相比，邻氟苯甲酰胺 **19**

的细胞膜渗透率呈指数级增长。化合物**19**中形成的分子内氢键无疑有助于提高细胞渗透率[9]。

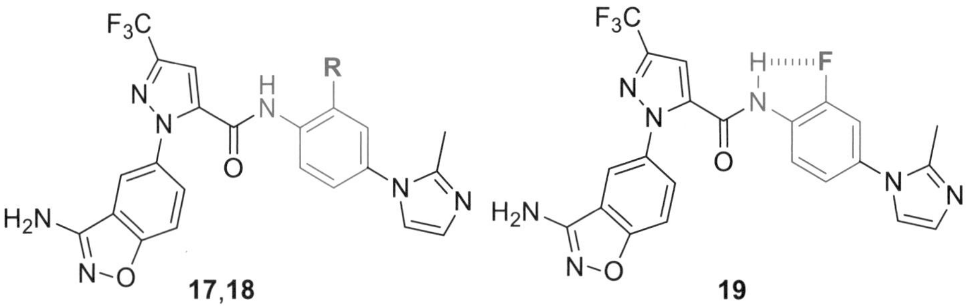

17,18

19

化合物	R	Caco-2 渗透率 /($\times 10^{-6}$cm/s)
17	CN	< 0.1
18	H	0.82
19	F	7.41

4.1.2.5 降低代谢速率或改变代谢方向

甲基易被 CYP450 酶氧化代谢。常用 Cl、F 和 Br 原子作为生物电子等排体来取代甲基，以提供更强的抗 CYP 氧化能力。

OPC-4392（**20**）上的两个甲基很容易被氧化为相应的醇和酸。若以极性更大的代谢物作为 D_2 拮抗剂，药物效力将明显降低。而如果用两个更能抵抗代谢的氯原子取代两个甲基，可使生成的 OPC-14597（阿立哌唑，Aripiprazole，安律凡®，Abilify®，**21**）的效力提高至母体化合物的 67 倍[10]。

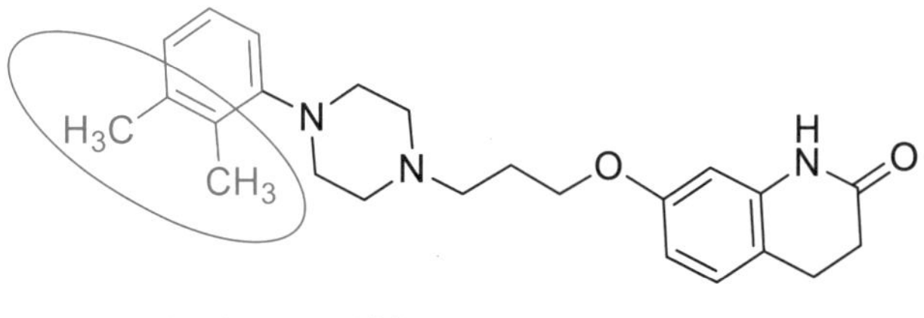

OPC-4392 (**20**), ED_{50} = 41.3 μmol/kg, p.o.

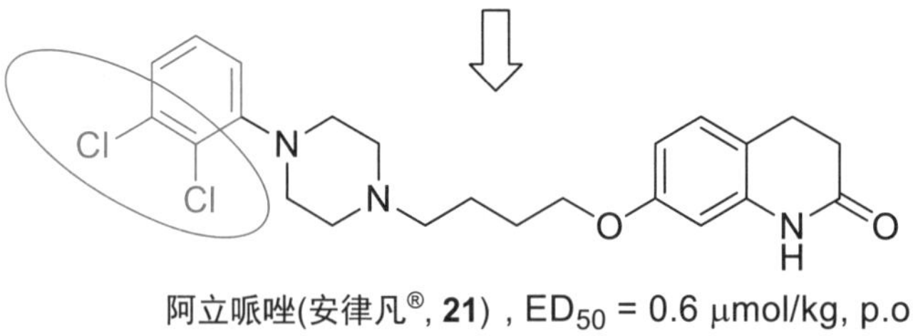

阿立哌唑(安律凡®, **21**) , ED_{50} = 0.6 μmol/kg, p.o.
Otsuka/BMS, 2002

4.1.2.6 降低毒性

电子等排体可以提高药物安全性。

由 Castaigne S. A. 发现的噻氯匹定（Ticlopidine Hydrochloride，抵克立得®，Ticlid®，**22**）是一种抗凝剂，毒性较大。其中最主要的毒性是会引发血栓性血小板减少性紫癜（TTP）。这是一种血液疾病，在身体的小动脉中会形成微小的血块，破坏红细胞并引起贫血。该疾病还可能引起发热、肾脏衰竭、言语不清、意识模糊、思维混乱甚至昏迷。为了找到 H_a 的电子等排体从而改善药物毒性，人们付出了长期不懈的努力。当将 H_a 改为甲基或乙基时，得到的电子等排体是有效力的，但仍然具有毒性。最终，用甲酯作为电子等排体代替 H_a 得到氯吡格雷（波立维®，**23**），既有效又安全。它成为多年来第二畅销的药物。有趣的是，后来发现氯吡格雷（**23**）的作用机制是作为 $P2Y_{12}$ 受体的拮抗剂[11]。

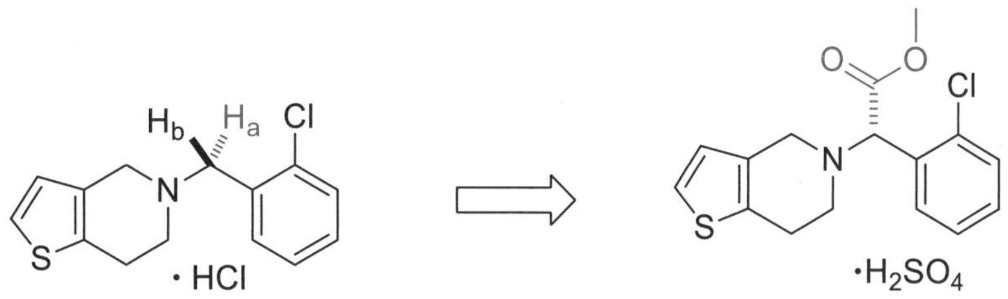

H_b H_a Cl N S · HCl ⟹ O O Cl N S $\cdot H_2SO_4$

噻氯匹定(抵克立得®, 22)
Castaigne S.A./Syntex, 1979
抗凝剂

氯吡格雷(波立维®, 23)
Sanofi/Bristol-Myers Sqibb, 1993
$P2Y_{12}$受体拮抗剂

4.1.2.7 提供知识产权

制药行业竞争日趋激烈，有专利许可的“可成药的”药物靶标数量激增。电子等排体提供了药物创新的机会。盐野义（Shionogi）公司的 HMG-CoA 抑制剂瑞舒伐他汀（可定®，**25**）可以作为电子等排体能够提供知识产权的一个例证。

当时所有其他合成他汀类药物都含有异丙基取代基，而拜耳公司的西立伐他汀钠（Cerivastatin Sodium，Baycol®，**24**）甚至在吡啶上的氮原子的两边都有异丙基取代基。为了生产出自己独有的他汀类药物，盐野义公司的渡边（Watanabe）等在核心结构上选择了嘧啶作为吡啶的电子等排体。同时，他们使用了甲磺酰胺这个独特的电子等排体，取代了 **24** 上两个异丙基中的一个。其结果是得到瑞舒伐他汀 (**25**)，这个药物给盐野义公司带来了新的知识产权。而且，它不是 CYP3A4 的底物，因此与 CYP3A4 代谢的药物之间没有药物-药物相互作用 (DDIs)[12]。

药物化学中几乎所有的科研进展都涉及电子等排体。由于列举所有的电子等排体过于庞杂，因此我们仅关注一些最重要的电子等排体类型。

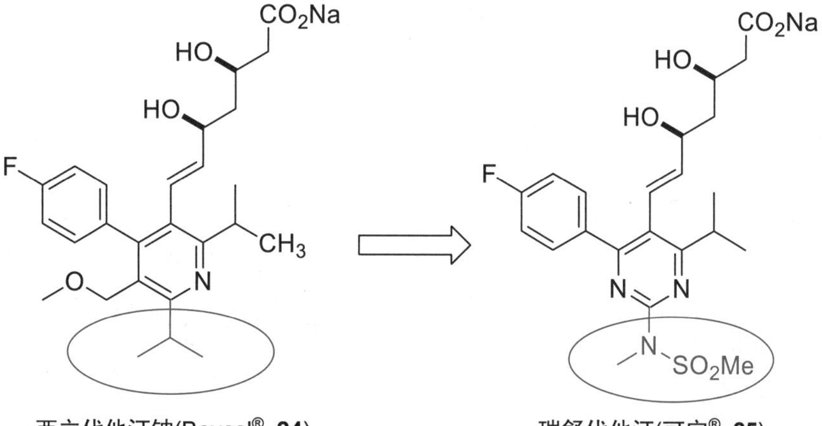

CO_2Na HO HO F CH_3 O N ⟹ CO_2Na HO HO F N N N SO_2Me

西立伐他汀钠(Baycol®, 24)
CYP3A4的底物

瑞舒伐他汀(可定®, 25)
不是CYP3A4的底物

4.2 氢的电子等排体

氘、氟、氯原子以及甲基是氢的常见电子等排体。

4.2.1 氘

动力学同位素效应（kinetic isotope effects，KIEs）是物理有机化学中的一个重要部分。就氘而言，C—D 键键能可能比相应的 C—H 键键能强 10 倍。因此，如果碳氢键易受代谢影响，用氘取代氢是合理的。这一策略成功的关键是碳氢键的裂解必须是决速步 (rate-determining step，RDS)[13]。

囊性纤维化（CF）是一种遗传疾病，是由许多上皮细胞和血液细胞中编码囊性纤维化跨膜传导调节蛋白（CFTR）的基因突变引起的。福泰（Vertex）制药生产的艾伐卡托（Ivacaftor，**26**）是 2011 年投放市场的第一种药物，用于治疗由人体中的 CFTR 基因上的 G551D 突变导致的囊性纤维化。体外和临床研究表明，该药物易代谢，主要被 CYP3A4 氧化。人体口服并代谢后，大部分（87.8%）的艾伐卡托（**26**）未出现在粪便中。主要代谢物为 M1（羟甲基 - 艾伐卡托，**27**）和 M6（艾伐卡托羧酸盐，**28**），约占药物代谢总量的 65%，其中 M1（**27**）为 22%，M6（**28**）为 43%。M1（**27**）的效力约为母体药物的 1/6，且具有药理活性。而 M6（**28**）的效力不到母体药物的 1/50，并且不具有药理活性[14]。

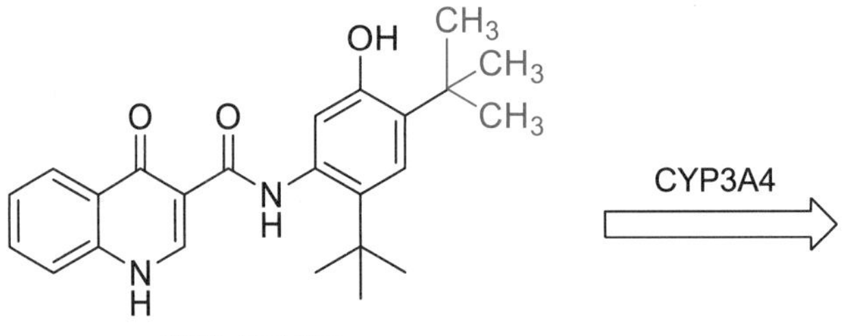

艾伐卡托(**26**)
CFTR增效剂, 2012

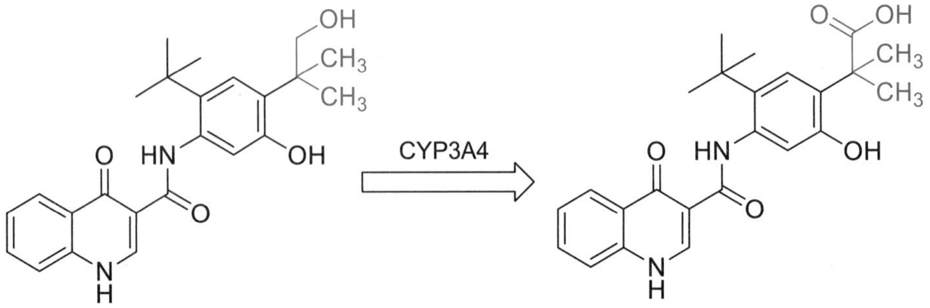

M1: 羟甲基-艾伐卡托(**27**)

M6: 艾伐卡托羧酸盐(**28**)

由于艾伐卡托（**26**）上的叔丁基易被 CYP3A4 代谢从而产生活性较低或无活性的代谢物，因此 Concert 公司明智地采用了相应的 d_9-艾伐卡托（CTP-656，**29**）以阻止代谢氧化。实际上，CTP-656（**29**）的半衰期明显更长，可以仅每天服用一次，而原型药物 **26** 必须每天服用两次。由于Ⅱ期临床试验数据很好，因此 Vertex 公司于 2017 年从 Concert 公司手中购买了 CTP-656（**29**）的使用权[15]。

艾伐卡托(**26**)　　　　CTP-656 (**29**)

同样在 2017 年，FDA 批准了第一个氘代药物分子，氘代丁苯那嗪（Deutetrabenazine，Austedo®，**31**），它对治疗亨廷顿舞蹈症和迟发性运动障碍有帮助。

丁苯那嗪（Tetrabenazine，**30**）是一种囊泡单胺转运体 2（VMAT2）抑制剂，是一种曾用于治疗不自主运动的药物。2008 年，该药物的外消旋混合物被 FDA 批准作为中枢单胺消耗剂治疗舞蹈症。氘代丁苯那嗪（**31**）是丁苯那嗪（**30**）的一种氘代类似物。母体药物上的两个甲氧基被两个三氘代甲氧基取代，从而改变代谢速率，以提供更大的耐受性和更优的服药方案。通过延长活性药物在血浆中的停留时间，可获得更大的疗效。丁苯那嗪（**30**）每天需服用三次，而氘代丁苯那嗪（**31**）每天仅需服用两次。基于非直接耐受性比较，有一组研究人员声称氘代丁苯那嗪（**31**）比丁苯那嗪（**30**）更好[16]，但另一组研究人员针对非直接耐受性比较的局限性提出了一些警示性的意见和建议[17]。

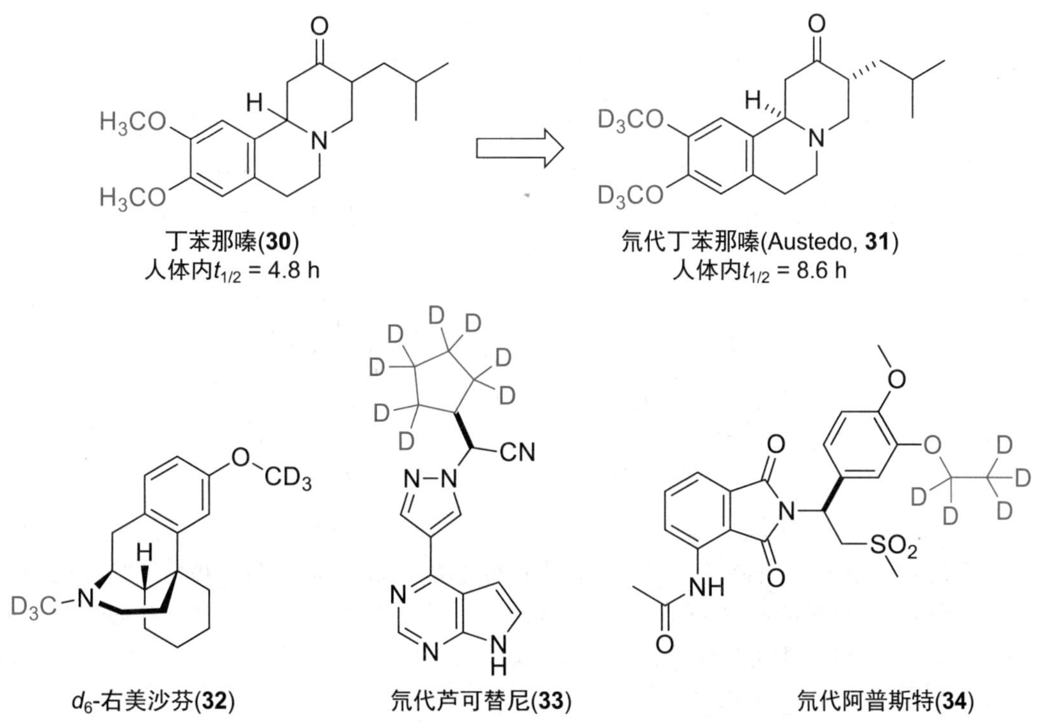

丁苯那嗪(**30**)
人体内$t_{1/2}$ = 4.8 h

氘代丁苯那嗪(Austedo, **31**)
人体内$t_{1/2}$ = 8.6 h

d_6-右美沙芬(**32**)　　氘代芦可替尼(**33**)　　氘代阿普斯特(**34**)

FDA 首次批准使用氘代药物是一个重大事件，激发了研究人员对该领域的极大热情。迄今为止，有几种氘代药物正在临床试验的不同阶段。它们包括d_6-右美沙芬（d_6-Dextromethorphan，**32**），处于Ⅲ期临床试验阶段的*N*-甲基-D-天冬氨酸（NMDA）谷氨酸受体拮抗剂，用于治疗阿尔茨海默病（AD）躁动症状；CTP-543（Deuterated Ruxolitinib，氘代芦可替尼，**33**），处于Ⅱ期临床试验阶段的 Janus 激酶/信号转导子和转录蛋白激活剂（JAK/STAT）抑制剂，用于治疗斑秃；BMS-986165，处于Ⅱ期临床试验阶段的变构酪氨酸激酶 2（Tyk2）抑制剂，用于治疗银屑病；以及 CTP-730[氘代阿普斯特（Deuterated Apremilast，Otazla®），**34**]，处于Ⅰ期临床试验阶段的磷酸二酯酶 -4（PDE4）抑制剂，用于治疗炎症；等等[18]。

4.2.2 氟

第一个含氟药物，9*α*-氟氢可的松（9*α*-Fluorocortisone，富能锭®，Florinef®，**35**），于 1955 年被 FDA 批准上市[19]。在此之前，含氟药物的研发失败可能是由于缺乏使用氟乙酸的经验，人们错误地认为它们可能是有毒的。9*α*-氟氢可的松（**35**）确实优于母体药物氢化可的松，后者很容易氧化成可的松（Cortisone，**36**）。显然，*α*-氟原子的存在延缓了 11 位羟基的氧化。其他氟代类固醇药物，丙酸氟替卡松、氟尼缩松、曲安奈德以及其他许多药物在 20 世纪 50 年代后期开始在市场上销售。

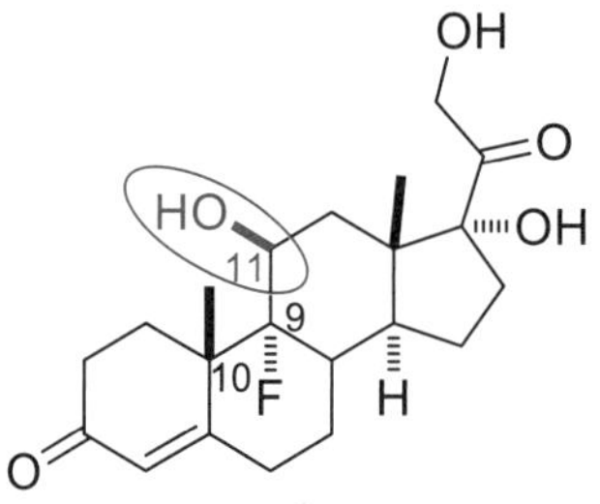

9*α*-氟氢可的松(富能锭®, **35**) 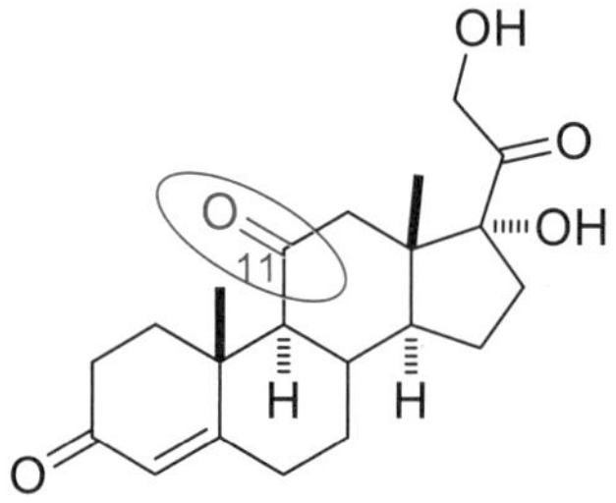　　可的松(**36**)

5-氟尿嘧啶（5-FU，**38**）是一种重要的抗肿瘤增殖化疗药物。C-5 上的氟原子可视为尿嘧啶（**37**）C-5 上氢的电子等排体。5-氟尿嘧啶（**38**）将自己“伪装”为尿嘧啶（**37**），通过阻断胸苷酸合成酶来中断 DNA 合成。需要说明的是，其他类型的作用机制的研究也取得了一些进展[20]。

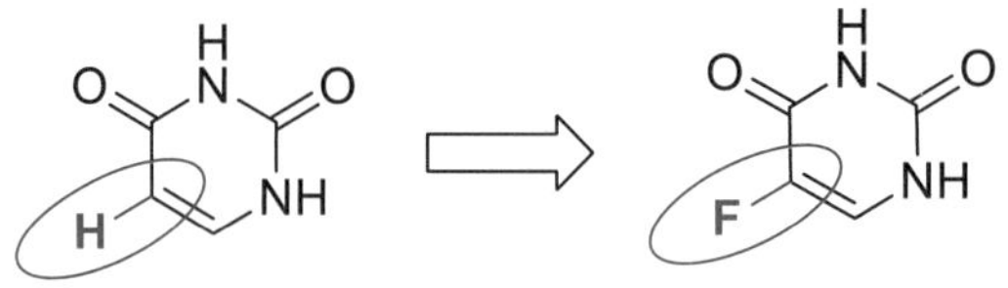

尿嘧啶(**37**)　　5-氟尿嘧啶(**38**)

氟作为氢的电子等排体，也革新了另一类药物，即喹诺酮类抗生素。Sterling-Winthrop 公司的乔治（George Lesher）于 1946 年发现了萘啶酸（Nalidixic Acid，**39**）。它通过结合拓扑异构酶和 DNA 旋转酶抑制 DNA 的合成和复制。萘啶酸（**39**）和吡哌酸（Pipemidic Acid，**40**）被称为第一代喹诺酮类抗生素。它们虽然有一定的疗效，但药代动力学（PK）性质较差并且易被代谢，因此其血清水平极低。

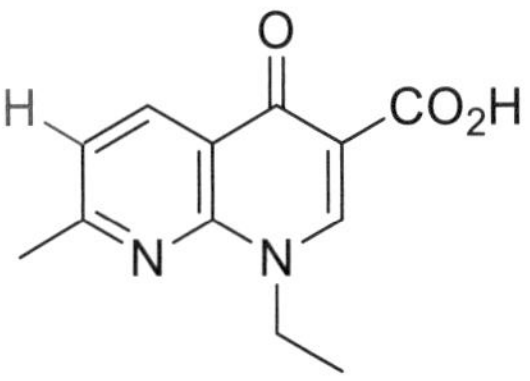

萘啶酸(**39**) 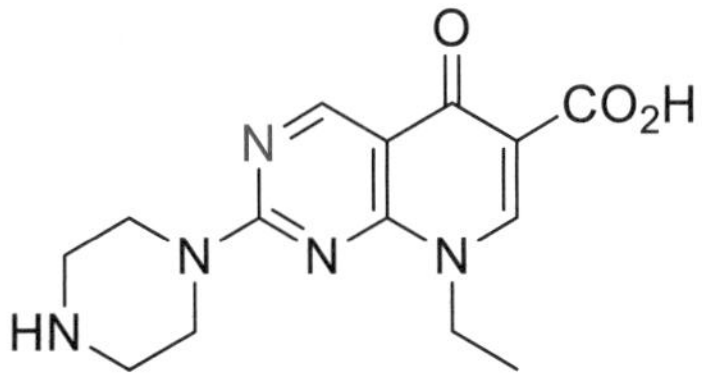　　吡哌酸(**40**)

在哌嗪环的邻位插入氟作为电子等排体就得到了第二代氟喹诺酮类抗生素。由于氟原子阻断了其代谢不稳定的位点，因此诺氟沙星（Norfloxacin，氟哌酸®，Noflo®，**41**）和环丙沙星（Ciprofloxacin，西普乐®，Cipro®，**42**）具有更长的半衰期和更好的PK曲线，从而增加抗革兰氏阴性菌和其他各种类型细菌的活性。

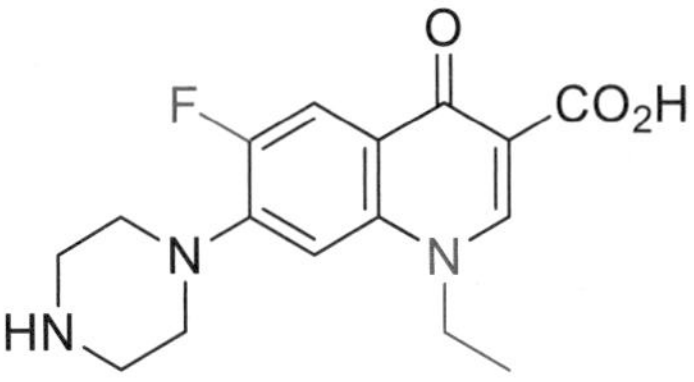

诺氟沙星(氟哌酸®, **41**) 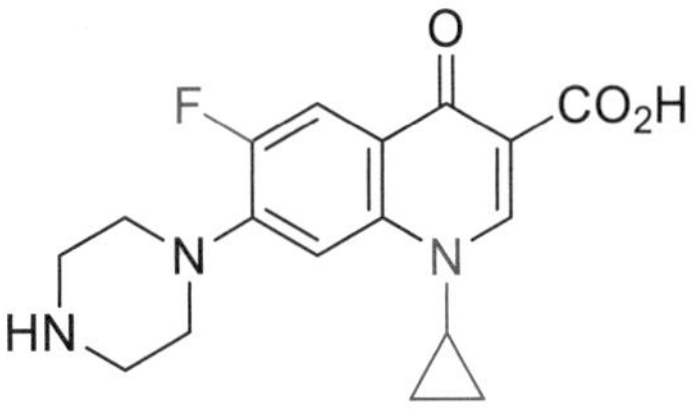　　环丙沙星(西普乐®, **42**)

如果插入一个氟原子能优化药物，那么更多的氟原子可能会使药物更优。事实也的确如此。具有三个氟原子的第三代氟喹诺酮类药物氟罗沙星（Fleroxacin，喹诺敌®，Quinodis®，**43**）和托氟沙星（Tosufloxacin，昂特®，Ozex®，**44**）具有更强的抗革兰氏阳性细菌和非典型病原体的活性[21]。

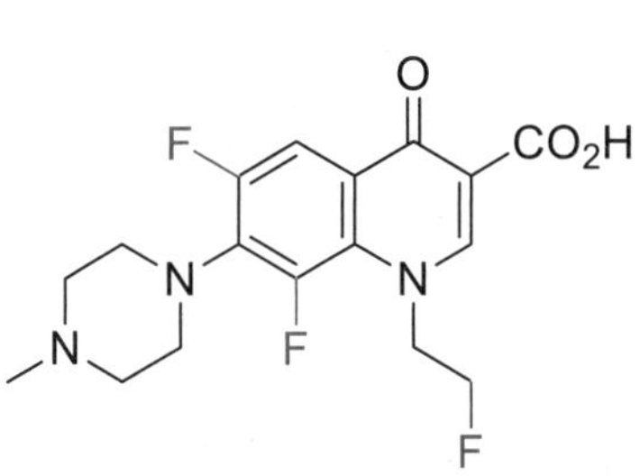

氟罗沙星(喹诺敌®, **43**) 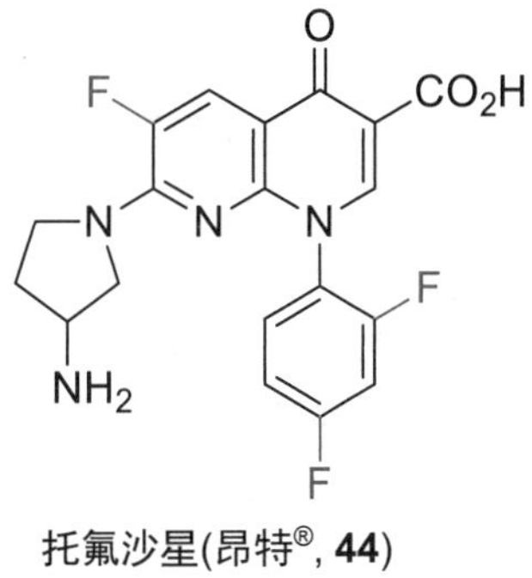　　托氟沙星(昂特®, **44**)

如今，将氟作为氢的电子等排体来阻断化合物的易代谢位点成为常规做法。依泽麦布（艾泽庭®，**46**）的发现就是一个教科书式的例子。为了研发胆固醇吸收抑制剂，罗森布拉姆（Rosenblum）等找到了β-内酰胺SCH-48461（**45**）。该药物具有四个易代谢位点：苯基氧化点、苄基氧化点和两个脱甲基点。

Rosenblum等用一个氟原子作为氢的电子等排体，以阻止苯基的氧化，同时用另一个氟原子代替一个甲氧基，改善了其他两个易代谢位点。他们获得了SCH-58235（依泽麦布，艾泽庭®，**46**）。SCH-48461（**45**）的ED_{50}为2.2 mg/kg/天，而依泽麦布（**46**）的ED_{50}为0.04 mg/kg/天，效力提高了55倍[22]。

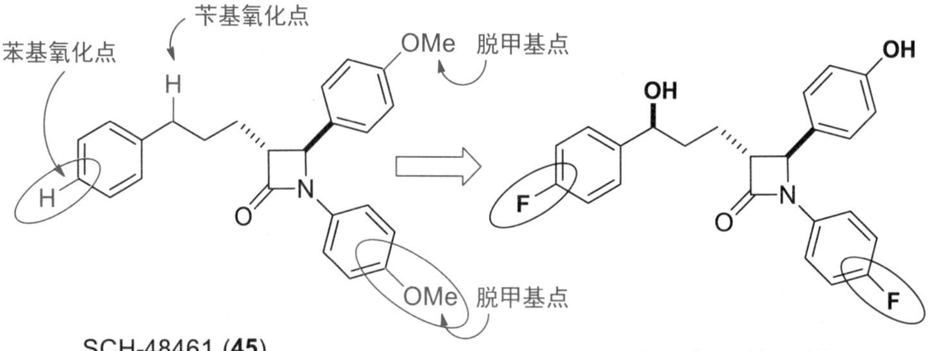

苄基氧化点

苯基氧化点

脱甲基点

脱甲基点

SCH-48461 (**45**)
ED_{50} = 2.2 mg/kg/ 天

SCH-58235(依泽麦布, 艾泽庭®, **46**)
ED_{50}=0.04mg/kg/天

五环一氟化合物 **47** 是有效的促分裂原活化蛋白质（MAP）激酶 2（MK2）抑制剂，IC_{50} 为 3 nmol/L。它的生物利用度差，AUC（药时曲线下面积）值为 121 nmol/h/L。通过氟代调节吸收、分布、代谢、排泄（ADME）特性，可使五环二氟化合物 **48** 的口服效果得到改善，其效力与原型药物相同，但 AUC 值显著提高，为 3486 nmol/h/L，几乎提高了 30 倍[23]。**48** 上的分子内氢键可能对细胞渗透和生物利用度的改善起到很大作用。

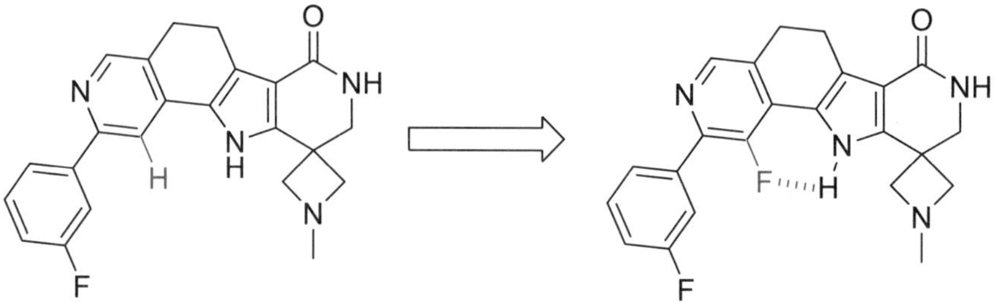

47
大鼠AUC: 121 nmol/h/L

48
大鼠AUC: 3486 nmol/h/L

氟作为电子等排体可能会影响葡萄糖醛酸化清除率。吲哚酸 **49** 是 5′-单磷酸腺苷激活的蛋白激酶（AMPK）直接激活剂，是治疗糖尿病性肾病的临床候选药物。该药物是相当有效的，其 EC_{50} 值为 5.6 nmol/L，但该药物会被 Ⅱ 期代谢（葡萄糖醛酸化）和肾脏排泄［Cl_{int}=14 μL/min/10^6 细胞］共同清除。实际上，其主要代谢物是与尿苷二磷酸葡萄糖醛酸转移酶（UGT）同工型的酰基葡萄糖醛酸苷结合物。对代谢率和肾脏清除率进行优化后得到了二氟吲哚酸 **50**（log*D*=1.3），由于氟比氯和氢的电负性强，因而其酸性较原型药物 **49**

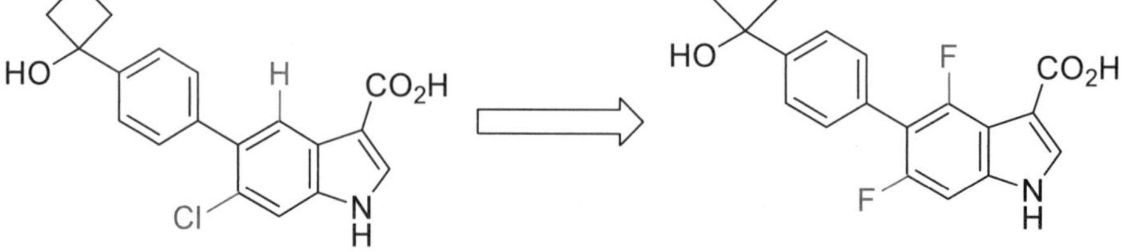

49
EC_{50}, 5.6 nmol/L; log *D*, 2.0
Cl_{int} = 14 μL/min/10^6 细胞

50
EC_{50}, 35 nmol/L; log *D*, 1.3
Cl_{int} = 2.8 μL/min/10^6 细胞

（log$D$=2.0）的酸性更高。尽管二氟吲哚酸 **50**（EC_{50}=35 nmol/L）的疗效不如母体药物 **49**，但其清除率已大大降低 [Cl_{int}=2.8 μL/min/10^6 细胞][24]。

将氟用作电子等排体不仅能改善药物的药代动力学，而且能增强药物效力。己内酰胺 **51** 是一种 γ-分泌酶抑制剂，尽管仅具有一定的效力（EC_{50}=170 nmol/L），但细胞的测定表明其可减少 β-淀粉样蛋白的产生。将内酰胺上的两个氢原子用氟取代，产生了二氟内酰胺 **52**。该化合物的功效增加了 43 倍，EC_{50} 值为 4 nmol/L。同时，二甲基（两个氟原子所在的位置）类似物的功效也有所改善，是母体化合物 **51** 的 12 倍，EC_{50} 值为 15 nmol/L [25]。

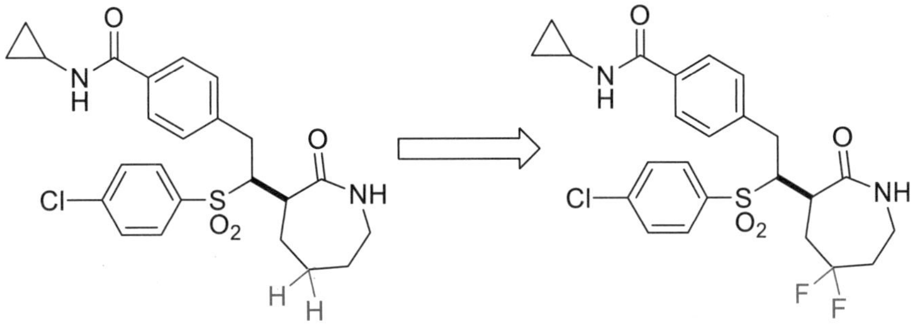

51
EC_{50} = 170 nmol/L

52
EC_{50} = 4 nmol/L

在发现利奈唑胺（Linezolid，Zyvox®，**54**）的过程中，研究人员发现氟作为电子等排体得到的药物在效力和 PK 方面均优于原型药物 **53**[26]。

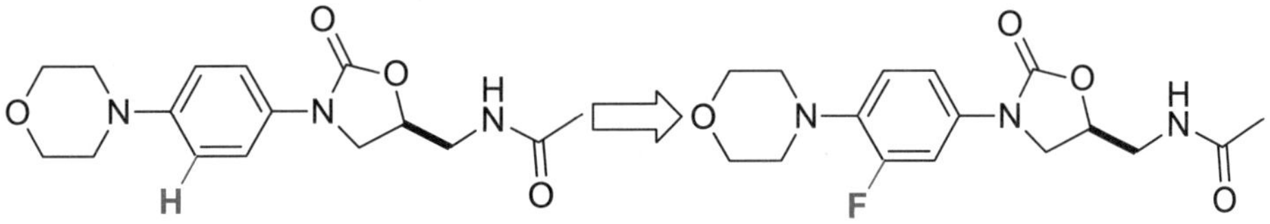

53

利奈唑胺(Zyvox®, **54**)

酰胺 **55** 是具有口服生物利用度的人类血小板生成素（TPO）受体激动剂。尽管该化合物具有较好的药效学和药代动力学性质，但是由于这种噻唑易于发生代谢活化，从而产生潜在的肝毒性物质，即 5 位未取代的 2-氨基噻唑，这引起了研究人员的极大关注。使用氟作为 C-5 上氢的电子等排体，得到 5-氟-2-氨基噻唑的酰胺（**56**）。它消除了原型药物 **55** 相关反应性代谢的不利因素。插入氟显著减少了酰胺键的水解，所得的酰胺 **56** 在啮齿动物毒理学研究中测得的肝安全性得到提高[27]。

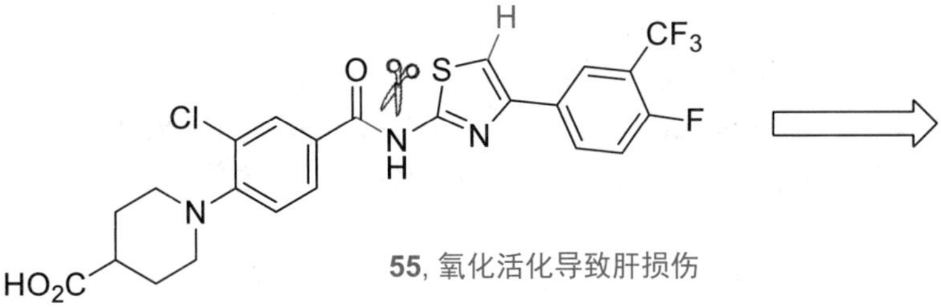

55, 氧化活化导致肝损伤

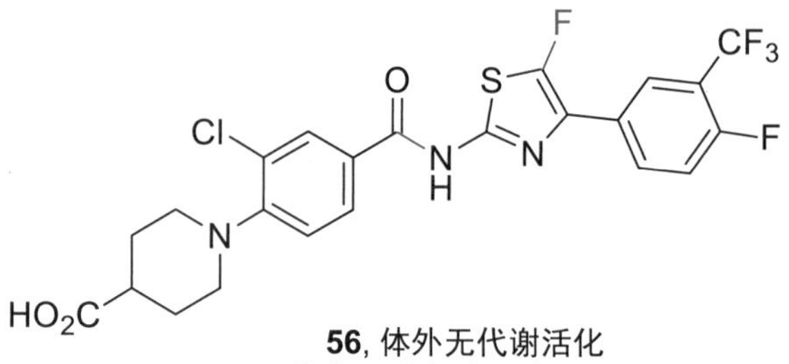

56, 体外无代谢活化
体内可减少对肝脏的影响

有关含氟的电子等排体的详细资料，请参阅第 4.3.4 节。

4.2.3 氯

像氟一样，氯原子也被用于取代氢，以获得代谢上更稳定的电子等排体。另外，氯作为氢的电子等排体也可以提高药物效力。

研究人员发现吲哚-3-乙二胺 **57**（EC_{50}=152.9 nmol/L）是一种人类免疫缺陷病毒 -1(HIV-1) 感染的抑制剂，具有表型筛选能力。研究发现化合物 **57** 的衍生物可以通过稳定病毒中无法被宿主细胞 CD4 受体识别的 gp120 蛋白的构象来干扰 HIV-1 进入宿主细胞。在模拟实验中，4 位被氟取代的类似物 **58** 作为 HIV-1 附着抑制剂，效力比原型药物 **57** 强 50 多倍（EC_{50}=2.59 nmol/L）。同时，4 位被氯取代的类似物 **59** 的效力（EC_{50}=4.3 nmol/L）是原型药物 **57** 的 35 倍以上[28]。

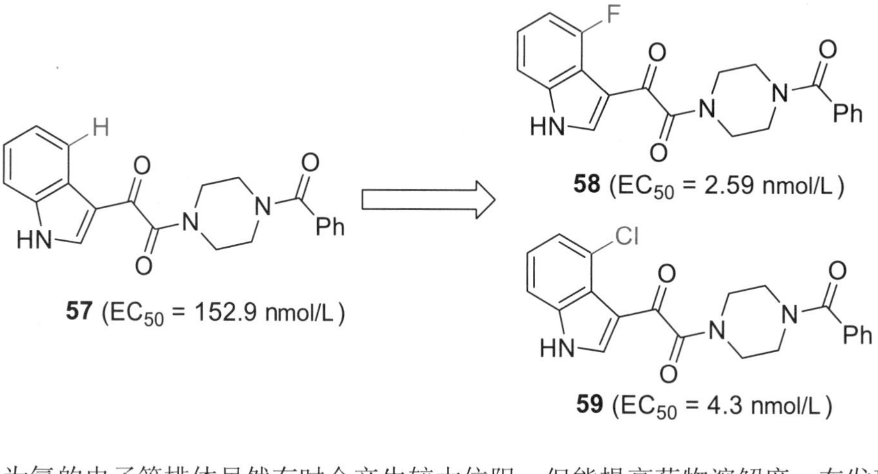

57 (EC_{50} = 152.9 nmol/L)

58 (EC_{50} = 2.59 nmol/L)

59 (EC_{50} = 4.3 nmol/L)

氯作为氢的电子等排体虽然有时会产生较大位阻，但能提高药物溶解度。在发现维莫德吉（Vismodegib，Erivedge®，**61**）的过程中，美国基因泰克（Genentech）公司的化学家发现了酰胺 **60** 可以作为 Hh 通路的有效抑制剂。用氯原子取代 **60**（Clog*P*=3.2）上的邻位氢可以得到维莫德吉（**61**，Clog*P*=4.0）。尽管亲水性的提高使得维莫德吉（**61**）明显比母体化合物 **60** 更容易溶解[29]，但可以推测的是，邻位氯阻碍了苯基和酰胺键的自由旋转，其结果是维莫德吉（**61**）的结构不那么平坦，更难装入晶格中。更详细的内容参见 3.2.2 节中改善溶解度。

60, Clog$P$ = 3.2
sol.(pH 6.5) = 0.5
sol.(pH 1) = 420
Gli LUC S12 IC_{50} = 40 nmol/L

维莫德吉(Erivedge®, **61**), Clog P = 4.0
sol.(pH 6.5) = 9.5
sol.(pH 1) > 3000
Gli LUC S12 IC_{50} = 13 nmol/L

4.2.4 甲基

甲基作为氢的电子等排体已被用于提高药物选择性。在发现第一个酪氨酸激酶受体抑制剂伊马替尼（格列卫®）之前，诺华（Novartis）制药有限公司的齐默尔曼（Zimmermann）等首先发现了苯胺嘧啶 **62**。尽管酶促测定表明它是有效的 v-Abl 激酶抑制剂，但它对 c-Src、PKCα 和 PKCδ 却没有选择性。而标志性甲基的引入可以得到苯胺嘧啶 **63**。甲基作为电子等排体消除了药物对 c-Src、PKCα 和 PKCδ 的活性，并且赋予 **63** 显著的选择性[30]。

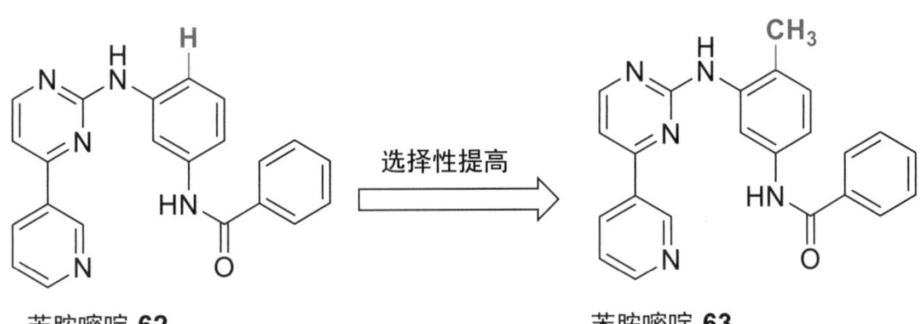

苯胺嘧啶 **62**
IC_{50}, v-Abl-K, 0.4 μmol/L
IC_{50}, c-Src, 15.7 μmol/L
IC_{50}, PKCα, 1.2 μmol/L
IC_{50}, PKCδ, 23 μmol/L

苯胺嘧啶 **63**
IC_{50}, v-Abl-K, 0.4 μmol/L
IC_{50}, c-Src, >100 μmol/L
IC_{50}, PKCα, 72 μmol/L
IC_{50}, PKCδ, >500 μmol/L

现在，甲基对药物效力的深远影响已经被充分证明[31]。虽然“神奇的甲基”并不是每次都能产生神奇的效果，但它已经取得了足够的成功，因此可以考虑在适用的情况下使用甲基作为氢的电子等排体。

例如：联苯酰胺 **64** 是一种温和的 p38αMAP 激酶抑制剂。用甲基交换 **64** 上的邻位氢，可以使得到的联苯酰胺 **65** 的效力提高 208 倍[32]。计算结果表明，邻位上的甲基引起的扭转产生能量较低的稳定构象，更接近于在 X 射线晶体结构中观察到的蛋白质-抑制剂复合物的构象。在 **64** 中，联苯键的二面角经计算为 50°，而在 **65** 上插入一个邻位甲基会使这个二面角扭转到 65°。

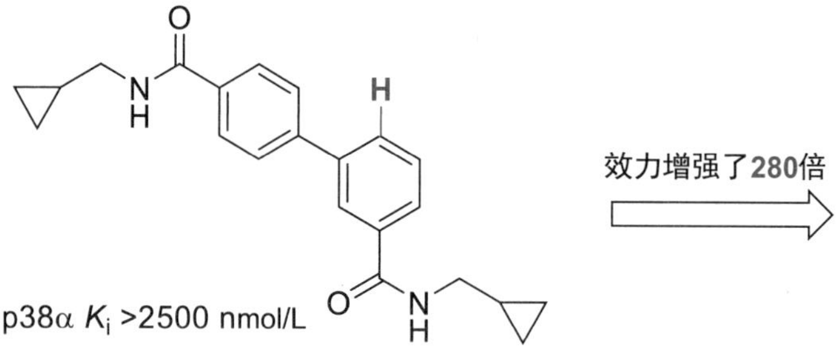

效力增强了280倍

64, p38α K_i >2500 nmol/L

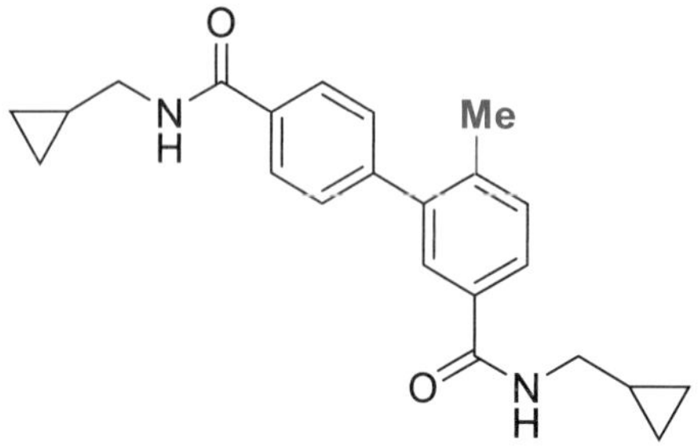

65, p38α K_i = 12 nmol/L

又例如：除了对 sp^2 碳进行甲基化外，在 sp^3 碳上插入甲基也会对药效产生深远的影响。双甲基化类似物 **67** 存在复合效应，每插入一个新的甲基都使新化合物的效力比母体药物 **66** 鞘氨醇 -1- 磷酸受体 1（$S1P_1$）抑制剂强 1067 倍[33]。

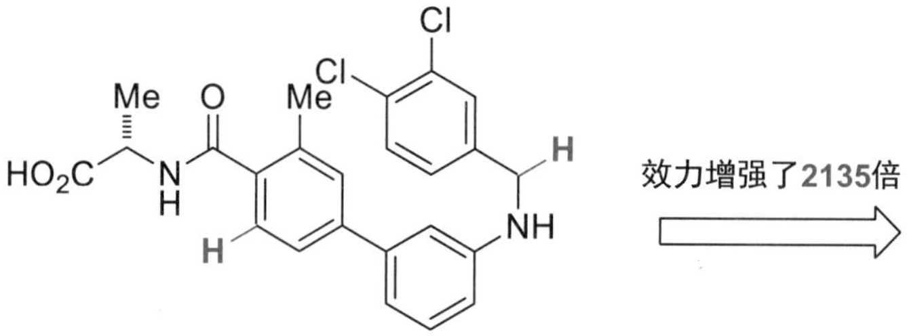

效力增强了2135倍

66, $S1P_1$ IC_{50} = 4270 nmol/L

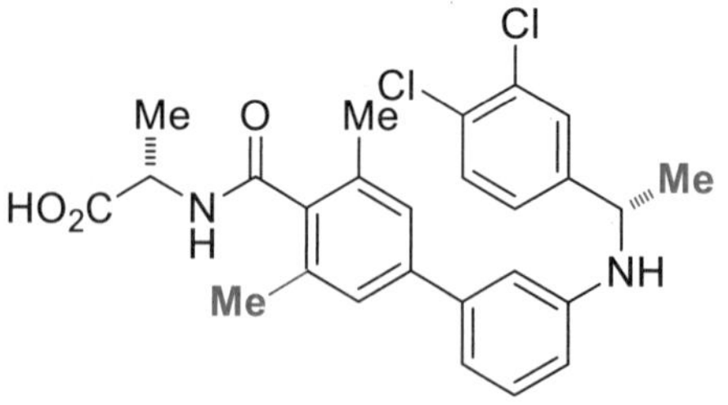

67, $S1P_1$ IC_{50} = 2 nmol/L

前面提到的两个例子是有可能发生的情况，而不是甲基作为电子等排体的实际规则。事实上，约根森（Jorgensen）带领的小组在分析了 2100 例用甲基作为氢的电子等排体的结果后，发现降低亲和力的可能性和增加亲和力的可能性一样大（约为 50:50）[34]。

4.3 烷基的电子等排体

饭后，人体必须消化一定量的脂肪，包括素食者，因为植物也有脂肪。事实上，鳄梨（一种植物）富含脂肪。消化包括脂肪分解和能量产生的过程。许多脂肪分子是线性或有支链的脂肪酸，它们通过一种称为β-氧化的机制分解。如下图所示，整个过程分为四个步骤。脂肪酸β-氧化的每个循环的初始阶段为酰基辅酶 A 脱氢生成相应的反式-2-烯酰辅酶 A；第二步是在烯酰辅酶 A 水合酶（ECH，又称烯酰水合酶）的催化下，反式-2-烯酰辅酶 A 经过水合形成 L-3-羟基酰辅酶 A；第三步是 L-3-羟基酰辅酶 A 脱氢酶（HAD）催化氧化为 3- 酮酰辅酶 A，其中烟酰胺腺嘌呤二核苷酸（NAD^+）为辅助因子；第四步是 3- 酮酰辅酶 A 的可逆裂解反应生成乙酰辅酶 A 和一个减少两个碳原子的酰基辅酶 A 分子[35]。

β-氧化循环可以重复进行，一直持续到长链脂肪酸被完全消耗，得到最终的产物。

HSCoA
ATP ADP
第一步氧化
FAD $FADH_2$
第二步
水合
反式-2-烯酰辅酶A
L-3-羟基酰辅酶A
第三步
氧化
NAD NADH
第四步
硫解酶
裂解
3-酮酰辅酶A
乙酰辅酶A

如果一种药物，如前列腺素，含有线性或支链的脂肪酸，可以理解为它受到相同的β-氧化循环代谢，因此它的生物利用度可能会受到影响。

4.3.1 O 作为 CH_2 的电子等排体

阻碍药物中的脂肪酸发生β-氧化的方法之一是使用氧作为羧酸β位上 CH_2 基团的电子等排体。

天然的环前列腺素（PGI2）本身不稳定，口服生物利用度差。它的碳环素类似物伊洛前列素（Iloprost，**68**）作为前列腺素类似物，在人体中生物利用度较好，其生物半衰期为 20 ～ 30 min，并能抑制体外 ADP 诱导的血小板聚集和血管舒张。口服后由于被快速代谢因而作用时间相对较短，最有可能是其脂肪酸侧链发生了β-氧化。理论上，以氧原子作为电子等排体取代 3 位的亚甲基，可以防止氧化。事实上，西卡前列素（Cicaprost，**69**）的效力确实被证明比伊洛前列素（**68**）至少强 5 倍，口服后其降压作用持续时间延长 2 ～ 3 倍[36]。

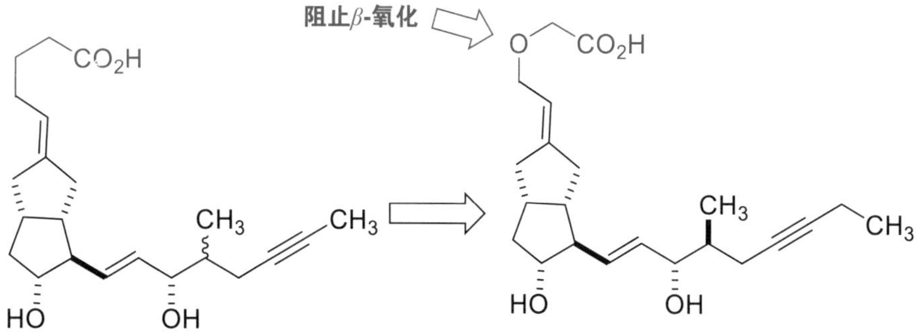

阻止β-氧化

伊洛前列素(**68**)
$t_{1/2}$ = 25 min

西卡前列素(**69**)
$t_{1/2}$ = 60 min

4.3.2 环丙烷作为烷基的电子等排体

环丙烷结构独特，体现在两方面：一方面，它属于脂肪族，因为三个碳都是 sp^3 杂化的；另一方面，由于键角是 60°，它更像一个芳香基团。但是，众所周知，环丙烷比它的线性同系物，如正丙基、正乙基或甲基，更能抵抗 CYP450 的代谢氧化。

自 20 世纪 60 年代以来，β 受体阻滞剂（β_1 受体拮抗剂）已成为一类重要的心血管药物。倍他乐克（Metoprolol，**72**）的作用时间相对较短并且经过首关效应后失活率较高，这是其生物利用度低的原因。CYP2D6 被认为是进行代谢的主要亚型。使用环丙基甲基作为倍他乐克（**72**）上甲基的电子等排体，得到了倍他洛尔（Betaxolol，卡尔仑®，Kerlone®，**73**）。该药物具有较好的口服生物利用度与较长的半衰期，因而具有较好的临床前药理学和人药代动力学性质，可用于治疗慢性心血管疾病，例如高血压和心绞痛[37]。

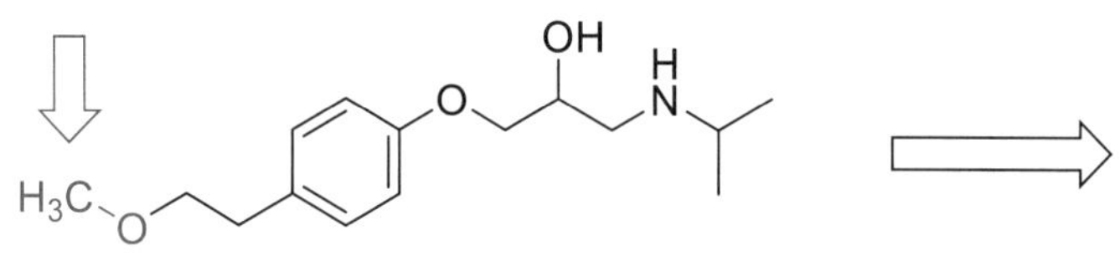

CYP2D6

倍他乐克 (**72**, log$P$ = 2.0)
$t_{1/2}$ = 3 h; F = 38%

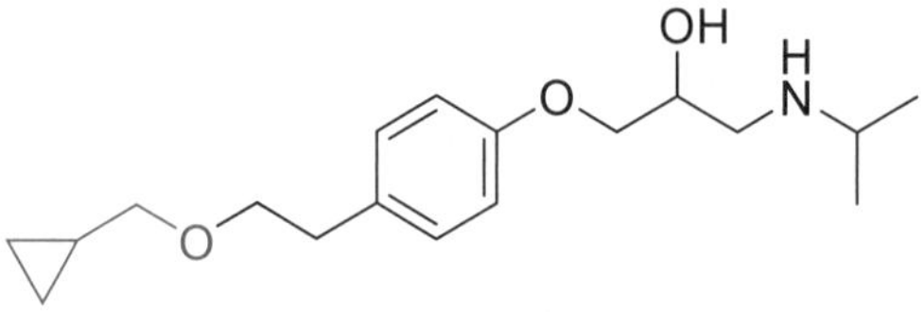

倍他洛尔(卡尔仑®, **73**, log$P$ = 2.8)
$t_{1/2}$ = 14~22 h; F = 89%

20 世纪 80 年代，叠氮胸苷（AZT）等核苷逆转录酶抑制剂（NRTIs）是挽救艾滋病患者生命的唯一希望。然而，初代核苷逆转录酶抑制剂总是伴随着高毒性和低生物利用度。非核苷类逆转录酶抑制剂（NNRTIs）由于其较好的疗效和 PK 的改善，是此类药物的一次巨大进步。Boehringer Ingelheim 最早发现了一种三环二氮杂酮类药物，并以此作为最初的苗头化合物。对先导化合物（H2L）和引物进行优化后得到乙基衍生物 **74** 和环丙基类似物 **75**。而乙基衍生物 **74** 在酶和细胞测定中显示比 **75** 更有效，而且溶解性更强。尽管如此，我们仍选择环丙基类似物 **75** 作为候选药物，因为它具有更好的生物利用度，且环丙烷更不易被代谢，而乙基则容易发生 *N*- 脱烷基[38]。奈韦拉平（Nevirapine，Viramune®，**75**）是 1996 年 FDA 批准的第一个非核苷类逆转录酶抑制剂。

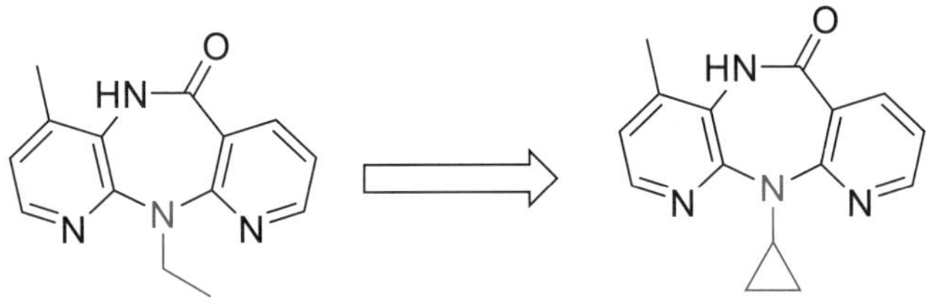

	74	奈韦拉平(Viramune®, **75**)
HIV-1RT酶促测定	IC_{50} = 35 nmol/L	IC_{50} = 84 nmol/L
细胞培养实验	IC_{50} = 30 nmol/L	IC_{50} = 40 nmol/L
溶解度	0.17 mg/mL	0.10 mg/mL
生物利用度	+	++

4.3.3 硅作为碳的电子等排体

硅作为碳的电子等排体是有争议的，因为目前还没有 FDA 批准的含硅药物。这是因为硅固有的缺陷，还是因为没有一个可以将其投放的好的市场？

反对利用硅代替碳的论点之一是它没有使药物性质大幅改善，仅使其更具亲脂性。这并不总是正确的，因为在恰当地运用硅时，得到的结果可能是有利的。例如，在非典型抗精神病药出现之前，氟哌啶醇（Haloperidol，好度®，Haldol®，**76**）是精神分裂症治疗的最佳药物。它非常有效，但可能引发锥体外系症状（EPS）。其代谢途径之一涉及哌啶醇基的脱水，得到四氢哌啶，随后产生相应的具有神经毒性的吡啶鎓代谢物。而将硅用作碳的电子等排体会产生硅代氟哌啶醇（**77**），后者会阻止 CYP 将氟哌啶醇氧化为吡啶鎓。因而，硅代氟哌啶醇（**77**）能以更安全的方式代谢，包括开环、脱烷基和环羟基化[39]。

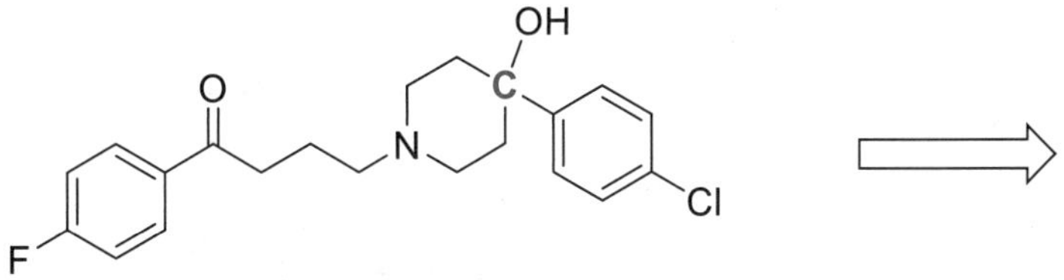

氟哌啶醇(好度®, **76**)
$t_{1/2}$ = 18 h; *F* = 60%

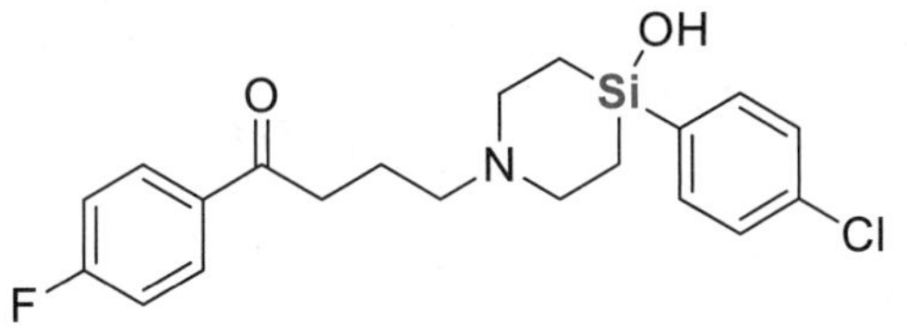

硅代氟哌啶醇(**77**)
阻止CYP将氟哌啶醇氧化为吡啶鎓

尽管有几种含硅药物已经终止了研发，但在临床上仍尝试了约9种用于人体的含硅药物[40]。拓扑异构酶Ⅰ抑制剂喜树碱（Camptothecin，**78**）是从中国喜树中分离出来的。尽管水溶性较低，但它在癌症治疗方面有巨大的潜力。利用前药策略，Upjohn公司研发了伊立替康（开普拓®），而葛兰素史克成功获得了托泊替康（Topotecan，和美新®，Hycamtin®）。它们分别于1996年和2007年被FDA批准上市。为了提高喜树碱（**78**）的生物利用度，研究人员制备了含硅药物Karenitecin（Cositecan®，**79**）用于治疗卵巢上皮癌。遗憾的是，由于疗效不具有统计学意义，终止了其Ⅲ期临床试验。

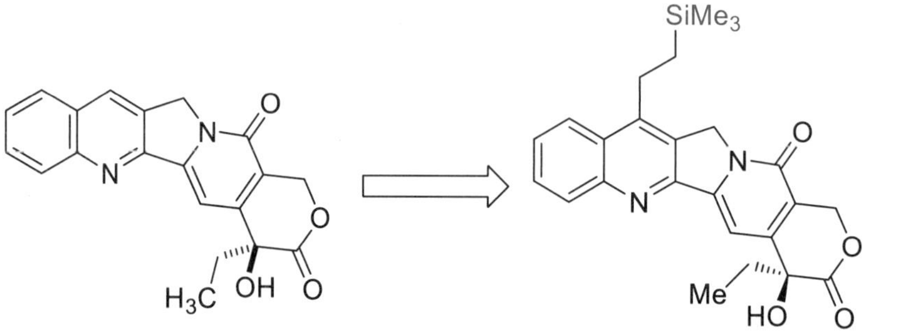

喜树碱(**78**)

Karenitecin (Cositecan®, **79**)
Ⅲ期临床试验, 2014
疗效不具有统计学意义

4.3.4 叔丁基的电子等排体

叔丁基在药物化学中占有独特的地位。因为基团的庞大，叔丁基可以提供空间位阻并保护邻近的官能团不被代谢。但由于它本身亲脂性很高，因此常常会优先被代谢（例如ω-氧化）。已有一些实例可以证明以叔丁基作为电子等排体的药物对氧化代谢的抵抗力更高。

磷脂酰肌醇-3-激酶（PI3K）抑制剂**80**对PI3Kα具有选择性，但在雌性Sprague-Dawley大鼠中清除率很高，Cl_p=39 mL/min/kg。用三氟甲基取代叔丁基上的三个甲基之一可得到NVP-BYL719（阿培利司，Alpelisib，**81**）。它的清除率改善了4倍（Cl_p=10 mL/min/kg），其ADME足以使其成为候选药物，可进入临床试验。到目前为止，它在Ⅲ期临床试验中表现良好，并且对MCF-7（PIK3CA）异种移植实体瘤具有抑制活性[41]。

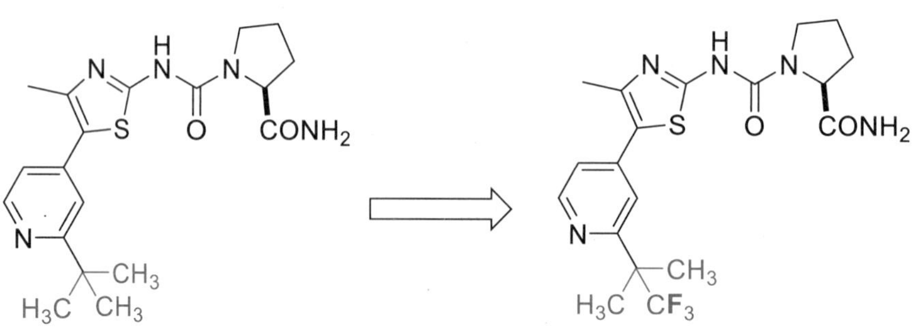

80
$t_{1/2}$ = 3.4 h
Cl_p = 39 mL/min/kg

阿培利司(**81**)
$t_{1/2}$ = 2.9 h
Cl_p = 10 mL/min/kg

亲脂性叔丁基易被 CYP450 氧化为相应的醇，称为 ω-氧化，这可能是通过 sp^3 杂化甲基吸收质子实现的。虽然用极性的羟基、氰基和酸性基团取代三个甲基之一通常会增加微粒体的稳定性，但有时它们无法维持药物活性。现已证明环丙基-三氟甲基（Cp-CF_3）可以更好地保持相似的亲脂性。非那雄胺（Finasteride，保法止®，Propecia®，**82**）就是一个很好的例子。**82** 除发生 6α- 氧化外，其叔丁基也会被代谢氧化，使其在人肝微粒体（HLM）中具有相对较短的半衰期（63 min）。以 Cp-CF_3 基团作为电子等排体取代 **82** 上的叔丁基得到衍生物 **83**，其半衰期延长至 114 min[42]。这种半衰期的适度延长与已有研究的预期结果相一致：用 Cp-CF_3 取代叔丁基不会显著改善远端易代谢点的代谢，例如 6α- 氧化。

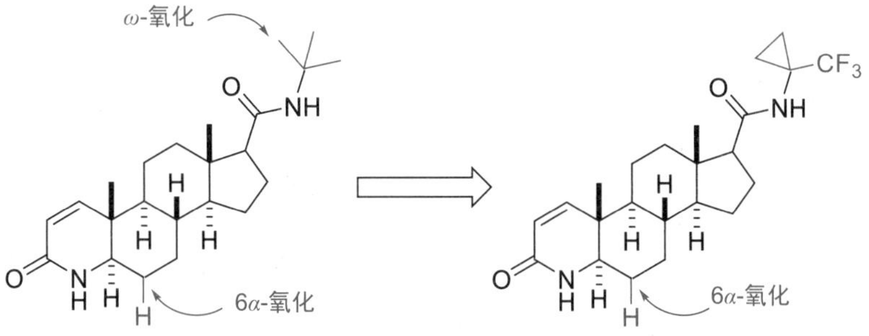

非那雄胺(保法止®, **82**)
HLM $t_{1/2}$=63 min

83
HLM $t_{1/2}$ = 114 min

近年来，三氟甲基氧杂环丁烷被认为可以用作叔丁基的电子等排体[43]。叔丁基的电子等排体中有很多氟原子，那么药物到底可以有多少个氟原子？

我们知道，聚四氟乙烯不能制成一个好的药物。那么有很多氟原子的药物会怎么样？大部分的胆固醇酯转移蛋白（CETP）抑制剂碰巧能给我们提供一些线索。第一种 CETP 抑制剂是由辉瑞公司生产的具有 9 个氟原子的托彻普（Torcetrapib，**84**）。由于该药物会导致高血压等副作用，2006 年其大型Ⅲ期临床试验失败。礼来公司的药物依塞曲匹（Evacetrapib，**85**）是仅含 6 个氟原子的 CETP 抑制剂，由于缺乏疗效，2016 年该药物的Ⅲ期临床试验停止。默克公司在 2017 年放弃了具有 10 个氟原子的 CETP 抑制剂安塞曲匹（Anacetrapib，**86**）的研发，尽管在其Ⅲ期临床试验中有一些证据证明该药物是有效的。但

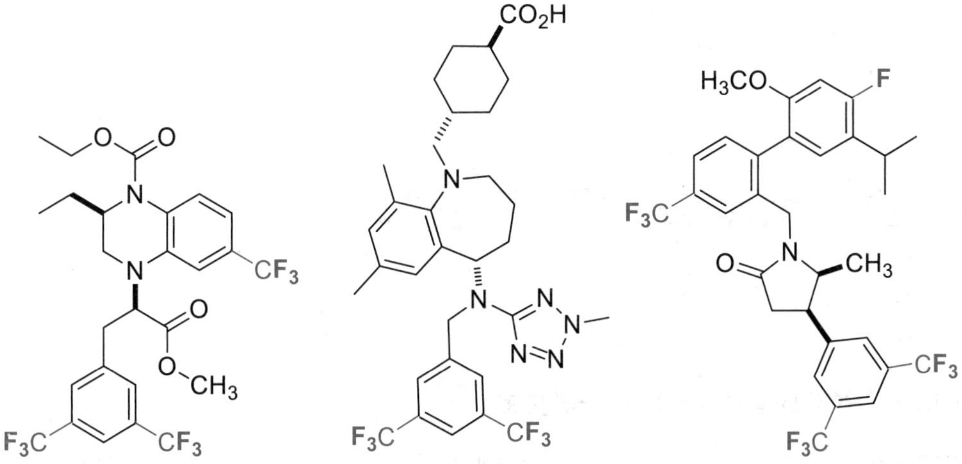

托彻普(**84**)
辉瑞, 2006

依塞曲匹(**85**)
礼来, 2016

安塞曲匹(**86**)
默克, 2017

患者停止服用该药三个月后，有40%的安塞曲匹（**86**）留在体内，停止服药四年后体内仍可检测到该药。

对于一个药物最多可以有多少个氟原子的问题，今天的答案是7个。如下所示，洛美他派（Lomitapide，Juxtapid®，**87**）、罗拉匹坦（Rolapitant，Varubi®，**88**）和西格列汀（Sitagliptin，捷诺维®，Januvia®，**89**）都具有6个氟原子。氟原子最多的药物（7个）当属阿瑞匹坦（Aprepitant，意美®，Emend®，**90**），这是默克公司从2003年开始销售的药物，用于预防癌症化学疗法引起的恶心和呕吐。它是一种P物质拮抗剂和一种神经激肽1（NK_1）抑制剂。

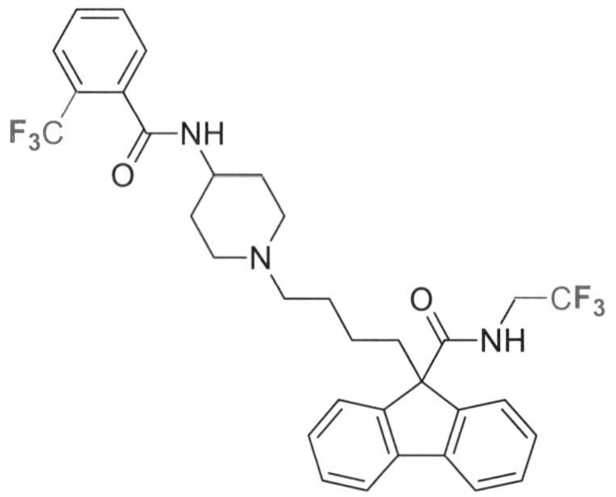

洛美他派(Juxtapid®, **87**)
Aegerion, 2012
微粒体甘油三酯转移蛋白抑制剂

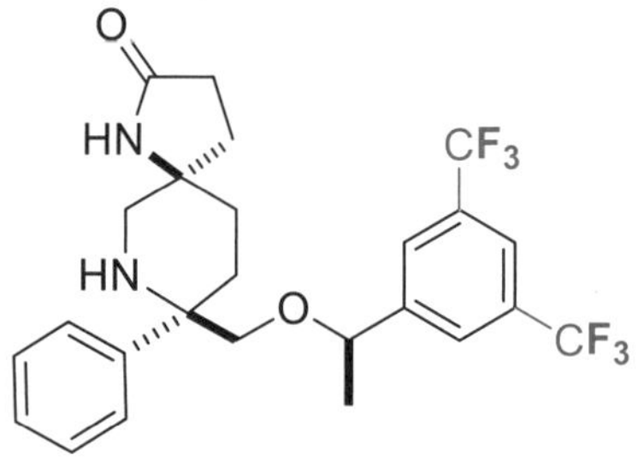

罗拉匹坦(Varubi®, **88**)
Tesaro, 2017
NK_1抑制剂

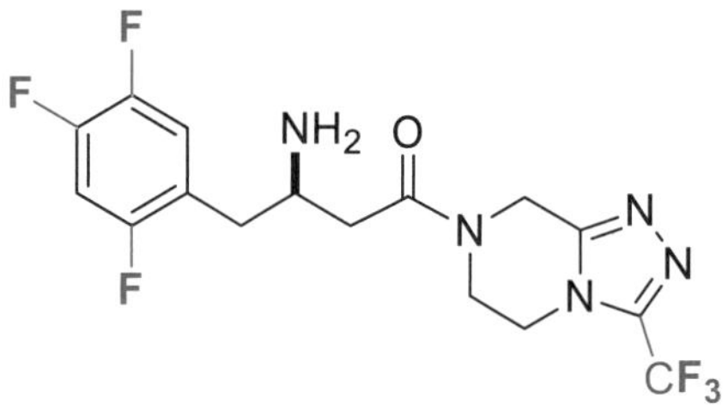

西格列汀(捷诺维®, **89**)
默克, 2006
DPP-4抑制剂

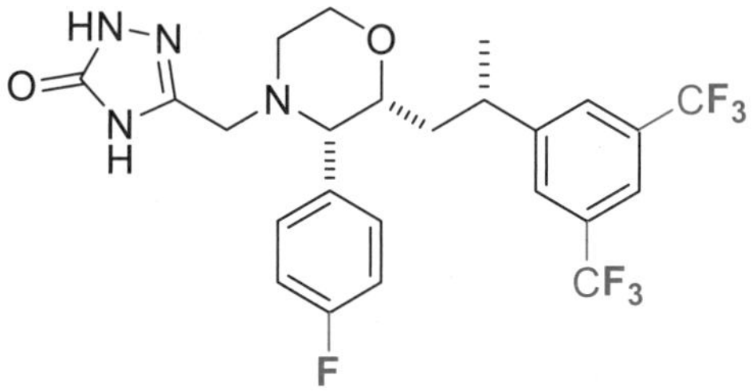

阿瑞匹坦(意美®, **90**)
默克, 2003
P物质拮抗剂
NK_1受体抑制剂

4.4 醇、苯酚和硫醇电子等排体

4.4.1 醇

4.4.1.1 RCF_2H作为ROH的电子等排体

脂肪族醇羟基的电子等排体并不多见，其中以二氟甲基为主。由于二氟甲基可以作为弱氢键供体，因此，早在1995年，Erickson就提出—CF_2H可以用作OH和NH的电子等排体[44]。传统的氢键相互作用的结合能为 2 ～ 15 kcal/mol，$CF_2H\cdots O=C$ 氢键相互作用的结合能约为 1.0 kcal/mol。$CF_2H\cdots O$ 中氢键的距离约为 2.4 Å，这与正常的 D — H···A 氢键距离（2 ～ 3 Å）相当。在此，D 代表氢键供体，A 是氢键受体的首字母缩写。此外，由于 RCF_2H 是比 OH 或 NH 更具亲脂的氢键供体，因此— CF_2H 电子等排体具有改善膜通透性的潜力。

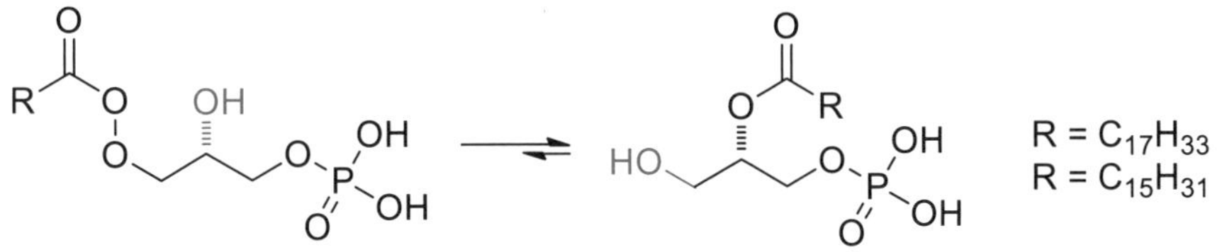

R = $C_{17}H_{33}$
R = $C_{15}H_{31}$

sn-1 LPA (**91**)　　*sn*-2 LPA (**92**)

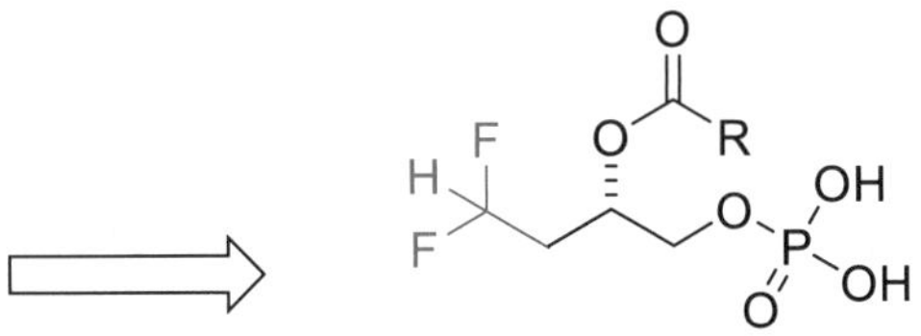

di-F-LPA类似物(**93**)

除了可以作为核激素受体过氧化物酶体增殖物激活受体 γ（PPARγ）的激动剂，溶血磷脂酸（*sn*-1 LPA，**91**）还能结合并激活 LPA 受体 1 ～ 4（GPCRs）。然而，肿瘤启动子卵巢癌的激活因子是异构体 *sn*-2 LPA（**92**），而不是更常见的 **91**，该化学平衡更倾向于 **92** 的形成（是 **91** 的 6 倍）。CF_2H 类似物 **93** 作为羟基的电子等排体，可以通过将羟基替换为二氟甲基来阻止酰基部分的迁移。确实，在 PPAR 响应元件的控制下，发现转染了萤光素酶的 CV-1 细胞中，di-F-LPA（**93**）可以刺激萤光素酶。此外，**92** 和 **93** 均未与 LPA 受体 1 ～ 3 相互作用，因此这提供了电子等排体增强特异性的一个实例[45]。

4.4.1.2　亚砜亚胺

亚砜亚胺基团可以被认为是砜的氮杂类似物。其氮原子为弱碱性，当质子化时 pK_a 为 2.7。它是化学稳定的四面体杂化，很适合掺入酶抑制剂。它既可以充当氢键供体又可以充当氢键受体，因此它也是醇羟基良好的电子等排体。

默克公司的 L-700417（**94**）是 HIV-1 蛋白酶抑制剂，IC_{50} 为 0.6 nmol/L。通过对 HIV-1 蛋白酶的过渡态模拟（TSM），发现药物 **94** 与其他所有的 HIV-1 蛋白酶抑制剂一样，是通过醇羟基在活性位点与催化的天冬氨酸相互作用来模拟底物的水合酰胺。尽管硅烷二醇和次磷酸酯是有效的电子等排体，并且已成功地应用在过渡态模拟分析（TSMs）当中，但 Vince 等发现也可以选择使用亚砜亚胺作为醇羟基的电子等排体。他们主要的工作就是发现了亚砜亚胺的类似物 **95**，其 IC_{50} 为 2.5 nmol/L，尽管在酶法测定中效力下降至母体药物 94 的 1/4，但是活性仍然很高。有趣的是，用亚砜基替代醇羟基得到的抑制剂 **96** 保留有一定的效力，IC_{50} 为 21.1 nmol/L[46]。虽然 **96** 比母体药物 **94** 的效力低 10 倍，但值得注意的是，亚砜只是氢键受体，不像羟基既可以作为氢键受体也可以作为氢键供体。

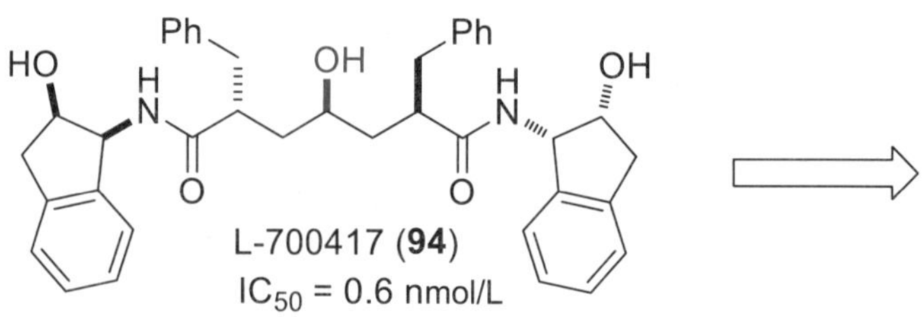

L-700417 (**94**)
IC_{50} = 0.6 nmol/L

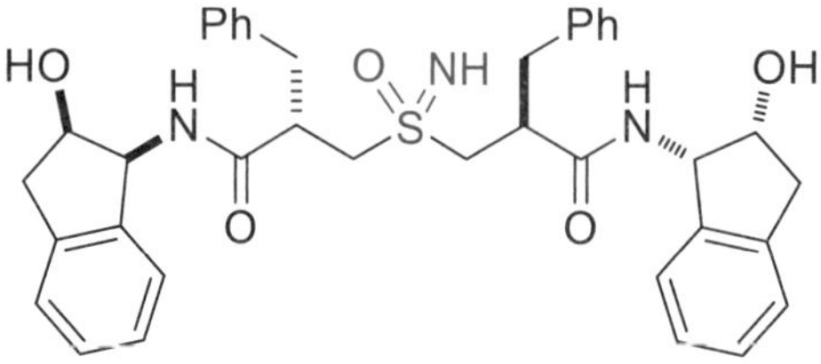

95, IC_{50} = 2.5 nmol/L 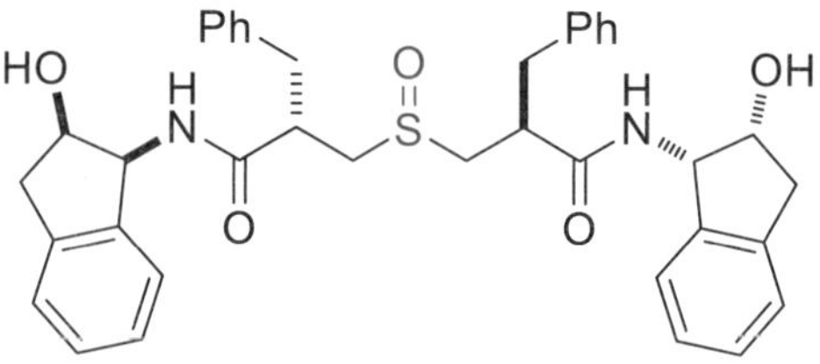　　**96**, IC_{50} = 21.1 nmol/L

受到使用亚砜亚胺作为醇羟基电子等排体初步成功的鼓舞，Vince 等试图对市场上已经存在的，由默克公司研发的 HIV-1 蛋白酶抑制剂茚地那韦（Indinavir，佳息患®，Crixivan®，**97**，IC_{50}=0.4 nmol/L）进行进一步改造。他们制备并评估了基于亚砜亚胺的 HIV-1 蛋白酶抑制剂，其中就包括化合物 **98**。令人惊讶的是，亚砜亚胺 **98** 实际上是无活性的，并没有针对 HIV-1 蛋白酶的体外效力。基于对接研究，作者认为肽模板在构象上灵活性有限，因此会干扰最优的结合。确实，哌嗪环具有刚性，因此阻止了 **98** 通过形成适当的构象来模拟过渡态[47]。

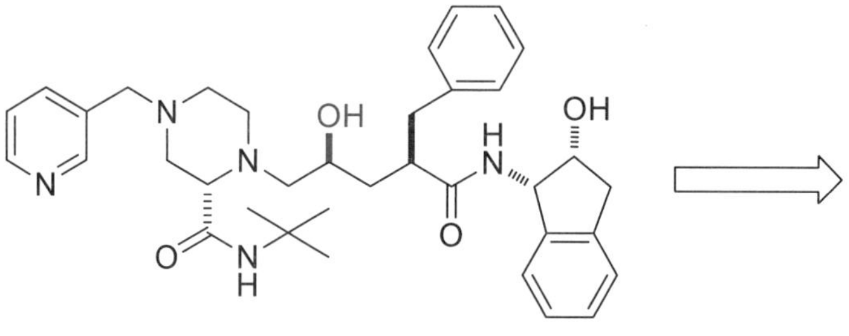

茚地那韦(佳息患®, **97**)
IC_{50} = 0.4 nmol/L

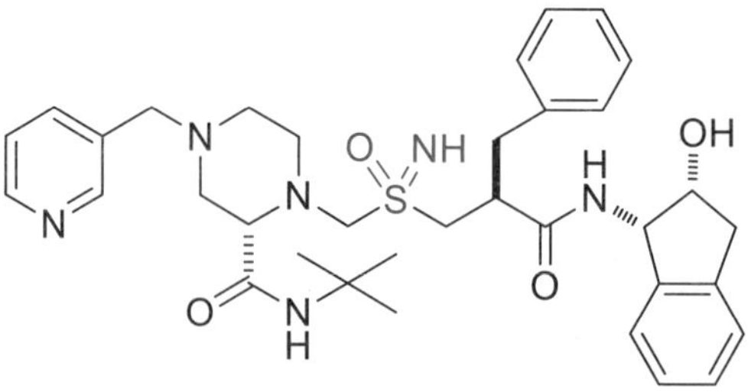

亚砜亚胺电子等排体**98**
IC_{50} = 100 μmol/L, 无活性

4.4.1.3　酰胺和磺酰胺

由于酰胺和磺酰胺都是氢键供体，因此推测它们可能是醇的电子等排体。

Flavagline **99** 是一种出色的抗癌剂，具有独特的心脏保护活性，这是其他化学疗法所没有的。它直接调节支架蛋白 prohibitin-1 和 prohibitin-2 以及翻译起始因子 eIF4a 的活性。通过 Flavagline 的生物电子等排体修饰能得到 Flavagline 甲酰胺 **100** 和 Flavagline 甲基磺酰胺 **101**。遗憾的是，在 Hep3B 和 HuH7 癌细胞系中 **100** 和 **101** 均未显示任何明显的细胞毒性[48]。

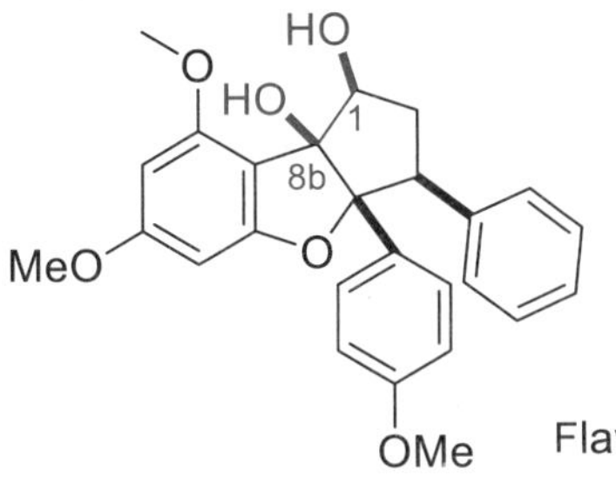

Flavagline **99**

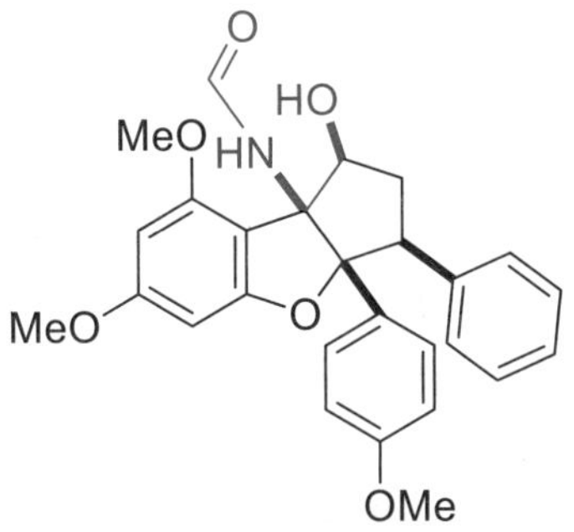

Flavagline甲酰胺**100** 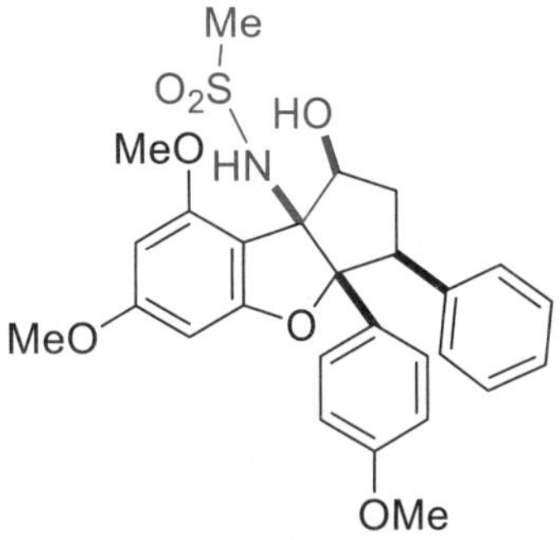　　Flavagline甲基磺酰胺**101**

这个实例让人们知道，药物调节中用酰氨基或甲磺酰氨基作为醇羟基的电子等排体这一经典策略并不总是能得到活性化合物。同样，掌握生物电子等排体策略只是对试验的成功有所帮助，但是绝不能保证一定能成功。

4.4.2　苯酚

作为极性基团，苯酚很容易经过葡萄糖醛酸化（Ⅱ相代谢）排出体外，因此具有较低的生物利用度。另一方面，儿茶酚是儿茶酚 *O*-甲基转移酶（COMT）的底物，但是经常被甲基化而失去活性。苯酚和儿茶酚均可被 CYP450 酶氧化为相应的邻醌类和对醌类产物，它们都是反应性代谢产物。因此，经常寻找代谢更稳定的电子等排体来替代它们。吡咯和吡唑是苯酚非常受欢迎的电子等排体，通常以吲哚和吲唑的形式存在，这样就可以解决酚羟基容易成为代谢位点的这一问题。

吡咯环和酚羟基之间的生物电子等排原理是众所周知的。拉贝洛尔（Labetalol，Normodyne®，**102**，ED_{30}=25 mg/kg，口服）是一种肾上腺素能受体的拮抗剂，在临床上通常作为降压药。利用吲哚 - 酚的生物电子等排原理得到了吡咯类似物 AY-28925（**103**，ED_{30}=5 mg/kg，口服），其活性比母体药物拉贝洛尔（**102**）高 5 倍。据推测，分子内氢键是 **102** 和 **103** 的共同特征。甲基化的吲哚衍生物 **104** 由于缺乏氢键供体的能力并无活性[49]。

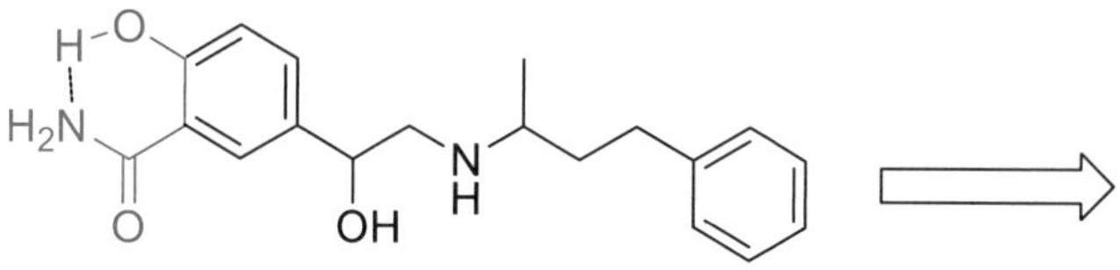

拉贝洛尔(Normodyne®, **102**)
ED_{30} = 25 mg/kg, 口服

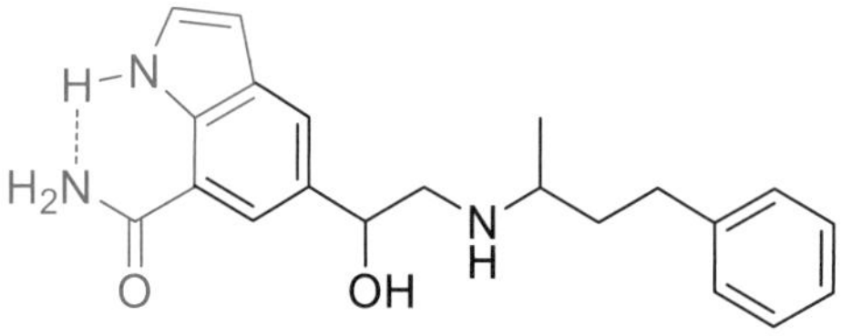

AY-28925(**103**)
ED_{30} = 5 mg/kg, 口服

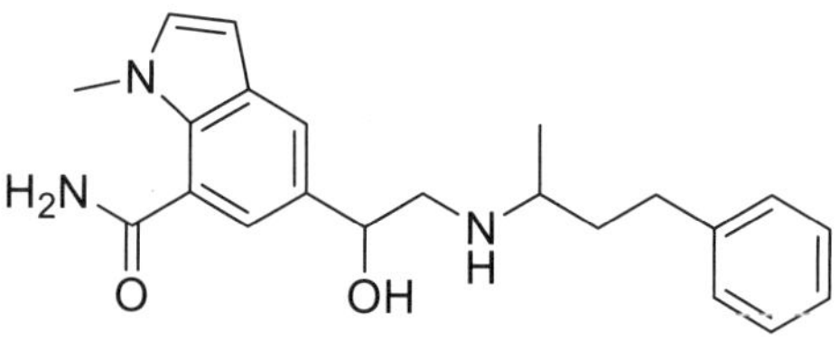

104
无活性

Raf 激酶是该级联反应的组成部分，是激活 MEK1/2 的丝氨酸/苏氨酸激酶。含有 V600E 取代的突变 B 型 Raf 基因（其中 BRAF 蛋白的第 600 个氨基酸缬氨酸被谷氨酸取代）会导致该途径异常的本构激活，并且在几种人类癌症中发生率很高。FDA 批准了两种 B-Raf 激酶抑制剂来治疗癌症：分别是维莫非尼（Vemurafenib，佐博伏®，Zelboraf®，2011）和达拉非尼（Dabrafenib，泰菲乐®，Tafinlar®，2013），维莫非尼是使用基于片段的药物发现（FBDD）策略得到的第一个上市药物。

苯酚 **105** 是一种 B-Raf 抑制剂（IC_{50} = 0.3 nmol/L）。运用生物电子等排原理解决了苯酚容易被代谢的潜在缺点。尽管用氢键受体取代了酚羟基，但这并不起作用。利用氢键供体作为电子等排体得到了吲哚 **106**（IC_{50} = 36 nmol/L）和吲唑 **107**（IC_{50} = 2 nmol/L），在亚微摩尔级下，**107** 在 A375 和 WM266 细胞系中有效抑制了细胞增殖，并在细胞中表现出良好的治疗指数[50]。

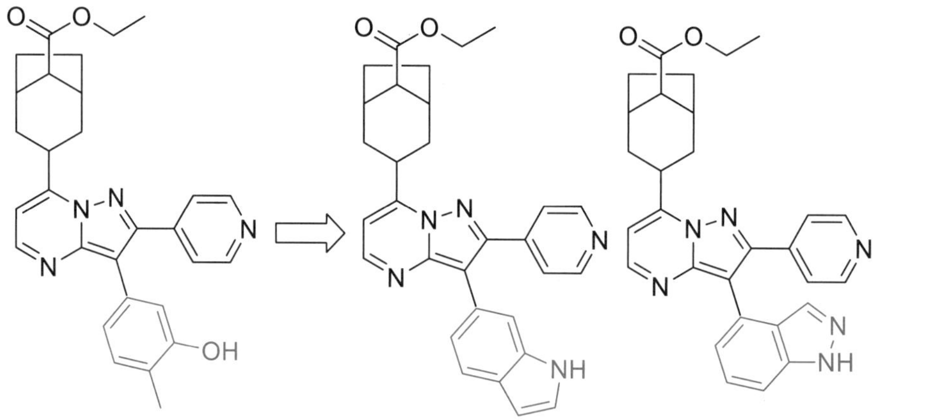

苯酚**105**
B-Raf, IC_{50} = 0.3 nmol/L

吲哚**106**
IC_{50} = 36 nmol/L

吲唑**107**
IC_{50} = 2 nmol/L

酚羟基其中一个关键功能是可以用作氢键供体。因此，对于酚羟基最常见的替代是通过在有吸电子基团的条件下将其变成酸性的 NH 基团。**108** 是 *N*-甲基-D-天冬氨酸（NMDA）受体（NR）拮抗剂。**108** 的 IC_{50} 为 0.17 mol/L，有一定的药效，但其口服生物利用度较低。初

步的药代动力学和代谢研究表明，它具有良好的跨膜渗透性，但体内半衰期较短。进一步研究显示，**108** 苯酚部分很容易受到第二次羟基化和共轭的影响。帕克-戴维（Parke-Davis）公司的药物化学家们试图用含 NH 的杂环取代苯酚，这样预计会通过减慢药物代谢的速率从而提高口服生物利用度 [51]。

因此，相应的吲哚、吲唑、苯并三唑（**109**）、吲哚酮（**110**）、氧化吲哚和靛红衍生物的 NR1A/2B 活性要比母体苯酚（**108**）活性低。不过，苯并咪唑酮衍生物 **111** 和氨基甲酸酯衍生物 **112** 的活性则比母体苯酚衍生物活性高。特别是苯并咪唑酮衍生物 **111** 是非常有效的选择性 NR1A/2B 受体拮抗剂。在患有帕金森病的啮齿动物模型中，发现该化合物的口服剂量在 10 mg/kg 和 30 mg/kg 时都能显示出活性 [51]。

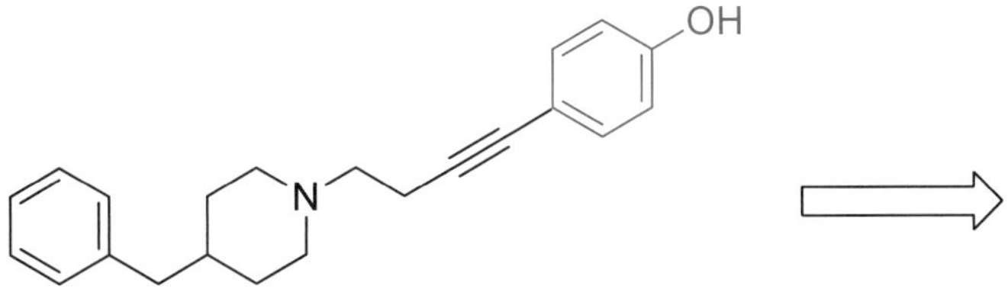

108, NMDA NR1A/2B受体, IC_{50}=0.17 mol/L

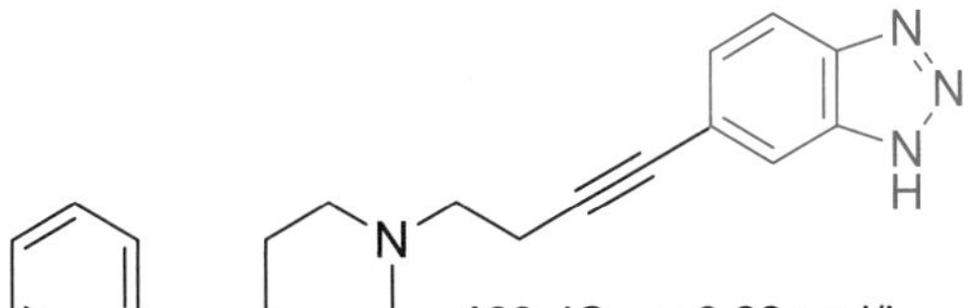

109, IC_{50} = 0.22 mol/L

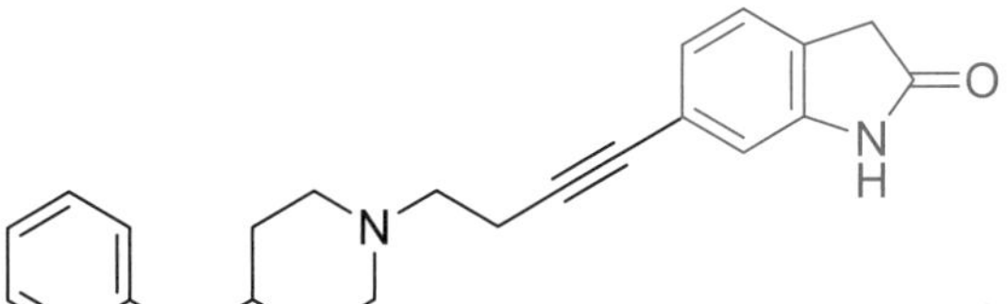

110, IC_{50} = 0.32 mol/L

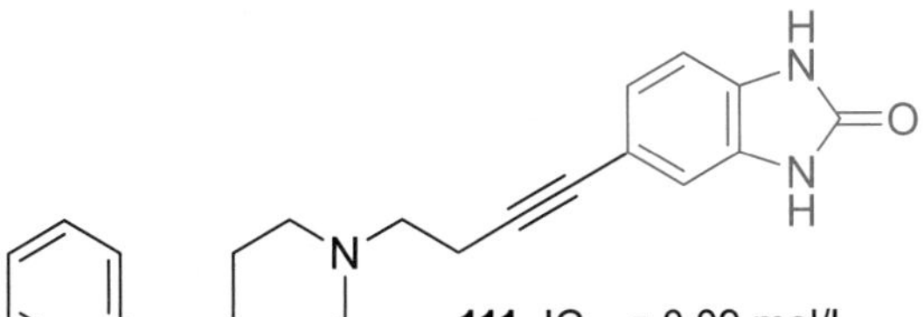

111, IC_{50} = 0.09 mol/L

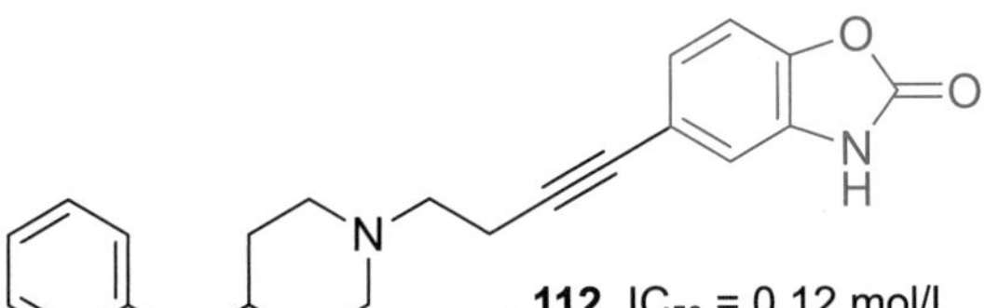

112, IC_{50} = 0.12 mol/L

对于邻苯二酚类药物而言，所有酚类的电子等排体同样适用。另外，用苯并咪唑模拟代替邻苯二酚会形成分子内氢键。

3-PPP[3-(1- 丙基哌啶-3-基) 苯酚，**133**]，可以作为高选择性的前脑突触多巴胺受体激动剂，被视为邻苯二酚的电子等排体[52]。由于酚羟基的存在，3-PPP（**113**）具有口服生物利用度低且作用时间短的缺点。因此，其作为抗精神病药和抗帕金森病药物的临床潜力受到严重限制。为了解决这些问题，人们成功研发出新药普拉克索（Pramipexole，森福罗®，Mirapex®，**114**）。其氨基噻唑基团可被视为多巴胺上邻苯二酚基团的电子等排体。共轭炔烃 **115**（一种选择性的 D_3 多巴胺受体激动剂）可作为邻苯二酚不常见的、非芳香族的电子等排体[53]。

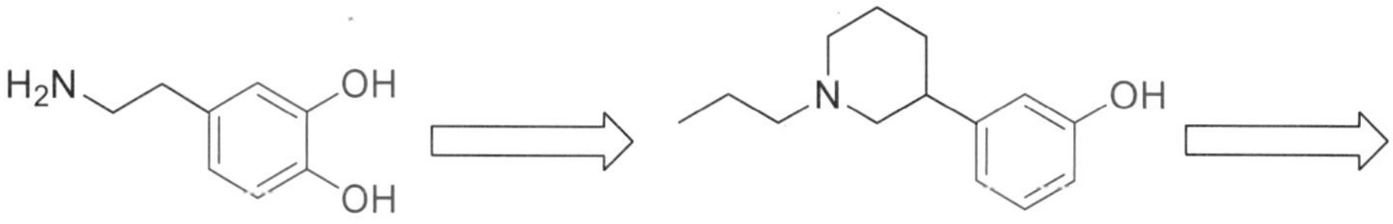

多巴胺

3-PPP (**113**)

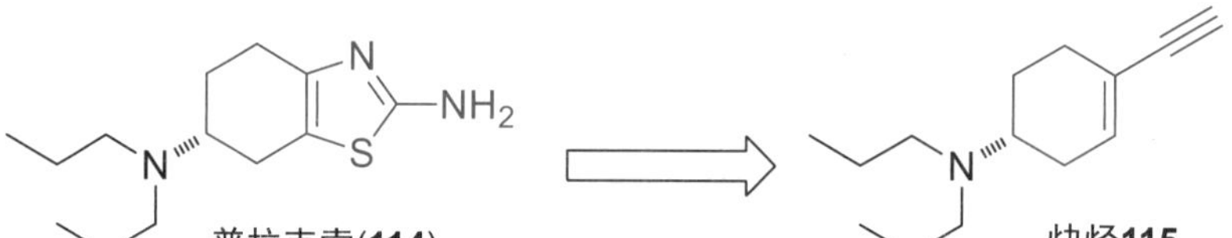

普拉克索(**114**)

炔烃**115**

在有胰岛素样生长因子 1 受体激酶抑制剂的情况下，对代谢氧化有抗性的苯并噁唑酮环已被用作邻苯二酚的模拟物[54]。

4.4.3 硫醇

巯基是一种警示结构，卡托普利（开博通®）是第一个上市的用于治疗高血压的血管紧张素转化酶（ACE）抑制剂，由于有一个巯基可以作为锌螯合剂，因此它与以下三个缺点密切相关：半衰期短、有副反应皮疹、味觉丧失。醇羟基和氨基都可以充当巯基的电子等排体。另外，二氟甲基也已经成功地用作巯基的电子等排体。

在有丙型肝炎病毒（HCV）NS3 蛋白酶抑制剂的情况下，研究了二氟甲基作为亲脂性半胱氨酸巯基电子等排体的可能性。通过计算发现，1,1- 二氟乙烷（HCF_2CH_3，46.7 Å）的范德华表面与甲硫醇（$HSCH_3$，47.1 Å）相似。另外，静电势图也揭示了它们表面的相似性，在 S 孤对电子和 F 原子周围具有负电势，而在 H 原子周围具有正电势[54]。

六肽类药物 **116** 是 HCV NS3 蛋白酶抑制剂，末端半胱氨酸是天然底物的结合位点（P_1），半胱氨酸上的巯基与天然底物（S_1）中 Phe_{154} 的苯环有非共价接触。为了替代有问题的巯基官能团，制备了其二氟甲基衍生物 **117**，经测试其与母体药物 **116** 几乎等效。**117** 与 NS3/4A 的 X 射线共晶体结构表明— CF_2H 几乎完全提供氢键给 Lys_{136} 的 C═O，这与 **116** 上的巯基

甲硫醇

1,1-二氟乙烷

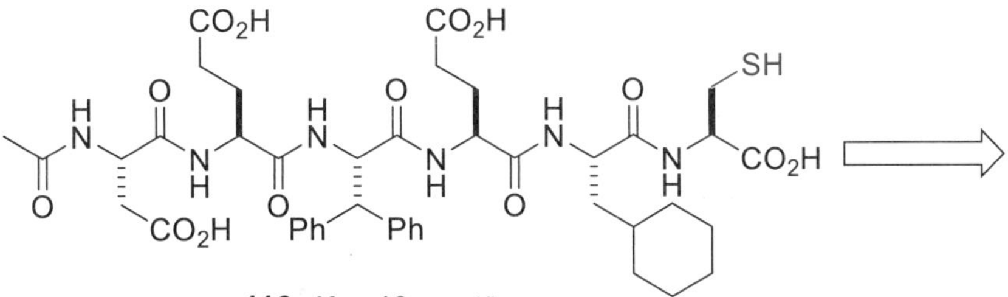

116, K_i = 40 nmol/L

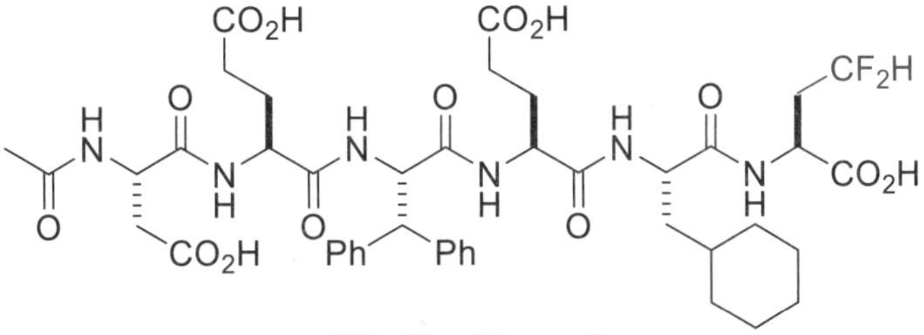

117, K_i = 30 nmol/L

一样，其中一个氟原子靠近 Phe_{154} 的 4 号位的 H。在此，— CF_2H 在半胱氨酸模拟物等高度特定的条件下起作用，并强调了其作为非反应性半胱氨酸替代品的普遍适用性[55]。

4.5 羧酸及其衍生物电子等排体

4.5.1 羧酸

羧酸的 pK_a 值约为 4.0，并且在生理条件下会部分解离。羧基可以存在于许多内源性配体中。它也是重要的药效基团，超过 450 种药物含有该酸性基团。除了有时会减慢新陈代谢速率并产生毒性外，它的极性也带来了一些缺点，包括跨细胞膜的被动扩散受限（酯类前药经常可以用于解决这一问题）和广泛的Ⅱ相代谢（葡萄糖醛酸化和硫酸化）。因此，已经发现了无数的电子等排体来规避这些缺点，同时保留其有用的属性。

Ballatore 等在 2013 年发表了一篇关于羧酸电子等排体的出色的综述[56]。

4.5.1.1 线性羧酸电子等排体

异羟肟酸、膦酸、次膦酸、磺酸、磷酸酯甚至磺酰胺都可以被看作是线性羧酸电子等排体。牛磺酸（2-氨基乙磺酸）可以看作是 β-丙氨酸（3-氨基丙酸）的电子等排体。而且，已经有研究表明，酰基磺酰胺、氰酰胺和磺酰脲都可以被用作羧酸的电子等排体。

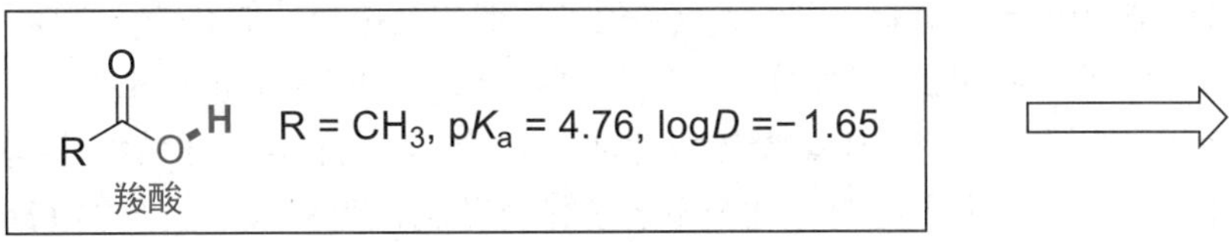

R = CH_3, pK_a = 4.76, log$D$ =− 1.65

羧酸

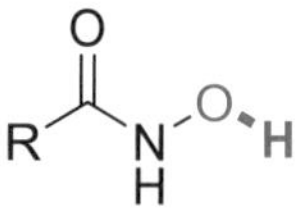

异羟肟酸
($R = CH_3$, $\log D = -0.82$)

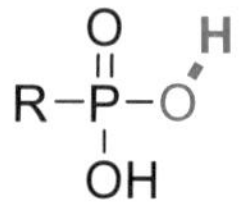

膦酸
($R = CH_3$, $\log D = -2.13$)

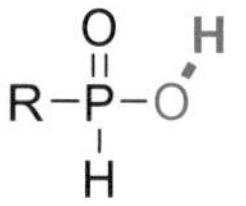

次膦酸
($R = CH_3$, $\log D = -0.12$)

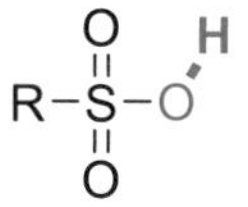

磺酸
($R = CH_3$, $\log D = -2.66$)

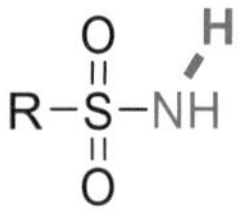

磺酰胺
($R = CH_3$, $\log D = -1.01$)

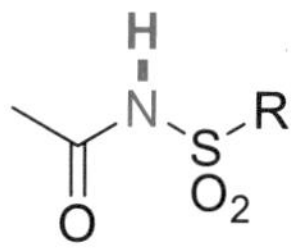

酰基磺酰胺
($R = CH_3$, $\log D = -0.95$)

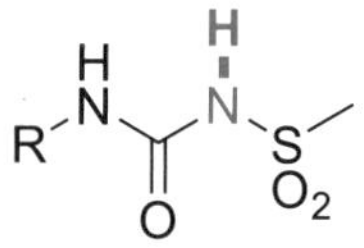

磺酰脲
($R = CH_3$, $\log D = -2.13$)

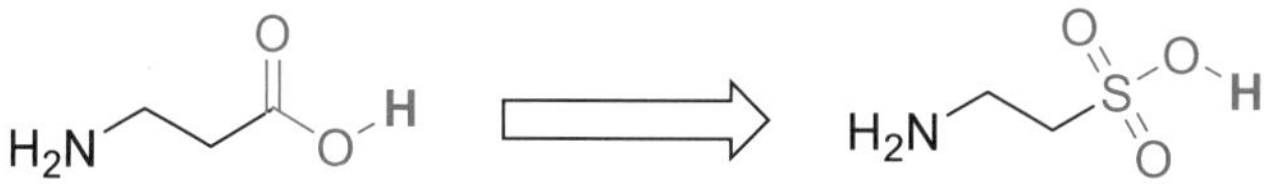

β-丙氨酸 → 牛磺酸

艾伯维（Abbvie）公司利用基于片段的药物发现（FBDD）策略研发了 B 淋巴细胞瘤-2 蛋白（Bcl-2）抑制剂维奈托克（Venclexta®）。他们在基于片段的药物发现策略中使用通过核磁共振寻找构效关系（SAR by NMR）的方法，在 1 mmol/L 浓度下对分子量小于 215 的含有 10000 种化合物的化合物库进行筛选，得到的对氟苯基苯甲酸（**118**）是第一位点配体中的一个片段[57]。

在保持羧酸完整性的情况下，研究人员试图将该片段与第二位点结合剂结合在一起，但是并没有成功。当选择酰基磺酰胺 **119** 作为母体酸的电子等排体时，该片段与第二位点结合剂成功结合。尽管 **119** 的活性比母体酸 **118** 的活性弱一些，但是其酰基磺酰胺在硫上产生了一个延伸点，使它能与第二位点结合剂相连。酰基磺酰胺为 Ile_{85} 口袋提供了更有效的载体，不仅保留了酸性，还使其能与 B 淋巴细胞瘤-2 基因的 Arg_{139} 相互作用。通过电子等排体取代的方法得到了 36 nmol/L 的 B 淋巴细胞瘤 -xL 蛋白（Bcl-xL）抑制剂。这解决了与结合的人血清白蛋白（HSA-Ⅲ）位点 3 相关的结合蛋白转移问题以及其他药代动力学问题，维奈托克（ABT-199，Venclexta®，**120**）在加入填充了 P_4 口袋和容易生成氢键的氮杂吲哚取代基后，最终发现它能作为有效的 B 淋巴细胞瘤-2 蛋白（Bcl-2）抑制剂（0.01 nmol/L）。2016 年，它被 FDA 批准用于治疗 17p 缺失的慢性淋巴细胞白血病（CLL）[57]。

苯乙醇胺苯胺类药物 **121** 是葛兰素史克公司（GSK）研发的 β_3 肾上腺素受体激动剂的先导化合物。利用羧基的电子等排体，开发了一系列多功能和高选择性的 β_3 肾上腺素受体激动剂，它们可以作为治疗肥胖症和 2 型糖尿病的潜在药物。**121** 的 $IC_{50}<20$ nmol/L，pEC_{50} 为 7.8，不仅可以作为相当有效的人 β_3 肾上腺素受体激动剂，同时它对人的 β_1 和 β_2 肾上腺素受体仍然具有明显的活性（$\beta_1/\beta_3=5$）。事实证明，几个电子等排体药物比母体羧酸类药物 **121** 更有效，更

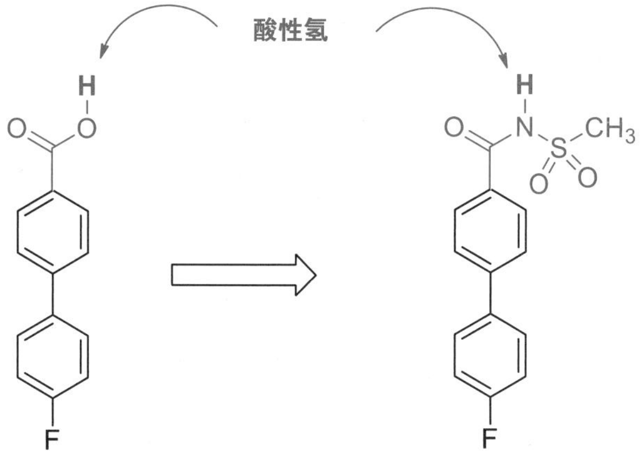

酸性氢

对氟苯基苯甲酸(**118**),
K_d = 300 μmol/L

酰基磺酰胺**119**,
K_d = 320 nmol/L

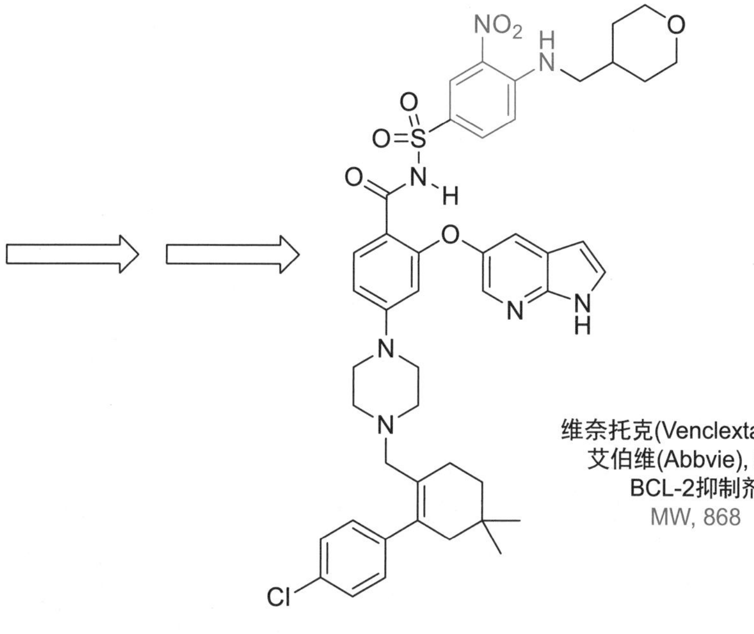

维奈托克(Venclexta®, **120**)
艾伯维(Abbvie), 2016
BCL-2抑制剂
MW, 868

具选择性。酰基磺酰胺类药物 **122** 的 pEC_{50} 为 8.3（β_1/β_3=20）；酰基磺酰胺类药物 **123** 的 pEC_{50} 为 9.1（β_1/β_3=1000）；酰基磺酰胺类药物 **124** 的 pEC_{50} 为 8.0（β_1/β_3=79）；磺基磺酰胺类药物 **125** 的 pEC_{50} 为 8.8（β_1/β_3>500）；磺酰脲类药物 **126** 的 pEC_{50} 为 7.8（β_1/β_3=25）。磺酰脲类药物 **126** 是一个特例，因为它与母体化合物 **121** 是等价的，pEC_{50} 都是 7.8[58]。

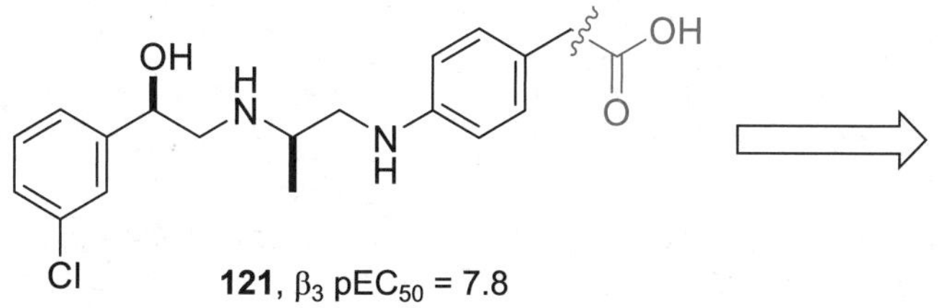

121, β_3 pEC_{50} = 7.8

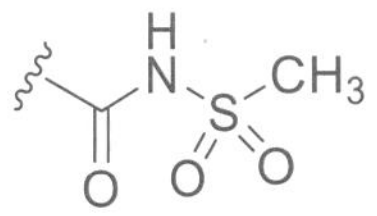

酰基磺酰胺**122**
β_3 pEC_{50} = 8.3

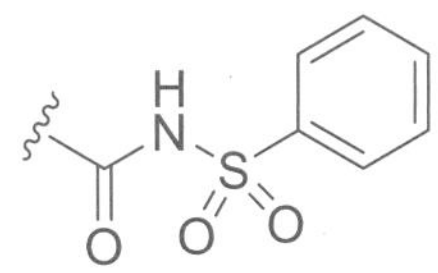

酰基磺酰胺**123**
β_3 pEC_{50} = 9.1

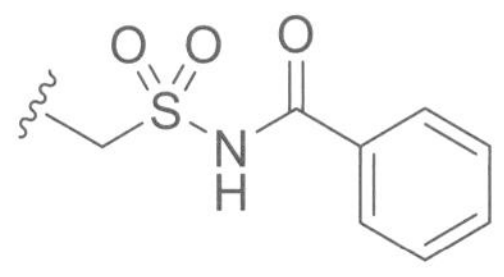

酰基磺酰胺**124**
β_3 pEC_{50} = 8.0

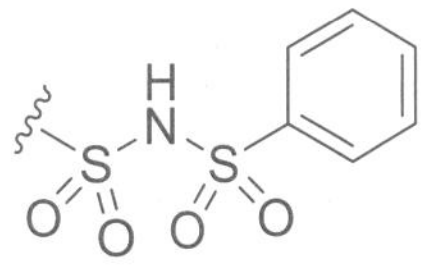

磺基磺酰胺**125**
β_3 pEC_{50} = 8.8

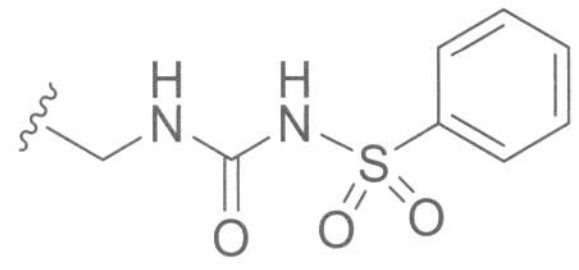

磺酰脲**126**
β_3 pEC_{50} = 7.8

由于与羧基酸性接近，*N*- 酰基磺酰胺基团已经成为当下非常热门的生物电子等排体。在前列腺素领域，用 *N*- 酰基磺酰胺取代羧基而得到的硫前列酮（Sulprostone，**128**）是前列腺素 E_2（PGE_2，**127**）的类似物。硫前列酮（**128**）是一种前列腺素受体激动剂，目前正在接受妇科应用测试[59]。

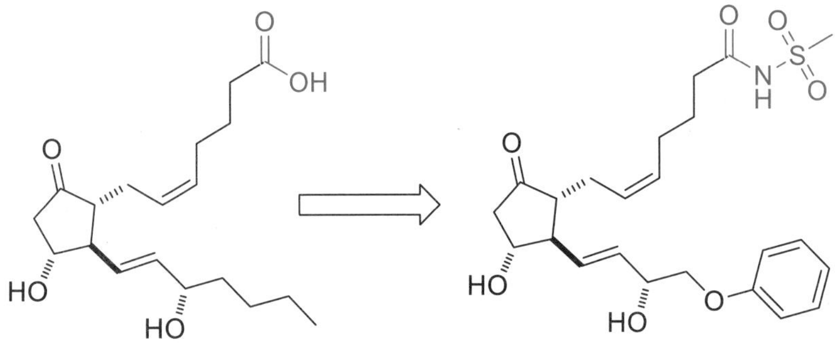

前列腺素E_2(**127**)

硫前列酮(**128**)

同样在 PGE_2 领域，带有羧基的药物 **129** 是有效的（K_i = 21 nmol/L）且为具有选择性的 EP3（在 EP1 ～ 4 中）配体，并有适当的功能活性（IC_{50} = 580 nmol/L）。用 *N*- 酰基磺酰胺基团取代羧基，分别得到化合物 **130** 和 **131**。*N*- 酰基甲磺酰胺 **130** 显示等价的结合亲和力，同时作为拮抗剂的活性降低。而在另一方面，*N*- 酰基苯磺酰胺 **131** 在结合亲和力测定中的效力比 **129** 高 40 倍，但功能活性较差，这可能是由于测定培养基中含有 1% 的牛血清白蛋白（BSA）使得药物与蛋白质结合而产生的结果。令人欣慰的是，对苯环修饰可同时提高结合亲和力和功能活性。因此，*N*-3,4- 二氟苯磺酰胺 **132** 和 *N*-（3- 氰基苯）磺酰基类似物 **133** 已被证明在结合亲和力/功能活性上比母体药物的效力分别高 256 倍和 480 倍。经过筛选得到

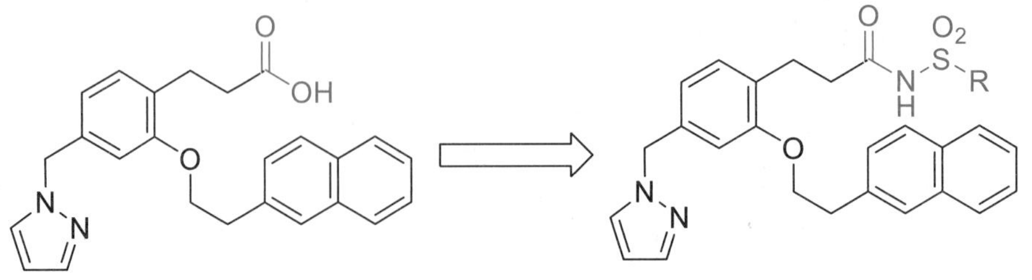

羧酸**129**, K_i(结合)=21 nmol/L
功能活性分析: IC_{50} = 580 nmol/L

酰基磺酰胺**130~133**

了最优的 EP3 选择性拮抗剂 *N*-3,4- 二氟苯磺酰胺类似物 **132**，在体内也显示出很好的效果，这表明该药物对妊娠大鼠中 PGE_2 引起的子宫收缩具有抑制作用[60]。

化合物	R 基团	结合活性 K_i/(nmol/L)	功能活性 IC_{50}/(nmol/L)
129	—	21	580
130	—CH_3	22	> 10000
131	—Ph	0.50	140
132	—3,4-diF-Ph	0.086	1.2
133	—3-CN-Ph	0.065	18

回到 B 淋巴细胞瘤-2 蛋白（Bcl-2）/B 淋巴细胞瘤-xL 蛋白（Bcl-xL）抑制剂上，化合物 **134** 可有效抑制肿瘤生长，但无法在体内完全代谢。用酰基磺酰胺代替 **134** 上的羧基可得到双酰基磺酰胺类药物 **135**，其效力大大提高。它对 B 淋巴细胞瘤-2 蛋白（Bcl-2）和 B 淋巴细胞瘤-xL 蛋白（Bcl-xL）的 K_i 值均小于 1 nmol/L，并在四种对有效性和特异性 B 淋巴细胞瘤 -2 蛋白（Bcl-2）/B 淋巴细胞瘤-xL 蛋白（Bcl-xL）抑制剂敏感的小细胞肺癌细胞系中抑制 IC_{50} 值为 1 ～ 2 nmol/L 的癌细胞生长。化合物 **135** 能够在人体耐受剂量的范围内，实现体内快速、完全和持久的肿瘤清除[61]。

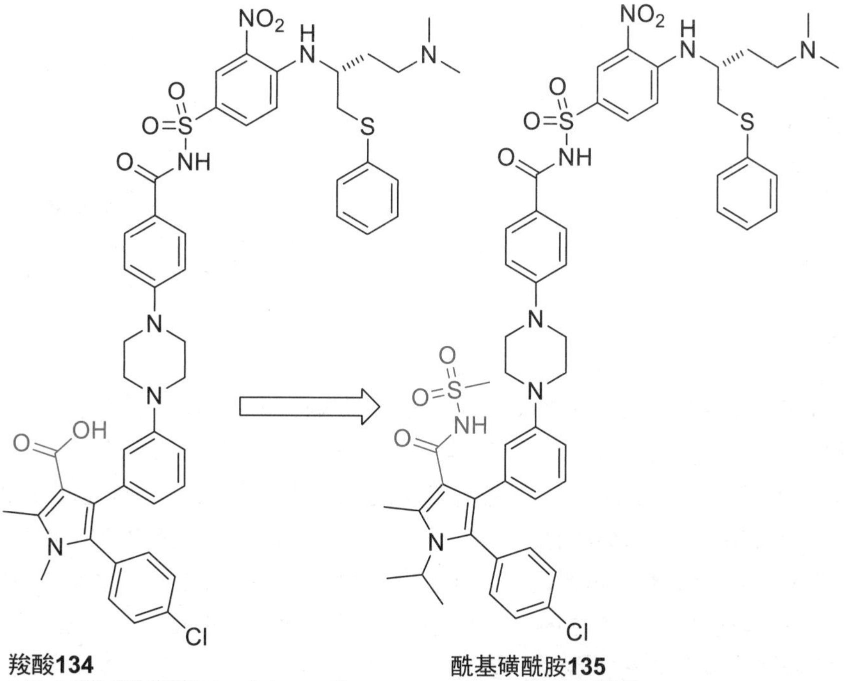

羧酸134
对Bcl-2的抑制常数K_i = 1.3 nmol/L
对Bcl-xL的抑制常数K_i = 6 nmol/L
在H146癌细胞系中IC_{50} = 61 nmol/L
适度抑制肿瘤生长

酰基磺酰胺135
对Bcl-2的抑制常数K_i < 1 nmol/L
对Bcl-xL的抑制常数K_i < 1 nmol/L
在H146癌细胞系中IC_{50} = 1nmol/L
完全抑制肿瘤生长

4.5.1.2　环状羧酸电子等排体

文献中已经报道过许多的环状羧酸电子等排体，其中一些重要的环状羧酸电子等排体将在本节进行总结回顾。

γ- 氨基丁酸（GABA）是哺乳动物中枢神经系统（CNS）中主要的抑制性神经递质之一。当大脑中的 γ- 氨基丁酸（GABA）水平降至阈值水平以下时，会有惊厥的症状产生。它的分子量小，并且是极性和亲水性分子，因此 γ- 氨基丁酸（GABA）本身只有在直接注射到大脑中时才能起作用，并且不会穿过血脑屏障（BBB）。

另一方面，γ- 氨基丁酸氨基转移酶（GABA-AT）已成为治疗多种神经系统疾病的靶标。西尔弗曼（Silverman）试图寻找更具亲脂性的 γ- 氨基丁酸（GABA）类似物作为 γ- 氨基丁酸氨基转移酶（GABA-AT）抑制剂，他发现 2,6-二氟苯酚十分符合这一标准。尽管无取代的苯酚 pK_a 为 9.8，但在两个氟原子接入侧链时 pK_a 会降至 7.1。此外，氟原子原子半径几乎与氢原子一样小，因此可以模拟羧酸的羰基氧。在最适 pH 值条件下即 pH 为 8.5 时，γ- 氨基丁酸（GABA）氨基转移酶 2,6- 二氟苯酚将完全电离，并可以模拟羧酸根离子的环境[62]。根据这一理论，Silverman 合成了对位类似物 **136** 和间位类似物 **137**。他发现这两种化合物都是 γ- 氨基丁酸（GABA）氨基转移酶的竞争性抑制剂，K_i 值分别为 6.3 μmol/L 和 11 μmol/L。其中更重要的是，它们的亲脂性增加了，有助于药物穿过血脑屏障[63]。

GABA
logD = −3.1
tPSA = 63.32
GABA-AT:
K_i = 2.5 μmol/L

136
pK_a = 6.52
log D = −1.7
tPSA = 46.25
GABA-AT:
K_i = 11 μmol/L

137
pK_a = 6.98
log D = −3.7
tPSA = 63.32
GABA-AT:
K_i = 6.3 μmol/L

2,6- 二氟苯酚作为羧酸的电子等排体在醛糖还原酶抑制剂领域应用也很成功，它可以作为治疗糖尿病的潜在药物。醛糖还原酶是多元醇代谢途径中的第一个酶，也是限速酶，在 NADPH 作为辅因子的条件下，它将葡萄糖还原为山梨糖醇。吡咯乙酸 **138** 的 IC_{50} 为 1.97 μmol/L，但有亲水性，log$P$ 值为 1.23。用 2,6- 二氟苯酚作为羧酸的电子等排体得到的药物 **139** 具有较强的亲脂性，log$P$ 值为 3.56。经过测试，其效力比母体羧酸类药物 **138** 约高 5 倍。有趣的是，对能量较低构象的观察发现，**139** 和 **138**（质心）芳香区域的几何中心与酚氧或羰基的距离非常接近，分别为 7.1 Å 和 7.2 Å[64]。

另外，使用 2,6- 二氟苯酚作为羧酸的电子等排体能得到新的化合物 **140**。**140** 除了具有与 **139** 相似的效力和亲脂性外，甲氧基取代还使得药物具有很高的选择性。经测试发现，化合物 **140** 抑制大鼠晶状体醛糖还原酶受体-2 比抑制大鼠肾脏醛糖还原酶受体-1 的选择性

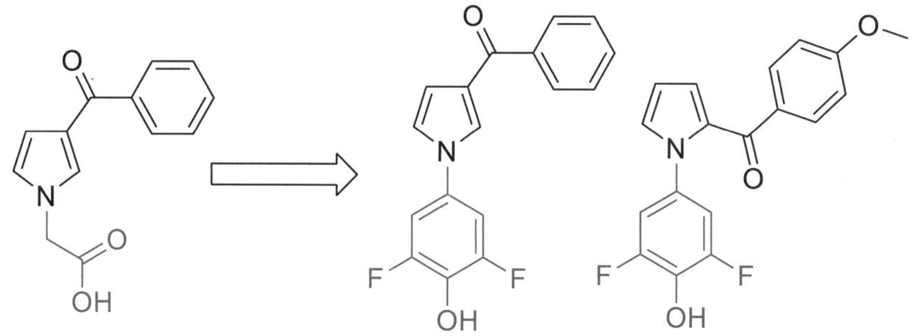

138
醛糖还原酶抑制
IC_{50} = 1.97 μmol/L　　396 nmol/L　　390 nmol/L
log*P* = 1.23　　3.56　　3.49

139　　140

高 72 倍[65]。

2,6- 二氟苯酚现如今已成为羧酸很常见的电子等排体替代物。

氧杂环丁烷已成为药物化学的支柱，对于家中常备镇痛药布洛芬而言，氧杂环丁烷-3-醇 **141** 和噻吩-3-醇，以及相应的亚砜和砜，都可以作为羧基的电子等排体替代物。布洛芬上的羧基在体内被电离成羧基负离子，这导致它在生物膜上的被动扩散较慢。与布洛芬形成鲜明对比的是，氧杂环丁烷-3-醇 **141** 和硫衍生物在生理 pH 值下大多是中性的，并且它们在平行人工膜透性分析（PAMPA）中具有更好的亲脂性和渗透性。鉴于氧杂环丁烷-3-醇 **141** 和硫衍生物具有相对较低的酸性和较高的通透性，因此在中枢神经系统药物设计中，当想用羧酸的电子等排体来提高候选药物的脑渗透性时，氧杂环丁烷-3-醇 **141** 和硫衍生物可能会派得上用场[66]。

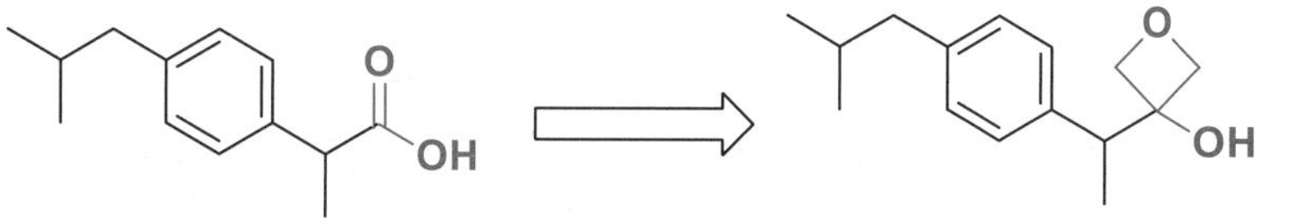

布洛芬　　氧杂环丁烷-3-醇141

四氮唑（pK_a=4.5 ～ 4.9）是羧基常见的电子等排体。2002 年，Herr 总结了 5- 取代 -1*H*-四氮唑作为羧基电子等排体在药物化学中的应用及合成方法[67]。四氮唑阴离子比相应的羧酸盐亲脂性高 10 倍，同时它们对许多生物代谢降解途径的耐受性更强，而羧酸盐易被代谢，尤其是Ⅱ相结合代谢。

在氯沙坦（Losartan，Cozaar®，**147**）出现之前，由于四氮唑是酸性电子等排体，它在药物应用上经常被回避。最初，羧酸类药物 **142** 作为一种非肽类血管紧张素Ⅱ受体拮抗剂，在体外表现出强大的生物活性，但口服后活性降至最低。例如用电子等排体取代后的异羟肟酸类药物 **143**、甲基异羟肟酸类药物 **144**、酰基磺酰胺类药物 **145** 和磺胺类药物 **146** 在口服后都被证明是无效的。特别是酰基磺酰胺类药物 **145** 在体外非常有效，IC_{50} 值为 83 nmol/L，但口服后体内活性很低。令人欣慰的是，四氮唑类药物 **147** 不仅在体外具有相当高的活性，而且口服后在体内也具有很高的活性[68]。值得注意的是，临床上用于治疗高血压的 AT_1 受体拮抗剂中就有 5 种药物含有四氮唑基团。这 5 种药物分别是缬沙坦（Valsartan，达乐®，

Diovan®)、厄贝沙坦（Irbesartan，安博维®，Avapro®）、坎地沙坦（Candesartan，Atacand®）、替米沙坦（Telmisartan，美卡素®，Micardis®）和奥美沙坦（Olmesartan，Benicar®）。

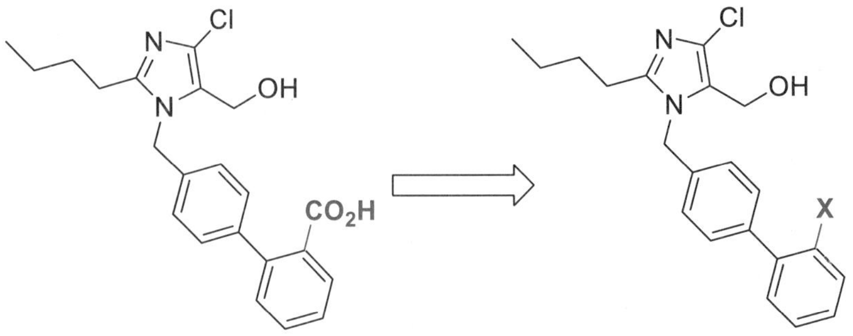

羧酸**142**　　　　电子等排体**143~147**

化合物	基团 X	pK_a	IC_{50}/（μmol/L）	静脉注射剂量	口服 /（mg/kg）
142	—CO_2H	5	0.23	3	11
143	—CONHOH	10.5	4.1	3	>30
144	—$CONHOCH_3$	10.9	2.9	10	无活性
145	—$CONHSO_2Ph$	8.4	0.14	>3	30
146	—$NHSO_2CF_3$	4.5	0.083	10	100
147	四氮唑基	5.5	0.019	0.80	0.59

氯贝特（Clofibrate）作为过氧化物酶体增殖物激活受体-α（PPARα）激动剂，是早期用于降低血浆胆固醇和甘油三酯水平的药物之一。但它是氯贝特的活性代谢物氯贝特酸（Clofibric Acid，**148**）的一种乙酯前药。研究人员制备了氯贝特酸（**148**）的电子等排体取代产物四氮唑类药物 **149**，发现 **149** 抑制 11*β*-羟基类固醇脱氢酶 1（11*β*-HSD1）的有效性是氯贝特酸（**148**）的 2.5 倍。研究发现 11*β*-羟基类固醇脱氢酶 1（11*β*-HSD1）抑制剂可通过减少皮质醇的生成量来降低糖尿病患者的血糖和血清水平 [69]。

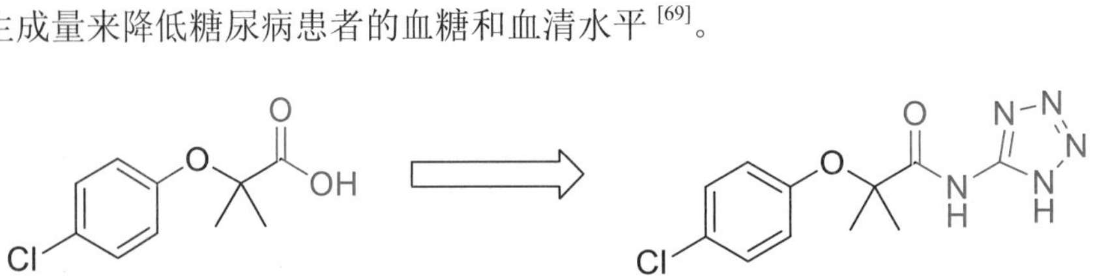

氯贝特酸(**148**)　　　　四氮唑**149**

福泰（Vertex）制药公司的化学家研究了候选药物 VX787（**150**）羧酸的几种电子等排体。他们将化合物 **150** ～ **158** 在两种细胞分析中进行试验，分别是表型细胞生成分析（CPE）和支链 DNA 分析（bDNA）[70]。

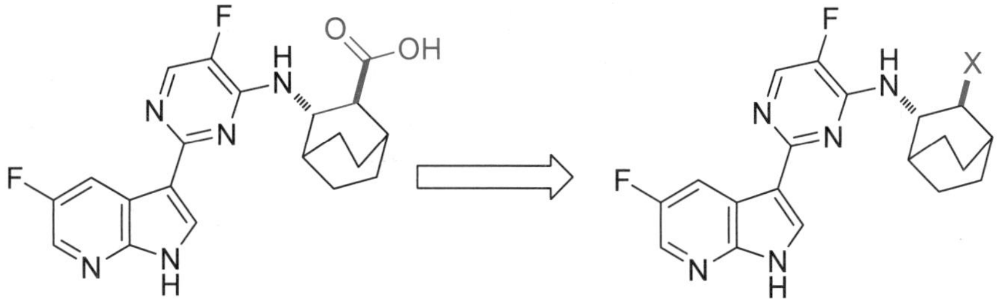

VX-787 (**150**)

电子等排体(**151~158**)

化合物	基团 X	pK_a	表型细胞生成分析 IC_{50}/(nmol/L)	支链 DNA 分析 EC_{99}/（nmol/L）	配体亲脂性效率 (LLE)①
150	—CO_2H	4.7	2	11	5.6
151	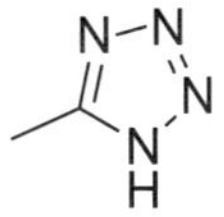 N N N N H	6.0	25	180	4.5
152	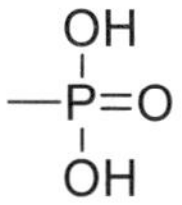 OH —P=O OH	2.4	91	290	6.7
153	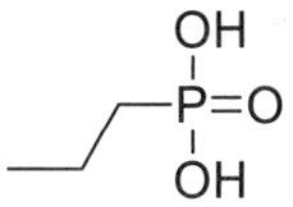 OH P=O OH	2.5	200	2100	5.4
154	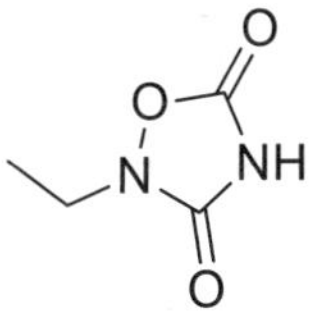 O O N NH O	5.2	48	210	4.0
155	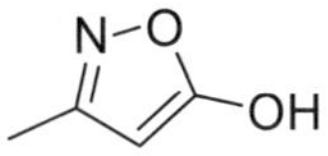 N O OH	4.7	72	62	5.3
156	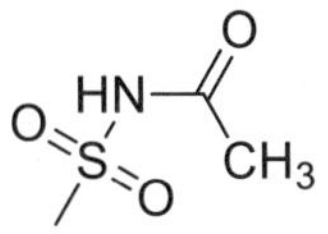 O HN O S O CH_3	5.5	19	160	5.9
157	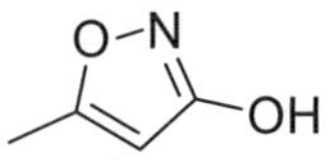 O N OH	4.8	1	33	4.7
158	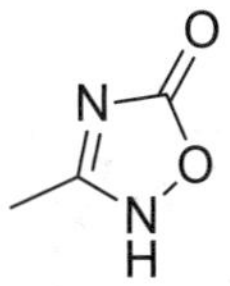 O N O N H	7.3	ND	140	3.9

① LLE=pEC_{50}(bDNA)–Clog*P*。

如示例 **154**、**155**、**157** 和 **158** 所示，许多五元杂环都是羧基有用的电子等排体。羧基的电子等排体除上述的四氮唑类外，还可分为以下四类：第Ⅰ类，异噁唑（X=O）和异噻唑

(X=S)；第Ⅱ类，噁唑烷二酮（X=O）与噻唑烷二酮类（X=S）；第Ⅲ类，5-氧代-1,2,4-噁二唑（X=O，Y=O）、5-氧代-1,2,4-噻二唑（X=S，Y=O）、5-硫代-1,2,4-噁二唑（X=O，Y=S）；第Ⅳ类，特特拉姆酸（X=NH）、季酮酸（X=O）和环戊烷-1,3-二酮（X=CH_2）。关于第Ⅰ～Ⅲ类，含硫的电子等排体是已知的警示结构，可能与药物的安全问题有关[56]。

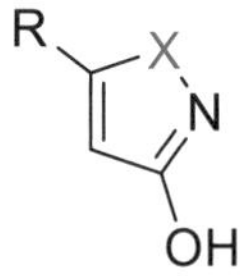

第Ⅰ类

异噁唑(X = O)
异噻唑(X = S)

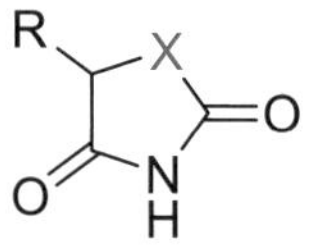

第Ⅱ类

噁唑烷二酮(X=O)
噻唑烷二酮类(X=S)

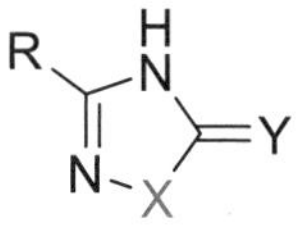

第Ⅲ类

5-氧代-1,2,4-噁二唑(X=O, Y=O)
5-氧代-1,2,4-噻二唑(X=S, Y=O)
5-硫代-1,2,4-噁二唑(X=O, Y=S)

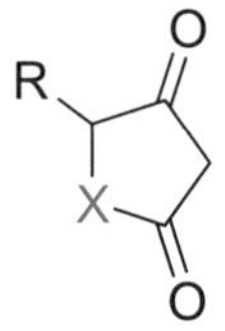

第Ⅳ类

特特拉姆酸(X=NH)
季酮酸(X=O)
环戊烷-1,3-二酮(X=CH_2)

3-羟基异噁唑环（第Ⅰ类）的酸性与羧酸的酸性相当，是较早用于取代羧酸的电子等排体之一。例如，通过 *γ*-氨基丁酸（GABA）上羧基的电子等排体取代能得到构象上更受限制的激动剂 4,5,6,7-四氢异噁唑[5,4-*c*]吡啶-3-醇（4,5,6,7-四氢异噁唑呤，THIP，加波沙多，Gaboxadol，**159**）。作为 *γ*-氨基丁酸（GABA）激动剂，THIP（**159**）的 pK_a 为 4.4，与 GABA（pK_a=4.23）接近。同时它还具有穿透血脑屏障（BBB）的能力，在体内也很稳定[71]。Lundbeck 首次将加波沙多（**159**）作为治疗失眠的潜在药物，并且应用于临床。但受到安全性和有效性的双重影响，最后中止了临床试验。

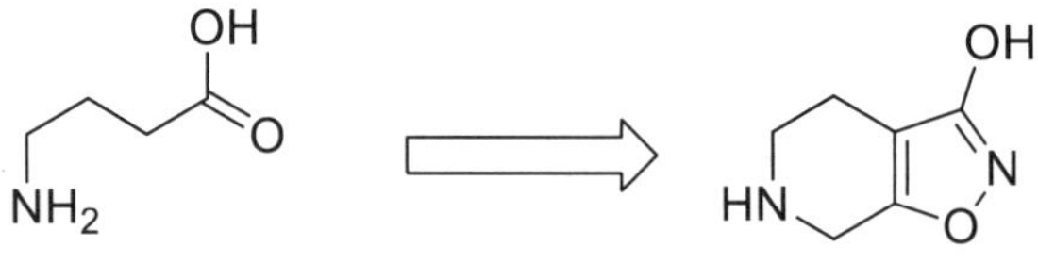

GABA　　　　THIP (**159**)

关于第Ⅱ、Ⅲ和Ⅳ类，其样本的构效关系如下表所示，这些数据均由 Huryn、Ballatore 及其同事实验所得[72]。

化合物	在磷酸盐水溶液中的动力学溶解度 / (μmol/L)	$\log D_{7.4}$	平行人工膜透性分析 /(cm/s)	pK_a	血浆蛋白结合率 f_u/%
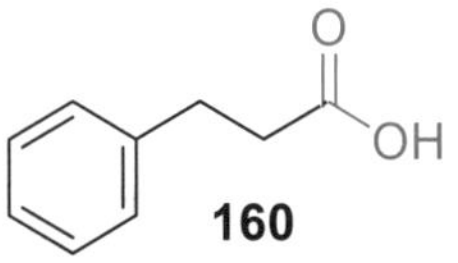 **160**	110.69	−0.49	1.66×10^{-6}	4.64	9.5

续表

化合物	在磷酸盐水溶液中的动力学溶解度 / (μmol/L)	log $D_{7.4}$	平行人工膜透性分析 /(cm/s)	pK_a	血浆蛋白结合率 f_u/%
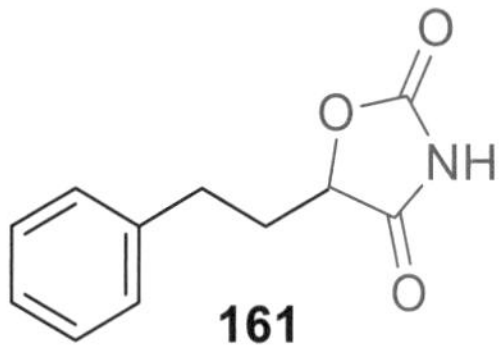 161	≥ 200	−0.16	2.46×10^{-6}	6.63	14
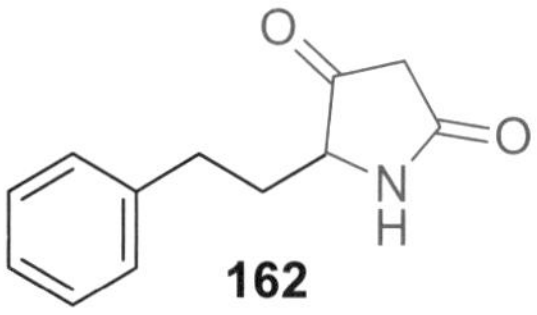 162	≥ 200	−0.35	2.50×10^{-6}	6.08	ND
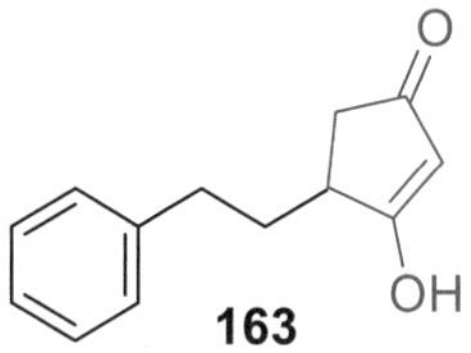 163	194.93	−0.70	2.12×10^{-6}	4.01	7.96

在四氮唑和三氟甲基磺酰胺作为羧酸电子等排体的背景下，研究人员发现方酸 **165** 的 pK_a 值约为 0.37，也可以作为羧酸 **164** 的电子等排体，同样是血管紧张素Ⅱ拮抗剂。在生化活性方面，**165** 虽然没有四氮唑衍生物有效，却是酸性同类化合物活性的大约 10 倍以上。经口服给药后，方酸 **165** 在 Goldblatt 高血压大鼠体内表现出活性。尽管其效果不如四氮唑类似物，但仍显示出持久的疗效 [73]。

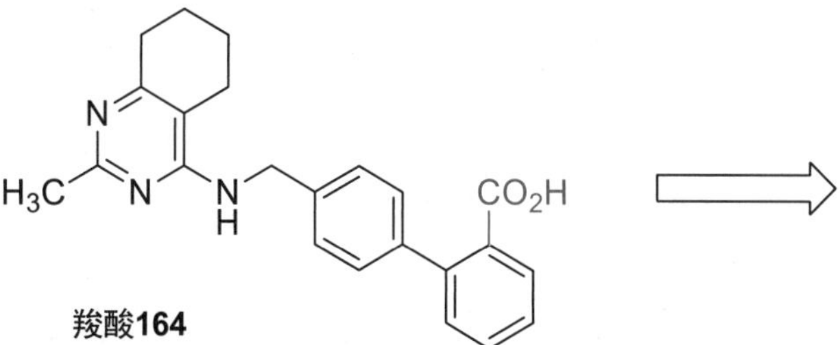

羧酸164
AT_1 IC_{50} = 275 nmol/L

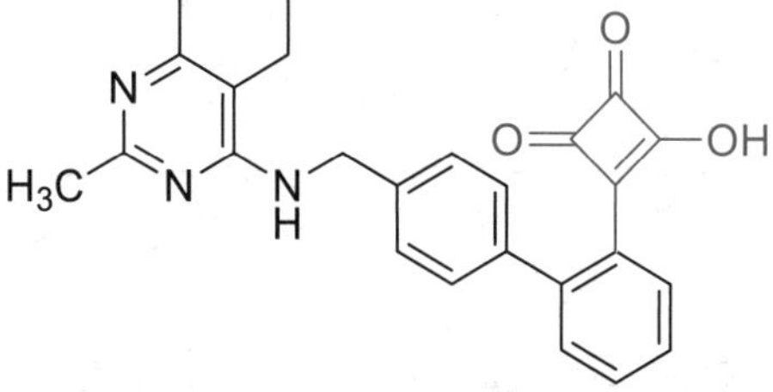

方酸165
AT_1 IC_{50} = 275 nmol/L

4.5.2 异羟肟酸

三种含异羟肟酸的药物 **166** ～ **168** 已经被 FDA 批准上市。这三种药物都是治疗皮肤 T 细胞淋巴瘤（CTCL）和外周 T 细胞淋巴瘤（PTCL）的组蛋白脱乙酰酶（HDAC）抑制剂[74]。

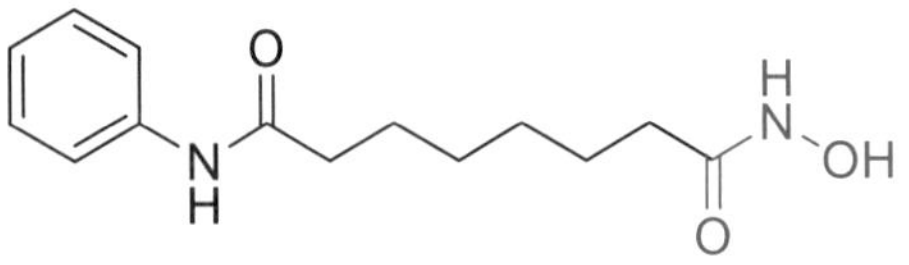

伏林司他(SAHA, Zolinza®,**166**)
默克, 2006
HDAC抑制剂

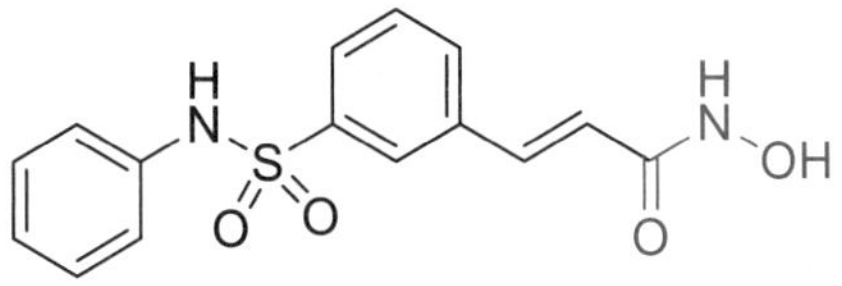

贝利司他(Beleodaq®, **167**)
TopoTarget, 2014
HDAC抑制剂

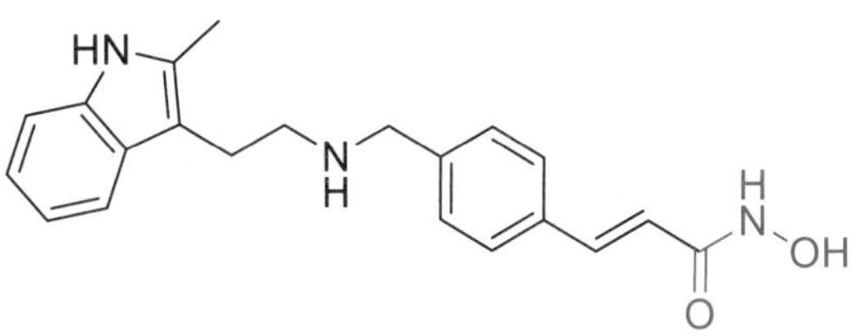

帕比司他(Farydak®, **168**)
诺华(Novartis), 2015
HDAC抑制剂

不足的是，这三种药物治疗指数（TIs）都很低，即这些药物的治疗剂量与中毒剂量相近，这与异羟肟酸的功能性有内在联系。如下图所示，异羟肟酸除了水解成相应的羧酸外，在生理条件下异羟肟酸的另一个主要代谢途径是硫酸化或乙酰化，然后进行洛森重排（Lossen rearrangement）从而得到异氰酸酯中间体。在学习有机化学时我们知道异氰酸酯极易与亲核试剂反应从而形成共价键，这也许就是异羟肟酸药物的毒性与其低治疗指数（TIs）有关的原因。

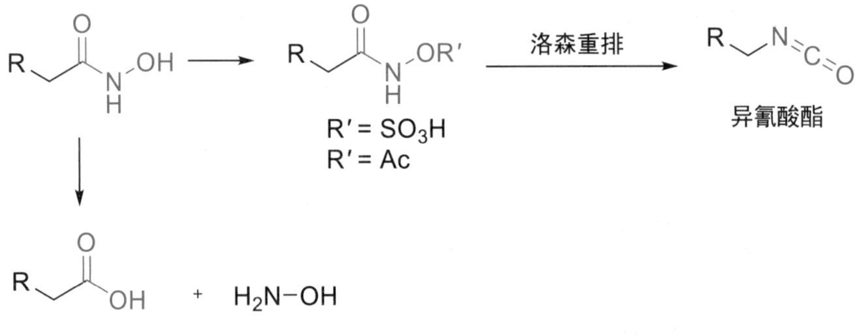

洛森重排

R′ = SO_3H
R′ = Ac

异氰酸酯

$H_2N{-}OH$

肿瘤坏死因子-α（TNF-α）转化酶（TACE）是一种膜结合型锌金属蛋白酶。与许多基质金属蛋白酶（MMP）抑制剂一样，最初的 TACE 抑制剂是异羟肟酸配体，如异羟肟酸、“翻转”异羟肟酸和 *N*-羟基脲。

羟肟酸锌配体

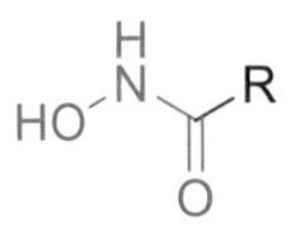

异羟肟酸 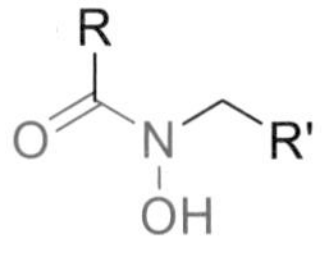　　“翻转”异羟肟酸 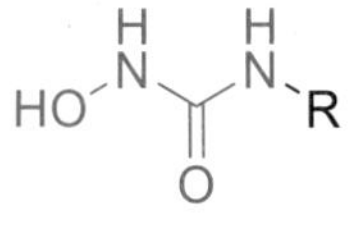　　*N*-羟基脲

为了避免与异羟肟酸有关的不良药代动力学反应和代谢反应，许多非异羟肟酸锌结合基团被用作锌金属蛋白酶抑制剂。其中包括噻二唑类、膦酸盐类、硫醇类、硝基嘧啶类、6*H*-1,3,4-噻二嗪类、羧酸盐类、巴比妥类和罗丹宁类［关于罗丹宁类，参阅第 5.5 节关于泛筛选干扰化合物（PAINS）的内容］。

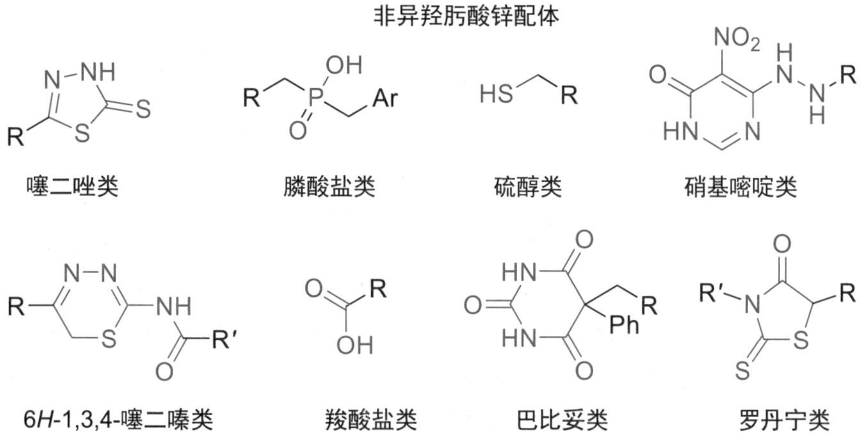

百时美施贵宝公司的 Sheppeck 等试图寻找更多类药性的非异羟肟酸锌结合基团。以异羟肟酸 IK682（**169**）为对照品，他们发现乙内酰脲 **170**、三唑酮 **171** 和咪唑酮 **172** 等具有 P'_1 固定片段的药物显示出良好的肿瘤坏死因子-α（TNF-α）转化酶（TACE）抑制活性。他们认为杂环电子等排体 **170** ～ **172** 相对较低的效力将弥补异羟肟酸基团（如 **169**）具有毒性这一缺点[75]。

IK682 (**169**)
pTACE IC_{50} = 1 nmol/L

乙内酰脲**170**
pTACE IC_{50} = 14 nmol/L

三唑酮**171**
pTACE IC_{50} = 34 nmol/L

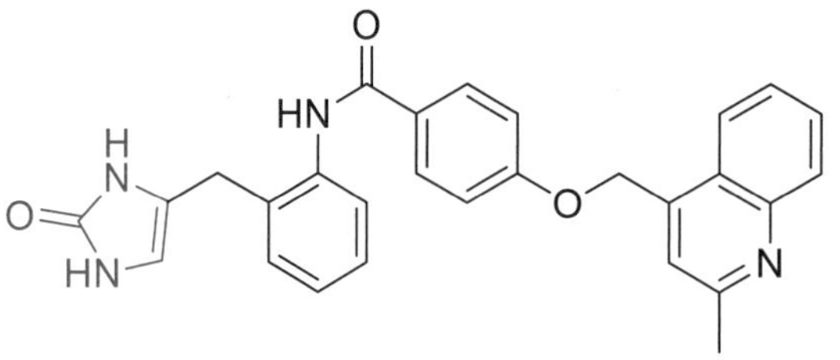

咪唑酮**172**
pTACE IC_{50} = 9 nmol/L

众所周知，塞来昔布（西乐葆®，**173**）是一种环氧合酶-2（COX-2）抑制剂。事实上，它是目前市场上唯一的环氧合酶-2（COX-2）抑制剂。据推测，环氧合酶-2（COX-2）和5-脂氧合酶（5-LOX）双重抑制剂可提高疗效，因为这两种加氧酶都与花生四烯酸途径有关。加入强螯合双齿配体异羟肟酸将得到异羟肟酸类药物**174**，经测试它是环氧合酶-2（COX-2）/5-脂氧合酶（5-LOX）双重抑制剂。为了解决异羟肟酸带来的缺点，在**175**的结构式中合成了作为环异羟肟酸模拟物的$CONCHF_2$片段[76]。虽然两个氟原子周围会有大量的负电荷积累，但在脂肪族中氟原子很少充当氢键受体，这可能与它的高电负性和低可极化性有关。CHF_2基团能与酶上的正电荷区域相互作用，这可能有助于增强环氧合酶-2（COX-2）和/或5-脂氧合酶（5-LOX）的亲和力与竞争性可逆抑制。

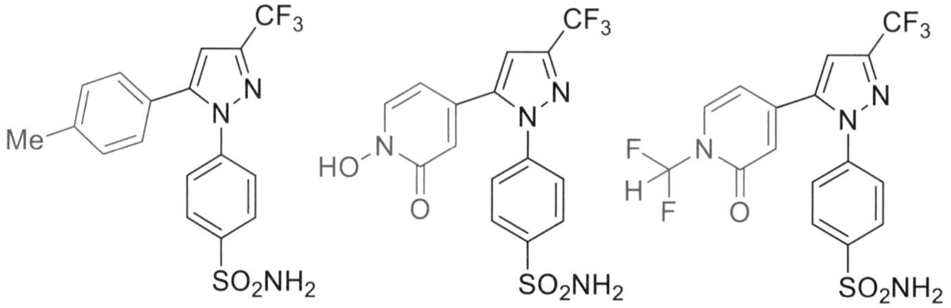

塞来昔布(西乐葆®, **173**)		异羟肟酸**174**	二氟甲基衍生物**175**
COX-1, IC_{50}/(μmol/L)	7.7	10.2	13.1
COX-2, IC_{50}/(μmol/L)	0.12	7.5	0.69
5-LOX, IC_{50}/(μmol/L)	NA	4.9	5.0
ED_{50}/(mg/kg)	10.8	99.8	22.7

所制备的二氟甲基衍生物**175**在卡拉胶诱导的大鼠足爪水肿模型中表现出体内消炎活性，ED_{50}为22.7 mg/kg。与ED_{50}为10.8 mg/kg的塞来昔布（**173**）相比效果更好。与异羟肟酸**174**相比，二氟甲基衍生物**175**可能具有更好的药代动力学特性[76]。

4.5.3 酯和酰胺

药物化学中存在许多酰胺和酯的电子等排体。下面列出了一些具有代表性的酰胺和酯的生物电子等排体[77，78]。

这可能在很多人意料之外，但“翻转”酰胺（retroamide）确实可以作为酰胺可行的生物电子等排体。这个方法最成功的例子可能就是阿替洛尔（Atenolol，**177**）的应用。ICI研发的β肾上腺素受体拮抗剂（β受体阻断剂）普拉洛尔（Practolol，**176**）受到包括皮肤损伤和泪腺纤维化在内的特殊毒性的困扰[79，80]。

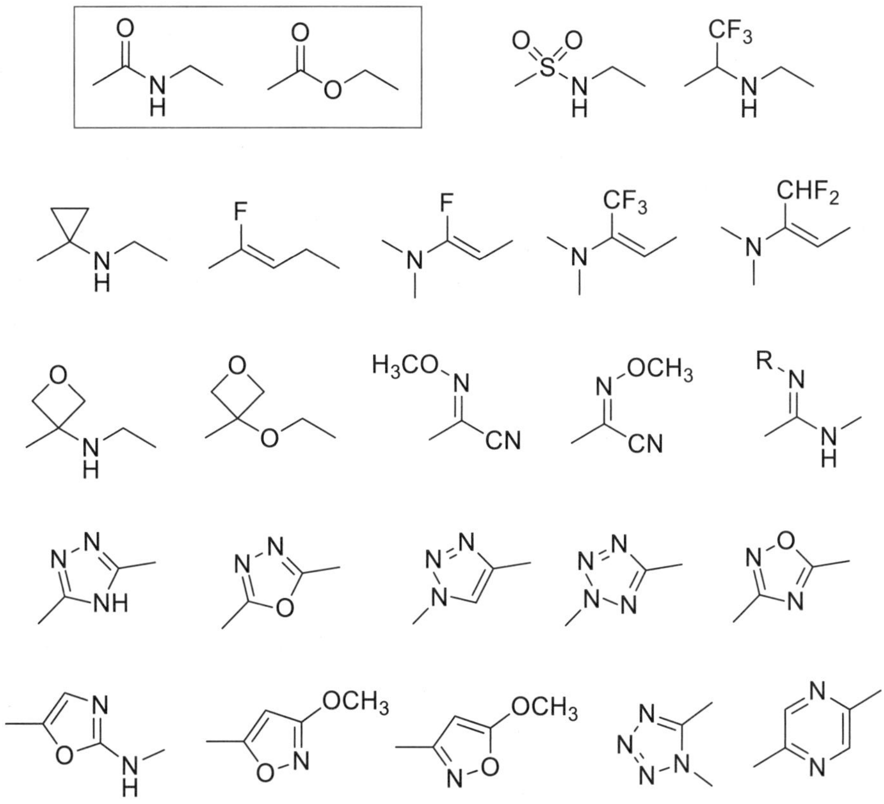

^{13}C 标记的普拉洛尔（**176**）能与组织蛋白不可逆地结合，人们推测这种情况可能是由代谢引起的 [81]。其酰替苯胺苯酚醚部分易被氧化为相应的醌-亚胺反应性代谢产物，这样就很容易被组织蛋白上的亲核物质捕捉。将普拉洛尔（**176**）上的酰替苯胺官能团简单地替换成“翻转”酰胺基团就可以得到阿替洛尔（**177**），**177** 可以显著降低其毒性水平。阿替洛尔（**177**）问世三十年，现已被广泛使用，并且它是一种非常安全的治疗高血压的心血管药物。

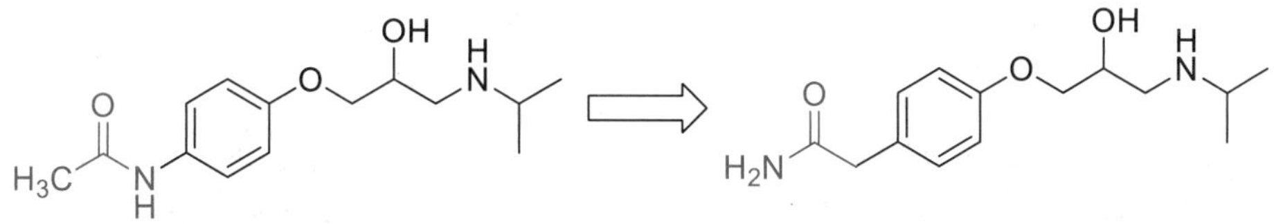

普拉洛尔(**176**)　　阿替洛尔(**177**)

由于氧杂环丁烷是亲脂性和中性的，所以氨基氧杂环丁烷 **179** 可以作为酰胺 **178** 更具亲脂性的生物电子等排体 [82]，更重要的是，与其他容易被肽酶水解的肽键不同，氨基氧杂环丁烷能不被肽酶水解。至今为止，这类新的伪二肽仍然保留着相同的氢键供体 / 受体模式。

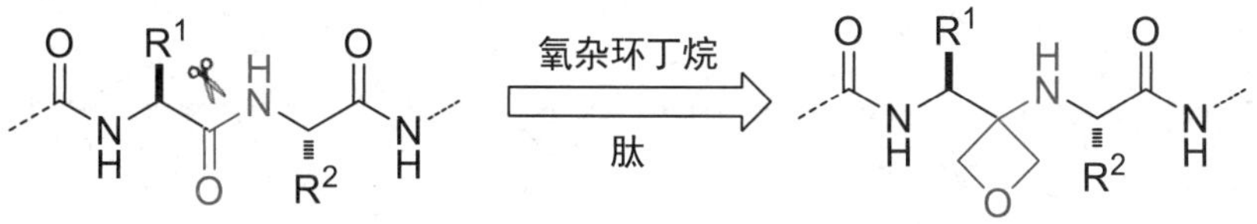

氧杂环丁烷

肽

肽(**178**)　　氨基氧杂环丁烷(**179**)

另一方面，三氟乙胺在组织蛋白酶K抑制剂领域是酰胺成功的生物电子等排体，组织蛋白酶K抑制剂可以治疗骨质疏松症[83-85]。化合物L-006235（**180**）具有良好的生物利用度，但由于其溶酶体的固有特性，相对于组织蛋白酶B、L和S而言，它对组织蛋白酶K选择性更差。用三氟乙胺替代酰胺可以得到化合物L-873724（**181**），它的快速清除是由CYP450氧化了叔丁基和氰基的α-亚甲基引起的，因此其选择性好，但生物利用度低。另外，在**181**结构的基础上引入氟原子和环丙基得到了奥达卡替（Odanacatib，**182**）。令人遗憾的是，由于在第三阶段试验中发现脑卒中的人数增加，默克公司在2016年停止该药物的生产。

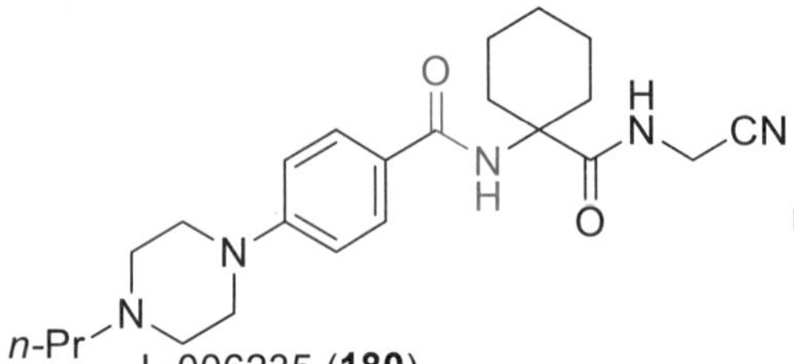

L-006235 (**180**)

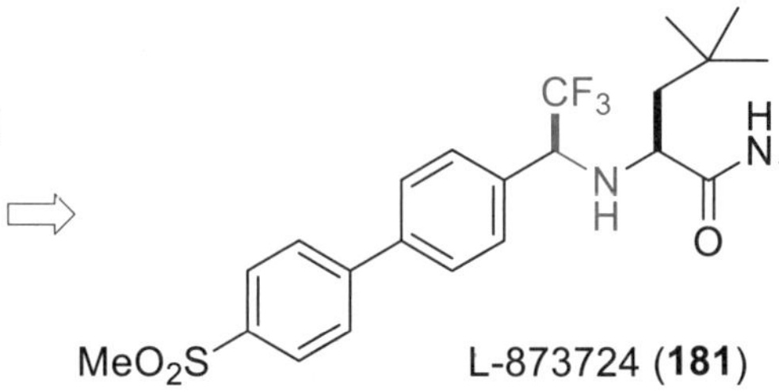

L-873724 (**181**)

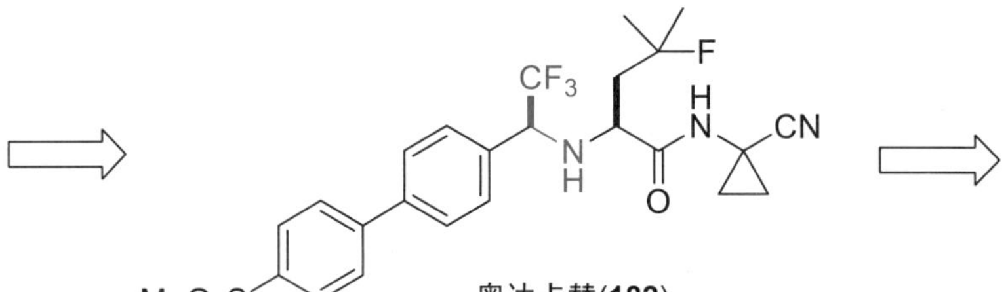

奥达卡替(**182**)

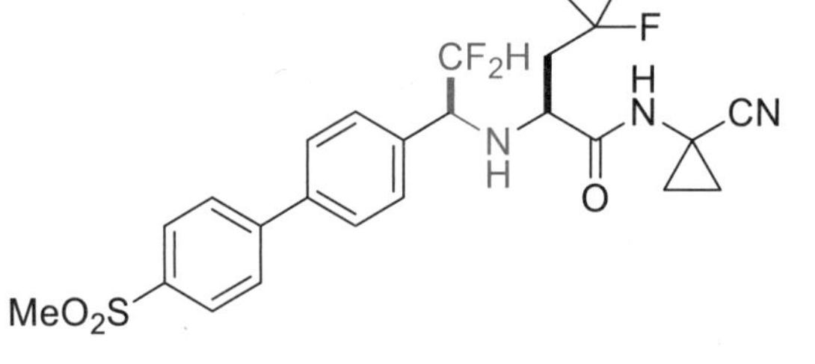

二氟甲基类似物(**183**)

根据类似的思路，研究人员发现二氟亚甲基酮也可以作为酰胺的电子等排体[86]。例如，多肽**184**是易切割酰胺键蛋白水解酶的底物。用二氟亚甲基酮取代酰胺键产生了许多有效的过渡态抑制剂（过渡态模拟物）。二氟亚甲基酮在离去基团一侧占据额外结合位点的这一特性使得药物在亲和力和选择性方面表现出优势。二氟亚甲基酮反式酰胺**185**是可以使蛋白水解酶失活的E型抑制剂。

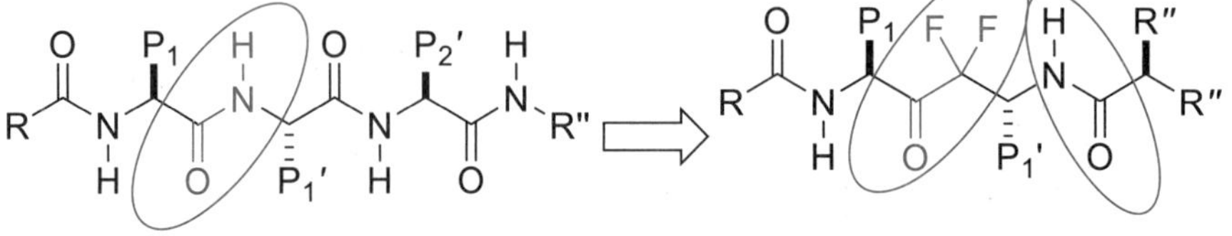

底物**184**

二氟亚甲基酮“翻转”酰胺**185**
E型抑制剂

杂环可能是酰胺最常用并且最有成效的电子等排体。例如，用三氮唑取代酰胺成功地得到了一种能抑制沙眼衣原体感染的抑制剂[87]。最初，噻唑啉-2-吡啶酮酰胺 **186** 可以在不影响宿主细胞或共生菌活性的情况下降低沙眼衣原体的感染性（EC_{50}≈60 nmol/L）。为了取代 **186** 上的可水解酰胺键，我们进行了广泛的构效关系（SAR）研究，以评估包括磺胺和许多五元杂环在内的生物电子等排体的可行性。所研究的杂环包括咪唑、噁唑、噻唑、噁二唑和所有四种可能的三氮唑。研究人员发现三氮唑类药物 **187** 的疗效提高了 5 倍，得到了一种高效的基于 1,2,3- 三氮唑的传染性抑制剂（EC_{50}≈13 nmol/L）并可以预防感染。与原来的酰胺键相比，三氮唑类化合物更不易水解。此外，同样用 1,2,3-三氮唑取代酰胺键（IC_{50} = 6.0 μmol/L）成功地得到了低纳摩尔级 HIV-1 病毒感染因子（Vif）拮抗剂[88]。然而，相应的噁二唑类似物的 IC_{50} 只有 6.8 μmol/L。

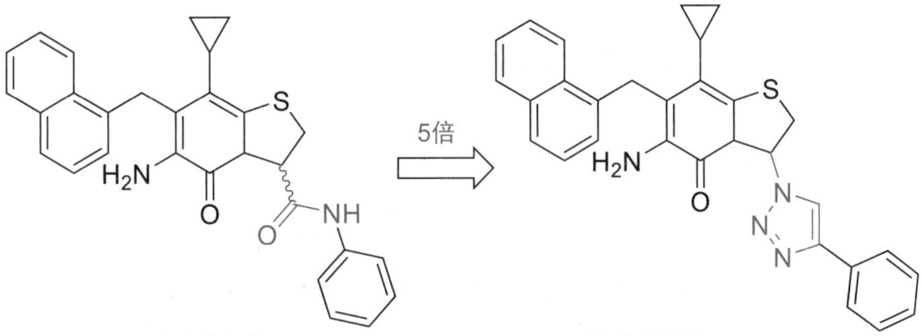

5倍

沙眼衣原体
186, EC_{50} ≈ 60 nmol/L

沙眼衣原体
187, EC_{50} ≈ 13 nmol/L

与先前报道的化合物相比，过氧化物酶体增殖物激活受体-δ（PPARδ）调节剂 **188** 是一种高效、高选择性药物，具有显著的药代动力学特性。对 **188** 与过氧化物酶体增殖物激活受体-δ（PPARδ）配体结合域（LBD）的 X 射线晶体结构进行了详细研究，发现其羰基和 *N*-甲基形成热力学上不稳定的顺式关系。因此，我们有理由相信，“锁定的顺式酰胺”构象会有助于药物与过氧化物酶体增殖物激活受体-δ（PPARδ）的结合。为此，制备了噻唑、吡唑、异噁唑、三氮唑等 7 种五元杂环类化合物来替代酰胺类化合物。经测试发现其中之一的咪唑 **189** 对 PPARδ 活化的选择性均是对过氧化物酶体增殖物激活受体-α（PPARα) 和过氧化物酶体增殖物激活受体-γ（PPARγ）选择性的 10000 倍。咪唑 **189** 对其他核受体和 CYP450 酶也

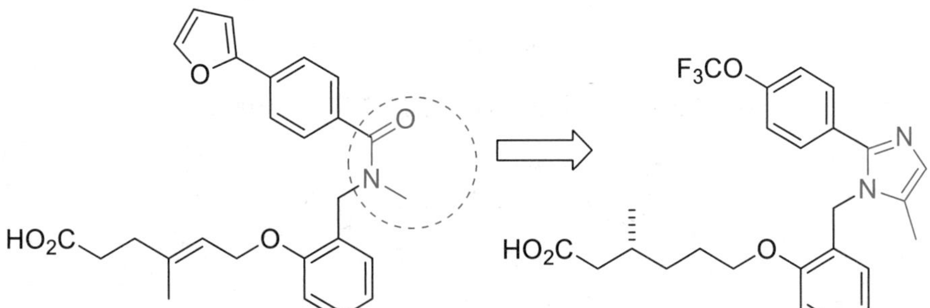

酰胺**188**
在蛋白结合X射线中是顺式构像
PPARδ EC_{50} = 37 nmol/L
PPARα EC_{50} = 6100 nmol/L

咪唑**189**
PPARδ EC_{50} = 0.4 nmol/L
PPARα EC_{50} = 6900 nmol/L
良好的口服生物利用度

具有选择性。此外，由于它有良好的药代动力学特性，因此进一步研究表明它可能会成为治疗杜兴氏肌肉营养不良症的潜在药物[89]。

对于酰替苯胺类化合物，发现将某些构象灵活的酰胺键替换为刚性的“锁定”杂环是有利的。例如整合素 $\alpha_4\beta_1$ 迟现抗原-4（VLA-4）拮抗剂 **190** 有药效，但吸收效果不好（F = 0.7%）。推测其生物利用度低的原因可能是由酰替苯胺键的亲水性引起的[90]。苯并噁唑及苯并咪唑衍生物具有良好的效力，通过分子结构中固定的氢键受体来模拟酰胺键的氧。当 **190** 结构中的氢键供体（N—H）被噁唑环取代时，就形成了最有成效的分子结构即噁唑类药物 **191**，经测试 **191** 为一种有效的、具有特异性的、生物利用度高的迟现抗原-4（VLA-4）拮抗剂（F=17%）。

对于酯类药物而言，它们很容易被酯酶水解。因此，经常会用相应的酰胺基团取代酯基。

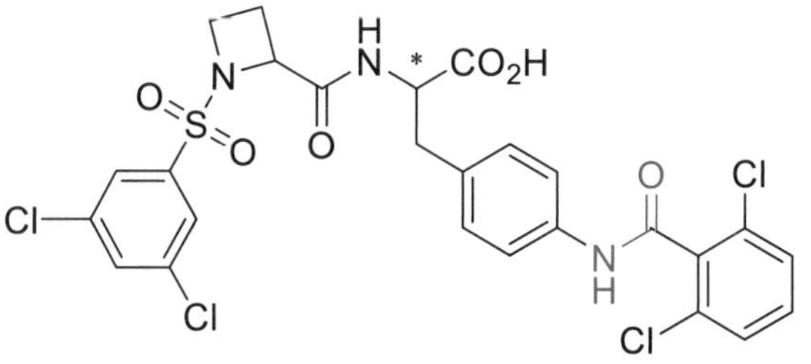

酰替苯胺(**190**), 较差的口服生物利用度(F = 0.7%)

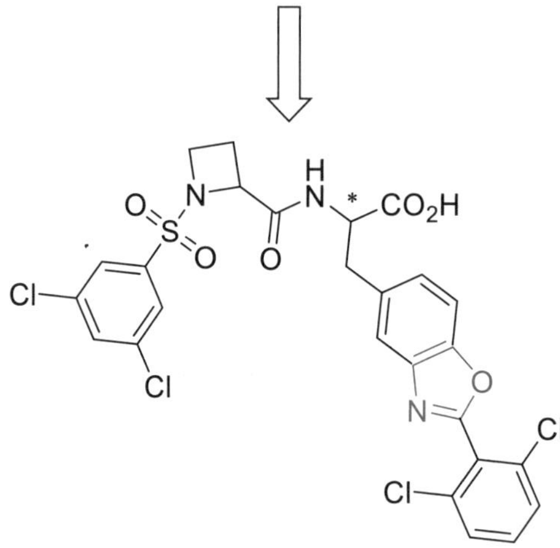

苯并噁唑(**191**, F = 17%)

同样，实验表明杂环[91]也可以作为酯基有效的生物电子等排体。

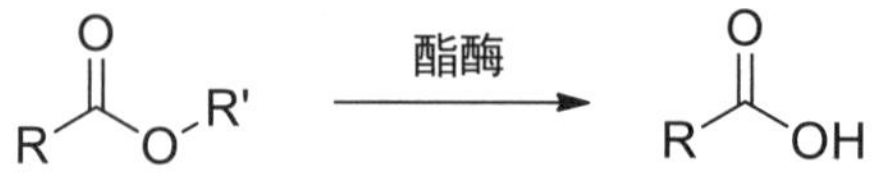

酯酶

酯基有效的生物电子等排体:

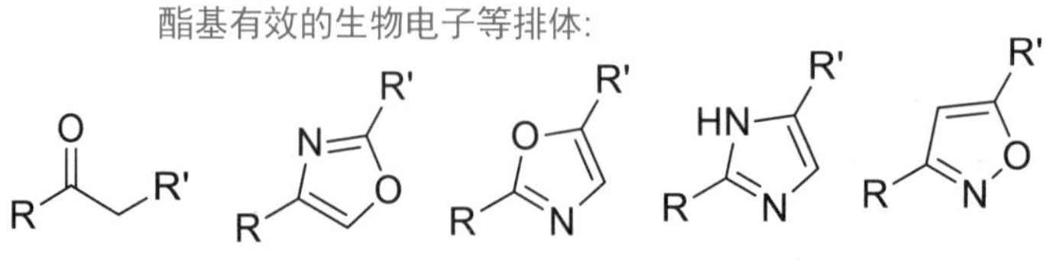

1,4-苯并二氮䓬酯 **192** 是一种新型的 γ- 氨基丁酸 A 型（$GABA_A$）受体配体。虽然它具有类似抗焦虑的作用，并且减轻了镇静/共济失调的症状，但即使在 30 mg/kg 的剂量下，其效果也不明显。令人欣慰的是，从一系列 6 种生物电子等排体中发现了 1,3- 噁唑类似物 **193**，与化合物 **192** 相比，即使在 10 mg/kg 的剂量下，其药代动力学和药效学特性也有明显的改善[92]。

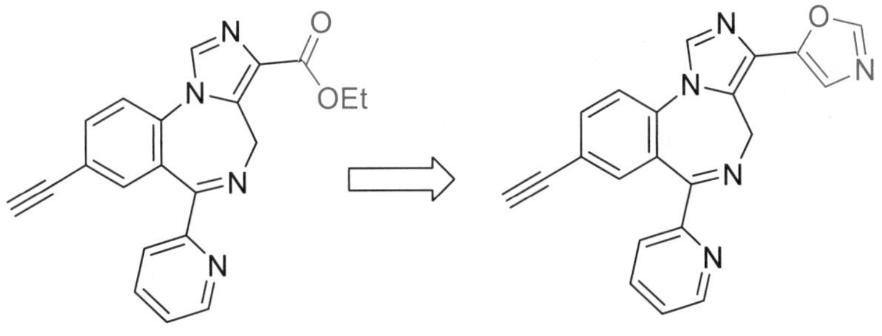

酯**192**

噁唑酯电子等排体**193**

4.5.4 脲类、胍类和脒类

脲类药物本身并没有什么问题，因为相当多的 FDA 批准的药物结构中确实含有脲的片段结构。例如索拉非尼（Sorafenib，多吉美®，Nexavar®，**194**）、瑞戈非尼（Regorafenib，拜万戈®，Stivarga®，**195**）和仑伐替尼（Lenvatinib，乐卫玛®，Lenvima®，**196**），这三种激酶抑制剂都是靶向抗癌药物。

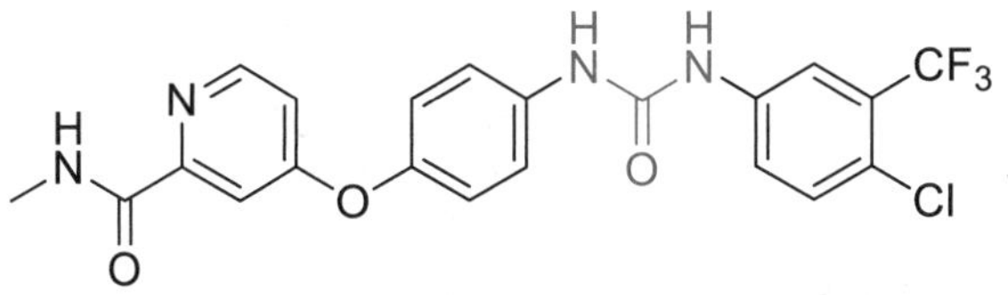

索拉非尼(多吉美®, **194**)
拜耳(Bayer)/奥尼克斯(Onyx), 2007
PDGF和VEGF抑制剂

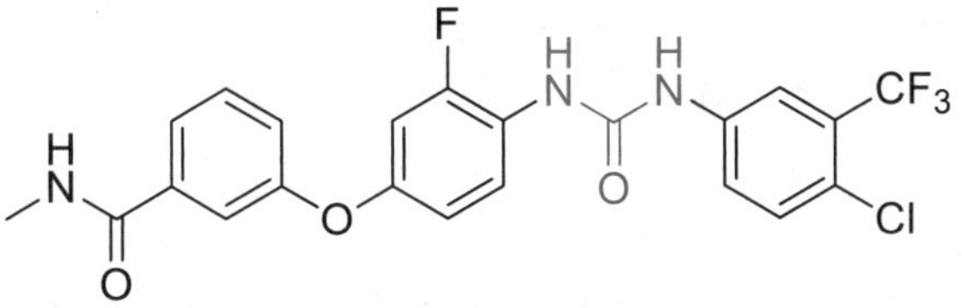

瑞戈非尼(拜万戈®, **195**)
拜耳(Bayer), 2012
VEGFR/TIE2抑制剂

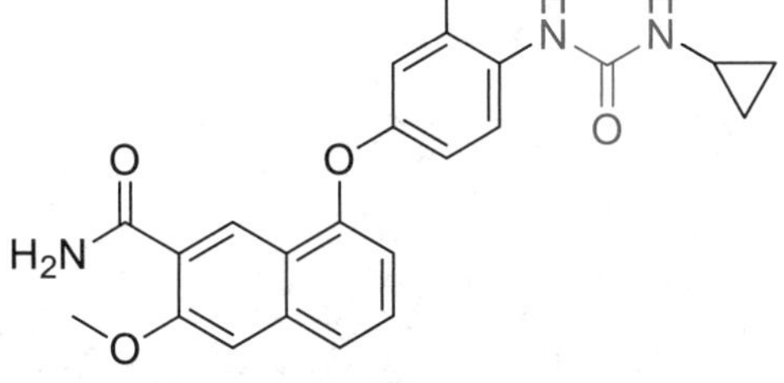

仑伐替尼(乐卫玛®, **196**)
卫材(Eisai), 2015
VEGFR和FGFR抑制剂

脲类化合物既可以作为氢键的供体，也可以作为氢键的受体，从而形成多个氢键。氢键多不仅能解决药物水溶性较差的缺点，同时还能弥补其他缺陷。因此，脲电子等排体常常可以用来改变药物的药效和理化性质。

胍基的 pK_a 为 13，由于碱性太强，不能穿过细胞膜，因此口服生物利用度很低。硫脲理论上是胍类第一个电子等排体。为了选择合适的组胺-2 选择性拮抗剂来治疗溃疡，Smith-Kline French 制药公司的化学家研发了胍基组胺（**197**），它可以被认为是脲类的电子等排体。为了降低药物的碱性，又制备了硫脲电子等排体药物布立马胺（Burimamide，**198**），但是发现硫脲 **198** 无生物利用度。

当咪唑部分连有甲基时得到的甲硫米特（Metiamide，**199**）具有生物利用度，尽管它的药效是布立马胺（**198**）的 10 倍，但研究发现它会引起粒细胞缺乏症。粒细胞缺乏症是一种危险的抑制骨髓中抗感染白细胞生成的疾病，常常与硫脲结构有关。这就是硫脲被认为是警示结构的原因。幸运的是，Smith-Kline French 制药公司用氰基胍作为硫脲的电子等排体最终成功研发了西咪替丁（泰胃美®，**200**），从而消除硫脲引起的粒细胞缺乏症。西咪替丁也成为轰动一时的药物[93]。

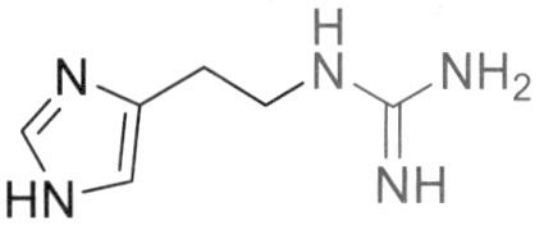

胍基组胺(**197**)
pK_a = 13, 强碱性

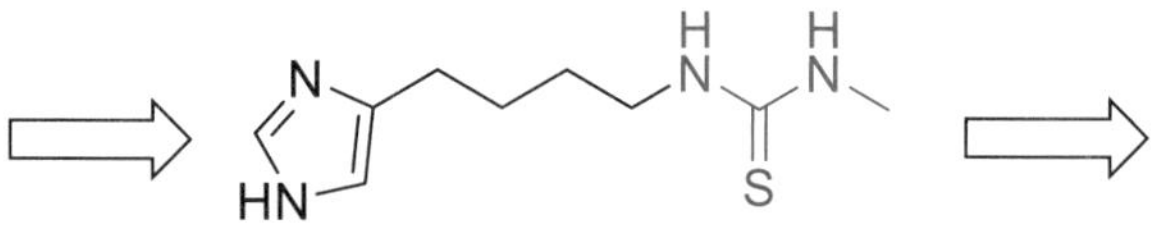

布立马胺(**198**)
无生物利用度

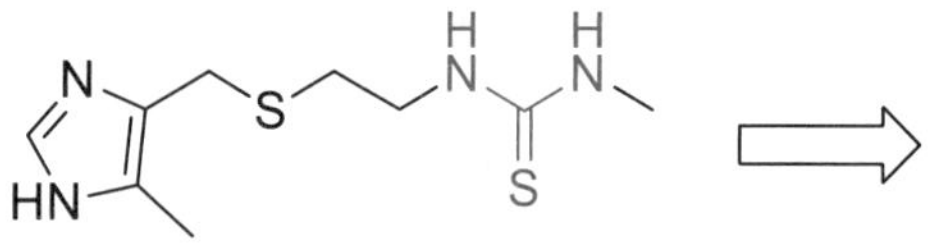

甲硫米特(**199**)
引起粒细胞缺乏症

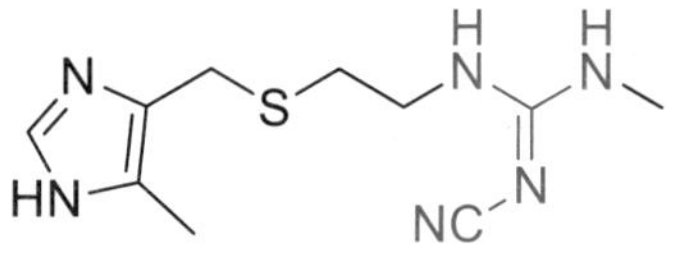

西咪替丁(泰胃美®, **200**)
轰动一时的药物

艾伦-汉伯斯（Allen & Hanbury）公司的研发团队在 Sir David Jack 的领导下，以 Smith-Kline French 制药公司的布立马胺（**198**）为出发点，希望找到一种“me-too”组胺-2 选择性拮抗剂来治疗溃疡。他们用 1,1-二氨基-2-硝基乙烯作为硫脲的电子等排体，成功地研发出雷尼替丁（善胃得®，**201**）。雷尼替丁（**201**）选择性更高，半衰期更长，从各方面讲都是一种更好的药物[94]。最后，山之内（Yamanouchi）制药公司/默克（Merck）公司利用氨磺酰脒基作为硫脲的电子等排体得到了法莫替丁（信法定®，**202**）。研究表明法莫替丁（**202**）的药效是西咪替丁（**200**）的 30 倍[95]。但化合物分子左边的噻唑环上还连有胍基。

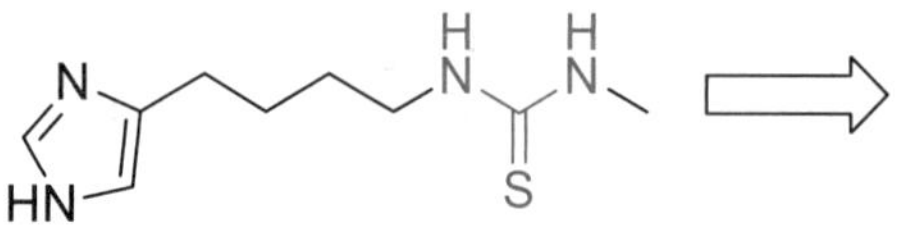

布立马胺(**198**)
无生物利用度

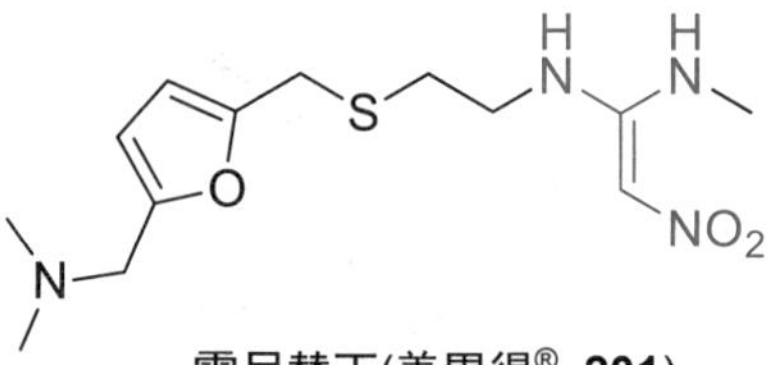

雷尼替丁(善胃得®, **201**)
优于西咪替丁(**200**)

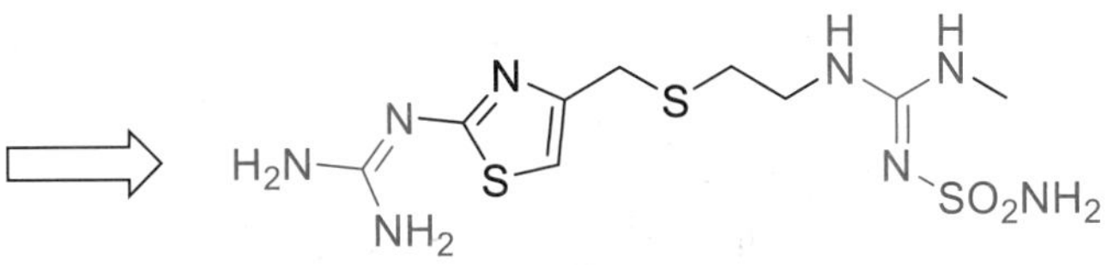

法莫替丁(信法定®, **202**)
$t_{1/2}$ = 3.5 h; F < 45%

脒基的 pK_a 值为 12，有着几乎和胍基同样强的碱性。因此，它不能穿过细胞膜，口服生物利用度往往也较低。例如，双脒类喷他脒（Pentamidine，**203**）作为一种抗感染药物，由于口服生物利用度很低，必须通过注射给药或吸入给药。

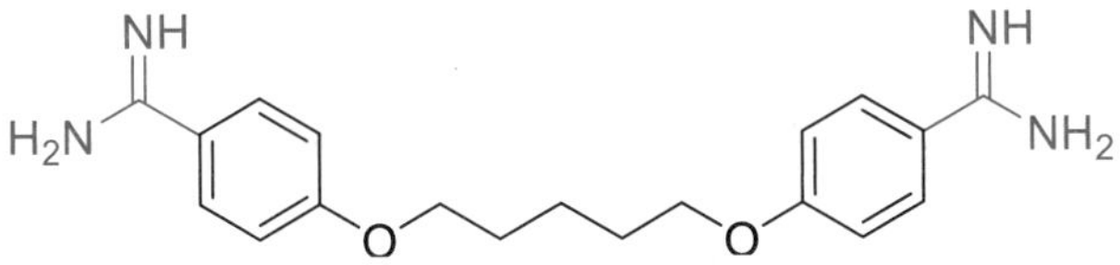

喷他脒(**203**)
$t_{1/2}$ = 3 d
几乎无口服生物利用度

二肽类药物美拉加群（Melagatran，**204**）是阿斯利康于 1999 年发现的一种直接凝血酶抑制剂。由于在分子结构中既有脒基又有羧基，因此该药物是两性离子。许多离子化合物在人体内的生物利用度仅为 3% ～ 7%。将美拉加群（**204**）上的脒基替换为相应的羟基脒，并用乙酯基取代羧基就会得到希美加群（Ximelagatran，Exanta®，**205**），其口服生物利用度为 18% ～ 20%。希美加群（**205**）曾在十几个国家上市，但是因其肝毒性反应而退出了市场[96]。同时，勃林格殷格翰（Boehringer Ingelheim）公司生产的药物达比加群酯（Etexilate，泰毕全®，Pradaxa®，**206**）是 P2Y$_{12}$ 受体拮抗剂，研究人员设计了前药达比加群酯，用氨基甲酸酯替换脒基来降低药物的碱性[97]。

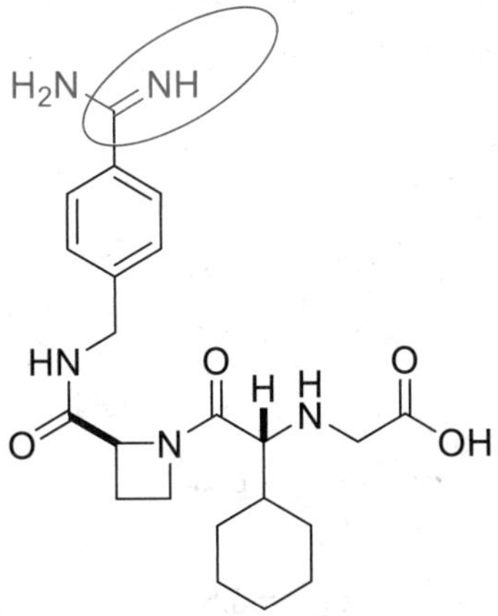

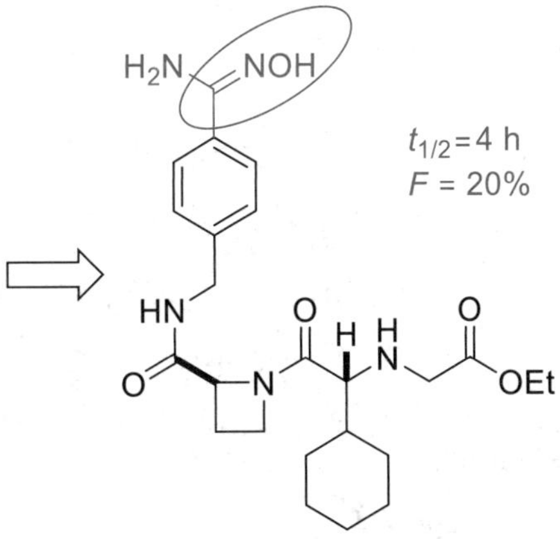

$t_{1/2}$=4 h
F = 20%

美拉加群(**204**)
F = 3%~7%

希美加群(Exanta®, **205**)
阿斯利康(AstraZeneca)
直接凝血酶抑制剂

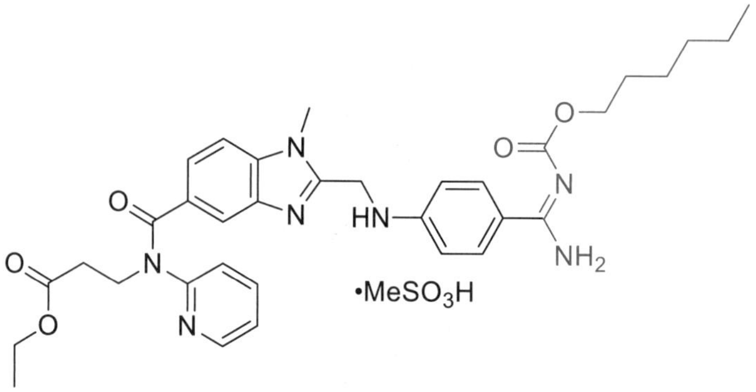

•$MeSO_3H$

达比加群酯(泰毕全®, **206**)
勃林格殷格翰(Boehringer Ingelheim), 2008
$P2Y_{12}$受体拮抗剂

4.6 骨架迁越

4.6.1 苯基

苯环在生物学中非常重要，在苯丙氨酸（Phe，F）和酪氨酸（Tyr，Y）这两种氨基酸里都有苯环结构；第三种氨基酸［色氨酸（Trp，W）］中有一个吲哚环，也包含了一个苯环。富含 sp^2 杂化的配体倾向于与蛋白质紧密地结合，这是因为氨基酸是它们的基本组成单位。然而，过多的芳环会增强 π- 堆积，降低溶解度。所以，许多电子等排体被尝试用于增加更多的 sp^3 特性。

磺酰胺类药物 BMS-708163（**207**）和 **208** 是具有相似效力的 γ-分泌酶抑制剂[98]。使用双环[1.1.1]戊烷（BCP）作为氟苯基部分的生物电子等排体，F_{sp3} 值翻了两倍以上（从 0.25 增至 0.52）。F_{sp3} 是 sp^3 杂化碳原子与总碳数的比例，是一种替代芳香环（— Ar）数目的方法。这一操作能够转变为实际优势，既改善了动力学和热力学水溶性又提高了膜的渗透性以及代谢稳定性。但是由于缺乏疗效，用于治疗阿尔茨海默病（AD）的 BMS-708163（**207**）的Ⅱ期

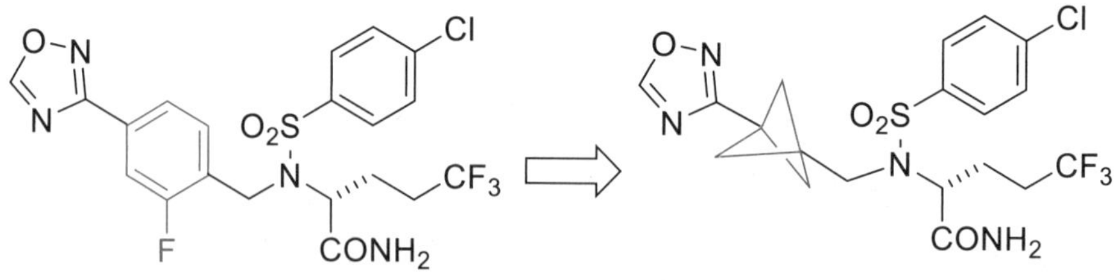

avagacestat (**207**), pIC_{50} = 9.65
BMS-708163

log$D$ = 4.7
F_{sp3} = 0.25
LE = 0.40
LLE = 4.95
LELP = 11.75
sol (pH 7.4) = 0.9 μmol/L

208, pIC_{50} = 9.65

log$D$ = 3.8
F_{sp3} = 0.52
LE = 0.43
LLE = 5.95
LELP = 8.83
sol (pH 7.4) = 29.4 μmol/L

临床试验已中止。

在过去的二十年中，白藜芦醇（Resveratrol，**209**）在医学研究中引起了广泛关注。但是，由于生物利用度太低［因为具有三个酚羟基的白藜芦醇（**209**）经历快速的首关代谢后会分解为葡萄糖苷酸和硫酸盐结合物］，它的研发进展受到了阻碍。用双环[1.1.1]戊烷（BCP）替代其中一个苯环，得到 BCP-白藜芦醇（**210**），相比于 **209** 上的酸性酚羟基，**210** 上的醇羟基几乎是中性。此外，BCP 部分全都是 sp^3 杂化碳原子。与白藜芦醇（**209**）相比，BCP-白藜芦醇（**210**）的水溶性提高了 32 倍，具有更高的生物利用度 [99]。

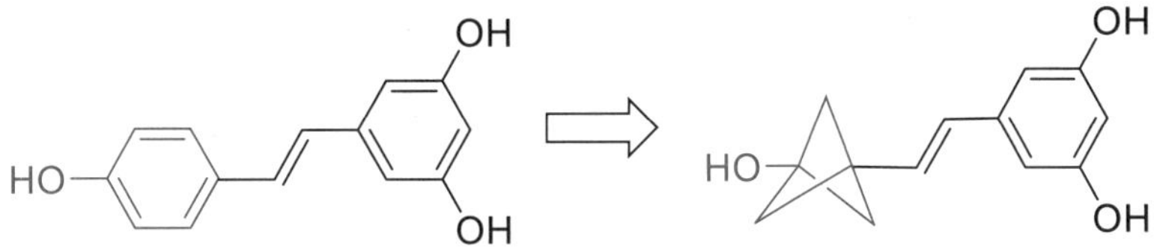

白藜芦醇(**209**)
$\log D_{7.4}$ = 1.9
sol (pH 7.4) = 619 μg/mL
$t_{1/2}$ = 0.19 h
C_{max} = 273 ng/mL
AUC = 47.5 ng · h/kg

BCP-白藜芦醇(**210**)
$\log D_{7.4}$ = 2.9
sol (pH 7.4) = 19 μg/mL
$t_{1/2}$ = 2.6 h
C_{max} = 942 ng/mL
AUC = 587 ng · h/kg

脂蛋白相关磷脂酶 A_2（$LpPLA_2$）的抑制剂达拉地（Darapladib，**211**）正处在治疗动脉粥样硬化的Ⅲ期临床试验中。它的理化性质并未达到最佳，其中也包括它的高分子量和高性质预测指数（PFI）。如果用双环[1.1.1]戊烷（BCP）替代一个苯环可生成类似物 **212**，虽然类似物 **212** 的效力略低于母体化合物 **211**，但是其理化性质更优越，它的渗透率从 **211** 的 203 nm/s 提高到了 705 nm/s，动力学溶解度提高了 9 倍。因此，类似物 **212** 的性质预测指数（PFI）值较低 [100]。

BCP 并不是苯环唯一的电子等排体，目前已经探索了许多富含 sp^3 杂化的环来替代它。例如，在 G 蛋白偶联受体 40（GPR40）激动剂的研发项目中，哌啶成功地替代了苯环。G 蛋白偶联受体 40（GPR40）也称为游离脂肪酸受体 1（FFAR1），是一种主要表达在胰腺 β 细

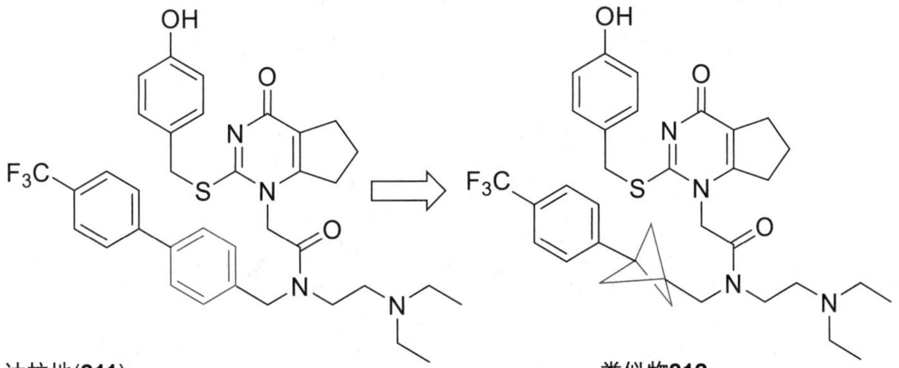

达拉地(**211**)
pIC_{50} = 10.2
AMP = 230 nm/s
动力学溶解度 = 8 μmol/L
Chrom $\log D_{7.4}$ = 6.3
PFI = 10.3

类似物**212**
pIC_{50} = 9.4
AMP = 750 nm/s
动力学溶解度 = 74 μmol/L
Chrom $\log D_{7.4}$ = 7.0
PFI = 10.0

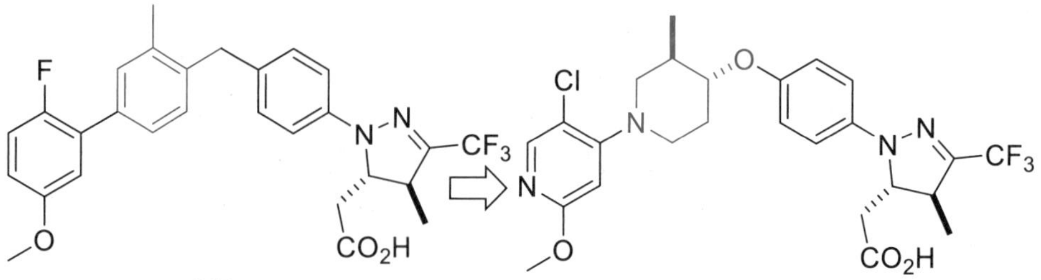

213

GPR40 hEC_{50} = 33 nmol/L
GPR40 mEC_{50} = 31 nmol/L
Clog$P$ = 7.7
PPARγ = 2.6 μmol/L

214

GPR40 hEC_{50} = 70 nmol/L
GPR40 mEC_{50} = 63 nmol/L
Clog$P$ = 5.9
PPARγ >47 μmol/L

胞中的 G_q-蛋白偶联受体，在胃肠道和大脑中同样也有表达。G 蛋白偶联受体 40（GPR40）激动剂有望用于治疗 2 型糖尿病（T2DM）。化合物 **213** 是百时美施贵宝公司（BMS）发现的先导化合物之一，在体内外均具有良好的药代动力学特性；但是有一些在体外被观察到了对过氧化物酶体增殖物激活受体-γ（PPARγ）的脱靶活性，同时在体内也观察到了药理作用。进一步的优化使得哌啶 **214** 具有良好效力的同时，对过氧化物酶体增殖物激活受体-γ（PPARγ）也具有选择性，并且其药代动力学（PK）、降糖疗效以及安全性都得到了改善[101]。

4.6.2 联苯

以氯沙坦（Losartan，科素亚®，Cozaar®，**147**）为代表的非肽类血管紧张素Ⅱ受体拮抗剂中普遍存在联苯基团。此外，联苯 **215** 是百时美施贵宝公司 (BMS) 在凝血因子 Xa 项目中的先导化合物之一，它的 P1 片段为甲氧基苯基，占据 S1 口袋，其联苯部分则投射到 S4 口袋。通过 **215** 与凝血因子 Xa（FXa）的 X 射线共晶表明，邻取代的联苯基团采用的是垂直构象。苯基环丙烷可作为联苯的模块，以 **216** 为代表，其亲和力相较于联苯有显著提高（这在几种成对的类似物中是普遍现象），并且环丙基甲基表现出较低的亲脂性。**216** 与凝血因子 Xa（FXa）的 X 射线共晶证实了垂直构象能够增强亲和力，这也显示出 P4 与 S4 口袋优化后的疏水相互作用的结果，同时能够略微降低几何结构中的应变力[102]。

研究人员付出了很多努力探索联苯电子等排体，也包括上述的研究在内，终于发现了

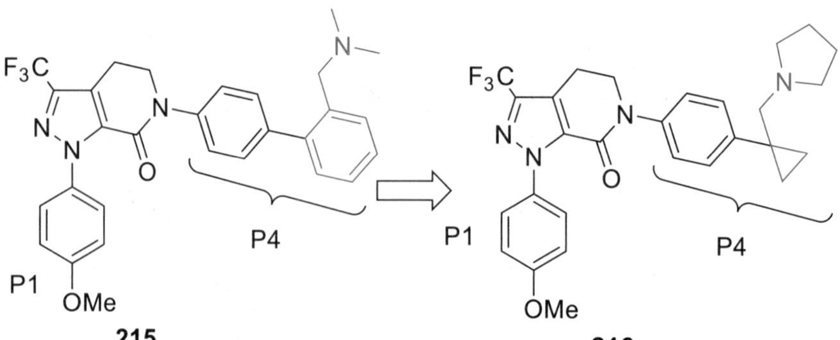

215

FXa: K_i = 0.3 nmol/L
log$P$ = 5.94
Clog$P$ = 5.09

216

FXa: K_i = 0.021 nmol/L
log$P$ = 5.3
Clog$P$ = 4.88

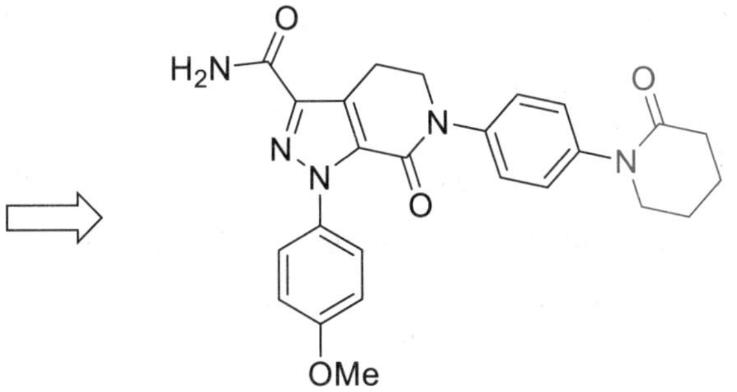

阿哌沙班(艾乐妥®, **217**)
FXa: K_i = 0.08 nmol/L
log$P$ = 2.02
Clog$P$ = 1.89
$t_{1/2}$ = 5.8 h
F = 58%

阿哌沙班（Apixaban，艾乐妥®，Eliquis®，**217**）。阿哌沙班（**217**）用 1-苯基哌啶-2-酮作为联苯的生物电子等排体，亲脂性要低得多（log$P$=2.02），更具有类药性。

我们已经从凝血因子 Xa 抑制剂领域的经验中了解到大量的联苯电子等排体。文献中出现了数十个联苯电子等排体作为 P4 片段占据 S4 口袋。下面是一些示例[103]：

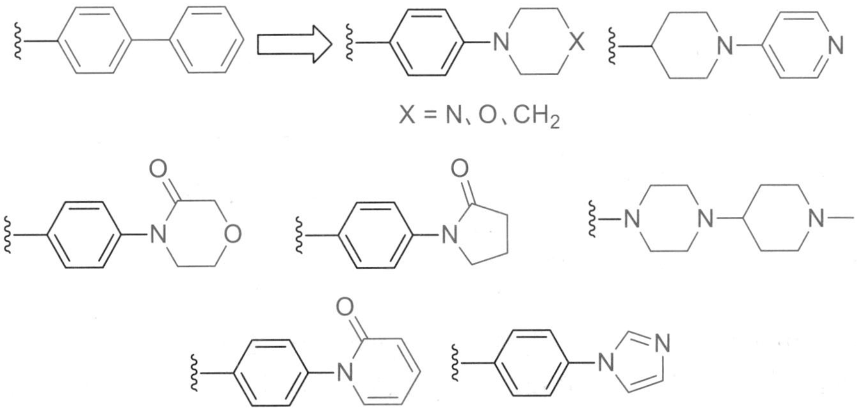

X = N、O、CH_2

4.6.3 N替代芳香环中的CH

在应用得当的情况下，用 N 替代芳香环中的 CH 会给药物发现带来意想不到的效果。利用生物电子等排原理可以改善药物在体外的亲和性、功能活性、PK/ADME、安全性以及在体内的药理活性。2017 年，彭宁顿（Pennington）和穆斯塔卡（Moustaka）关于这一主题发表了一篇优秀的综述，题为《必要的氮原子：一个多参数优化的多功能高影响力设计元素》[104]。

在一个极端的例子中，用氮原子替代化合物 **218** 吲哚环上的 CH 得到 **219**，生化效力提高了 300 倍。作为细胞分裂周期 7（Cdc7）激酶抑制剂，吲哚 **218** 在酶法测定中并不有效，

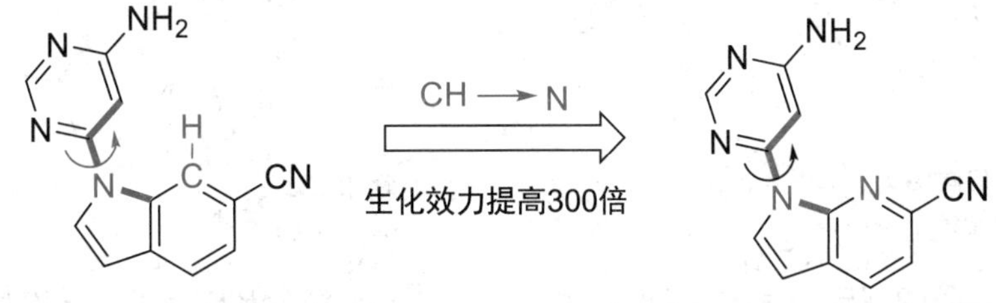

CH ⟶ N
生化效力提高300倍

218, Cdc7 IC_{50} = 2700 nmol/L

219, Cdc7 IC_{50} = 9.0 nmol/L

其 IC_{50} 为 2.7 μmol/L；但氮杂吲哚 **219** 十分有效，其 IC_{50} 为 9.0 nmol/L。吲哚 **218** 的二芳基二面角大于 150°，而氮杂吲哚 **219** 的二芳基二面角倾向于 0° [105]。

吲唑 **220** 是一种在已知成纤维生长因子受体（FGFR）抑制剂（AZD4547）的基础上通过骨架跃迁方法确定的成纤维生长因子受体（FGFR）抑制剂。用一个 N 替代 CH 得到氮杂吲唑 **221** 后，酶效力提高了 11 倍（IC_{50} 从 3.3 nmol/L 到 0.3 nmol/L）；更重要的是，氮杂吲唑 **221** 在使用 H1581 细胞系的细胞分析中细胞效力提高了 190 倍；此外，它在成纤维生长因子受体（FGFR）驱动的 H1581 异种移植模型中也表现出显著的抗肿瘤活性 [106]。

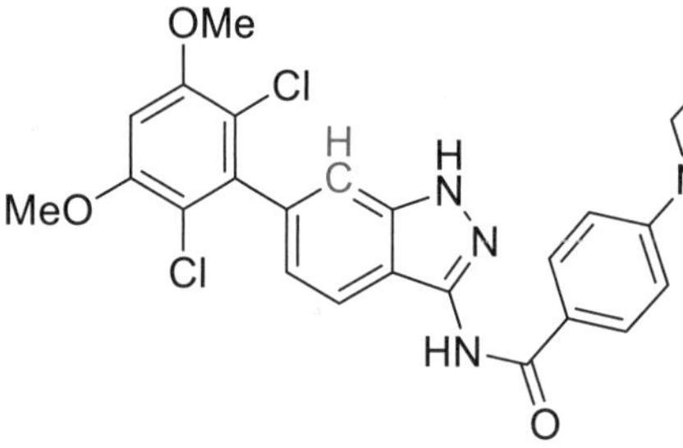

吲唑**220**
酶效力
FGFR1 IC_{50} = 3.3 nmol/L
细胞效力
H1581细胞IC_{50} = 320 nmol/L

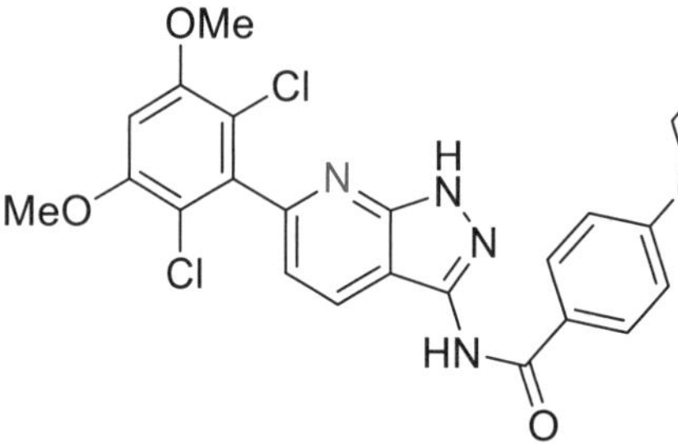

氮杂吲唑**221**
FGFR1 IC_{50} = 0.30 nmol/L
H1581细胞IC_{50} = 1.7 nmol/L

参考文献 104 中汇集了几个“N 替代 CH”提高了靶标选择性的例子。“N 替代 CH”有时可能会导致功能的改变，它可能会使 G 蛋白偶联受体（GPCR）激动剂和拮抗剂相互转换 [107]，也可能会出现激动剂转换成拮抗剂、部分激动剂转换为拮抗剂或拮抗剂转换为部分激动剂的情况 [104]。“N 替代 CH”除了可能会影响体外功能活性外，还可以调节药物在体外的 PK/ADME。

异喹啉 **222** 没有分子内氢键，在 pH 为 7.4 时的 log*D* 为 2.0，顶端至基底侧的渗透性极低且有很高的外排性（BA/AB=79）。不出所料，有分子内氢键的喹啉 **223** 测得的 log*D* 为 3.2，比 **222** 高 1.2 个单位。喹啉 **223** 在水中的溶解度为 55 μg/mL，比母体化合物 **222** 高了 9 倍 [108]。

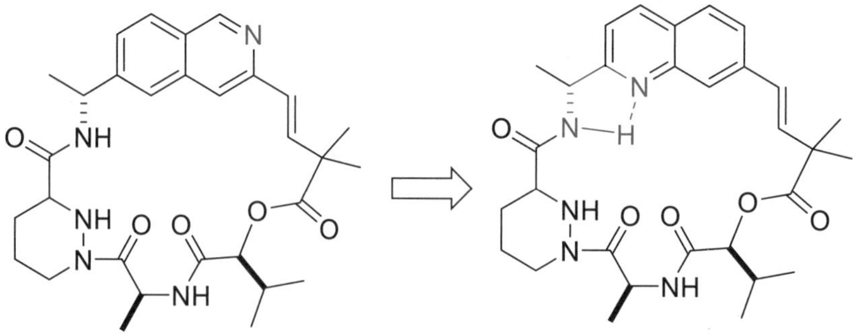

异喹啉**222**
无分子内氢键
log*D* = 2.0(pH 7.4)
Caco-2, *AB*/*BA* = $0.1/7.9 \times 10^{-6}$ cm^{-1}
溶解度为6 μg/mL

喹啉**223**
有分子内氢键
log*D* = 3.2(pH 7.4)
Caco-2, *AB*/*BA* = $17/47 \times 10^{-6}$ cm^{-1}
溶解度为55 μg/mL

CP-533536（**224**）是一种选择性的非前列腺素 E_2 受体激动剂。用 N 替代一个 CH 可以得到奥米帕格（Omidenepag，OMD，**225**），其效力是它前身 CP-533536（**224**）的 15 倍。然而，奥米帕格（**225**）的细胞膜渗透性不足，用平行人工膜透性分析（PAMPA）测得的细胞膜渗透率仅为 0.9×10^{-6} cm/s。值得高兴的是，异丙基奥米帕格（OMDI，**226**）作为异丙基酯类前药，有很好的细胞膜渗透性，渗透率为 2.8×10^{-5} cm/s。在对眼压正常的猴子进行眼部给药并显示出降低眼压（IOP）的效果后，异丙基奥米帕格（**226**）被选择作为治疗青光眼的临床候选药物 [109]。

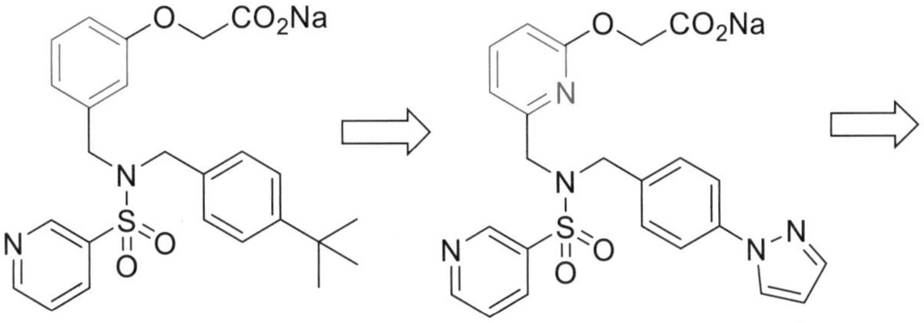

CP-533536 (**224**)
EC_{50} = 17 nmol/L

奥米帕格(**225**)
EC_{50} = 1.1 nmol/L
PAMPA: 0.9×10^{-6} cm/s

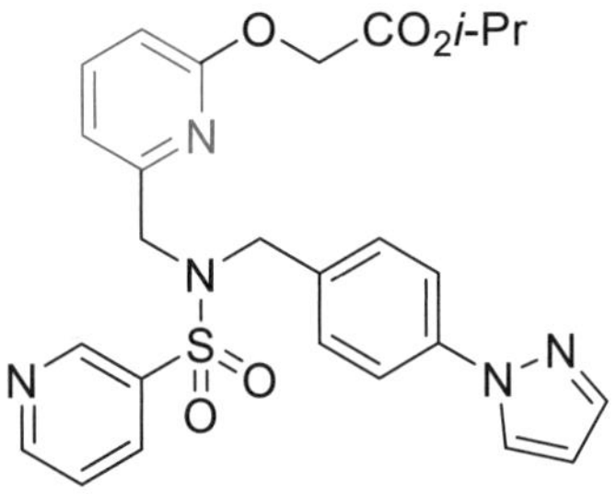

异丙基奥米帕格(**226**)
PAMPA: 2.8×10^{-5} cm/s

“N 替代 CH”已经被应用于解决蛋白结合（血浆蛋白转移）问题。例如，烯烃 **227** 作为一种选择性雌激素受体降解剂（SERD）在降低稳态的雌激素受体 α（ERα）水平方面具有极好的效力，但在稀释的小鼠血浆中具有很高的蛋白质结合能力（f_u=0.30%）。“N 替代 CH”提供了许多吡啶类似物，其中，2- 吡啶类似物 **228** 的蛋白质结合能力降低了 11 倍（f_u=3.2%）。显然，降低分子的亲脂性有利于减弱蛋白质结合能力 [110]。

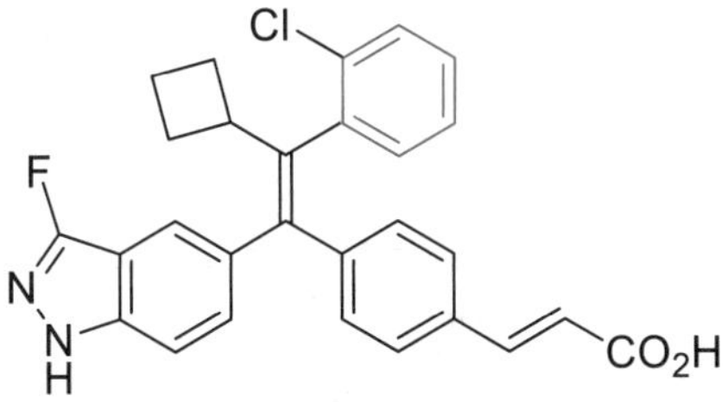

227
MCF-7 ERα
EC_{50} = 0.40 nmol/L
E_{max} = 90%
f_u = 0.30%

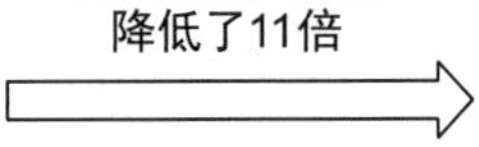

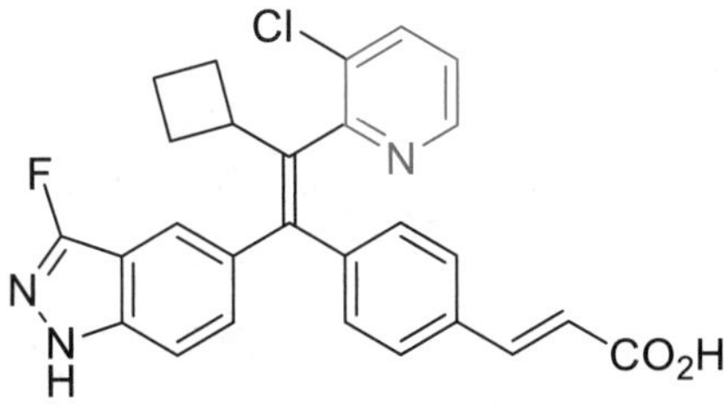

蛋白质结合能力
降低了11倍

228
MCF-7 ERα EC_{50} = 0.30 nmol/L
E_{max} = 90%
f_u = 3.2%

“N 替代 CH”也已经被用于解决代谢稳定性问题[104]。此外，“N 替代 CH”还可用于提升体外安全性，包括细胞色素 P450 酶系（CYP450）抑制（潜在药物-药物相互作用）以及人类快速延迟整流性钾通道（hERG）活性（潜在心脏毒性）。例如，以下示例通过“N 替代 CH”来减弱致突变性。

含萘骨架的化合物 **229** 是 Kelch-样 ECH 相关蛋白 1（KEAP1）/红系衍生核因子相关因子 2（NFR2）的抑制剂。但其核心结构 1,4-二氨基萘骨架是一种可能致突变的警示结构。事实上，在鼠伤寒沙门菌和大肠杆菌中进行的一项小型 Ames 分析试验证实，化合物 **229** 是阳性的，在这两株细菌菌株的组氨酸位点上诱导了逆向突变。许多电子等排体可以替代这一核心结构。其中一种喹啉类似物，具有 1,4- 异喹啉骨架的化合物 **230** 经测试得知其具有较低的致突变能力，并且不会降低效力、代谢稳定性或溶解性[111]。

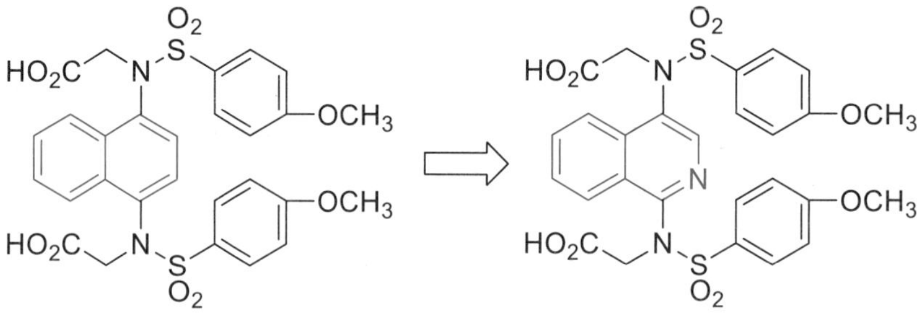

229
IC_{50} = 25 nmol/L
K_d = 20 nmol/L
溶解度 = 440 μmol/L
致突变性: **阳性**

230
IC_{50} = 60 nmol/L
K_d = 102 nmol/L
溶解度 = 380 μmol/L
致突变性: **阴性**

4.6.4 杂环间的电子等排原理

通过不同杂环间的切换来完成骨架跃迁可能会导致效价、ADME 和安全性方面出现显著差异，有时甚至会产生惊人的结果。一对黑色素浓集激素 1 型受体（MCHR1）激动剂 **231** 和 **232** 具有相似的效力。然而，在 pH 为 7.4 的二甲基亚砜（DMSO）中，化合物 **232** 溶解度比 **231** 高出 2 万倍以上[112]，这一巨大差异显然是由两种区域异构的噁二唑偶极矩不同造成的。

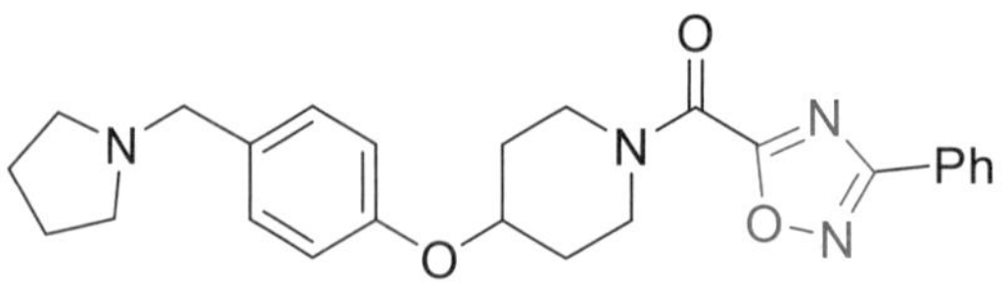

231
IC_{50} = 43 nmol/L
log*D* = 3.2
LLE = 3.9
sol <0.005 μmol/L

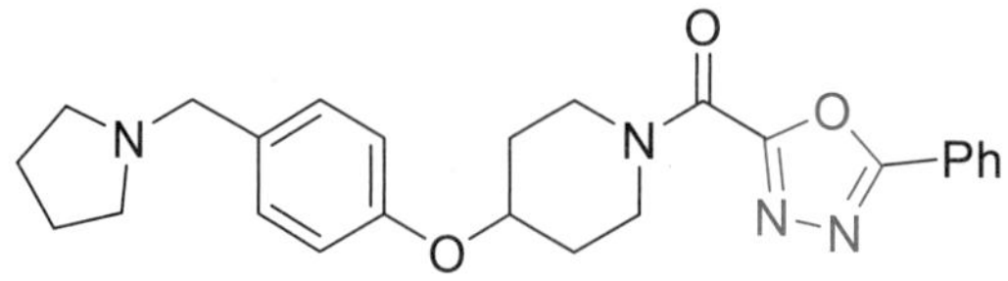

232
IC_{50} = 75 nmol/L
log*D* = 2.2
LLE = 5.2
sol >100 μmol/L

Plexxikon 公司的一种用于治疗带有 BRAF V600E 突变的转移性黑色素瘤的 B-Raf 激酶抑制剂维莫非尼（Vemurafenib，佐博伏®，Zelboraf®，**233**）[113]，是第一个用基于片段的药物发现（FBDD）方法发现的上市药物。用一种基于新型骨架指纹（SFP）的交互式视觉应用程序去搜索一组具有所需药效团特征和替代模式的维莫非尼（**233**）的潜在生物电子等排体，产生了如下所示的 15 种不同的骨架[114]。

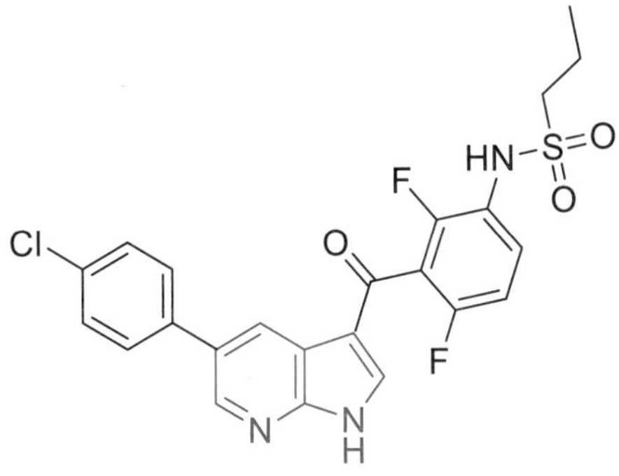

维莫非尼(佐博伏®, **233**)
罗氏公司(Roche)/Plexxikon, 2011
B-Raf; A/B/C-Raf抑制剂

第一介采用基于片段的药物发现（FBDD）方法发现的上市药物

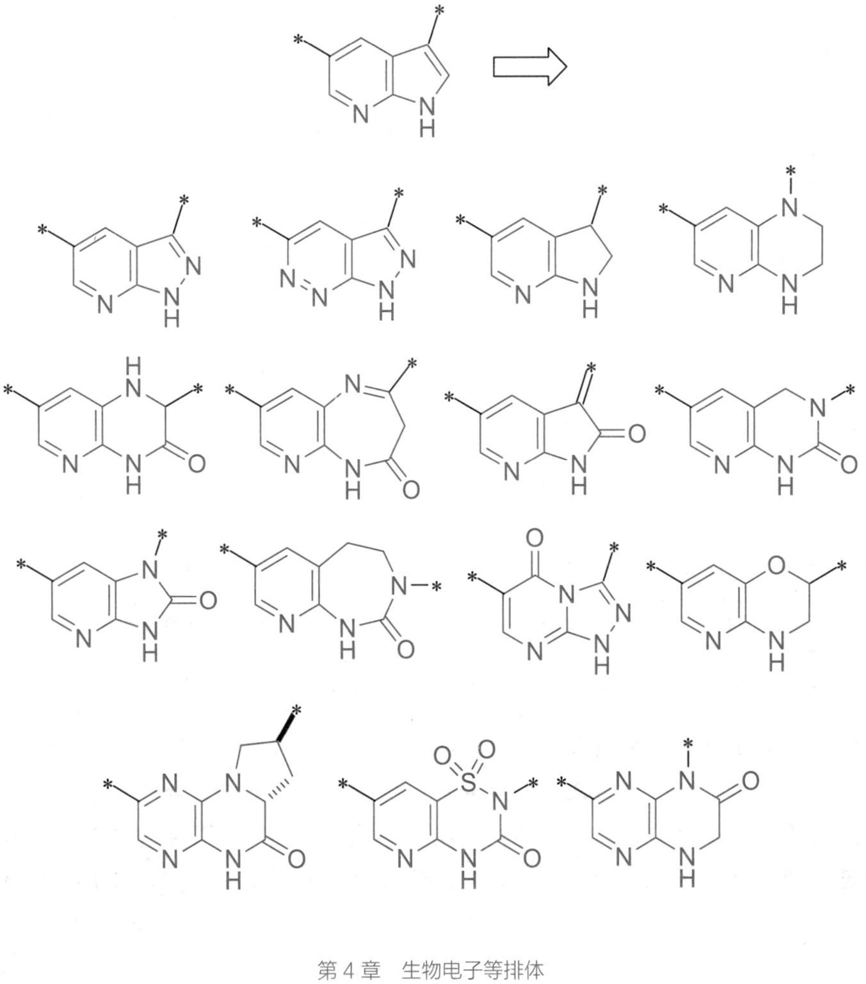

正如先前所提到的，利用生物电子等排原理是创造新知识产权的好方法。例如，在治疗勃起功能障碍（ED）的磷酸二酯酶 5（PDE5）抑制剂领域，拜耳公司通过一次骨架跃迁成功地获得了一种新的核心结构，伐地那非（Vardenafil，艾力达®，Levitra®，**235**）就是辉瑞公司的西地那非（Sildenafil，万艾可®，Viagra®，**234**）骨架跃迁的直接结果，它将一个氮原子移到桥头，使原来的吡唑环变成了咪唑环。尽管伐地那非（**235**）的生物利用度较低，但其效力却是母体西地那非（**234**）的 7 倍[115]。

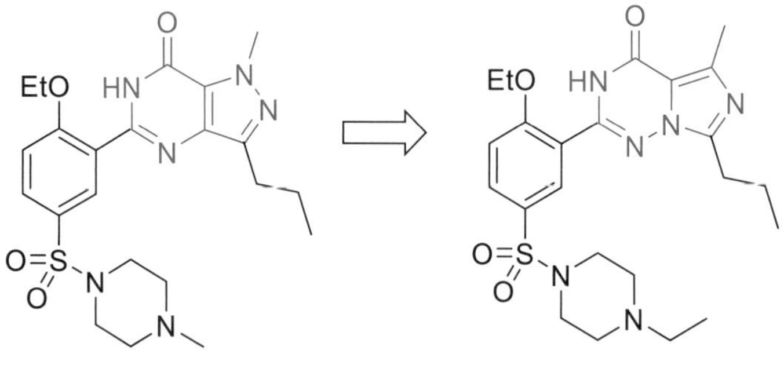

西地那非(万艾可®, **234**)
辉瑞(Pfizer)公司, 1998
PDE5 IC_{50} = 5.1 nmol/L
$t_{1/2}$ = 3.8 h
F = 41%

伐地那非(艾力达®, **235**)
拜耳(Bayer)公司/葛兰素史克(GSK)公司, 2003
PDE5 IC_{50} = 0.7 nmol/L
$t_{1/2}$ = 4.7 h
F = 15%

在某一次试验中，一次简单的杂环骨架跃迁就使得从 DNA 编码化合物库（DEL）中筛选出的一个苗头化合物成为了候选药物（DC）。从受体相互作用蛋白 1（RIP1）激酶的 DNA 编码化合物库（DEL）中筛选出了 GSK′481（**236**）作为一个具有强力生化活性和细胞活性的苗头化合物。经过大量的构效关系研究确定了 GSK2982772（**237**）。值得注意的是，候选药物（DC）与 DNA 编码化合物库（DEL）中筛选出的苗头化合物之间差异非常小。GSK2982772（**237**）目前正处在治疗银屑病、类风湿性关节炎和溃疡性结肠炎的Ⅱa 期临床研究中[116]。

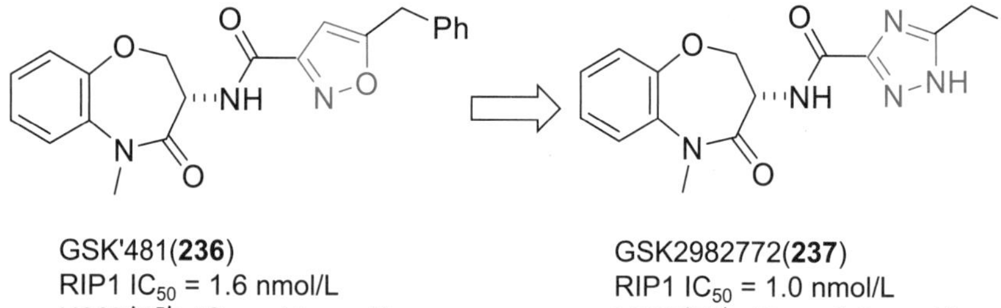

GSK'481(**236**)
RIP1 IC_{50} = 1.6 nmol/L
U937细胞, IC_{50} = 10 nmol/L
log D = 5.9
AUC = 0.38 mg · h/mL

GSK2982772(**237**)
RIP1 IC_{50} = 1.0 nmol/L
U937细胞, IC_{50} = 6.3 nmol/L
log D = 3.8
AUC = 2.3 mg · h/mL

噻唑化合物 **238** 对五种癌细胞系显示出很强的抗增殖活性。它是一种合成的微管蛋白聚合抑制剂。众所周知，在秋水仙碱和鬼臼毒素等一系列微管蛋白聚合抑制剂中，三甲氧基苯基骨架是使其活性最大化的必要特征结构。由于噻唑与 1,2,4- 三氮唑是生物电子等排体，因此可以通过骨架跃迁产生三氮唑 **239**，其对包括人急性淋巴细胞白血病 T 淋巴细胞（CCRF-

CEM）和海拉（HeLa）细胞在内的许多细胞系都更有效，该化合物有望成为一种具有临床应用前景的新型抗有丝分裂剂[117]。

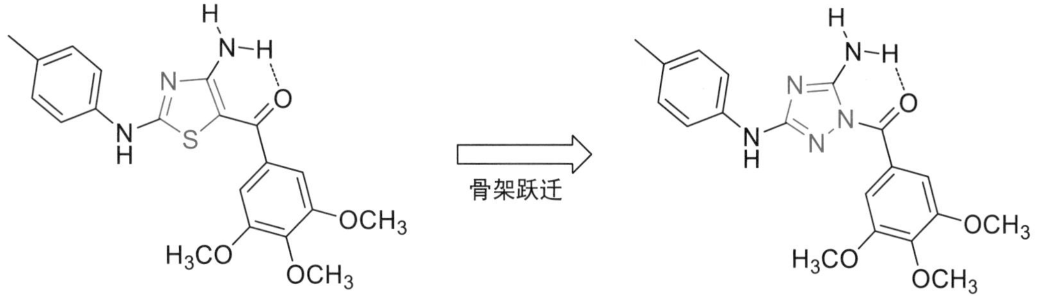

4.7 肽电子等排体

肽本来应该是理想的药物，毕竟如果不是因为生物利用度，它们就是靶标的组成部分。肽常常由于极性太强而无法穿透肠腔和黏膜等生物屏障。此外，由于线性肽是开放的锯齿状构象，它们很容易被蛋白酶识别和切割，因此，它们的口服生物利用度通常很低（小于1%～2%），在体内的半衰期也很短（小于 30 min）。但值得高兴的是，在过去的几十年里，研究人员在拟肽领域积累了大量的经验来提高口服生物利用度。

4.7.1 环化

线性肽的环化可以通过几种方法实现，侧链到侧链以及侧链到主链是其中最受欢迎的方法。但效果最明显的是通过主链环化，主链中的原子（N/C）通过共价键连接成环，生成拟肽衍生物。在黑素皮质素-4 受体（MC4R）激动剂的领域中能找到一个合适的例子。

四肽序列 His-Phe-Arg-Trp（**240**）来源于促黑素细胞激素（RMSH）及其类似物，能够减少食物摄入，并能通过与黑素皮质素-4 受体（MC4R）结合提高能量利用率。它被视为是一种内源性配体，但其膜渗透性差，且易被代谢。2008 年，霍夫曼（Hoffman）等制备了一个化合物库，含有 16 种主链环状的拟肽衍生物。其中一种 Phe-D-Phe-Arg-Gly-NH_2 的环状五肽 **241**（BL3020-1）在激活黑素皮质素-4 受体（MC4R）时具有选择性，更重要的是它具有良好的跨细胞渗透肠细胞的能力，并能增强代谢稳定性。这种肽在口服给药的大鼠的大脑中被检测到，其生物利用度为 8%，半衰期为 105 min，口服后 V_D 为 2.1 L/kg。这里展示了主链环化可以产生治疗肥胖症的潜在药物[118]。

2008 年还并不认可分子内氢键会对环肽的细胞膜渗透性有深远影响的观点。环肽 **241** 中具有这种分子内氢键的几个潜在位点。

除主链环化之外，侧链环化也被广泛地应用于拟肽的设计上。如下图所示，天然肽上芳

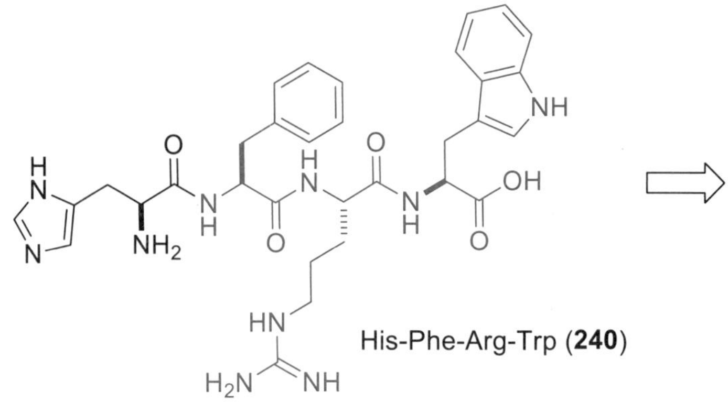

His-Phe-Arg-Trp (**240**)

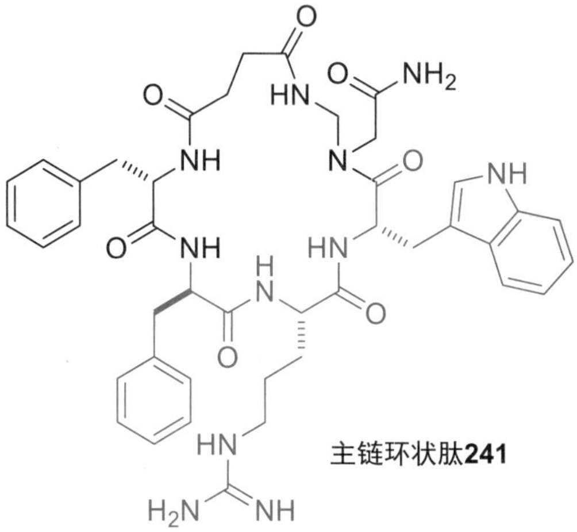

主链环状肽**241**

香族侧链的环化能够提供可能具有改善效力、功效、选择性、稳定性和吸收性潜力的构象受限拟肽[119]。

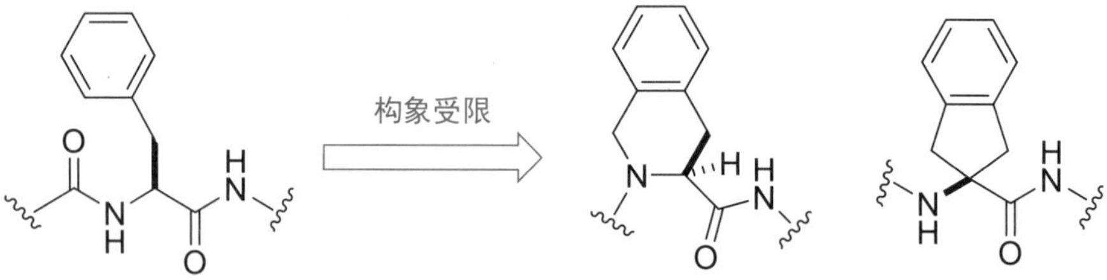

构象受限

构象受限的拟肽

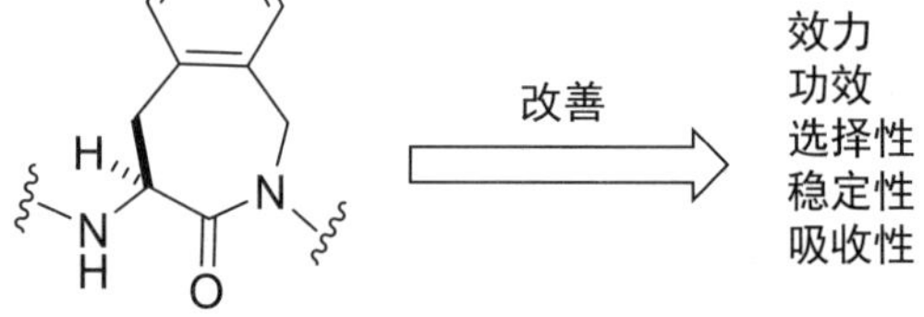

构象受限的拟肽

改善

效力
功效
选择性
稳定性
吸收性

4.7.2 分子内氢键

为什么环孢素 A（Cyclosporine A，**242**）的口服生物利用度（*F*）为 29%？在第 3 章中，我们将其归因于四个分子内氢键的“变色龙效应”。事实上，四个 NH 基团都作为分子内氢键供体参与其中。

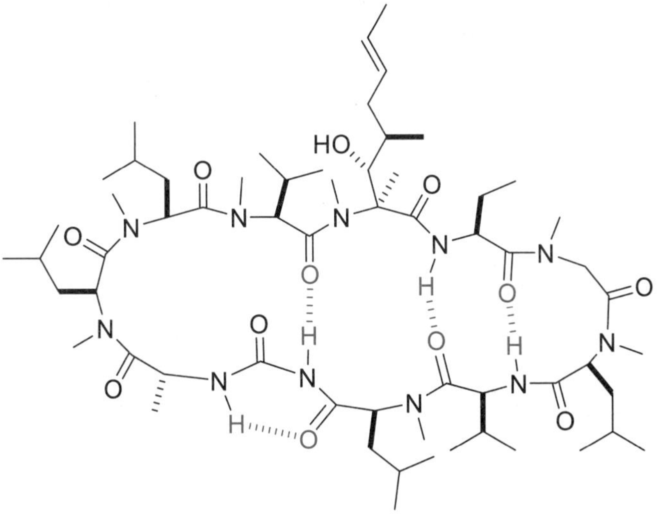

环孢素A(**242**)
(*F* = 29%)

F=28%且终末半衰期为 2.8 h（168 min）的 Lokey 肽（1NMe$_3$，**243**）是受分子内氢键影响较大的一个例子。环六肽被设计成特定的 *N*-甲基化模式（请参阅 4.7.3 节），这使得能够在减少化合物中氢键供体数量的同时促进分子内氢键网络的形成[120]。

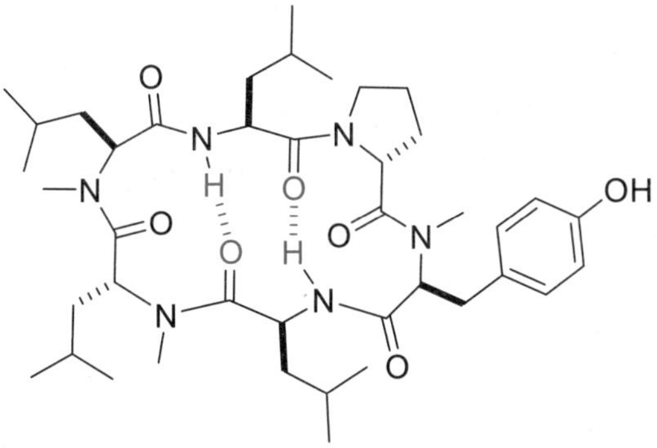

Lokey肽
(1NMe$_3$, **243**)
(*F* = 28%)

4.7.3 *N*-甲基化

消除氢键最简单的方法是通过 *N*-烷基化（尤其是肽酰胺键的 *N*-甲基化）来移除氢键供体。环孢素 A（**242**）和 Lokey 肽（1NMe$_3$，**243**）都在这一策略中取得良好效果[121]。

对于环孢素 A（**242**）而言，缺乏外部朝向的 NH 基团、亲脂性的侧链（尤其是 4 个亮氨酸）以及所有可能有助于提高其口服生物利用度的结构基序。不管怎样，天然环孢素 A 中的 11 个酰胺基团有 7 个被 *N*-甲基化，作为进化的结果，*N*-甲基化显著地提高了环孢素 A（**242**）的口服生物利用度。

凯斯勒（Kessler）及其同事研究了 *N*-甲基化对与生长抑素相关的 Veber-Hirschmann 肽（**244**）的口服生物利用度的影响。他们系统地生成了一个包含 30 个化合物的库，这些化合物在起始大环中含有不同程度甲基化的二级酰胺。虽然 30 个衍生物中有 8 个对生长抑素受体的某些位点有活性，但是只有三（*N*-甲基化）的生长抑素类似物 **245** 表现出穿过 Caco-2 细胞膜的渗透性（与非 *N*-甲基化相比增加了 68%），并且在大鼠体内口服生物利用度（*F*）为 10%，而非 *N*-甲基化的肽和其他类型的 *N*-甲基化肽根本不具有生物利用度。通过有一定生物利用度的衍生物 **245** 和 Veber-Hirschmann 肽的比较表明，构象不会因 *N*-甲基化而改变，所有外部朝向的 NH 基团都被 *N*-甲基化，如下所示[122]。

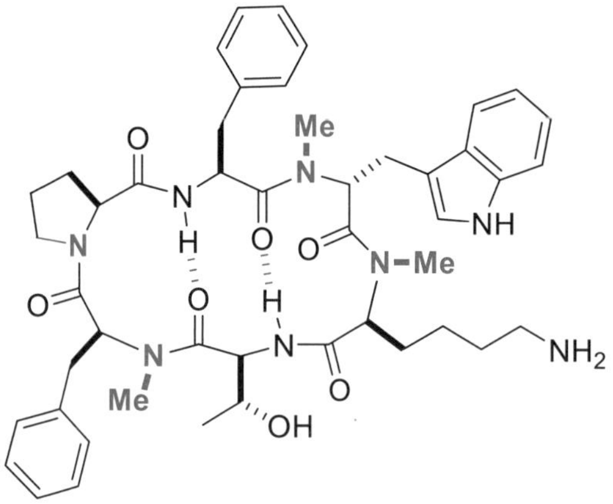

三(*N*-甲基化)
生长抑素类似物**245**
(*F* = 10%)

4.7.4 屏蔽

环孢素 A（**242**）是可生物利用的环肽天然产物的代表，但它肯定不是唯一的。Sanguinamide A（**246**）是一种六肽海洋天然产物，在大鼠体内具有 7% 的口服生物利用度，分子量为 721 且 Clog*P* 为 5.5，这些都不符合 Lipinski 的类药五规则。有三个可能的原因影响了 Sanguinamide A（**246**）的生物利用度：①噻唑环作为酰胺电子等排体，使结构刚性化，形成了单一构象；②存在两个跨环氢键；③亲脂性侧链在溶液中对极性酰胺有屏蔽作用[123]。

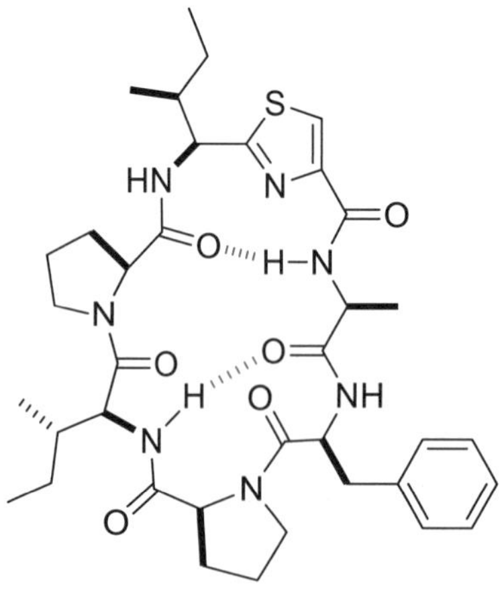

Sanguinamide A(**246**)
(*F* = 7%)

为了增加侧链的屏蔽效应，我们设计了 Danamide D（**247**）和 Danamide F（**248**）来提高口服生物利用度。Sanguinamide A（**246**）上丙氨酸的甲基被更大的叔丁基替代。屏蔽效应的增加使 Danamide D（**247**）和 Danamide F（**248**）的生物利用度分别提高了 21% 和 51%。

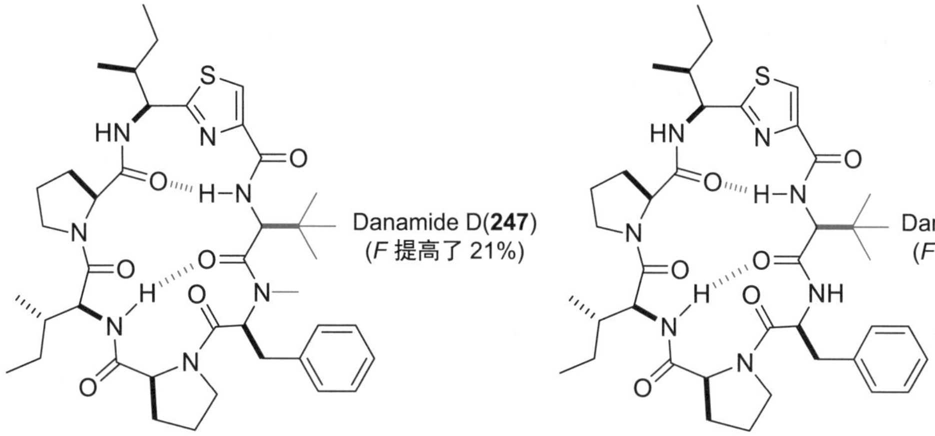

Danamide D(**247**)
(*F* 提高了 21%)

Danamide F(**248**)
(*F* 提高了 51%)

还有许多其他的策略，包括构象转换、类肽、异常氨基酸等[124]。

除了本章所综述的以外，还存在许多其他电子等排体。世界各地的药物化学实验室每天都在创造新的电子等排体并进行报道，适当的时候，我会在本书的第二版中对它们进行更新和扩充。

4.8 拓展阅读

Meanwell, N. A. *J. Med. Chem.* **2018,** *61*, 5822-5880.

Meanwell, N. A. The Influence of Bioisosteres in Drug Design: Tactical Applications to Address Developability Problems. In Meanwell, N. A., Ed. *Top. Med. Chem. 9(Tactics in Contemporary Drug Design*). **2015,** pp. 283-381.

Meanwell, N. A. *J. Med. Chem*. **2011,** *54*, 2529–2591.

4.9 参考文献

[1] *IUPAC Compendium of Chemical Terminology*. **1998**, *70*, 1129.

[2] de Stevens, G.; Werner, L. H.; Halamandaris, A.; Ricca, S., Jr. *Experientia* **1958**, *14*, 463.

[3] de Stevens, G. *J. Med. Chem*. **1991**, *34*, 2665-2670.

[4] O'Reilly, M. C.; Scott, S. A.; Brown, K. A.; Oguin, T. H.; Thomas, P. G.; Daniels, J. S.; Morrison, R.; Brown, H. A.; Lindsley, C. W. *J. Med. Chem*. **2013**, *56*, 2695-2699.

[5] Wong, D. T.; Bymaster, F. P.; Engleman, E. A. *Life Sci*. **1995**, *57*, 411-441.

[6] Wuitschik, G.; Rogers-Evans, M.; Mueller, K.; Fischer, H.; Wagner, B.; Schuler, F.; Polonchuk, L.; Carreira, E. M. *Angew. Chem. Int. Ed.* **2006**, *45*, 7736-7739.

[7] (**a**) Burkhard, J. A.; Wuitschik, G.; Rogers-Evans, M.; Mueller, K.; Carreira, E. M. *Angew. Chem. Int. Ed.* **2010**, *49*, 9052–9067. (**b**) Wuitschik, G.; Carreira, E. M.; Wagner, B.; Fischer, H.; Parrilla, I.; Schuler, F.; Rogers-Evans, M.; Mueller, K. *J. Med. Chem.* **2010**, *53,* 3227-3246.

[8] Rafi, S. B.; Hearn, B. R.; Vedantham, P.; Jacobson, M. P.; Renslo, A. R. *J. Med. Chem.* **2012**, *55*, 3163-3169.

[9] Quan, M. L.; Lam, P. Y. S.; Han, Q.; Pinto, D. J. P.; He, M. Y.; Li, R.; Ellis, C. D.; Clark, C. G.; Teleha, C. A.; Sun, J.-H.; Wexler, R. R.; et al. *J. Med. Chem.* **2005**, *48,* 1729-1744.

[10] Oshiro, Y.; Sato, S.; Kurahashi, N.; Tanaka, T.; Kikuchi, T.; Tottori, K.; Uwahodo, Y.; Nishi, T. *J. Med. Chem*. **1998**, *41*, 658-667.

[11] Maffrand, J. P.; Eloy, F. *J. Heterocycl. Chem*. **1976**, *13*, 1347-1349.

[12] Watanabe, M.; Koike, H.; Ishiba, T.; Okada, T.; Seo, S.; Hirai, K. *Bioorg. Med. Chem.* **1997**, *5*, 437-444.

[13] DeWitt, S. H.; Maryanoff, B. E. *Biochem.* **2018**, *57*, 472-473.

[14] Zha, J.; Zhang, J.; Ordonez, C. *J. Clin. Pharmacol.* **2011**, *51*, 1358-1359.

[15] Thayer, A. M. *Chem. Eng. News* March 6, **2017**.

[16] Claassen, D. O.; Carroll, B.; De Boer, L. M.; Wu, E.; Ayyagari, R.; Gandhi, S.; Stamler, D. *J. Clin. Mov. Disord.* **2017**, *4*, 3.

[17] Rodrigues, F. B.; Duarte, G. S.; Costa, J.; Ferreira, J. J.; Wild, E. J. *J. Clin. Mov. Disord.* **2017**, *4*, 9.

[18] (**a**) Schmidt, C. *Nat. Biotechnol.* **2017**, 35, 493-494. (**b**) For the latest review on applications of deuterium in medicinal chemistry, see: Pirali, T.; Serafini, M.; Cargnin, S.; Genazzani, A. A. *J. Med. Chem.* **2019**, *62*, 5276-5297.

[19] Fried, J.; Sabo, E. F. *J. Am. Chem. Soc.* **1954**, *76,* 1455-1456.

[20] Ghoshal, K.; Jacob, S. T. *Biochem. Pharmacol.* **1997**, *53,* 1569-1575.

[21] Siporin, C. *Ann. Rev. Microb*. **1989**, *43*, 601-627.

[22] Rosenblum, S. B.; Huynh, T.; Afonso, A.; Davis, H. R.; Yumibe, N. *J. Med. Chem.* **1998**, *41*, 973-980.

[23] Velcicky, J.; Schlapbach, A.; Heng, R.; Revesz, L.; Pflieger, D.; Blum, E.; Hawtin, S.; Huppertz, C.; Feifel, R.; Hersperger, R. *ACS Med. Chem. Lett.* **2018**, *9*, 392-396.

[24] Edmonds, D. J.; Kung, D. W.; Kalgutkar, A. S.; Filipski, K. J.; Ebner, D. C.; Cabral, S.; Smith, A. C.; Aspnes, G. E.; Bhattacharya, S. K.; Borzilleri, K. A.; et al. *J. Med. Chem.* **2018**, *61*, 2372-2383.

[25] Kitas, E. A.; Galley, G.; Jakob-Roetne, R.; Flohr, A.; Wostl, W.; Mauser, H.; Alker, A. M.; Czech, C.; Ozmen, L.; David-Pierson, P.; Reinhardt, D.; Jacobsen, H. *Bioorg. Med. Chem. Lett.* **2008**, *18*, 304-308.

[26] Brickner, S. J.; Hutchinson, D. K.; Barbachyn, M. R.; Manninen, P. R.; Ulanowicz, D. A.; Garmon, S. A.; Grega, K. C.; Hendges, S. K.; Toops, D. S.; Ford, C. W.; Zurenko, G. E. *J. Med. Chem.* **1996**, *39*, 673-679.

[27] Antipas, A. S.; Blumberg, L. C.; Brissette, W. H.; Brown, M. F.; Casavant, J. M.; Doty, J. L.;

Driscoll, J.; Harris, T. M.; Jones, C. S.; McCurdy, S. P.; Mitton-Fry, M.; et al. *Bioorg. Med. Chem. Lett.* **2010**, *20,* 4069-4072.
[28] Meanwell, N. A.; Wallace, O. B.; Fang, H.; Wang, H.; Deshpande, M.; Wang, T.; Yin, Z.; Zhang, Z.; Pearce, B. C.; James, J.; et al. *Bioorg. Med. Chem. Lett.* **2009**, *19,* 1977-1981.
[29] Robarge, K. D.; Brunton, S. A.; Castanedo, G. M.; Cui, Y.; Dina, M. S.; Goldsmith, R.; Gould, S. E.; Guichert, O.; Gunzner, J. L.; Halladay, J.; et al. *Bioorg. Med. Chem. Lett.* **2009**, *19,* 5576-5581.
[30] Zimmermann, J.; Buchdunger, E.; Mett, H.; Meyer, T.; Lydon, N. B. *Bioorg. Med. Chem. Lett.* **1997**, *7,* 187-192.
[31] Schönherr, H.; Cernak, T. *Angew. Chem. Int. Ed.* **2013,** *52,* 12256-12267.
[32] Angell, R.; Aston, N. M.; Bamborough, P.; Buckton, J. B.; Cockerill, S.; deBoeck, S. J.; Edwards, C. D.; Holmes, D. S.; Jones, K. L.; Laine, D. I.; Patel, S.; Smee, P. A.; Smith, K. J.; Somers, D. O.; Walker, A. L. *Bioorg. Med. Chem. Lett.* **2008**, *18,* 4428-4432.
[33] Quancard, J.; Bollbuck, B.; Janser, P.; Angst, D.; Berst, F.; Buehlmayer, P.; Streiff, M.; Beerli, C.; Brinkmann, V.; Guerini, D.; et al. *Chem. Biol.* **2012**, *19,* 1142-1151.
[34] Leung, C. S.; Leung, S. S. F.; Tirado-Rives, J.; Jorgensen, W. L. *J. Med. Chem.* **2012**, *55,* 4489-4500.
[35] Kim, J.-J. P.; Battaille, K. P. *Curr. Opin. Struct. Bol.* **2002**, *12,* 721-728.
[36] Skuballa, W.; Schillinger, E.; Stuerzebecher, C.-S.; Vorbureggen, H. *J. Med. Chem.***1986**, *29,* 313-315.
[37] Manoury, P. M.; Binet, J. L.; Rousseau, J.; Lefevre-Borg, F. M.; Cavero, I. G. *J. Med. Chem.* **1987**, *30*, 1003-1011.
[38] Grozinger, K.; Proudfoot, J.; Hargrave, K. Discovery and Development of Nevirapine. In Chorghade, M. S. ed. *Drug Discovery and Development, Vol. 1: Drug Discovery.* Wiley: Weinheim, Germany, **2006**, pp. 353-363.
[39] Johansson, T.; Weidolf, L.; Popp, F.; Tacke, R.; Jurva, U. *Drug Metab. Dispos.* **2010**, *38,* 73-83.
[40] (**a**) Ramesh, R.; Reddy, D. S. *J. Med. Chem.* **2018**, *61*, 3779-3798. (**b**) Franz, A. K.; Wilson, S. O. *J. Med. Chem.* **2013**, *56*, 388-405.
[41] Furet, P.; Guagnano, V.; Fairhurst, R. A.; Imbach-Weese, P.; Bruce, I.; Knapp, M.; Fritsch, C.; Blasco, F.; Blanz, J.; Aichholz, R.; Hamon, J.; Fabbro, D.; Caravatti, G. *Bioorg. Med. Chem. Lett.* **2013**, *23*, 3741-3748.
[42] Barnes-Seeman, D.; Jain, M.; Bell, L.; Ferreira, S.; Cohen, S.; Chen, X.-H.; Amin, J.; Snodgrass, B.; Hatsis *ACS Med. Chem. Lett.* **2013**, *4,* 514-516.
[43] Mukherjee, P.; Pettersson, M.; Dutra, J. K.; Xie, L.; am Ende, C. W. *ChemMedChem* **2017**, *12*, 1574-1577.
[44] Erickson, J.; McLoughlin, J. I. *J. Org. Chem.* **1995**, *60*, 1626-1631.
[45] Xu, Y.; Qian, L.; Pontsler, A. V.; McIntyre, T. M.; Prestwich, G. D. *Tetrahedron* **2004**, *60*, 43-49.
[46] Lu, D.; Vince, R. *Bioorg. Med. Chem. Lett.* **2007**, *17*, 5614-5619.

[47] Raza, A.; Sham, Y. Y.; Vince, R. *Bioorg. Med. Chem. Lett.* **2008**, *18*, 5406-5410.
[48] Zhao, Q.; Tijeras-Raballand, A.; de Gramont, A.; Raymond, E.; Desaubry, L. *Tetrahedron Lett.* **2016**, *57*, 2943-2944.
[49] Asselin, A. A.; Humber, L. G.; Crosilla, D.; Oshiro, G.; Wojdan, A.; Grimes, D.; Heaslip, R. J.; Rimele, T. J.; Shaw, C. C. *J. Med. Chem.* **1986**, *26*, 1009-1015.
[50] Di Grandi, M. J.; Berger, D. M.; Hopper, D. W.; Zhang, C.; Dutia, M.; Dunnick, A. L.; Torres, N.; Levin, J. I.; Diamantidis, G.; Zapf, C. W.; et al. *Bioorg. Med. Chem. Lett.* **2009**, *19*, 6957-6961.
[51] Wright, J. L.; Gregory, T. F.; Kesten, S. R.; Boxer, P. A.; Serpa, K.; Meltzer, L. T.; Wise, L. D.; Espitia, C. S.; Konkoy, C. S.; Whittemore, E. R.; Woodward, R. M. *J. Med. Chem.* **2000**, *43*, 3408-3419.
[52] Hacksell, U.; Arvidsson, L. E.; Svensson, U.; Nilsson, J. L. G.; Sanchez, D.; Wikstroem, H.; Lindberg, P.; Hjorth, S.; Carlsson, A. *J. Med. Chem.* **1981**, *24*, 1475-1482.
[53] Hübner, H.; Haubmann, C.; Utz, W.; Gmeiner, P. *J. Med. Chem.* **2000**, *43,* 756-762.
[54] Blum, G.; Gazit, A.; Levitzki, A. *J. Biol. Chem.* **2003**, *278*, 40442-40454.
[55] Narjes, F.; Koehler, K. F.; Koch, U.; Gerlach, B.; Colarusso, S.; Steinkühler, C.; Brunetti, M.; Altamura, S.; Francesco, R. C.; Matassa, V. G. *Bioorg. Med. Chem. Lett.* **2002**, *12*, 701-704.
[56] Ballatore, C.; Huryn, D. M.; Smith, A. B, III. *ChemMedChem* **2013**, *8*, 385-395.
[57] Wendt, M. D.; Shen, W.; Kunzer, A.; McClellan, W. J.; Bruncko, M.; Oost, T. K.; Ding, H.; Joseph, M. K.; Zhang, H.; Nimmer, P. M.; et al. *J. Med. Chem.* **2006**, *49*, 1165-1181.
[58] Uehling, D. E.; Donaldson, K. H.; Deaton, D. N.; Hyman, C. E.; Sugg, E. E.; Barrett, D. G.; Hughes, R. G.; Reitter, B.; Adkison, K. K.; Lancaster, M. E.; et al. *J. Med. Chem.* **2002**, *45*, 567-583.
[59] Schaaf, T. K.; Bindra, J. S.; Eggler, J. F.; Plattner, J. J.; Nelson, A. J.; Johnson, M. R.; Constantine, J. W.; Hess, H.-J.; Elger, W. *J. Med. Chem.* **1981**, *24*, 1353-1359.
[60] Asada, M.; Obitsu, T.; Kinoshita, A.; Nakai, Y.; Nagase, T.; Sugimoto, I.; Tanaka, M.; Takizawa, H.; Yoshikawa, K.; Sato, K.; Narita, M.; Ohuchida, S.; Nakai, H.; Toda, M. *Bioorg. Med. Chem. Lett.* **2010**, *20*, 2639-2643.
[61] Aguilar, A.; Zhou, H.; Chen, J.; Liu, L.; Bai, L.; McEachern, D.; Yang, C.-Y.; Meagher, J.; Stuckey, J.; Wang, S. *J. Med. Chem.* **2013**, *56*, 3048-3067.
[62] Chebib, M.; Johnston, G. A. R.; Mattsson, J. P.; Rydstrom, K.; Nilsson, K.; Qiu, J.; Stevenson, S. H.; Silverman, R. B. *Bioorg. Med. Chem. Lett.* **1999**, *9*, 3093-3098.
[63] Qiu, J.; Stevenson, S. H.; O'Beirne, M. J.; Silverman, R. B. *J. Med. Chem.* **1999**, *42*, 329-332.
[64] Nicolaou, I.; Zika, C.; Demopoulos, V. J. *J. Med. Chem.* **2004**, *47*, 2706-2709.
[65] Chatzopoulou, M.; Mamadou, E.; Juskova, M.; Koukoulitsa, C.; Nicolaou, I.; Stefek, M.; Demopoulos, V. J. *Bioorg. Med. Chem. Lett.* **2011**, *19*, 1426-1433.
[66] Lassalas, P.; Oukoloff, K.; Makani, V.; James, M.; Tran, V.; Yao, Y.; Huang, L.; Vijayendran, K.; Monti, L.; Trojanowski, J. Q.; Lee, V. M.-Y.; Kozlowski, M. C.; Smith, A. B.; Brunden, K. R.; Ballatore, C. *ACS Med. Chem. Lett.* **2017**, *8*, 864-868.
[67] Herr, J. R. *Bioorg. Med. Chem.* **2002**, *10*, 3379-3393

[68] Carini, D. J.; Duncia, J. V.; Aldrich, P. E.; Chiu, A. T.; Johnson, A. L.; Pierce, M. E.; Price, W. A.; Santella, J. B., III; Wells, G. J.; et al. *J. Med. Chem.* **1991**, *34*, 2525-2547.

[69] Navarrete-Vazquez, G.; Alaniz-Palacios, A.; Hidalgo-Figueroa, S.; Gonzalez-Acevedo, C.; Avila-Villarreal, G.; Estrada-Soto, S.; Webster, S. P.; Medina-Franco, J. L.; Lopez-Vallejo, F.; Guerrero-Alvarez, J.; et al. *Bioorg. Med. Chem.* **2013**, *23*, 3244-3247.

[70] Boyd, M. J.; Bandarage, U. K.; Bennett, H.; Byrn, R. R.; Davies, I.; Gu, W.; Jacobs, M.; Ledeboer, M. W.; Ledford, B.; Leeman, J. R.; et al. *Bioorg. Med. Chem.* **2015**, *25*, 437-444.

[71] Krogsgaard-Larsen, P. *J. Med. Chem.* **1981**, *24*, 1377-1383.

[72] Lassalas, P.; Gay, B.; Lasfargeas, C.; James, M. J.; Tran, V.; Vijayendran, K. G.; Brunden, K. R.; Kozlowski, M. C.; Thomas, C. J.; Smith, A. B., III; Huryn, D. M.; Ballatore, C. *J. Med. Chem.* **2016**, *59*, 3183-3203.

[73] Soll, R. M.; Kenney, W. A.; Primeau, J.; Garrick, L.; McCaully, R. J.; Colatsky, T.; Oshiro, G.; Park, C. H.; Hartupee, D.; White, V.; McCallum, J.; Russo, A.; Dinish, J.; Wojdan, A. *Bioorg. Med. Chem. Lett.* **1993**, *3*, 757-760.

[74] Zhang, L.; Lei, J.; Shan, Y.; Yang, H.; Song, M.; Ma, Y. *Mini-Rev. Med. Chem.* **2013**, *13,* 1999-2013.

[75] Sheppeck, J. E., II; Gilmore, J. L.; Tebben, A.; Xue, C.-B.; Liu, R.-Q.; Decicco, C. P.; Duan, J. J.-W. *Bioorg. Med. Chem. Lett.* **2007**, *17*, 72769-2774.

[76] Chowdhury, M. A.; Abdellatif, K. R. A.; Dong, Y.; Das, D.; Suresh, M. R.; Knaus, E. E. *J. Med. Chem.* **2009**, *52*, 1525-1529.

[77] Patani, G. A.; LaVoie, E. J. *Chem. Rev.* **1996**, *96*, 3147-3176.

[78] Choudhary, A.; Raine, R. T. *ChemBioChem* **2011**, *12*, 1801-1807.

[79] Petersen, K.-U. *Arzneim.-Forsch.* **2002**, *52*, 423-429.

[80] Sim, E.; Stanley, L.; Gill, E. W.; Jones, A. *Biochem. J.* **1988**, *251*, 323-323.

[81] Le Count, D. In Bindra, J. S.; Lednicer, D. eds. *Chronicles of Drug Discovery.* Wiley: New York, NY, **1982**, pp. 113-132.

[82] McLaughlin, M.; Yazaki, R.; Carreira, E. M. *Org. Lett.* **2014**, *16,* 4070-4073.

[83] Black, W. C.; Bayly, C. I.; Davis, D. E.; Desmarais, S.; Falgueyret, J.-P.; Leger, S.; Li, C. S.; Masse, F.; McKay, D. J.; Palmer, J. T.; Percival, M. D.; Robichaud, J.; Tsou, N.; Zamboni, R. *Bioorg. Med. Chem. Lett.* **2005**, *15*, 4741-4744.

[84] Gauthier, J. Y.; Chauret, N.; Cromlish, W.; Desmarais, S.; Duong, L. T.; Falgueyret, J.-P.; Kimmel, D. B.; Lamontagne, S.; Leger, S.; LeRiche, T.; et al. *Bioorg. Med. Chem. Lett.* **2008**, *18*, 923-928.

[85] ISabel, E.; Mellon, C.; Boyd, M. J.; Chauret, N.; Deschenes, D.; Desmarais, S.; Falgueyret, J.-P.; Gauthier, J. Y.; Khougaz, K.; Lau, C. K.; et al. *Bioorg. Med. Chem. Lett.* **2011**, *21*, 920-923.

[86] Schirlin, D.; Baltzer, S.; Altenburger, J. M.; Tarnus, C.; Remy, J. M. *Tetrahedron* **1996**, *52,* 305-318.

[87] Good, J. A. D.; Kulen, M.; Silver, J.; Krishnan, K. S.; Bahnan, W.; Nunez-Otero, C.; Nilsson, I.; Wede, E.; de Groot, E.; Gylfe, A.; Bergstroem, S.; Almqvist, F. *J. Med. Chem.* **2017**, *60,* 9393-9399.

[88] Mohammed, I.; Kummetha, I. R.; Singh, G.; Sharova, N.; Lichinchi, G.; Dang, J.; Stevenson, M.; Rana, T. M. *J. Med. Chem.* **2016**, *59,* 7677-7682.

[89] Lagu, B.; Kluge, A. F.; Tozzo, E.; Fredenburg, R.; Bell, E. L.; Goddeeris, M. M.; Dwyer, P.; Basinski, A.; Senaiar, R. S.; Jaleel, M.; et al. *ACS Med. Chem. Lett.* **2018**, *9*, 935-940.

[90] Lin, L. S.; Lanza, T. J.; Castonguay, L. A.; Kamenecka, T.; McCauley, E.; Van Riper, G.; Egger, L. A.; Mumford, R. A.; Tong, X.; MacCoss, M.; Schmidt, J. A.; Hagmann, W. K. *Bioorg. Med. Chem. Lett.* **2004**, *14*, 2331-2334.

[91] For example, Lewis, R.T.; Macleod, A. M.; Merchant, K. J.; Kelleher, F.; Sanderson, I.; Herbert, R. H.; Cascieri, M. A.; Sadowski, S.; Ball, R. G.; Hoogsteen, K. *J. Med. Chem.* **1995**, *38,* 923-933.

[92] Poe, M. M.; Methuku, K. R.; Li, G.; Verma, A. R.; Teske, K. A.; Stafford, D. C.; Arnold, L. A.; Cramer, J. W.; Jones, T. M.; Cerne, R.; et al. *J. Med. Chem.* **2016**, *59*, 10800-10806.

[93] Ganellin, C. R. Cimetidine. In Bindra, J. S.; Lednicer, D. eds. *Chronicles of Drug Discovery*: *Volume 1.* Wiley: New York, NY, **1983**, pp. 1-38.

[94] Bradshaw, J. Ranitidine. In Lednicer, D., Ed. *Chronicles of Drug Discovery*: *Volume 3.* Wiley: New York, NY, **1993**, pp. 45-81.

[95] Yanagisawa, I.; Hirata, Y.; Ishii, Y. *J. Med. Chem.* **1987**, *30,* 1787-1793.

[96] Sorbera, L. A.; Bayes, M.; Castaner, J.; Silvestre, J. *Drugs Fut.* **2001**, *26*, 1155-1170.

[97] Siddique, A.; Shantsila, E.; Lip, G. Y. H. *Therapy* **2008**, *5*, 793-796.

[98] Stepan, A. F.; Subramanyam, C.; Efremov, I. V.; Dutra, J. K.; O'Sullivan, T. J.; DiRico, K. J.; McDonald, W. S.; Won, A.; Dorff, P. H.; Nolan, C. E.; et al. *J. Med. Chem*. **2012,** *55*, 3414-3424.

[99] Goh, Y. L.; Cui, Y. T.; Pendharkar, V.; Adsool, V. A. *ACS Med. Chem. Lett.* **2017**, *8*, 516-520.

[100] Measom, N. D.; Down, K. D.; Hirst, D. J.; Jamieson, C.; Manas, E. S.; Patel, V. K.; Somers, D. O. *ACS Med. Chem. Lett.* **2017**, *8*, 43-48.

[101] Shi, J.; Gu, Z.; Jurica, E. A.; Wu, X.; Haque, L. E.; Williams, K. N.; Hernandez, A. S.; Hong, Z.; Gao, Q.; Dabros, M.; et al. *J. Med. Chem.* **2018**, *61*, 681-694.

[102] Qiao, J. X.; Cheney, D. L.; Alexander, R. S.; Smallwood, A. M.; King, S. R.; He, K.; Rendina, A. R.; Luettgen, J. M.; Knabb, R. M.; Wexler, R. R.; Lam, P. Y. *Bioorg. Med. Chem. Lett.* **2008**, *18,* 4118-4123.

[103] Patel, N. R.; Patel, D. V.; Murumkar, P. R.; Yadav, M. R. *Eur. J. Med. Chem.* **2016**, *121*, 671-698.

[104] Pennington, L. D.; Moustakas, D. T. *J. Med. Chem.* **2017**, *60*, 3552-3576.

[105] Bryan, M. C.; Falsey, J. R.; Frohn, M.; Reichelt, A.; Yao, G.; Bartberger, M. D.; Bailis, J. M.; Zalameda, L.; San Miguel, T.; Doherty, E. M.; Allen, J. G. *Bioorg. Med. Chem. Lett*. **2013**, *23*, 2056-2060.

[106] Zhao, B.; Li, Y.; Xu, P.; Dai, Y.; Luo, C.; Sun, Y.; Ai, J.; Geng, M.; Duan, W. *ACS Med. Chem. Lett.* **2016**, *7*, 629-634.

[107] Dosa, P. I.; Amin, E. A. *J. Med. Chem.* **2016**, *59*, 810-840.

[108] Mackman, R. L.; Steadman, V. A.; Dean, D. K.; Jansa, P.; Poullennec, K. G.; Appleby, T.;

Austin, C.; Blakemore, C. A.; Cai, R.; Cannizzaro, C.; et al. *J. Med. Chem.* **2018**, *61*, 9473-9499.

[109] Iwamura, R.; Tanaka, M.; Okanari, E.; Kirihara, T.; Odani-Kawabata, N.; Shams, N.; Yoneda, K. *J. Med. Chem.* **2018**, *61*, 6869-6891.

[110] Govek, S. P.; Nagasawa, J. Y.; Douglas, K. L.; Lai, A. G.; Kahraman, M.; Bonnefous, C.; Aparicio, A. M.; Darimont, B. D.; Grillot, K. L.; Joseph, J. D.; et al. *Bioorg. Med. Chem. Lett.* **2015**, *25*, 5163-5167.

[111] Richardson, B. G.; Jain, A. D.; Potteti, H. R.; Lazzara, P. R.; David, B. P.; Tamatam, C. R.; Choma, E.; Skowron, K.; Dye, K.; Siddiqui, Z.; et al. *J. Med. Chem.* **2018**, *61*, 8029-8047.

[112] Johansson, A.; Löberg, M.; Antonsson, M.; von Unge, S.; Hayes, M.; Judkins, R.; Ploj, K.; Benthem, L.; Linden, D.; Brodin, P.; et al. *J. Med. Chem*. **2016**, *59*, 2497-2511.

[113] Bollag, G.; Hirth, P.; Tsai, J.; Zhang, J.; Ibrahim, P. N.; Cho, H.; Spevak, W.; Zhang, C.; Zhang, Y.; Habets, G.; et al. *Nature* **2010**, *467*, 596-599.

[114] Rabal, O.; Amr, F. I.; Oyarzabal, J. *J. Chem. Inform. Model.* **2015**, *55*, 1-18.

[115] Rezvanfar, M. A.; Rahimi, H. R.; Abdollahi, M. *Exp. Opin. Drug Metab. Toxicol.* **2012**, *8,* 1231-1245.

[116] Harris, P. A.; Berger, S. B.; Jeong, J. U.; Nagilla, R.; Bandyopadhyay, D.; Campobasso, N.; Capriotti, C. A.; Cox, J. A.; Dare, L.; Dong, X.; et al. *J. Med. Chem.* **2017**, *60*, 1247-1261.

[117] Romagnoli, R.; Baraldi, P. G.; Salvador, M. K.; Prencipe, F.; Bertolasi, V.; Cancellieri, M.; Brancale, A.; Hamel, E.; Castagliuolo, I.; Consolaro, F.; et al. *J. Med. Chem.* **2014**, *57*, 6795-6808.

[118] Hess, S.; Linde, Y.; Ovadia, O.; Safrai, E.; Shalev, D. E.; Swed, A.; Halbfinger, E.; Lapidot, T.; Winkler, I.; Gabinet, Y.; et al. *J. Med. Chem.* **2008**, *51*, 1026-1034.

[119] Van der Poorten, O.; Knuhtsen, A.; Sejer Pedersen, D.; Ballet, S.; Tourwe, D. *J. Med. Chem.* **2016**, *59*, 10865-10890.

[120] Räder, A. F. B.; Reichart, F.; Weinmueller, M.; Kessler, H. *Bioorg. Med. Chem.* **2018**, *26*, 2766-2773.

[121] Rand, A. C.; Leung, S. S. F.; Eng, H.; Rotter, C. J.; Sharma, R.; Kalgutkar, A. S.; Zhang, Y.; Varma, M. V.; Farley, K. A.; Khunte, B.; Limberakis, C.; Price, D. A.; Liras, S.; Mathiowetz, A. M.; Jacobson, M. P.; Lokey, R. S. *MedChemComm* **2012**, *3*, 1282-1289.

[122] Biron, E.; Chatterjee, J.; Ovadia, O.; Langenegger, D.; Brueggen, J.; Hoyer, D.; Schmid, H. A.; Jelnick, R.; Gilon, C.; Hoffman, A.; et al. *Angew. Chem. Int. Ed.* **2008**, *47*, 2595-2599.

[123] Nielsen, D. S.; Hoang, H. N.; Lohman, R.-J.; Hill, T. A.; Lucke, A. J.; Craik, D. J.; Edmonds, D. J.; Griffith, D. A.; Rotter, C. J.; Ruggeri, R. B.; et al. *Angew. Chem. Int. Ed.* **2014**, *53*, 12059-12063.

[124] Price, D. A.; Mathiowetz, A. M.; Liras, S. Designing Orally Bioavailable Peptide and Peptoid Macrocycles. In Marsault, E.; Peterson, M. L. eds. *Practical Medicinal Chemistry with Macrocycles*. Wiley: Hoboken, NJ, **2017**, pp. 59-76.

第5章

毒性警示结构

警示结构（structural alerts）是指可能引起毒性的官能团或药物片段。作为一名药物化学家，了解毒性化合物的警示结构有助于确定化合物的优先次序。目前，已经发表了许多关于警示结构的综述[1–7]。

警示结构这一概念存在一定的争议。虽然药物化学家对于可产生毒性的结构所存在的潜在危险越来越谨慎，但有些人却认为人们过于关注这一概念，尤其是在定量构效关系（QSAR）计算模型的泛滥与过度依赖的背景下[8]。然而，知识就是力量，药物研发是一项成本极高的工作，因此掌握含潜在毒性警示结构的相关知识有助于化合物的优先排序。在不妨碍创造性与创新性的前提下，如果能在其他条件相同的同时，用无潜在毒性的结构来代替警示结构，那么新药研发成功的概率就会更高。当在研发过程中出现疑问时，我们需要用数据说话，而不是把警示结构视作“非黑即白”或“禁止出现”的结构。

如果人们把警示结构视为“教条”，那么其相关知识对于药物的成功设计将弊大于利。因此，对于该章讨论的每个警示结构，其反例也会作为一个反论证被提及，以便人们清楚地认识到：警示结构仅仅是起到一个警示作用。

5.1 反应性亲电体

氨基酸是肽和蛋白质（如酶和受体）的基本组成单位。许多氨基酸都具有亲核性：半胱氨酸（C）上的硫醇，丝氨酸（S）上的羟基，天冬氨酸（D）上的羧酸等，这些只是其中的几个例子。如果药物中含有反应性亲电体（reactive electrophiles），它们可能与内源性亲核体反应形成共价键，从而产生毒性。以下是一些在人体中常见的亲核体：

① 胺类，$R—NH_2$、R_2NH、R_3N。

② 醇类，$R—OH$。

③ 硫化物类，$R—S^-$。

④ 硫醇类，$R—SH$。

⑤ 羧酸盐类，$R—CO_2^-$。

5.1.1 烷化剂

除氟化物以外的伯卤化物属于烷化剂（alkylating agents），亲核体通过 S_N2 机理进攻烷化剂时，卤素是良好的离去基团。2-氟乙酸和 α-氟代酮上的氟原子可被活化成良好的离去基团，因此也有利于亲核体的进攻。而三氟甲基和二氟甲基根本就不是离去基团，因此它们不是烷化剂。

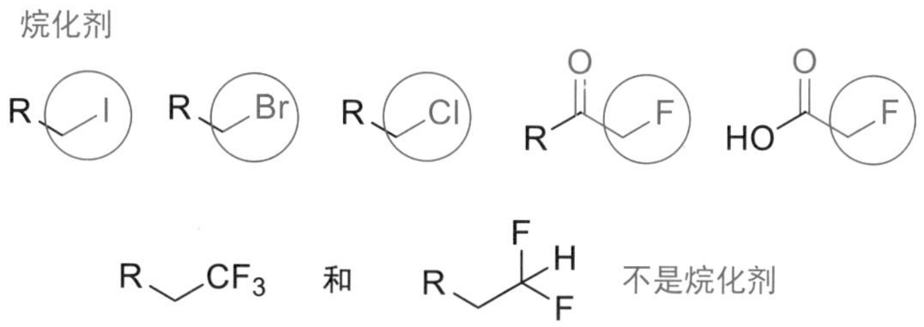

烷化剂

R–CH₂–I　R–CH₂–Br　R–CH₂–Cl　R–CO–CH₂–F　HO–CO–CH₂–F

R–CH₂–CF₃　和　R–CH₂–CHF₂　不是烷化剂

硫酸二甲酯（Me_2SO_4）和碘甲烷（MeI）通常在有机合成中被用作甲基化试剂，使用时必须小心。大量吸入其中任何一种都可能导致窒息死亡，因为肺中的所有极性基团都会被甲基化。

烷化剂是一把双刃剑，第一个治疗癌症的化学治疗方法源于化学武器芥子气（**1**）。1943 年，人们发现芥子气杀死的白细胞要比正常细胞多。美国士兵被故意用作芥子气治疗癌症的试验品。由于气体不方便给药，因此研发了二氯甲基二乙胺（Mechlorethamine，氮芥®，Nitrogen mustard®，**2**）作静脉注射剂。随后研发的药物有：苯丁酸氮芥（Chlorambucil，留可然®，Leukeran®，**3**）、环磷酰胺（Cyclophosphamide，Cytoxan®，**4**）以及白消安（Busulfan，马利兰®，Myleran®，**5**）。其中化合物 **2** ～ **4** 统称为氮芥类药物（nitrogen mustards）。

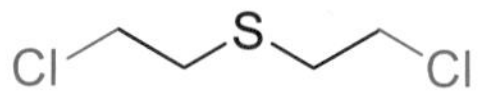

芥子气(**1**)

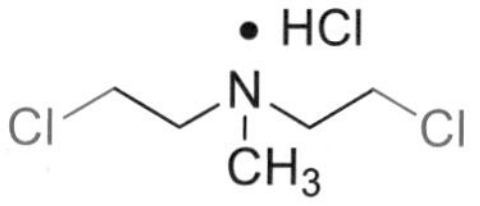

二氯甲基二乙胺(氮芥®, **2**)

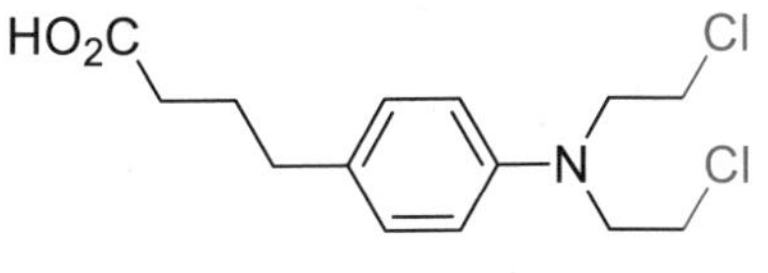

苯丁酸氮芥(留可然®, **3**)

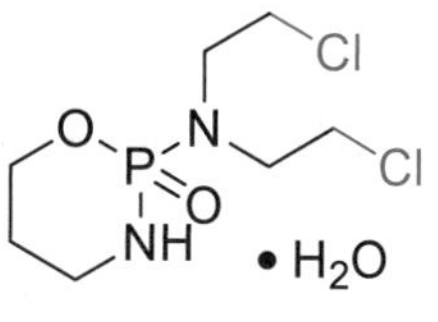

环磷酰胺(Cytoxan®, **4**)

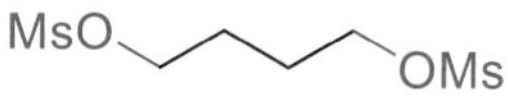

白消安(马利兰®, **5**)

氮芥的作用机制（MOA）是通过对 DNA 碱基的环氮（或环外氧）原子的烷基化，导致非复制型 DNA 的形成和恶性细胞的死亡。二氯甲基二乙胺（**2**）在生理条件下形成氮丙啶阳离子中间体 **6**。DNA 链中腺嘌呤或鸟嘌呤 **7** 上的碱性氮原子会攻击氮丙啶阳离子中间体 **6** 产生单烷基化 DNA **8**，而单烷基化的 DNA **8** 可能会受到氮丙啶阳离子中间体 **6** 的额外亲核进攻，产生链交联 DNA **9**。DNA **8** 和 **9** 都无法被复制，因此会导致恶性细胞死亡[9]。

遗憾的是，烷化剂 **1** ～ **5** 对正常细胞没有选择性。像大多数“地毯式轰炸”的化学疗法一样，这类药物因为对毛囊、骨髓、淋巴结和上皮组织中其他快速生长的细胞的烷基化作用而导致严重的毒性。它们会破坏肠道内壁，抑制骨髓活性，并且导致脱发。因此，只要药物上存在烷基化基团，我们就应当提高警惕[10]。

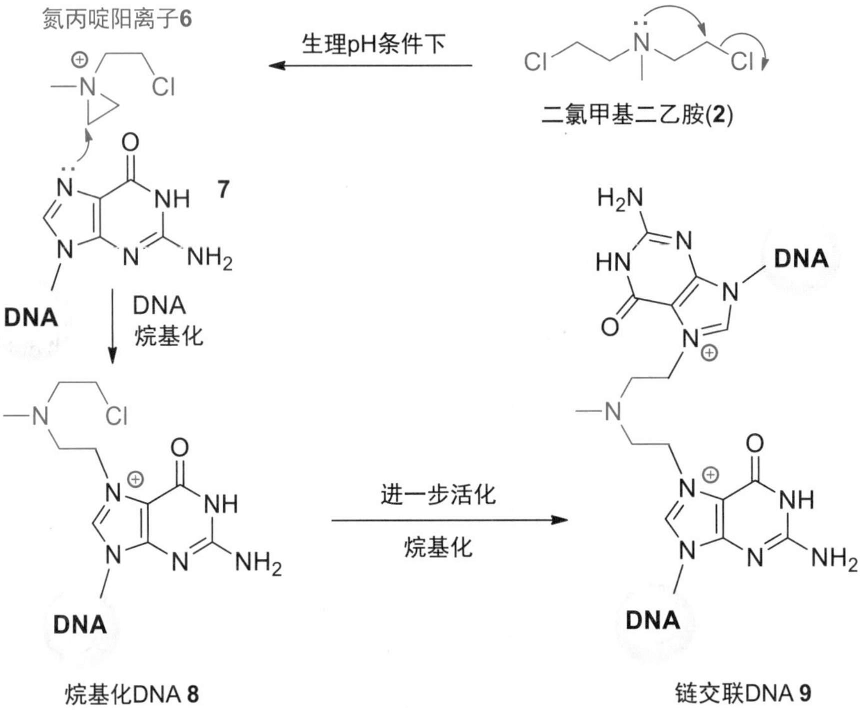

氮丙啶阳离子6
生理pH条件下
Cl
N
Cl
二氯甲基二乙胺(2)
O
NH
7
N
N
NH2
DNA
DNA
烷基化
H2N
HN
O
N
DNA
进一步活化
烷基化
烷基化DNA 8
链交联DNA 9

类似地，非选择性不可逆 α 受体拮抗剂苯氧苄胺（Phenoxy-Benzamine，白苯齐林®，Dibenzyline®，**10**）也可作为烷化剂。在生理条件下，苯氧苄胺（**10**）以更活泼的氮丙啶中间体 **11** 的形式存在，该化合物易受亲核物质（如巯基、羟基和乙酸盐基团）进攻，并且容易发生脱靶亲核取代。目标共价键由位于 α 受体的跨膜螺旋 3（TM3）3.36 位的半胱氨酸对氮丙啶中间体 **11** 进行亲核进攻，形成稳定键合的共价加合物 **12**[11]。该药物作为一种非选择性不可逆烷化剂，其作用机制（MOA）也导致它产生毒性，例如反射性心动过速。

Cl
N
O
HS-Cys-TM3

苯氧苄胺(白苯齐林®, **10**)
非选择性不可逆α受体拮抗剂

氮丙啶中间体**11**

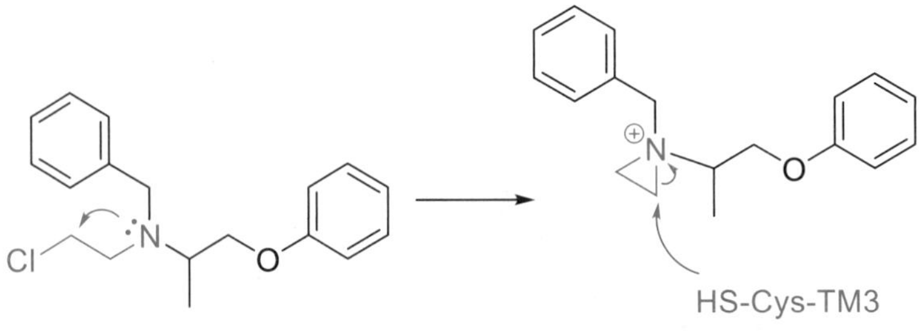

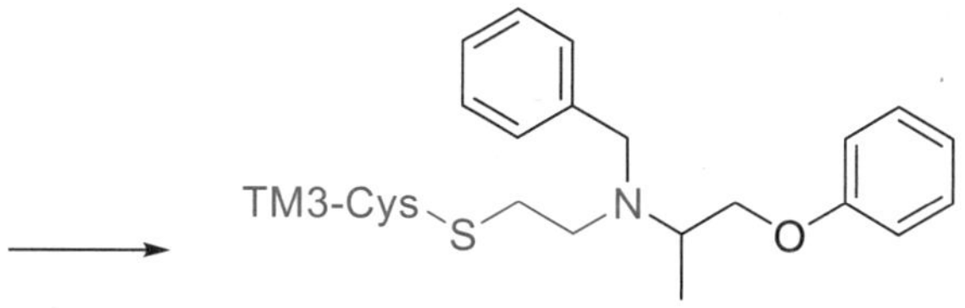

共价加合物**12**

帕克-戴维斯（Parke-Davis）公司研制的氯霉素（Chloramphenicol，Chloromycetin®，**13**，1949）是一种广谱抗生素，具有硝基苯基和二卤代烷基两种警示结构。氯霉素罕见的骨髓毒性可能是由硝基苯基部分还原产生亚硝基苯基代谢物所导致的；但也有可能是二氯甲基取代物代谢的结果。在代谢过程中，氯霉素（**13**）被细胞色素 P450 酶系氧化得到羟基代谢物 **14**，**14** 失去一分子 HCl 得到酰氯 **15**。随后，**15** 作为一种非常活泼的亲电体可能与一些亲核物质发生反应。如果亲核物质恰好是水，最终产物将是草氨酸 **16**，该物质在大鼠和人体内都被检测出是主要的代谢产物之一[12]。另外，氯仿也是遵循类似的途径代谢产生了一种高度活泼的化学物质——光气。

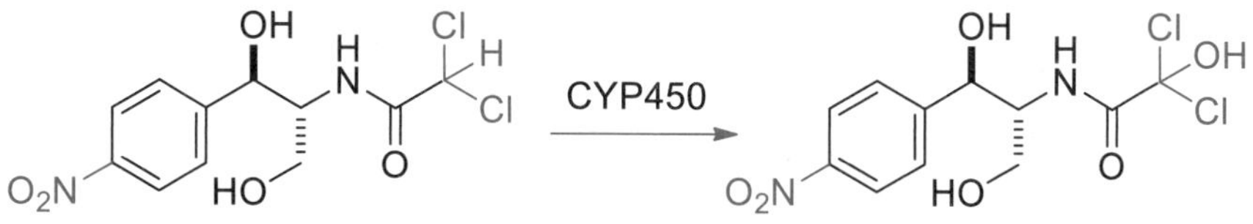

氯霉素(Chloromycetin®, **13**)

羟基代谢物**14**

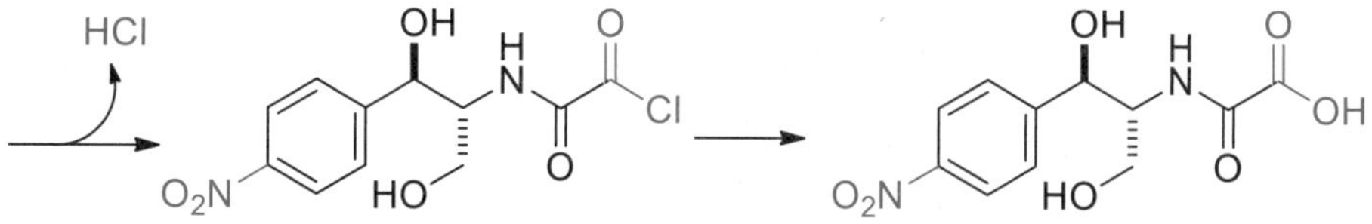

酰氯**15**

草氨酸**16**

近年来，2-氯丙酰胺被确定为一种低反应活性的亲电“弹头”，用于不可逆小分子探针识别。尤其是 (*S*)-CW3554（**17**）选择性标记蛋白质二硫键异构酶（PDI），从而抑制该酶活性。随后对五种不同癌症细胞株的分析显示 (*S*)-CW3554（**17**）对来自多发性骨髓瘤（MM）的细胞具有独特的细胞毒性，最近有报道称这种癌症对蛋白质二硫键异构酶（PDI）抑制作用非常敏感。这种新型蛋白质二硫键异构酶（PDI）抑制剂凸显出 2-氯丙酰胺作为弱的、立体化学可调的亲电体在共价药物研发中的潜力。有趣的是，类似物 (*R*)-*α*-氯丙酰胺特异性标记了一种不同的蛋白质，即醛脱氢酶（ALDH），并强调了“弹头”的 *α* 位立体化学的作用[13]。然而值得注意的是，蛋白质二硫键异构酶（PDI）含有强亲核活性位点半胱氨酸，*α*-氯丙酰胺在靶向共价抑制剂（TCI）设计中的潜力仍有待证实[14]。

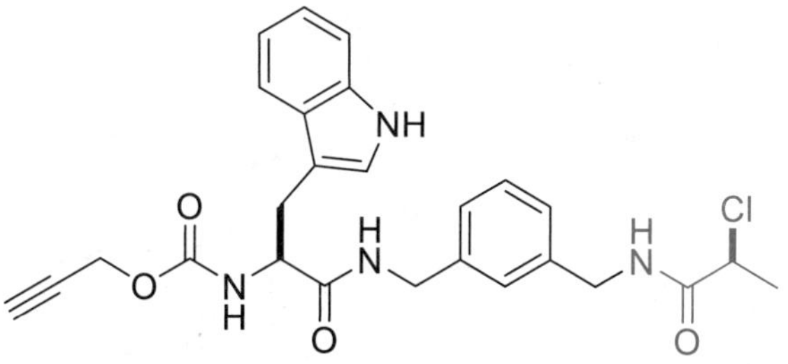

(*S*)-CW3554(**17**)
选择性蛋白质二硫键
异构酶(PDI)抑制剂
对多发性骨髓瘤细
胞株具有细胞毒性

除了上面所列举的烷化剂外，其他几种化疗药物也同样起到烷化剂的作用[13]。这些药物包括单功能烷化剂，如达卡巴嗪（Dacarbazine，**18**）、甲基苄肼、链脲佐菌素、替莫唑胺和三氮烯，以及双功能烷化剂，如氮杂环丙烷、六甲蜜胺、丝裂霉素和塞替派。

抗癌药物达卡巴嗪（**18**）作为一种 DNA 甲基化剂，常见的毒性包括肝坏死和造血抑制。在代谢过程中，达卡巴嗪（**18**）以其羟甲基代谢物 **19** 作为中间体去甲基化得到脱甲基代谢物 **20**。三氮烯 **21** 作为 **20** 的互变异构体，失去一分子氮气得到氨基咪唑 **22** 和甲基碳正离子。尽管 DNA 甲基化是达卡巴嗪（**18**）的作用机制，但甲基碳正离子对蛋白质进行非选择性的甲基化可能会引发与药物相关的肝毒性[15]。事实上，达卡巴嗪（**18**）的三氮烯片段也是一种警示结构。详见第 5.3 节。

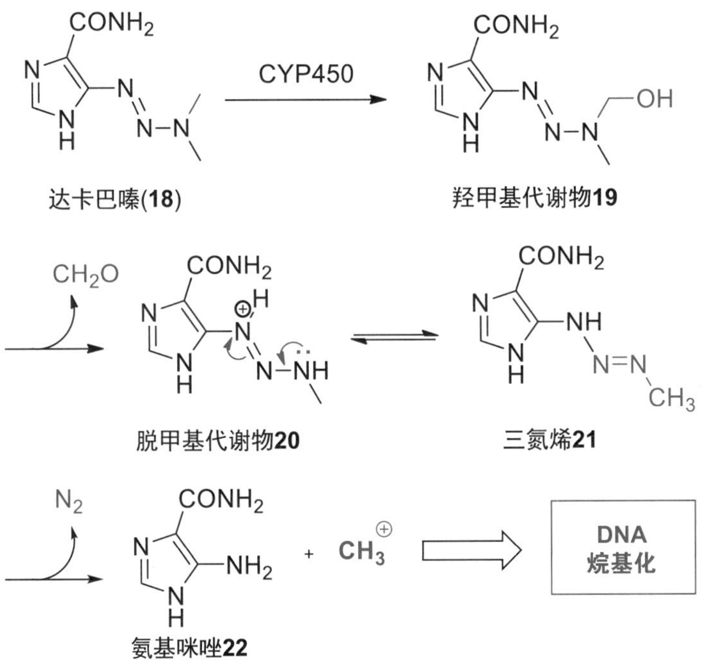

5.1.2 Michael受体

十到二十年的变化是非常大的，在 21 世纪初，几乎所有药物化学家都不喜欢使用 Michael 受体。而截止到 2019 年，已有 6 种含有 Michael 受体的药物上市，大部分是抗癌药物。许多更有针对性的共价药物正处于研发的不同阶段。

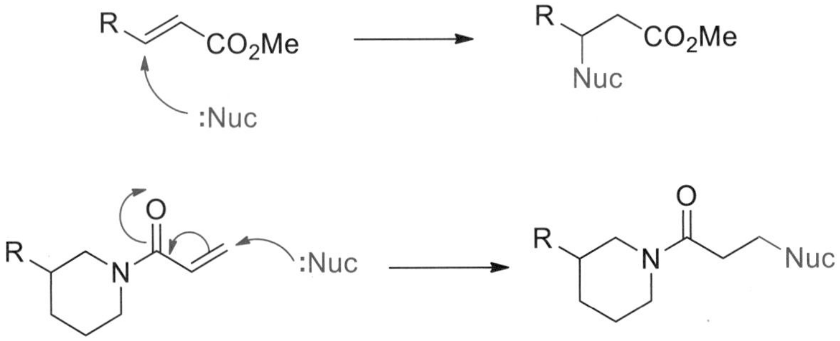

是什么使之发生了变化？Michael 受体本身没有改变，是研究人员对它性质的研究与利用发生了变化。我们现在明白，如果一种药物能够选择性地与靶标紧密结合，那么 Michael 受体作为“弹头”不是一种弊端，而是一种优势。第 1.2.3 节列举了许多以 Michael 受体为“弹头”的药物。

Michael 受体作为药物中的“弹头”在其流行之前就已经存在很久。阿司匹林、氯吡格雷和奥美拉唑只是一些较老的共价药物。默克公司研发的非那雄胺［Finasteride，保列治®（Proscar®），保法止®（Propecia®），**23**］作为甾体 5α-还原酶不可逆抑制剂，其结构中含有 *α,β*-不饱和内酰胺作 Michael 受体。如下图所示，还原型烟酰胺腺嘌呤二核苷酸磷酸（NADPH）作为亲核体提供氢化物，加成到非那雄胺（**23**）上的 *α,β*-不饱和内酰胺产生中间体 **24**。然后烯醇 **24** 与来自还原型烟酰胺腺嘌呤二核苷酸磷酸（NADPH）的吡啶中间体反应形成共价键得到加合物 **25**[16]。因此，非那雄胺（**23**）是一种真正的共价抑制剂，该药物结构中的 Michael 受体作为警示结构不会破坏其安全性。

非那雄胺(**23**)　　中间体**24**

共价加合物**25**

非那雄胺（**23**）对靶标 5α-还原酶表现出较慢的离靶动力学。虽然该药物含有 Michael 受体 α,*β*-不饱和内酰胺这一警示结构，但它能被两个 5α-还原酶同工酶选择性地识别，并且其他生物分子对于该药物的脱靶修饰是最小的。

当 Michael 受体“伪装”为代谢物时，这就带来了一定的挑战。葛兰素史克公司研发的核苷类逆转录酶抑制剂（NRTI）阿巴卡韦（Abacavir，齐根®，Ziagen®，**26**）被醇脱氢酶（ALDH）氧化为相应的 *β,γ*-不饱和醛 **27**，**27** 转化为热力学上更稳定的 *α,β*-不饱和醛 **28**。**27** 和 **28** 上的醛官能团均可与亲核物质反应形成环状加合物，而共轭醛 **28** 作为 Michael 受体，容易发生共轭加成形成共价键。Michael 加合物被怀疑是阿巴卡韦（**26**）在约 4% 的患者群体中出现超敏反应病例的部分原因[17]。

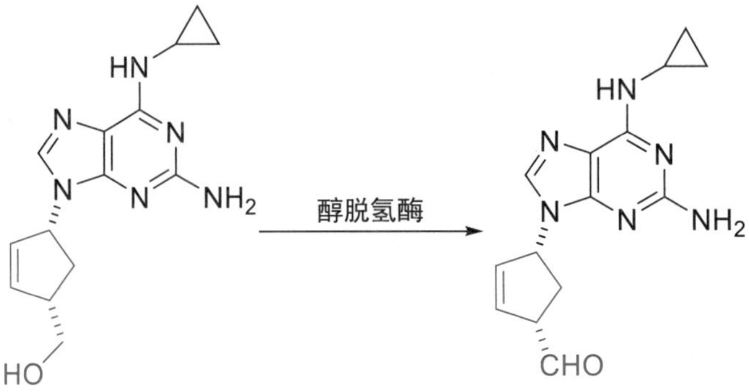

醇脱氢酶

阿巴卡韦(齐根®, **26**)
葛兰素史克(GSK)公司, 1998
核苷类逆转录酶抑制剂

β,γ-不饱和醛**27**

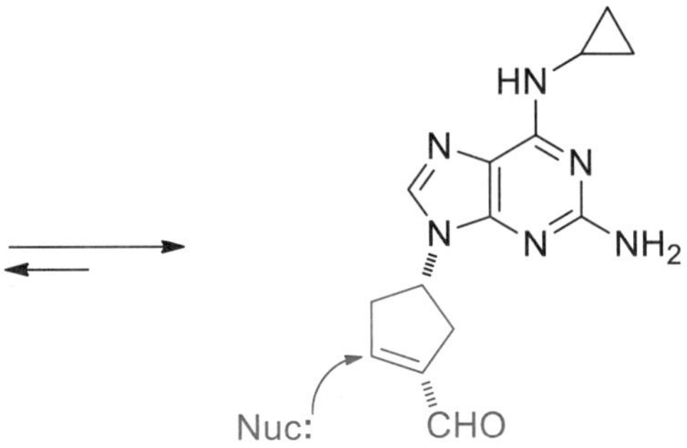

Nuc:

α,β-不饱和醛**28**

以下是一些具有代表性的以 Michael 受体作为“弹头”的共价抑制剂：

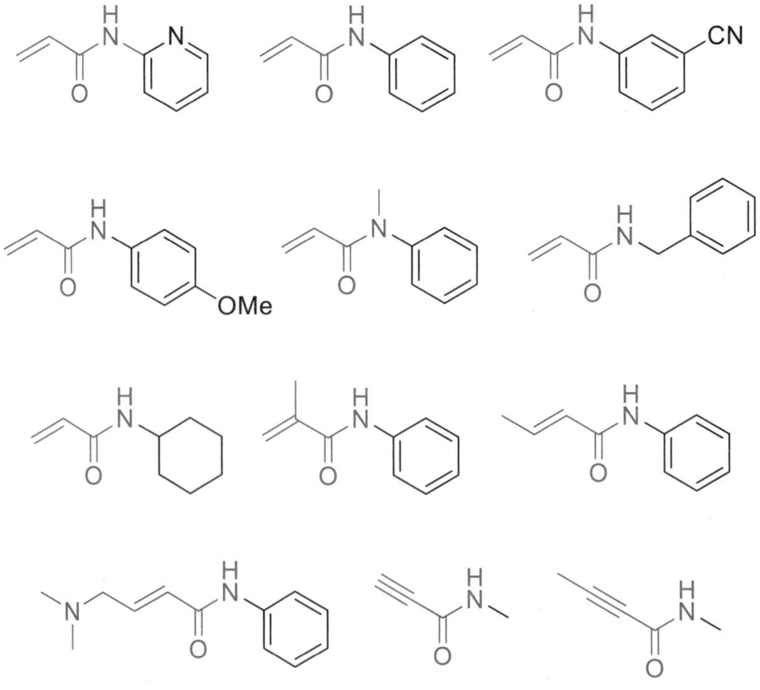

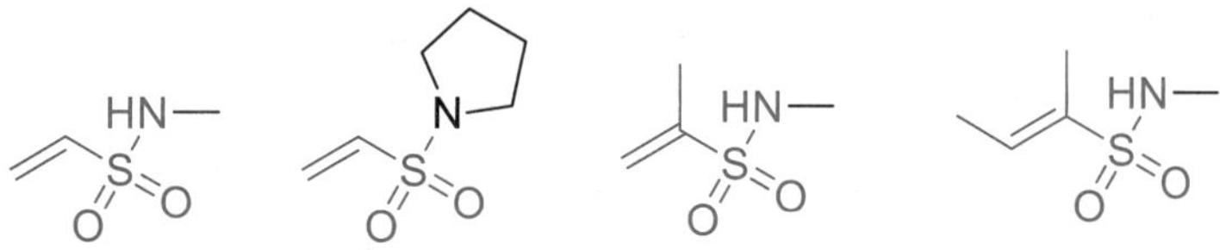

总而言之，除非 Michael 受体作为一种分子“弹头”与靶标选择性地紧密结合，并且脱靶结合能力最小，否则它仍然是一种警示结构。

5.1.3 杂芳族卤化物

α- 或 *γ*- 卤代吡啶卤化物容易发生芳香环上的亲核取代（S_NAr），与亲核体形成共价键。如果反应对预期的靶标缺乏选择性，则药物可能会出现脱靶毒性。

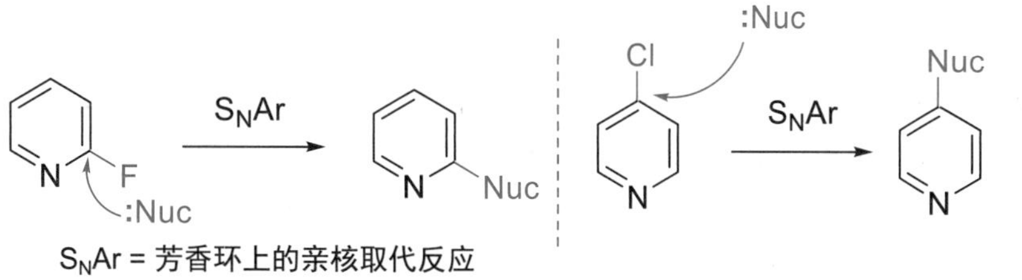

S_NAr = 芳香环上的亲核取代反应

不足为奇的是，一些 *α*-卤代芳杂环片段（如 *α*-氯吡啶和 *α*-氯-1,3,4-噻二唑）现在正被作为共价抑制剂的“弹头”进行研究：

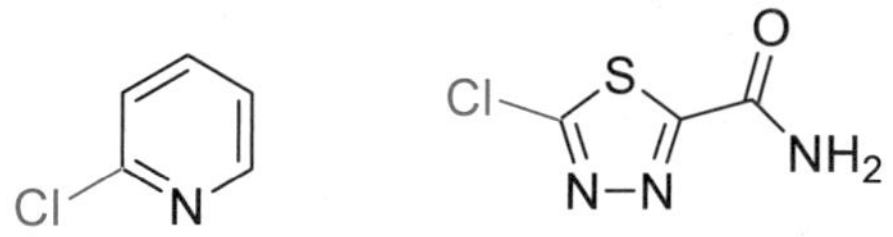

但并不是所有的 *α*-卤代芳杂环片段都是不好的。治疗白血病药物克拉屈滨（Cladribine，Leustatin®，**30**），也被称为 2-氯-2′-脱氧腺苷（2CdA），是嘌呤类似物抗代谢药。该药物的嘧啶环上含有一个 2-氯取代基。与腺苷（**29**）不同，克拉屈滨（**30**）上的氯使其部分抵抗腺苷脱氨酶（ADA）分解。当用谷胱甘肽和 *N*-*α*-乙酰基赖氨酸处理时，发现克拉屈滨（**30**）的每日共价结合负荷低于 1 mg/d。一般来说，如果化合物预估的每日共价结合负荷低于 10 mg/d，则该化合物更有可能是安全的。事实上，文献中提到克拉屈滨（**30**）具有良好的耐受性，没有药物相关的超敏反应——这证明了它对生物靶标的选择性[18]。

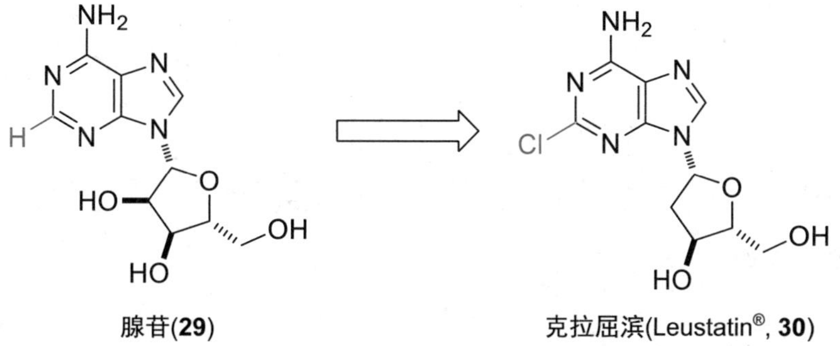

腺苷(29)　　**克拉屈滨(Leustatin®, 30)**

同样，血管紧张素Ⅱ（AT_1）受体拮抗剂氯沙坦（Losartan，科素亚®，Cozaar®，**31**）是一种非常安全的用于治疗高血压的药物。咪唑环上的 α-氯原子几乎不会产生脱靶毒性[19]。此外，五元 α-卤代芳杂环的 S_NAr 反应不如其六元芳杂环容易。所有其他血管紧张素Ⅱ受体拮抗剂（如厄贝沙坦、缬沙坦、坎地沙坦和替米沙坦），不管其作用好坏，都避开了 α-氯代咪唑结构。

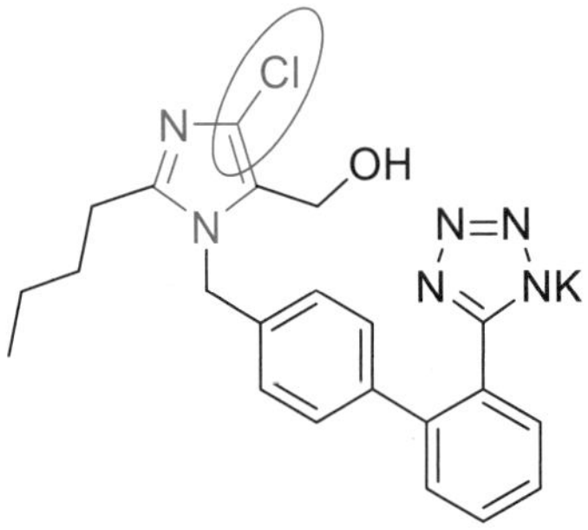

氯沙坦(科素亚®, **31**)
百时美施贵宝公司, 1995
血管紧张素受体拮抗剂

同样地，药物的效力和选择性都很重要。即使存在 α-卤代芳杂环警示结构，但如果脱靶结合能力很弱，药物也可能不会造成太多毒性问题。

5.1.4 其他反应性亲电体

酰氯、酸酐、异氰酸酯和异硫氰酸酯都是反应性较强的亲电体。当它们经过体内代谢生成活性代谢物时，识别出它们是一种挑战。例如，氯霉素（**10**）的反应性代谢物之一是酰氯 **12**。异羟肟酸和噻唑烷二酮（TZD）都可能产生反应性代谢物异氰酸酯。

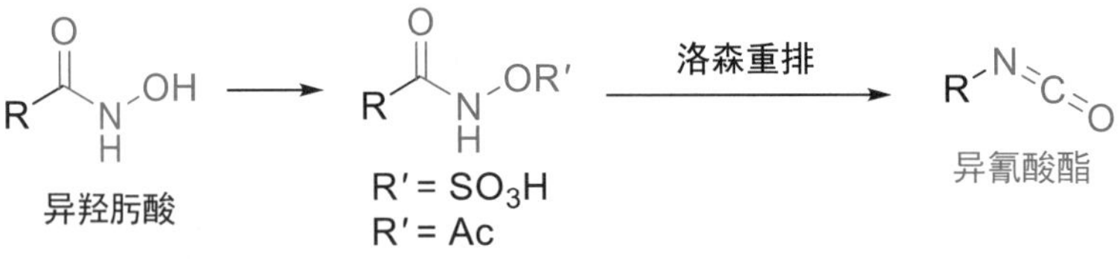

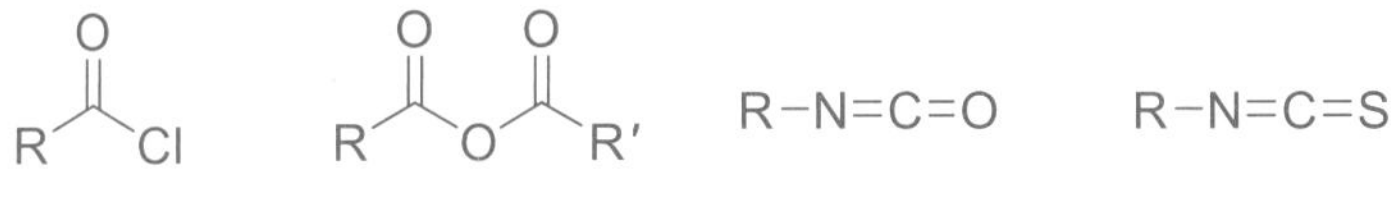

酰氯　酸酐　R−N=C=O 异氰酸酯　R−N=C=S 异硫氰酸酯

异羟肟酸 → R′ = SO_3H, R′ = Ac —洛森重排→ 异氰酸酯

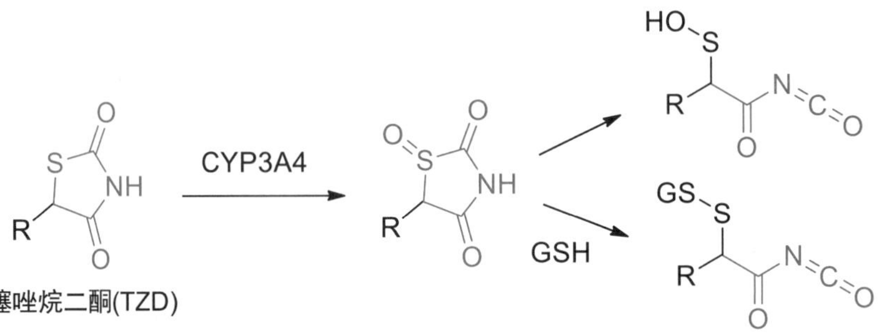

噻唑烷二酮(TZD) —CYP3A4→ … —GSH→ …

磺酰基氟化物[20]和氟代硫酸盐[21]具有形成选择性共价抑制剂的潜力，近年来作为化学探针引起了人们的广泛关注。许多其他反应性亲电体，例如碳二亚胺、噁唑啉、氰胺和伍德沃德氏试剂 K（Woodward's reagent K），在设计共价抑制剂时也可以用作“弹头”。

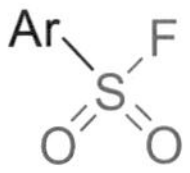

磺酰基氟化物 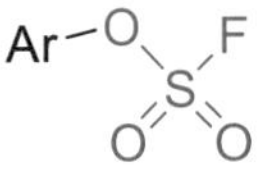　氟代硫酸盐 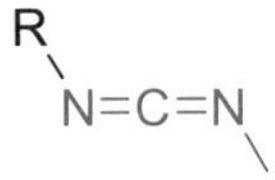　碳二亚胺 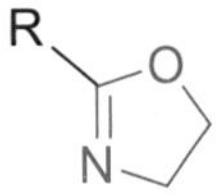　噁唑啉

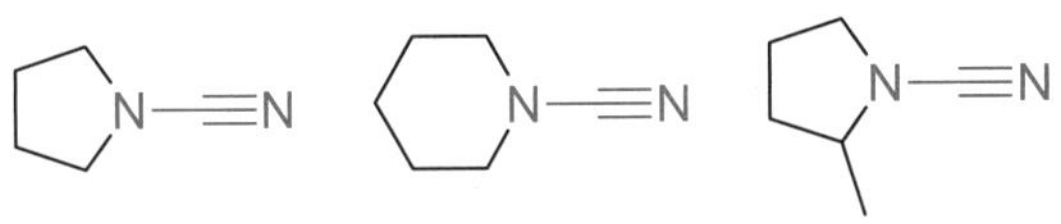

氰胺 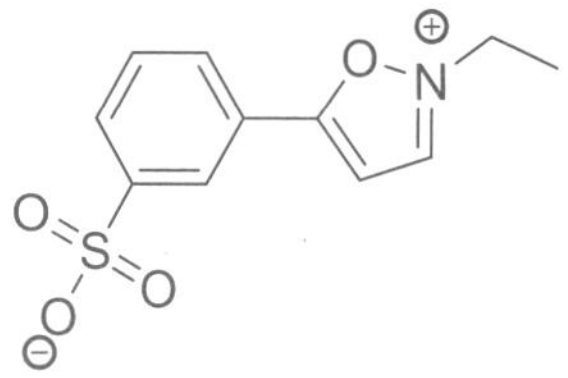　伍德沃德氏试剂K

5.2 DNA嵌入剂

靶向 DNA 的药物包括 DNA 烷化剂和 DNA 嵌入剂（DNA intercalating agents）。DNA 嵌入是几类药物的作用机制（MOA）。药物分子与双螺旋 DNA 的可逆结合有六种主要模式：①与 DNA 阴离子型的糖-磷酸主链的静电吸引；②与 DNA 大沟的相互作用；③与 DNA 小沟的相互作用；④通过 DNA 大沟嵌入碱基对；⑤通过 DNA 小沟嵌入碱基对；⑥螺纹嵌入 DNA 模式。喹诺酮类抗疟药物如奎宁（Quinine，**32**）和氯喹（Chloroquine，**33**）的作用机制（MOA）是在疟原虫 DNA 转录时嵌入到 DNA 中。含铂的抗癌药顺铂（Cisplatin，Platinol®，**34**）、卡铂（Carboplatin，伯尔定®，Paraplatin®，**35**）、奥沙利铂（Oxaliplatin，乐沙定®，Eloxatin®，**36**）[22]以及其他抗癌药物 *N*-[2-(二甲基氨基)-乙基]-吖啶-4-羧酰胺（DACA，**37**）、喜树碱（**38**）和柔红霉素（Daunomycin，**39**）也具有 DNA 嵌入剂的作用[23]。*N*-[2-(二甲基氨基)-乙基]-吖啶-4-羧酰胺（DACA）（**37**）实际上是 DNA 嵌入双拓扑异构酶Ⅰ/Ⅱ的一种有毒物质。

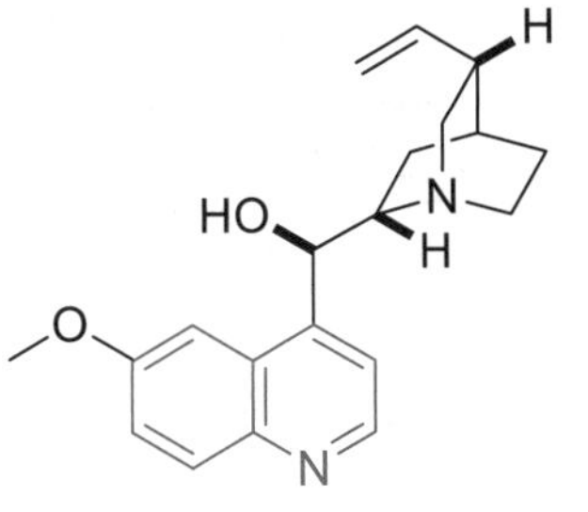

奎宁(**32**) 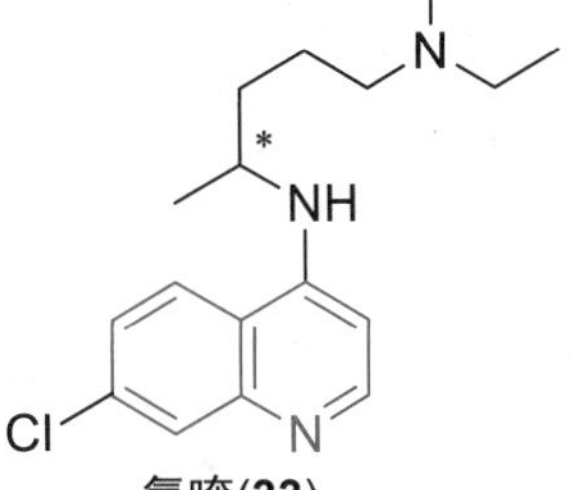　氯喹(**33**)

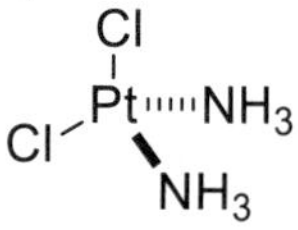

顺铂(Platinol®, **34**)
肾损害

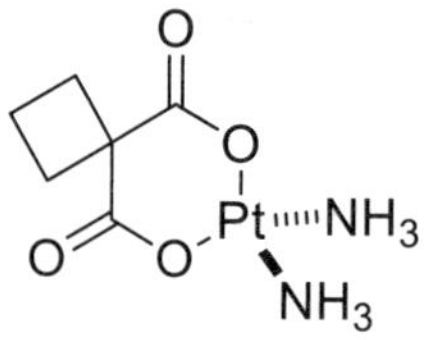

卡铂(伯尔定®, **35**)
肾毒性更低

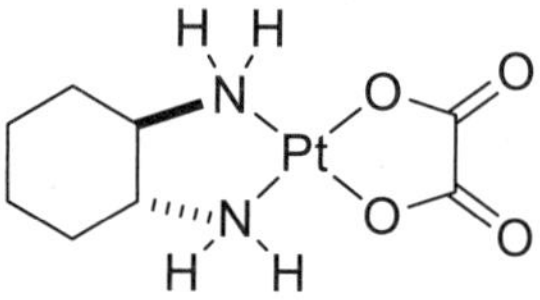

奥沙利铂(乐沙定®, **36**)
无肾毒性

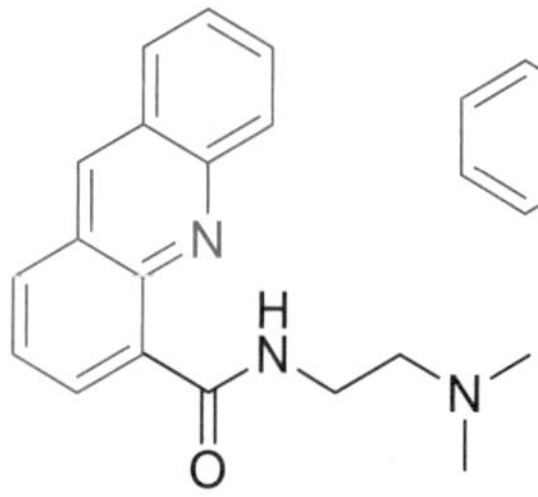

N-[2-(二甲基氨基)-乙基]-吖啶-4-羧酰胺(DACA, **37**)

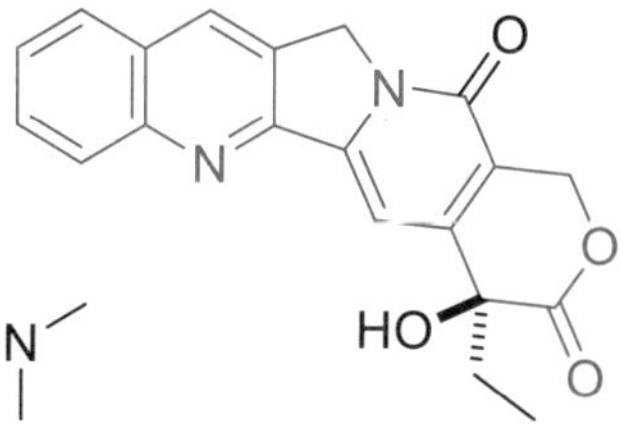

喜树碱(**38**)

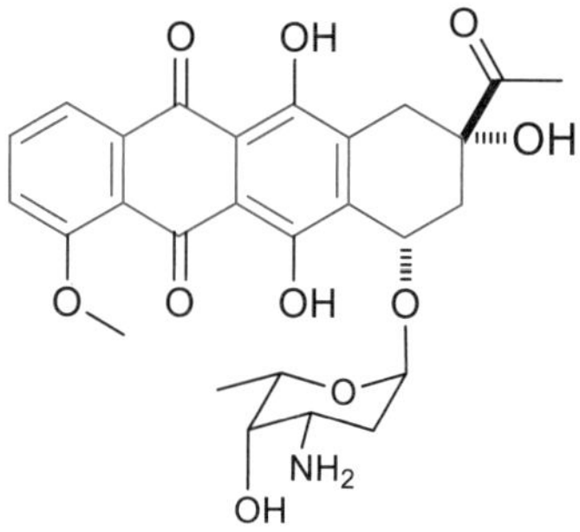

柔红霉素(**39**)

DNA 嵌入剂在杀死恶性细胞的同时，有时也会导致正常细胞产生致突变性。它们的毒性表现为对 DNA 拓扑异构酶的毒害，从而导致突变和癌症[24]。多环芳烃如三环芳烃包括补骨脂素（Psoralen，呋喃香豆素，Furocoumarin，**40**）、芴（Fluorene，**41**）和咔唑（Carbazole，**42**），往往是 DNA 嵌入剂，需要特别警惕其毒性。

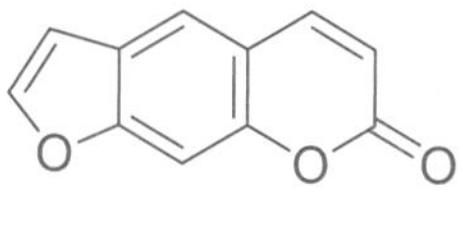

补骨脂素(呋喃香豆素, **40**)

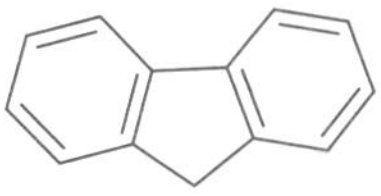

芴(**41**)

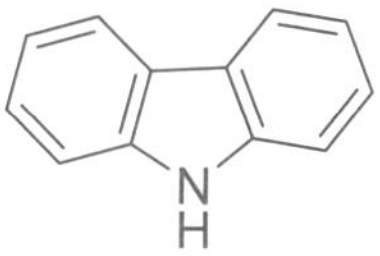

咔唑(**42**)

5.3 致癌物

致癌物是指引起癌症的物质。*N*-亚硝基胺（亚硝胺）和 *N*-亚硝基酰胺是强致癌物。同时，早期的抗肿瘤化疗药物 *N*-亚硝基脲 **43** ～ **45** 也具有致癌性和致突变性。它们很容易被亲核物质裂解生成 *N*-亚硝基胺，然后失去水和氮气生成强烷基化的碳正离子。

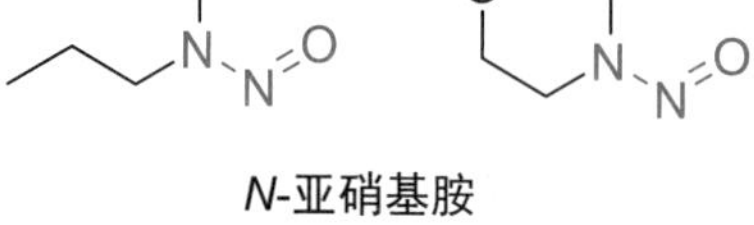

N-亚硝基胺

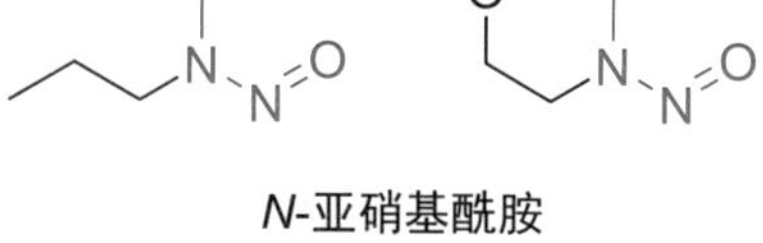

N-亚硝基酰胺

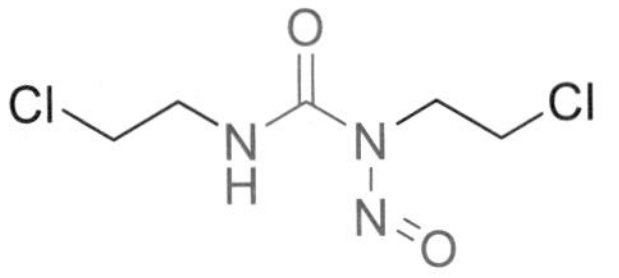

卡莫司汀(BCNU, **43**) 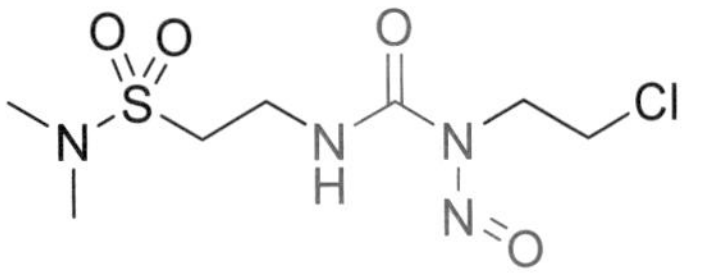　　牛磺莫司汀(TCNU, **44**)

N-亚硝基脲

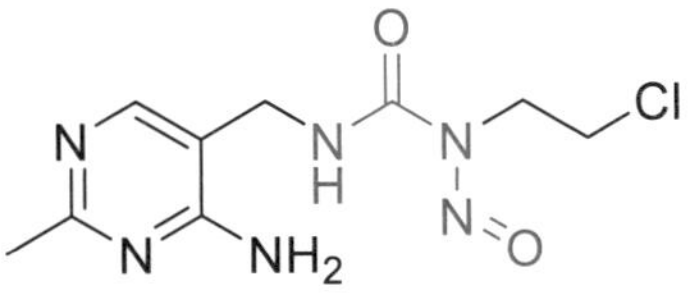

尼莫司汀(ACNU, **45**)
N-亚硝基脲

与 *N*-亚硝基胺和 *N*-亚硝基酰胺一样，黄曲霉毒素（如 AFB1 和 AFG2）是设计药物时必须避开的强致癌物。许多多环芳烃是非基因毒性致癌物，不会造成 DNA 直接损伤，而是通过其他机制诱发癌症。

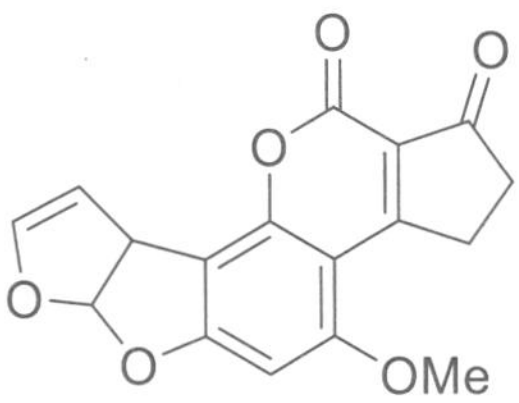

AFB1 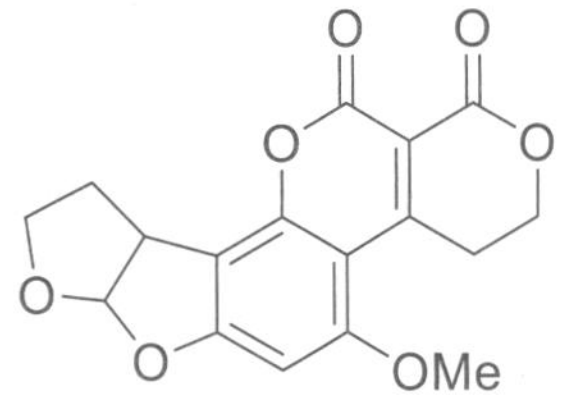　　AFG2

致癌结构本身是易于识别的，但致癌代谢物的识别却更有挑战性。经验丰富的药物化学家会意识到有些药物含有潜在致癌性的代谢物。重氮类、三氮烯类和肼类化合物可能产生致癌性代谢物，因此它们也被认为是警示结构。

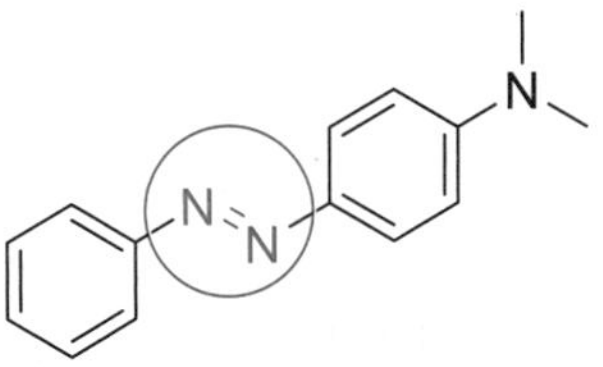

重氮染料 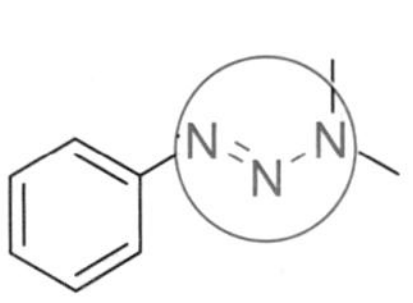　　三氮烯类 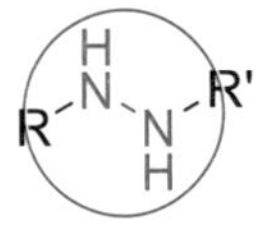　　肼类

最著名的重氮药物应该是多马克（Domagk）1932 年研发的百浪多息（Prontosil，**46**）。它是一种前药，重氮基团在肠道中被肠道细菌裂解。另一种重氮药物是镇痛剂非那吡啶（Phenazopyridine，Pyridium®，**47**）。以抗肿瘤药物达卡巴嗪（Dacarbazine，**18**）[15] 和替莫唑胺（Temozolomide，蒂清®，Temodar®，**48**）为代表的含三氮烯结构的药物也有毒性。人们意识到重氮基团可能导致的不利结果后，这些老药就不再被广泛使用。

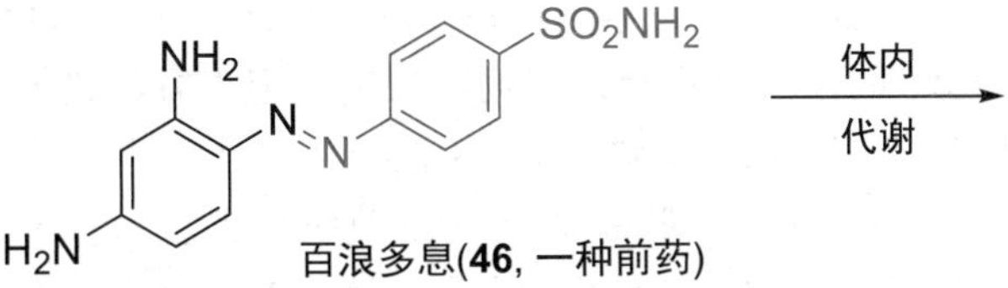

体内
代谢

百浪多息(**46**, 一种前药)

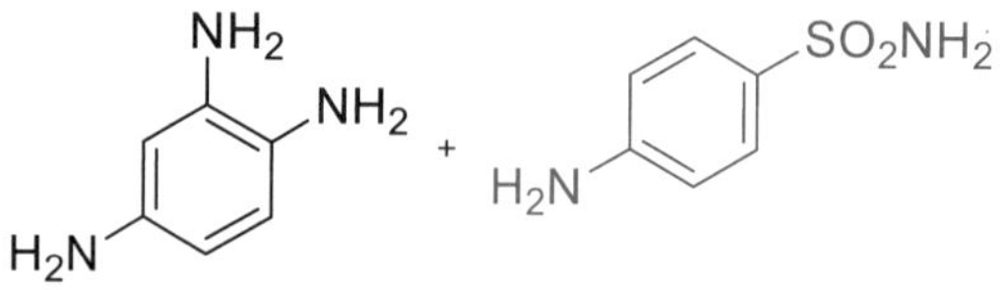

对氨基苯磺酰胺
(实际的活性药物)

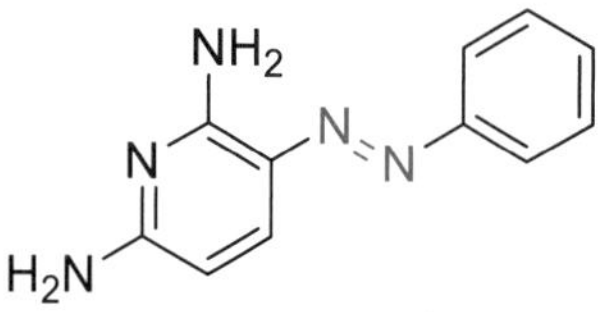

非那吡啶(Pyridium®, **47**) 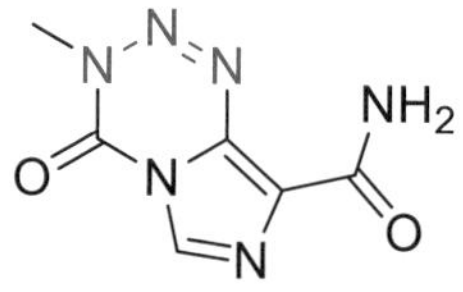　　替莫唑胺(蒂清®, **48**)

5.4 代谢“问题”分子

细胞色素 P450 酶系是药物代谢的主要“引擎”。随着对药物代谢的理解不断加深，我们现在明白某些特殊毒性是由反应性药物的代谢产物产生的[25]。

5.4.1 苯胺类和酰苯胺类

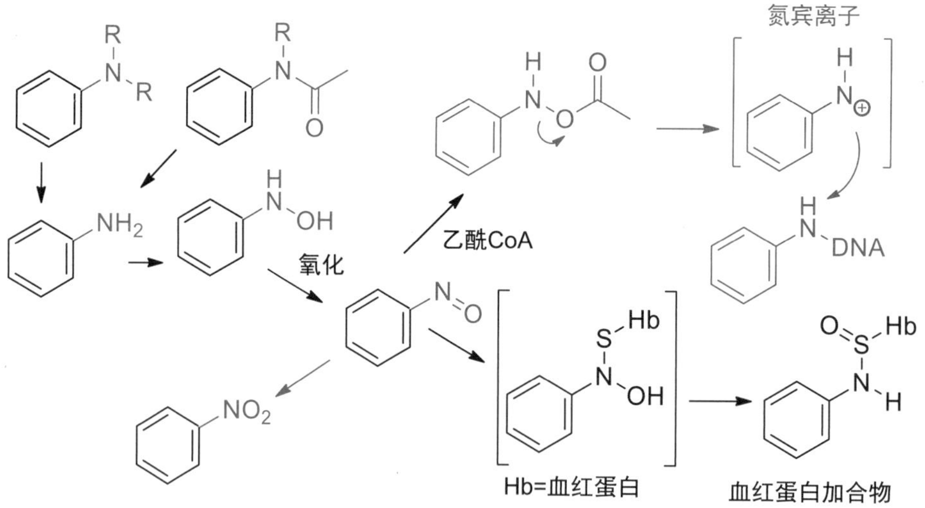

氮宾离子

乙酰CoA

氧化

Hb=血红蛋白

血红蛋白加合物

苯胺类和酰苯胺类药物可能具有致突变性，通常会导致高铁血红蛋白血症（MetHb↑）。它们的反应性代谢物主要被细胞色素 P450 酶系氧化激活。如上所示[26]，烷基苯胺和酰基苯胺可以转化为芳香伯胺，然后被细胞色素 P450 酶 1A2（CYP1A2）氧化为羟胺（较小程度会被 CYP1A1 氧化）。羟胺中间体本身不会发生化学反应，但很容易进一步氧化为一种已知的高反应性致癌物质亚硝基苯。一旦产生致癌的亚硝基苯代谢物，便有三种代谢途径：①可以将其进一步氧化为硝基苯；②与乙酰辅酶 A（CoA）反应形成 *O*-酰基羟胺，其被转化为高反应性的氮宾离子，随后氮宾离子被内源性生物分子（例如 DNA）捕获形成加合物；③亚硝基中间体被硫亲核体（如血红蛋白中的半胱氨酸残基）捕获产生血红蛋白加合物。

尽管苯胺本身并不具有致突变性，但苯胺代谢活化得到的反应性代谢物会导致产生某些苯胺类致突变物[27]。由于苯胺类药物的反应性代谢物的作用，其中一些药物具有特异毒性，包括超敏反应、肝毒性和粒细胞缺乏症。含苯胺结构的药物有：治疗麻风病的氨苯砜（含两个苯胺）、磺胺类药物磺胺噻二嗪和抗心律不齐药物普鲁卡因胺。但它们仍然可以作为药物使用的原因可能是它们三个的苯胺基团都连有吸电子基。

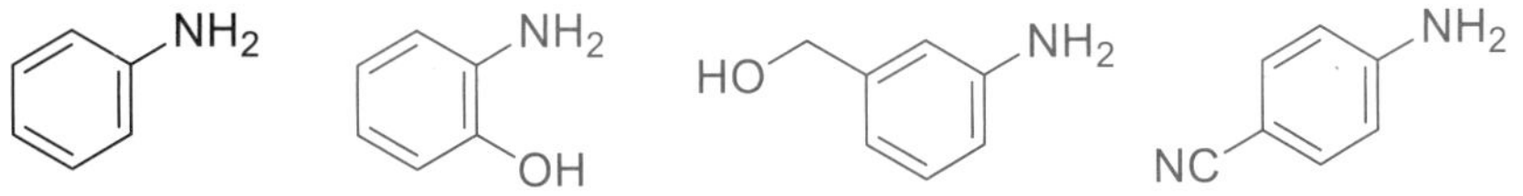

无致突变性　有致突变性　有致突变性　有致突变性

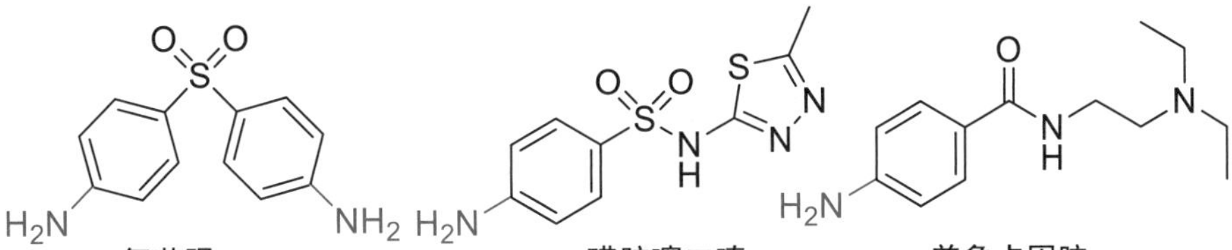

氨苯砜
抗菌药

磺胺噻二嗪
抗菌药

普鲁卡因胺
抗心律不齐药物

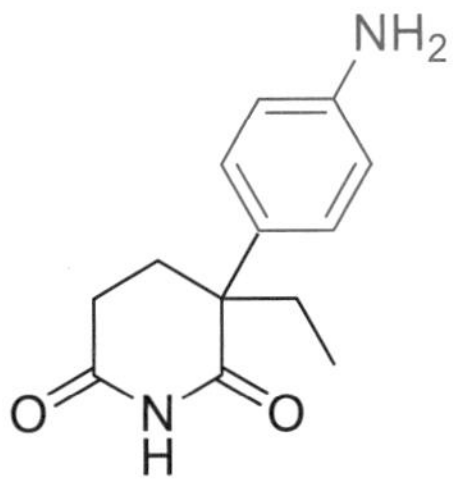

氨鲁米特
(Elipten®)

很显然，治疗的疾病和治疗指标对于药物也很重要。根据药物治疗的疾病，一些含苯胺结构的药物尽管具有潜在的不利因素，但却仍是可行的选择。氨鲁米特（Aminoglutethimide，Elipten®）最初作为抗惊厥药上市，却由于毒性被撤回。然而，作为芳香酶抑制剂，该药物的功效/安全性对于晚期乳腺癌患者则是可以接受的。该药物属于芳香伯胺，已被用作研究苯胺类药物对肝脏影响的模型。粒细胞缺乏症是一种常见的由氨鲁米特引起的药物特异质反应（IDR），但肝损伤并不常见。因此，研究人员推测肝脏或许能够有效地处理氨鲁米特反应性代谢物，并认为在模型研究中观察到的变化可能与肝脏适应性有关[28]。

用于治疗获得性免疫缺陷综合征（艾滋病，AIDS）和癌症等严重疾病的含苯胺类药物的最新实例包括：人类免疫缺陷病毒（HIV）蛋白酶抑制剂氨普那韦（Amprenavir，Agenerase®）、非核苷类逆转录酶抑制剂（NNRTI）依曲韦林（英特莱®）、Brc-Abl 激酶抑制剂伊马替尼（格列卫®）、Hedgehog（Hh）通路抑制剂维莫德吉（Erivedge®）和丝裂原活化蛋白激酶（MEK）1/2 抑制剂考比替尼（Cotellic®）。最后一个，也是很重要的一个例子，2015 年在我国获批的组蛋白脱乙酰酶（HDAC）抑制剂西达本胺（Chidamide，爱谱沙®，Tpidaza®）含有两个苯胺基团。该药物中的苯二胺基团用作异羟肟酸替代物，以螯合组蛋白脱乙酰酶（HDAC）中起催化作用的锌阳离子。

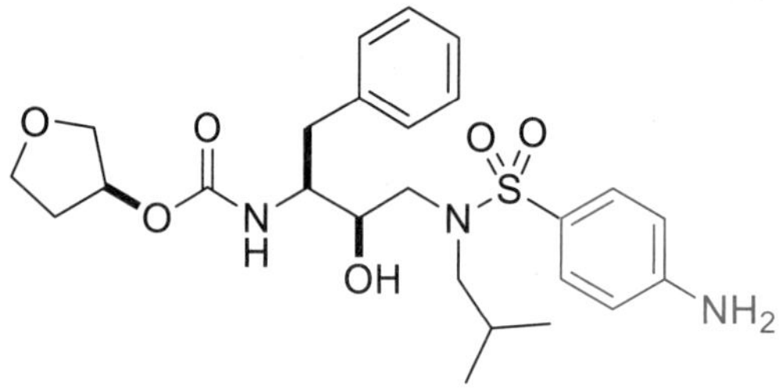

氨普那韦(Agenerase®)
葛兰素史克公司, 1999
人类免疫缺陷病毒(HIV)蛋白酶抑制剂

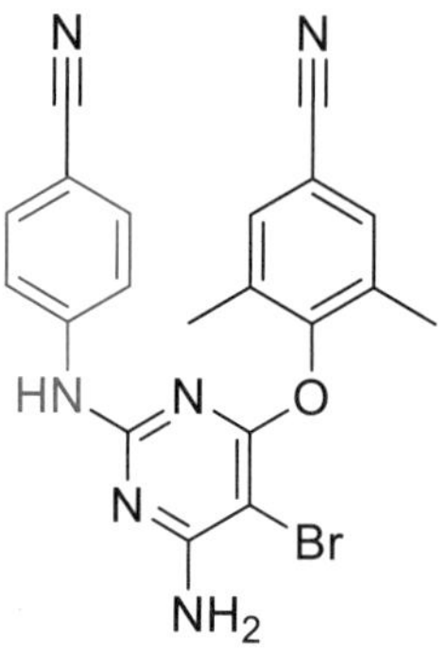

依曲韦林(英特莱®)
蒂博泰克公司/强生公司, 2008
非核苷类逆转录酶抑制剂(NNRTI)

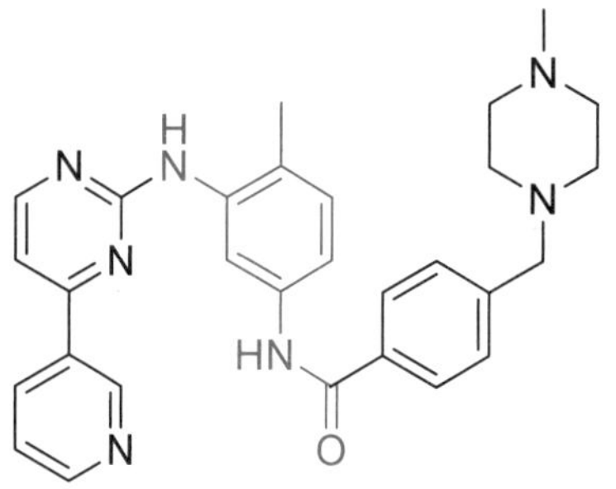

伊马替尼(格列卫®)
诺华公司, 2011
Brc-Abl激酶抑制剂

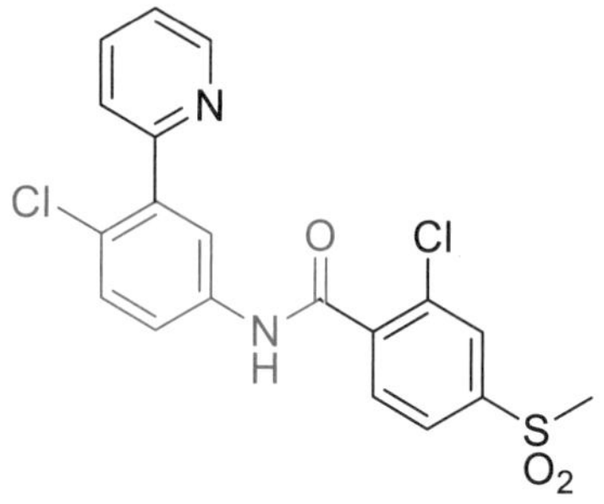

维莫德吉(Erivedge®)
基因泰克公司, 2012
Hh通路抑制剂

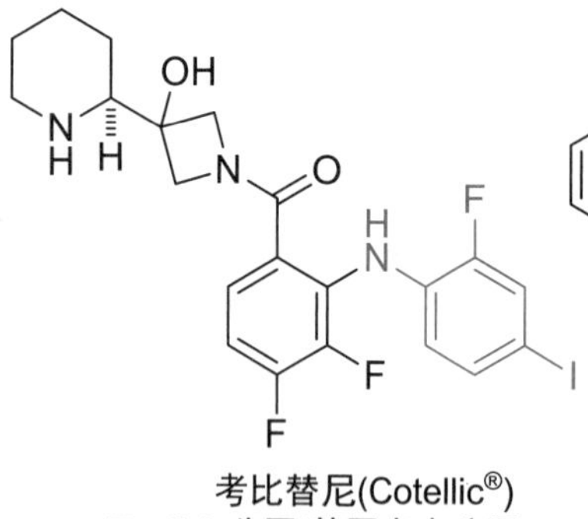

考比替尼(Cotellic®)
Exelixis公司/基因泰克公司, 2015
丝裂原活化蛋白激酶(MEK)1/2抑制剂

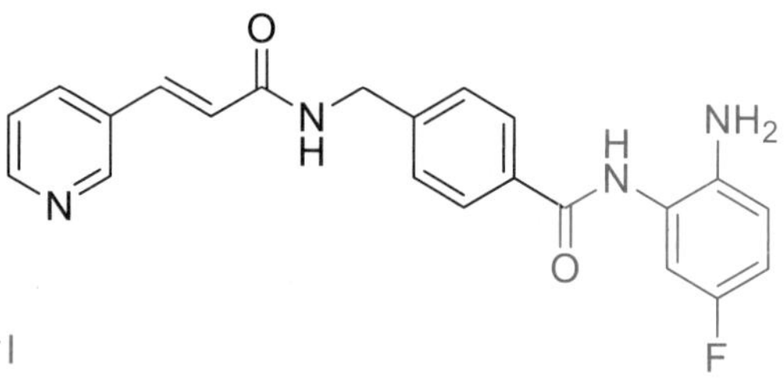

西达本胺(爱谱沙®)
沪亚公司(中国)
[Huya (China)], 2015
组蛋白去乙酰酶(HDAC)抑制剂

多年以来，人们已研究出许多策略来消除苯胺的不利因素。将氨基连接到缺电子的杂环上会使氮原子的电子云密度降低，因此不易被细胞色素 P450 酶系氧化。吡啶、吡嗪和吲哚（由于吲哚富含电子，所以作用较小）都符合要求。如果苯酚、苄胺（其本身是一种警示结构）和脂肪胺具有相似的活性，则可以作为苯胺的生物电子等排体进行研究。

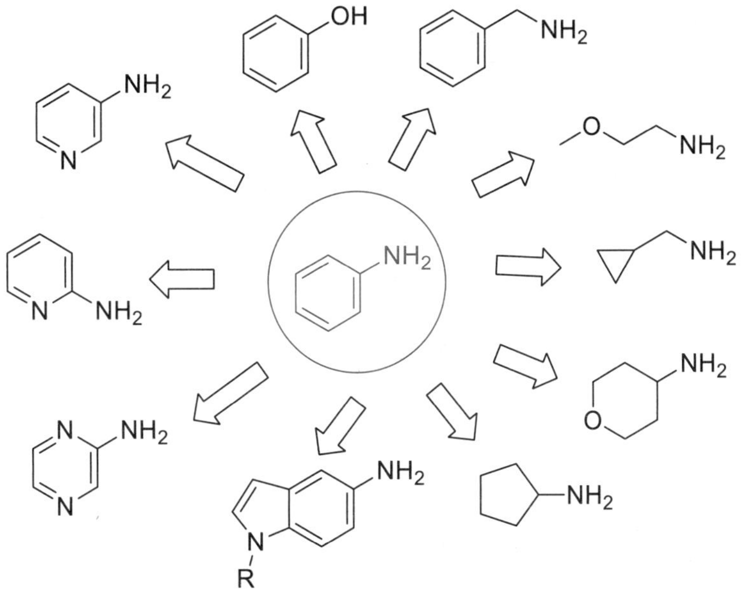

同样的原理也适用于酰苯胺类化合物，以进一步降低氮原子的电子云密度。插入亚甲基或用“翻转酰胺”替代的方法（有关“翻转酰胺”类药物阿替洛尔与酰苯胺类药物普拉洛尔的优缺点，请参见第 4 章）已被成功应用。另外，杂环电子等排体也可以代替酰苯胺结构。抑制“裸露的”苯胺代谢的另一条常用的途径是像环胺一样把胺设计在环中。

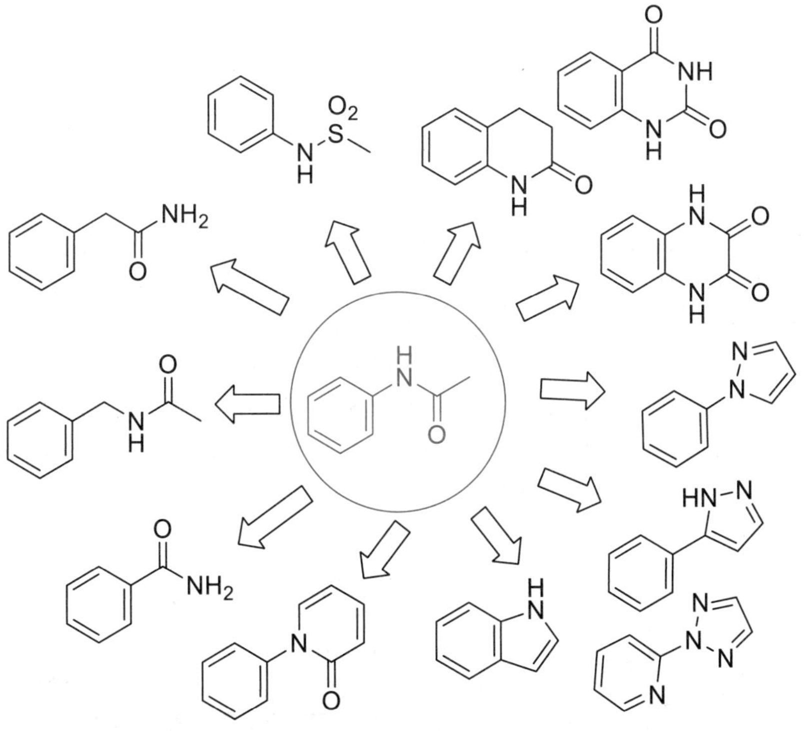

与缺电子的杂环相连的氨基会抑制苯胺的代谢作用。例如，勃林格殷格翰公司研发的 BI 207524（**49**）是一种有效的选择性“拇指区”口袋 HCV NS5B 聚合酶抑制剂，但发现其苯胺代谢产物 4-氨基-2-乙氧基肉桂酸片段（蓝色部分所示）具有基因毒性。用含氮的电子等排

体取代苯胺得到的 2-氨基吡啶类似物 **50**，在艾姆斯（Ames）试验中测试为阴性，并得到了与原型 **49** 相当的基因型（GT）1a/1b 效价强度[29]。

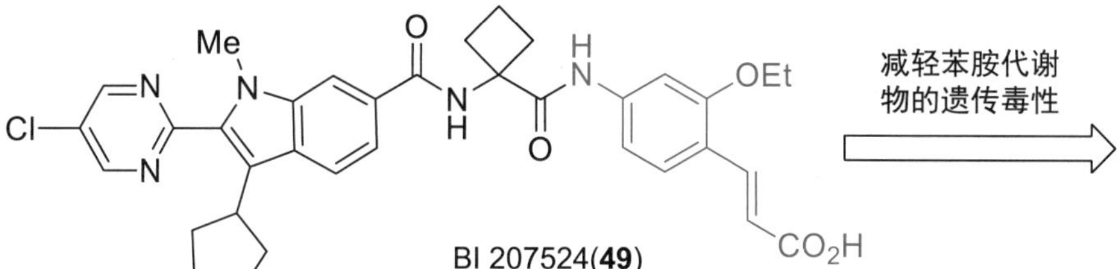

减轻苯胺代谢物的遗传毒性

BI 207524(**49**)
GT1a/1b复制子 EC_{50} = 29/11 nmol/L

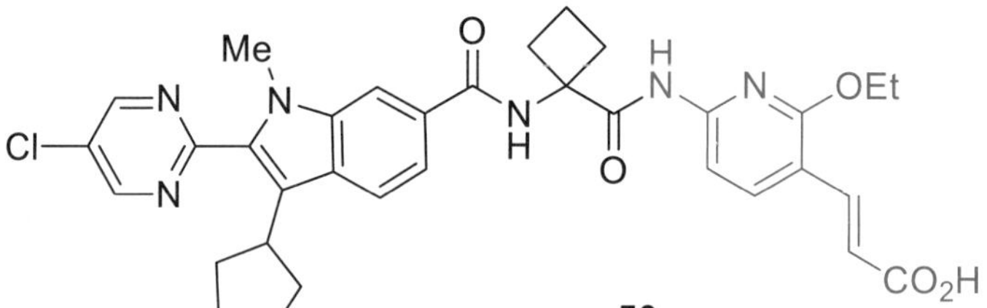

50
GT1a/1b复制子 EC_{50} = 34/20 nmol/L

但苯胺作为一种警示结构，它的危害不止如此。苯胺和酰苯胺也可以被代谢氧化为相应的对-亚氨基醌或邻-亚氨基醌。

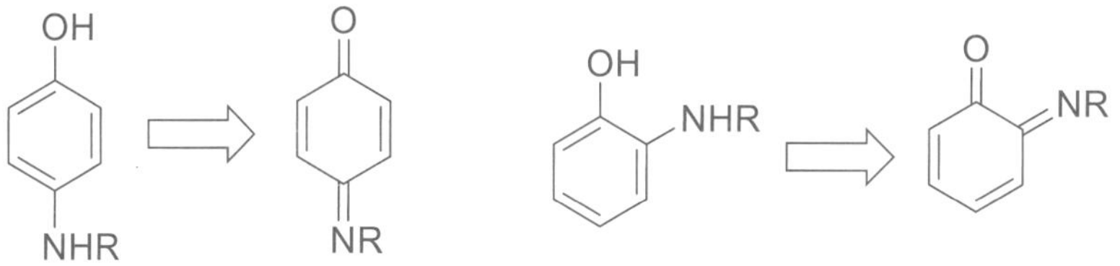

奈法唑酮（Nefazodone，**51**）是一种抗抑郁药物，该药物每日一次，每次服用 200 ～ 400 mg 的治疗剂量范围内，会导致许多特异性肝毒性，有些严重到导致肝移植甚至死亡。如下所示，奈法唑酮（**51**）的苯胺部分被细胞色素 P450 酶 3A4（CYP3A4）氧化为相应的对羟基奈法唑酮（**52**），后者进一步被氧化为醌-亚胺中间体 **53**。毋庸置疑，醌-亚胺 **53** 作为一种极好的 Michael 受体，很容易受到谷胱甘肽（GSH）或水的亲核进攻形成共价键，分别得到相应的葡萄糖苷酸或儿茶酚[30]。如果 DNA 或蛋白质上的亲核体进攻醌-亚胺中间体 **53**，则会导致毒性。

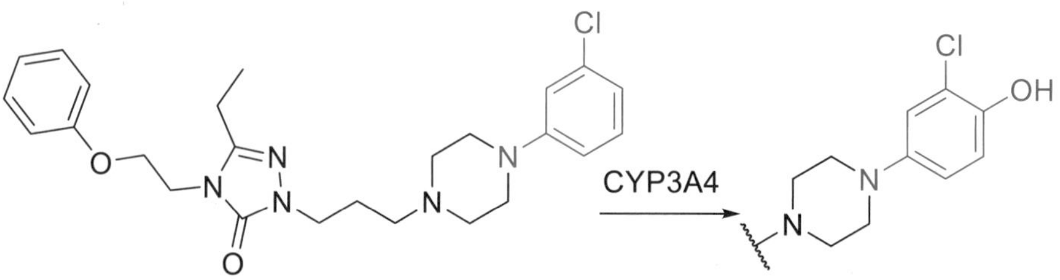

CYP3A4

奈法唑酮(**51**)　　对羟基奈法唑酮(**52**)

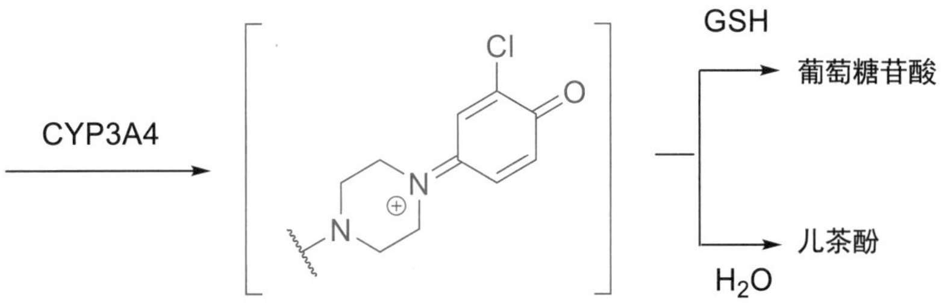

醌-亚胺(**53**)

相比之下，丁螺环酮的代谢作用可视作与反应性代谢产物相关的药物安全性方面的“教科书”。丁螺环酮在人体内的主要循环代谢产物之一是5-羟基丁螺环酮（**54**），因为嘧啶环缺电子，所以它不会被细胞色素P450酶3A4（CYP3A4）进一步氧化为醌-亚胺**55**这种超反应性代谢产物。醌亚胺反应性代谢产物**55**的缺失可以解释为什么丁螺环酮（**20**）临床使用了几十年，却与特异性毒性无关[31]。

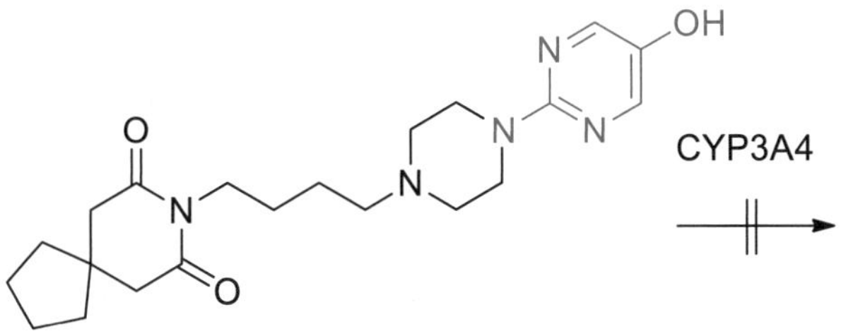

5-羟基丁螺环酮(**54**)

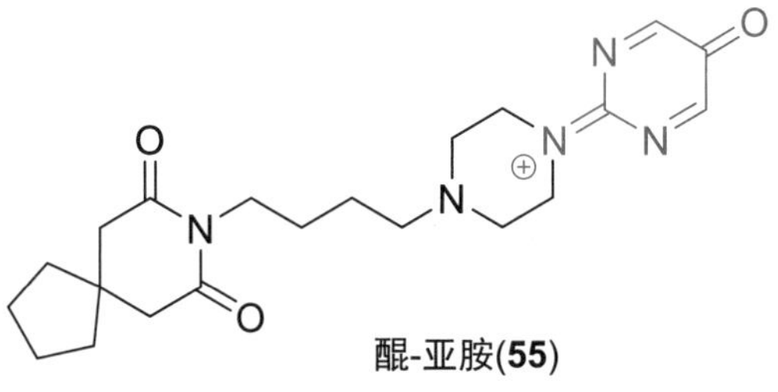

醌-亚胺(**55**)

高反应性醌-亚胺代谢产物**53**由对羟基奈法唑酮（**52**）生成，其本身是奈法唑酮（**51**）的氧化代谢产物。对于在对位或邻位已经具有苯胺/酰苯胺基团和羟基的药物，会被直接氧化成高反应性的醌-亚胺代谢产物。对乙酰氨基酚是这类药物的一个典型例子。

对乙酰氨基酚的肝毒性可以用它的反应性代谢产物来解释。由于该药物含有苯酚基团，其本身可以通过形成相应的硫酸盐和葡萄糖苷酸结合物而进行Ⅱ相代谢。除了这一良性结果以外，对乙酰氨基酚还可能被细胞色素P450酶系氧化成*N*-羟基代谢物，后者脱水生成高反应性代谢产物*N*-乙酰基对苯醌亚胺（NAPQI）。随后*N*-乙酰基对苯醌亚胺（NAPQI）有两种代谢途径：①与谷胱甘肽的巯基反应形成无毒的加合物；②与蛋白质和核酸形成结合物，从而产生毒性。这就解释了为什么过量服用对乙酰氨基酚会导致严重的肝毒性[32]。帕拉塞尔斯（Paracelsus）有句谚语说：“剂量会导致中毒。”对乙酰氨基酚或任何其他药物的剂量越大，毒性就越大。

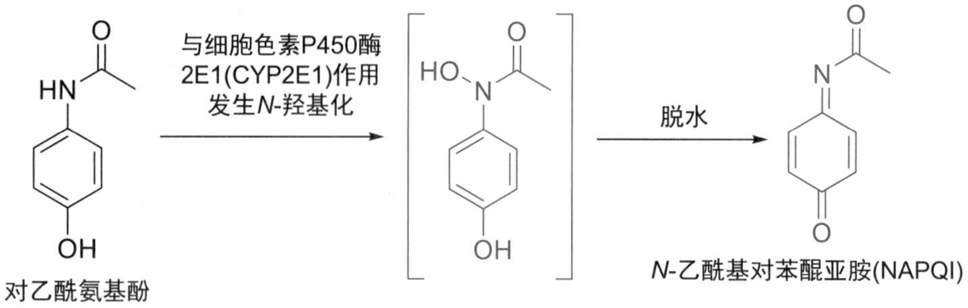

对乙酰氨基酚

与细胞色素P450酶
2E1(CYP2E1)作用
发生*N*-羟基化

脱水

N-乙酰基对苯醌亚胺(NAPQI)

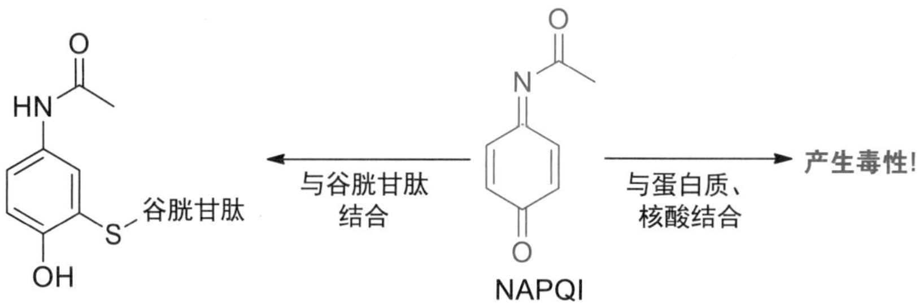

谷胱甘肽

与谷胱甘肽
结合

NAPQI

与蛋白质、
核酸结合

产生毒性!

同样，一种抗疟的早期药物阿莫地喹也有类似的对羟基苯胺片段。亚氨基醌反应性代谢产物的形成有助于解释该药的肝毒性。

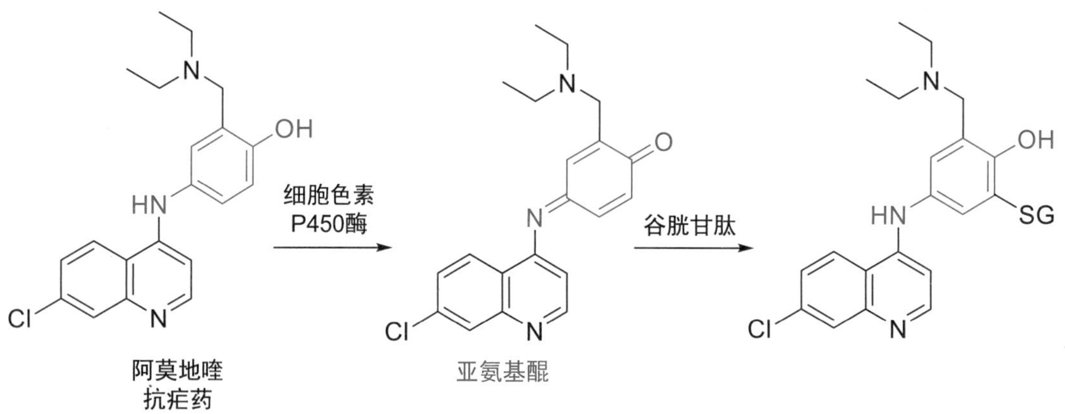

细胞色素
P450酶

谷胱甘肽

阿莫地喹
抗疟药

亚氨基醌

像所有警示结构一样，苯胺类和酰苯胺类警示结构必须从功效、安全性和治疗指标的角度来看待。虽然为药物分子设计苯胺或酰苯胺片段时有所警惕是有帮助的，但完全避开它们是错误的，而且可能会错过许多挽救生命的药物。有一个非常恰当的例子，即阿斯利康公司研制的第三代表皮生长因子受体（EGFR）抑制剂奥斯替尼（Osimertinib，泰瑞沙®，Tagrisso®，**56**），该药物虽然在甲氧基取代的富电子苯环上具有两个苯胺类和一个酰苯胺类警示结构，但该药物因足够安全而在 2015 年获得 FDA 批准，采用每天一次，一次服用 80 mg 的给药方案来治疗非小细胞肺癌（NSCLC）T790M 阳性患者。对奥斯替尼（**56**）体内代谢的详细研究显示，去甲基化代谢产物 **57** 和 **58** 是两种主要的循环代谢产物。三个苯胺类和酰苯胺类警示结构的氧化代谢作用并不显著[33]。

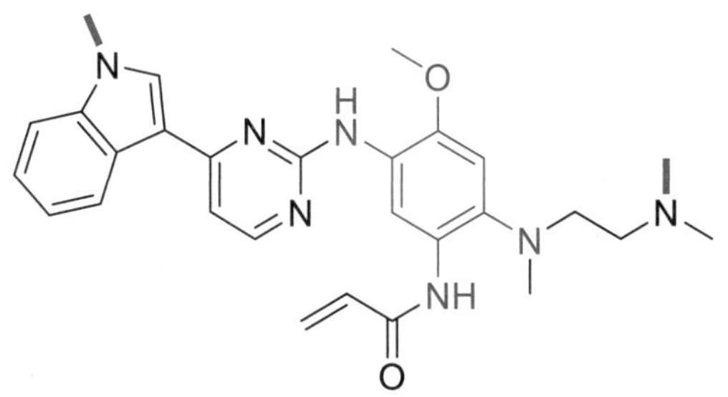

奥斯替尼(泰瑞沙®, **56**)
阿斯利康公司, 2015
表皮生长因子受体(EGFR)抑制剂(第三代)
克服C797S突变

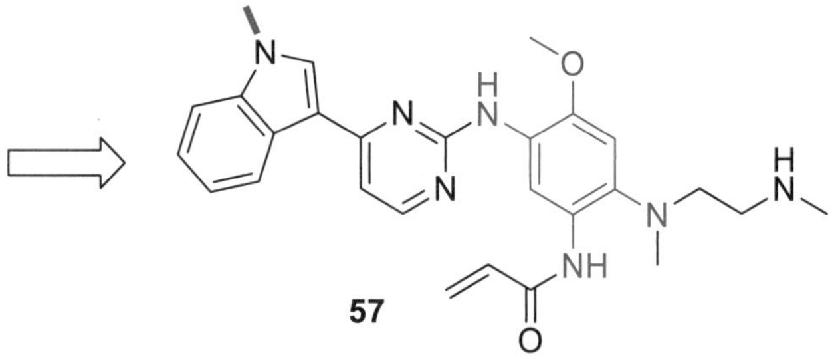

57

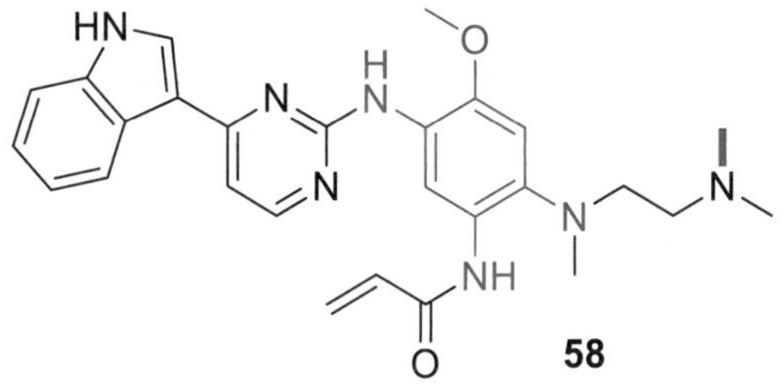

58

试想，你是否会考虑设计一种苯环上有三个氮原子和一个氧原子的药物？

5.4.2 “问题”胺类

奥斯替尼（**56**）的代谢可以产生去甲基化代谢产物 **57** 和 **58**，这类化合物可以作为脂肪胺代谢的中间体。脂肪胺容易发生 *α*-羟基化，随后是正常代谢途径：去甲基化或去烷基化。但是，当产生具有潜在毒性的反应性代谢产物时，问题就会出现，这些胺类对于药物研发者来说是一个很大的问题。尽管存在许多“问题”胺类，但我们主要关注两个经常遇到的类别：苄胺类和环丙胺类。

5.4.2.1 苄胺类

与苯胺不同的是，含有额外亚甲基部分的苄胺经过脱氨作用，以半缩醛胺为中间体得到主要代谢产物苯甲醛。线粒体单胺氧化酶-B（MAO-B）和氨基脲敏感性胺氧化酶（SSAO）等促进其氧化脱氨过程。苯甲醛代谢物自身又被迅速氧化成相应的羧酸，与甘氨酸结合形成苯甲酰甘氨酸，得到另一种主要代谢产物[34a]。

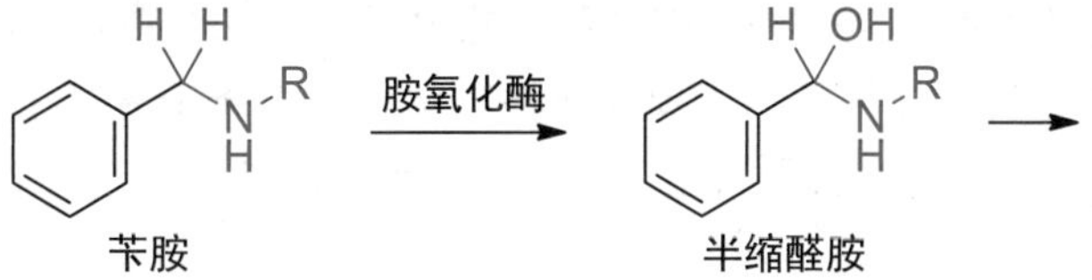

胺氧化酶

苄胺　　半缩醛胺

苯甲醛 → 苯甲酰甘氨酸

除了单胺氧化酶（MAOs）外，细胞色素 P450 酶系（CYP450）也会对含有苄胺的药物造成严重破坏。百时美施贵宝公司研发的凝血因子 Xa 抑制剂 DPC-423（**59**）经细胞色素 P450 酶系氧化后生成羟胺 **60**，**60** 形成 *O*-葡萄糖苷酸 **61** 后可被排出体外。同时，羟胺 **60** 很容易进一步氧化为高致癌的亚硝基代谢物 **62**。亚硝基代谢物 **62** 互变异构化形成肟 **63**，它已被检测出是一种代谢物。肟 **63** 可水解为相应的羧酸，或进一步氧化为反应性腈类 *N*-氧化物 **64**。肟 **63** 和腈类 *N*-氧化物 **64** 都具有足够的反应性以形成谷胱甘肽（GSH）加合物 **65**，该加合物经过代谢级联反应产生更多代谢产物[34b]。

DPC 423 (**59**) —CYP450→ 羟胺**60**

O-葡萄糖苷酸**61** ← **60** —氧化→ 亚硝基代谢物**62**

肟**63** —氧化→ 反应性腈类*N*-氧化物**64** —GSH→ 谷胱甘肽(GSH)加合物**65**

环苄胺更是一种警示结构。强生公司研发的吡咯烷取代的芳基茚并嘧啶 **66** 是一种有效的双腺苷 A_{2A}/A_1 受体拮抗剂，具有治疗帕金森病的潜力。它含有一个“伪装”的苄胺，其中的氨基隐藏在吡咯烷环中。苄胺的生物活化可以解释为什么在艾姆斯（Ames）试验中 **66** 被检测为阳性显示出基因毒性。生物活化后检测到的中间代谢物包括环内亚胺离子 **67**、氨基醛 **68**、环氧化物和 *α*,*β*-不饱和酮，这些都是反应性中间体，可与 DNA 分子上的亲核体反应。为了最大程度地减少生物活化导致的主要反应性中间体亚胺离子 **67**，将 **66** 的吡咯烷部分替换为 2,5- 二甲基吡咯烷以增加空间位阻，或替换为吡啶-3-基以完全地消除胺，得到两个没有基因毒性的类似物[35]。

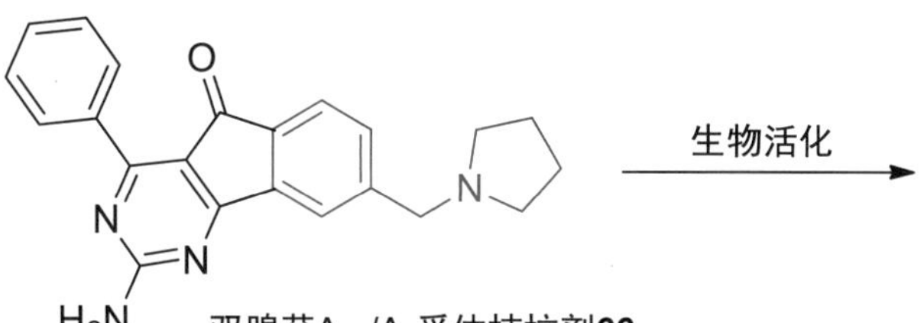

生物活化

双腺苷A_{2A}/A_1受体拮抗剂**66**

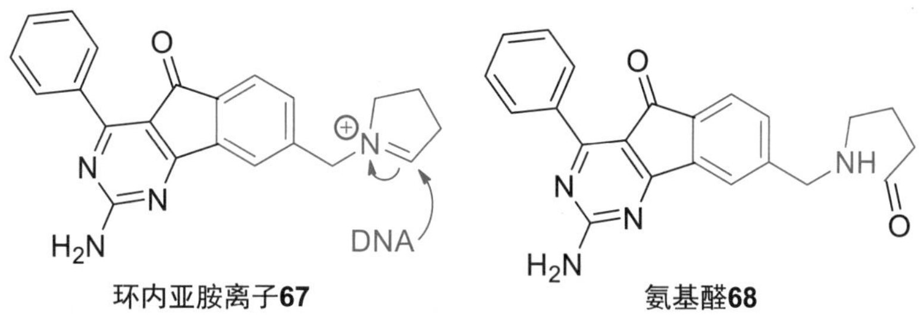

环内亚胺离子**67**

氨基醛**68**

葛兰素史克公司研发的表皮生长因子受体（EGFR）和人类表皮生长因子受体-2（HER2）双激酶抑制剂拉帕替尼（Lapatinib，Tykerb®，**69**）含有一个"苄胺"（呋喃在这里是一个富电子的苯电子等排体）警示结构，这一结构与该药物肝酶升高和肝毒性散发病例的黑框警告有关。除了正常的脱氨途径外，拉帕替尼（**69**）还被细胞色素 P450 酶 3A4（CYP3A4）氧化为仲羟胺 **70**，后者进一步氧化为亚胺 *N*-氧化物 **71**。细胞色素 P450 酶 3A4（CYP3A4）裂解 **71** 上的砜片段并将其氧化为亚硝基反应性代谢物 **72**，**72** 异构化为相应的肟 **73**[36a-c]。

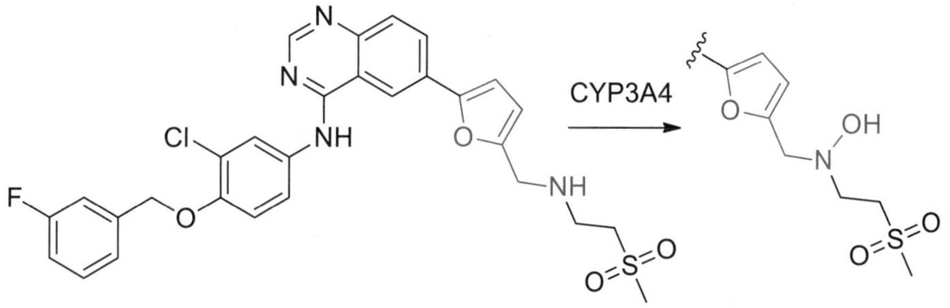

CYP3A4

拉帕替尼(Tykerb®, **69**)
葛兰素史克公司, 2007
表皮生长因子受体(EGFR)和
人类表皮生长因子受体-2(HER2)
双激酶抑制剂

仲羟胺**70**

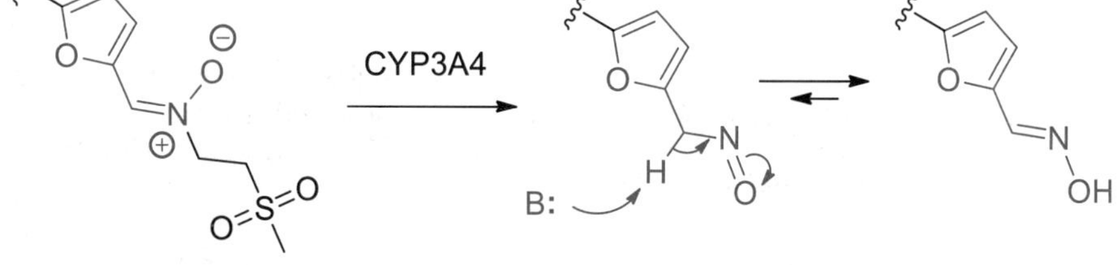

CYP3A4

亚胺*N*-氧化物**71**

亚硝基代谢物**72**

肟**73**

亚硝基中间体 **72** 与人体内的细胞色素 P450 酶 3A4（CYP3A4）形成络合物，该络合物被称为代谢中间体（MI）络合物。虽然亚硝基活性代谢物 **72** 和细胞色素 P450 酶 3A4（CYP3A4）之间的代谢中间体（MI）络合物不是共价键，但它具有很强的配位性以致在生理条件下几乎是不可逆的。另一个关键的代谢产物是由氯苯胺醚代谢得到的拉帕替尼醌-亚胺，该代谢产物确实与细胞色素 P450 酶 3A5（CYP3A5）形成了共价键，这使得拉帕替尼（**69**）机理性灭活（mechanism-based inactivation，MBI）细胞色素 P450 酶 3A5（CYP3A5）。拉帕替尼（**69**）的机理性灭活作用（MBI）或许是拉帕替尼药物肝毒性的根本原因。机理性灭活剂也被称为一种酶的自杀性抑制剂，它不可逆地与目标酶结合，导致该酶功能被永久性抑制。拉帕替尼（**69**）的机理性灭活作用指出我们理解药物代谢的重要性[36d]。

尽管苄胺以环胺的形式“隐藏”在一个环中，但它也应当是一个警示结构，因为它像正常的苄胺一样代谢。抗抑郁药诺米芬辛（Nomifesine，**74**）是一种环苄胺，其苯环氧化代谢为苯酚、邻苯二酚和甲氧基邻苯二酚[37a]。环苄胺部分氧化代谢为羟胺 **75**，羟胺 **75** 很容易被人体髓过氧化物酶、血红蛋白、单胺氧化酶 A 和细胞色素 P450 酶系（CYP450）进一步氧化为二氢异喹啉鎓离子代谢物 **76**[37b]。

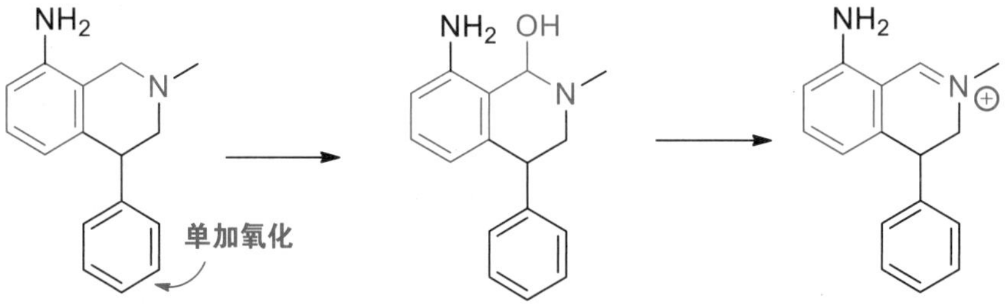

单加氧化

诺米芬辛(**74**)　　羟胺**75**　　二氢异喹啉鎓离子**76**

含有苄胺类警示结构的药物包括多奈哌齐（安理申®）、舍曲林（左洛复®）、西替利嗪（仙特明®）和伊马替尼（格列卫®）。这些药物里有一些是非常安全的。因此，我们必须像看待所有警示结构一样，从辩证的角度看待苄胺类警示结构。

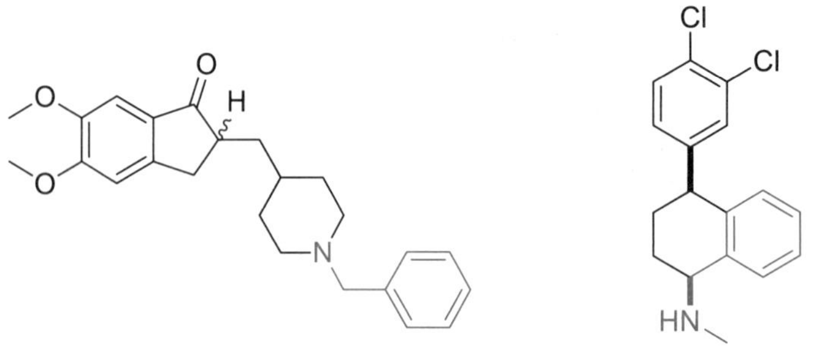

多奈哌齐(安理申®)
卫材公司/辉瑞公司, 1996
治疗阿尔茨海默病(AD)
的乙酰胆碱酯酶(AChE)抑制剂

舍曲林(左洛复®)
辉瑞公司, 1997
选择性5-羟色胺再摄取抑制剂(SSRI)

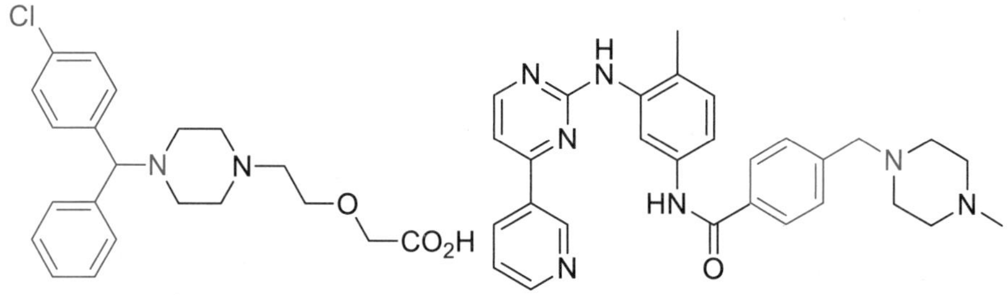

西替利嗪(仙特明®)
辉瑞公司, 1999
组胺-1(H_1)受体拮抗剂

伊马替尼(格列卫®)
诺华公司, 2001
Bcr-Abl激酶抑制剂

5.4.2.2 环丙胺类

具有环丙胺片段的药物所产生的毒性足以证明该结构为警示结构。

反苯环丙胺（Tranylcypromine，Parnate®，SK&F，1961）是一个很早的抗抑郁药物，用作单胺氧化酶（MAOs）抑制剂。其苯甲酰甘氨酸结合物在其代谢产物中被分离出来，这一事实表明肉桂醛可能是中间产物，并且可能涉及自由基介导的开环[38]。随后的研究表明，细胞色素 P450 酶系（CYP450）、单胺氧化酶（MAOs）和辣根过氧化物酶都能将环丙胺氧化为碳中心自由基，后者可进一步被氧化为反应性 α,β-不饱和醛。

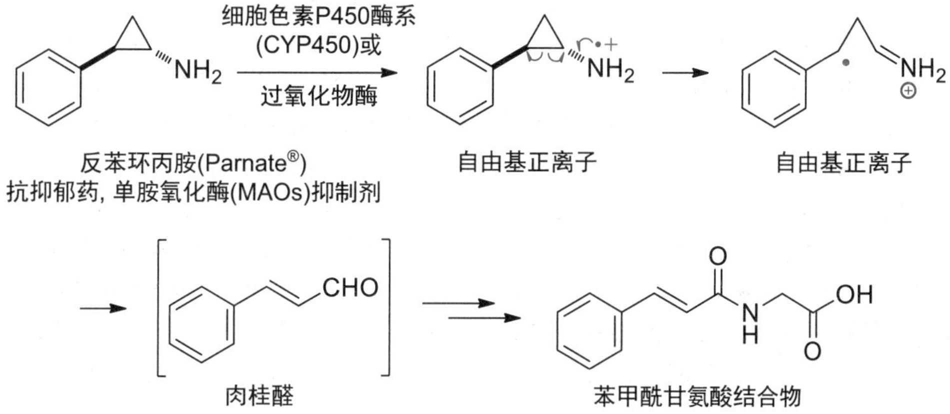

细胞色素P450酶系(CYP450)或过氧化物酶

反苯环丙胺(Parnate®)
抗抑郁药, 单胺氧化酶(MAOs)抑制剂

自由基正离子

自由基正离子

肉桂醛

苯甲酰甘氨酸结合物

反苯环丙胺代谢作用的研究并不充分，但辉瑞公司研发的氟喹诺酮类抗菌药物曲伐沙星（Trovan®）的代谢作用通过采用药物模型（DM）化合物被详细研究，探究得出其特异性肝中毒的根本原因。使用药物模型（DM）的目的是排除其他可能的氧化位置的干扰，尤其是二氟苯胺部分。谷胱甘肽加合物的检测表明 α,β-不饱和醛很可能是代谢中间体。这与所提出的涉及单电子转移（SET）机理的代谢途径是一致的[39]。

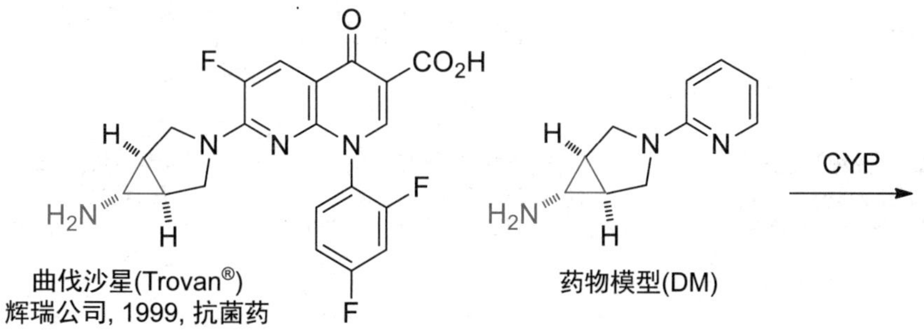

CYP

曲伐沙星(Trovan®)
辉瑞公司, 1999, 抗菌药

药物模型(DM)

α,β-不饱和醛

另一方面，环丙胺片段的存在对于某些药物的药代动力学性质具有神奇的效果。环丙胺片段上的环丙基部分抗细胞色素 P450 酶系（CYP450）代谢的能力更高，因此与简单的烷基胺（如乙胺）相比，环丙胺更不容易发生脱烷基化。这里有两个很好的例子，葛兰素史克公司研发的一种核苷类逆转录酶抑制剂（NRTI）阿巴卡韦（Abacavir，齐根®，Ziagen®，**26**）和勃林格殷格翰公司研发的一种非核苷类逆转录酶抑制剂（NNRTI）奈韦拉平（Nevirapine，维乐命®，Viramune®）。由于环丙基具有更好的抗代谢能力，因此被选中的是这两种药物，而不是其相应的乙胺类似物[39]。然而，奈韦拉平可引起肝毒性的特异性发作。但其根本原因不是环丙基，而是甲基。此外，环丙基片段还出现在一些成功的药物结构中，例如拜耳公司的抗菌药环丙沙星（Ciprofloxacin，西普乐®，Cipro®）、葛兰素史克公司的丝裂原活化蛋白激酶 - 细胞外信号调节激酶 1/2（MEK1/2）抑制剂曲美替尼（迈吉宁®）以及卫材（Eisai）公司的血管内皮细胞生长因子受体（VEGFR）和成纤维细胞生长因子受体（FGFR）双重抑制剂仑伐替尼（乐卫玛®）。

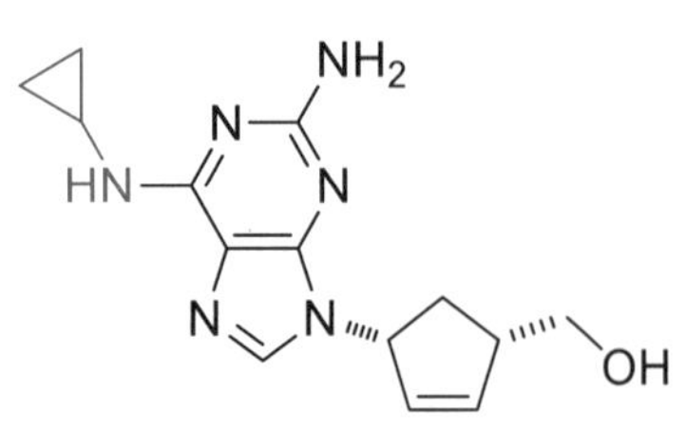

阿巴卡韦(齐根®, **26**)
葛兰素史克公司, 1998
核苷类逆转录酶抑制剂(NRTI)

奈韦拉平(维乐命®)
勃林格殷格翰公司, 1996
非核苷类逆转录酶抑制剂(NNRTI)

环丙沙星(西普乐®)
拜耳公司, 1987
抗菌药

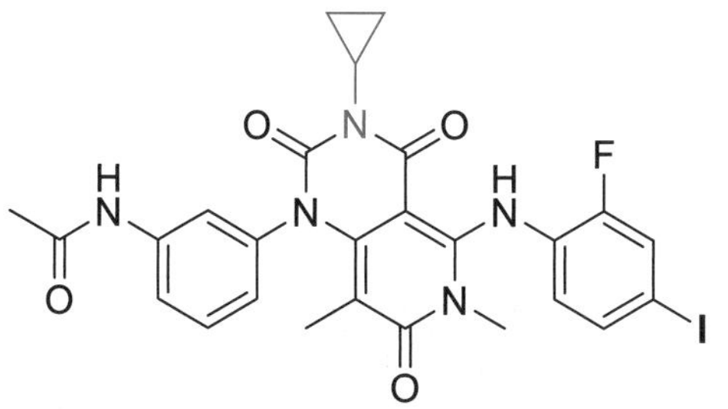

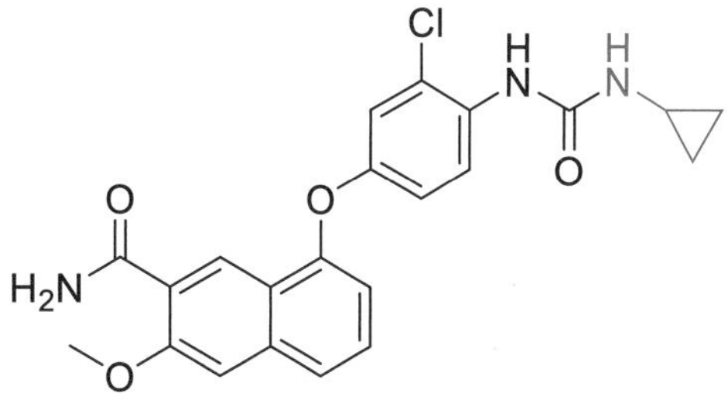

曲美替尼(迈吉宁®)
葛兰素史克公司, 2013
丝裂原活化蛋白激酶-细胞外信号调节激酶1/2 (MEK1/2)抑制剂

仑伐替尼(乐卫玛®)
卫材公司, 2015
血管内皮细胞生长因子受体(VEGFR)和成纤维细胞生长因子受体(FGFR)双重抑制剂

5.4.3 硝基芳香化合物

正如第 3.4.4 节所讨论的，含硝基苯基和苯胺的药物其代谢产物中都含有亚硝基苯基片段，该结构可能与其广泛的致突变性、基因毒性和致癌性相关[40]：

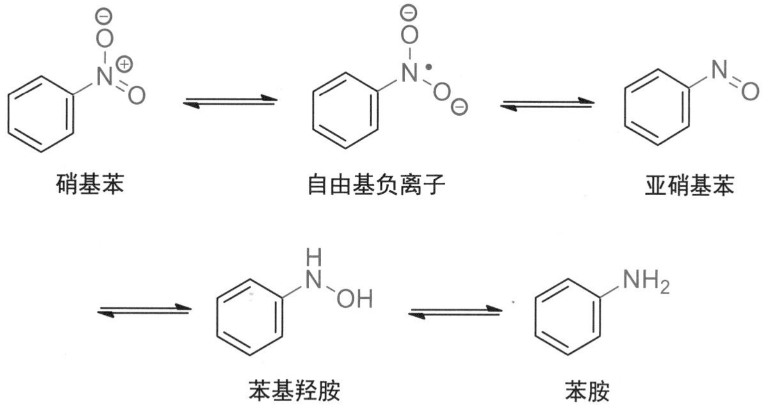

硝基苯　自由基负离子　亚硝基苯

苯基羟胺　苯胺

由于混合物中含有高反应性的亚硝基苯基代谢产物，因此一些硝基芳基药物会导致毒性（尤其是肝毒性）这一现象不足为奇。一种早期的骨骼肌松弛剂丹曲林的药品标签上就标有肝毒性警告。托卡朋（Tolcapone，答是美®，Tasmar®）和恩他卡朋（Entacapone，珂丹®，Comtan®）是儿茶酚-*O*-甲基转移酶（COMT）的选择性可逆硝基儿茶酚型抑制剂，用于治疗帕金森病。这两种药物都有可能引起肝毒性。

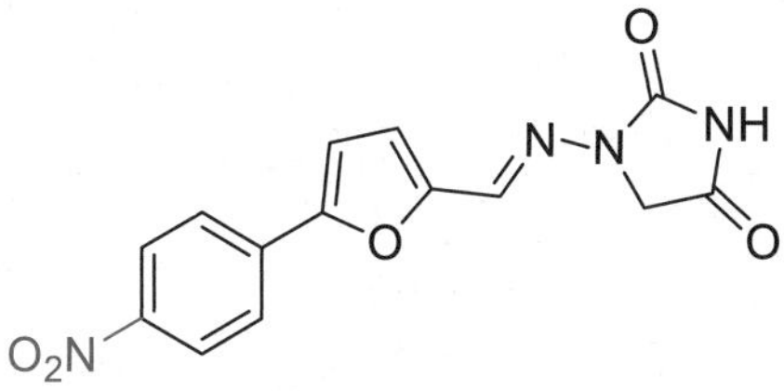

丹曲林
骨骼肌松弛剂
肝毒性警告

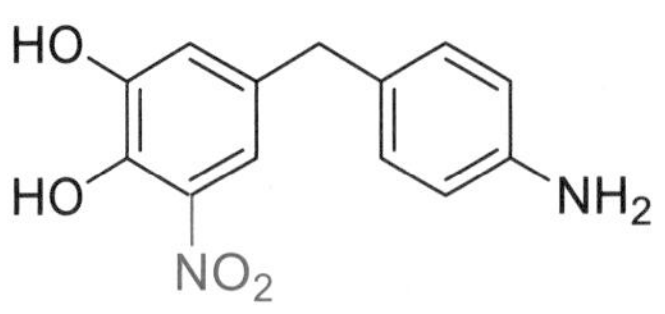

托卡朋(答是美®)
抗帕金森病药物
肝毒性警告

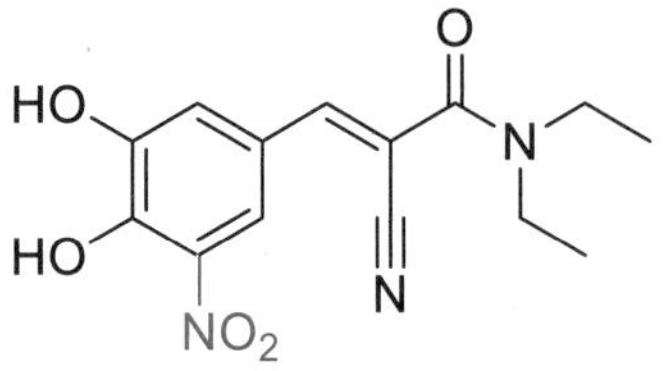

恩他卡朋(珂丹®)
抗帕金森病药物
肝毒性警告

环氧合酶-2（COX-2）抑制剂尼美舒利（Nimesulide）是一种非甾体抗炎药（NSAID），含有苯胺类和硝基苯基类警示结构，这可能是其产生罕见、特异但严重的肝毒性［即药物性肝衰竭（DILF）］的原因。硝基可通过硝基还原酶转化为胺官能团。所得到的1,4-二氨基苯醚是主要代谢物之一，其电子云密度高，易被细胞色素P450酶系（CYP450）（CYP2C19和CYP1A2）或髓过氧化物酶氧化为相应的亲电代谢产物二亚氨基醌（类似于亚氨基醌）。二亚氨基醌的谷胱甘肽（GSH）结合物已被分离鉴定得到[41a]。2015年，有研究人员提出了尼美舒利的另一种代谢生物活化途径[41b]。

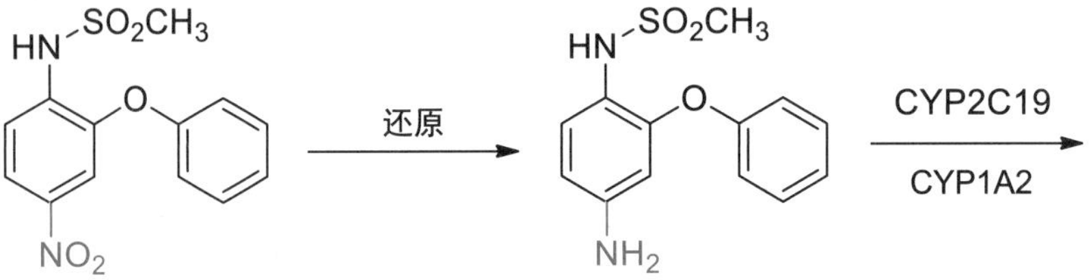

尼美舒利
环氧合酶-2(COX-2)抑制剂

还原

CYP2C19

CYP1A2

RSH

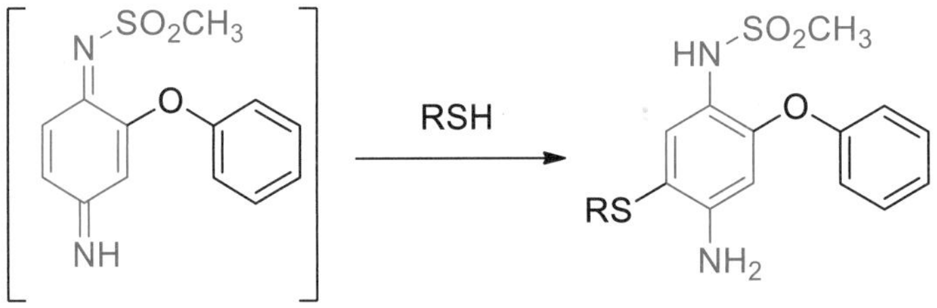

二亚氨基醌

在药物化学中，为了消除硝基苯基的不利因素，一种比较常用的策略是用相应的吡啶基取代硝基苯基。吡啶电子等排体保留了固有的效力，并以两性离子的形式来阻止其代谢活

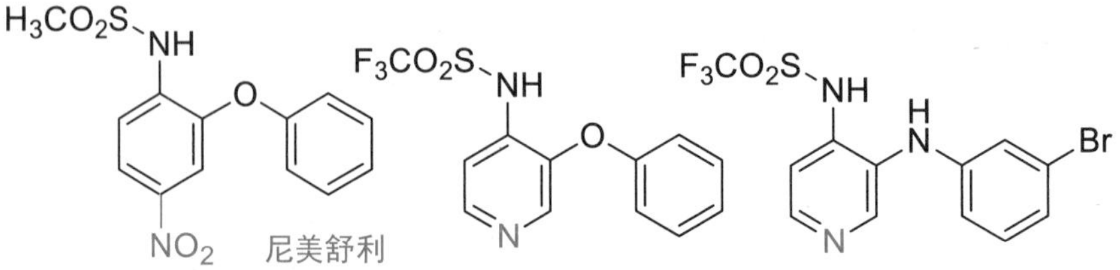

	尼美舒利		
IC_{50} COX-1 (μmol/L)	3.76	0.14	0.91
IC_{50} COX-2 (μmol/L)	0.70	0.62	0.12
pK_a	6.56	6.1	
大鼠足跖肿胀	58.0 @ 10 mpk	54.1 @ 30 mpk	

硝苯地平(Adalat®)
拜耳公司, 1981
钙通道阻滞剂

氨氯地平(络活喜®)
辉瑞公司, 1990
钙通道阻滞剂

化。吡啶类似物在体内炎症模型中显示出活性。通过用 NH 替代 O 和添加 Br 的方式对其进一步优化，以排除二亚氨基醌形成的可能性[42]。

降低硝基苯基潜在毒性的另一个策略是用诸如氟原子或氯原子的卤化物代替硝基。最成功的案例可能是辉瑞公司研发的第三代钙通道阻滞剂氨氯地平（络活喜®）。拜耳公司研发的第一代钙通道阻滞剂硝苯地平（Adalat®）有几个缺点。硝基苯基片段可能是该药物产生某些副作用的根本原因。辉瑞公司的第三代钙通道阻滞剂氨氯地平用氯代替硝苯地平的硝基，这是该药物最初的设计思路，并且可能有助于最大限度地降低其毒性。的确，每日一次，每次服用 5 mg 或 10 mg 氨氯地平的给药方案，已被证明既有效又安全。

艾伯维（Abbvie）公司研发的神奇抗癌药 B 淋巴细胞瘤-2 蛋白（Bcl-2）抑制剂维奈托克（Venclexta®）是一个很好的例子，用来证明完全避开硝基苯基警示结构会适得其反。艾伯维公司处于临床试验阶段的 B 淋巴细胞瘤-2 蛋白（Bcl-2）抑制剂之一的 Navitoclax（ABT-263），

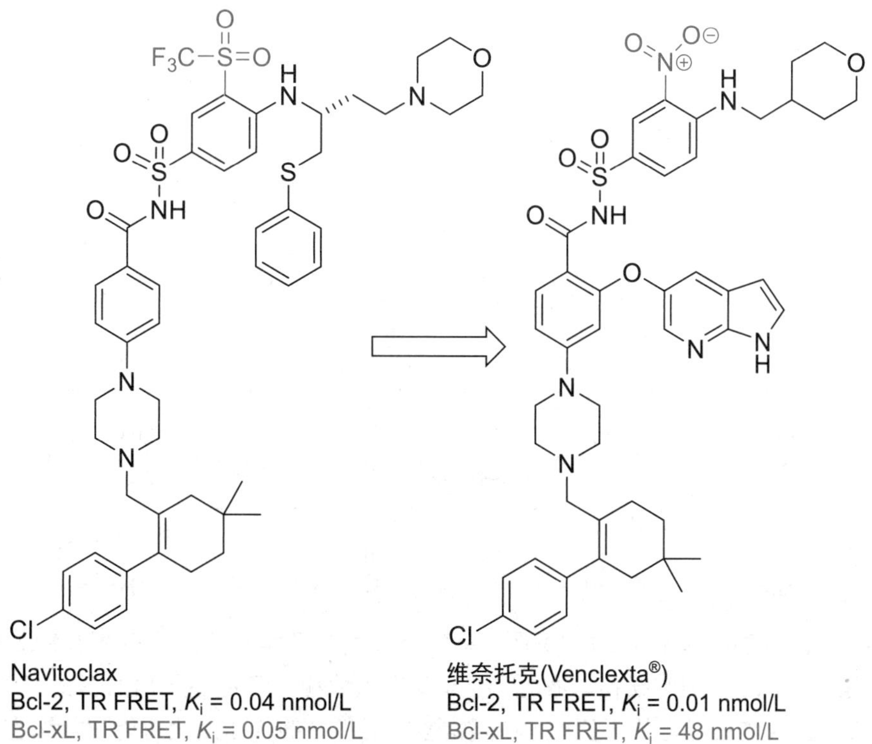

Navitoclax
Bcl-2, TR FRET, K_i = 0.04 nmol/L
Bcl-xL, TR FRET, K_i = 0.05 nmol/L

维奈托克(Venclexta®)
Bcl-2, TR FRET, K_i = 0.01 nmol/L
Bcl-xL, TR FRET, K_i = 48 nmol/L

其三氟甲磺酰基是专门设计用来取代硝基的。Navitoclax（ABT-263）没有选择性，也能够与B淋巴细胞瘤-xL蛋白（Bcl-xL）结合，诱导循环血小板数量快速、浓度依赖性地减少。这种机理性血小板减少症是患者进行Navitoclax（ABT-263）单药治疗时由剂量限制性毒性产生的，并限制了将药物浓度控制在高效范围内的能力。相反，维奈托克选择性抑制B淋巴细胞瘤-2蛋白（Bcl-2）[时间分辨荧光共振能量转移测定技术（TR FRET），K_i=0.01 nmol/L；B淋巴细胞瘤-xL蛋白（Bcl-xL），K_i=48 nmol/L]，因此血小板得以保留。许多因素促成了维奈托克的成功，但硝基苯基警示结构并不能对其卓越的疗效和安全性起到阻碍作用[42]。

2017年，FDA批准了两种含硝基的药物：治疗恰加斯病（美洲锥虫病）的抗寄生虫药苄硝唑（Benznidazole，Rochagan®）和治疗细菌性阴道病的药物塞克硝唑（Secnidazole，赛他乐®，Solosec®）。

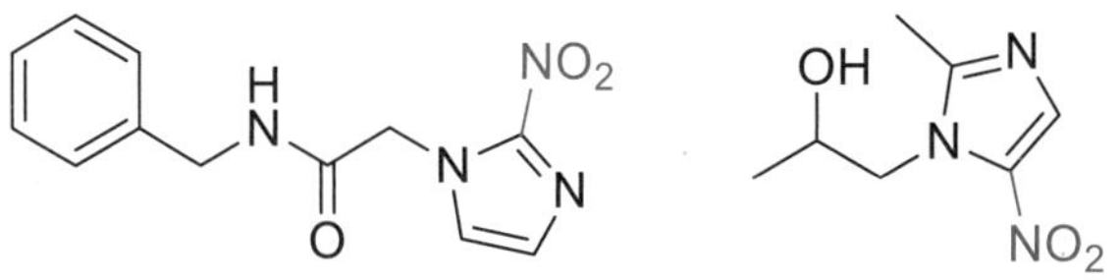

苄硝唑(Rochagan®)　　塞克硝唑(塞他乐®)

5.4.4　醌和苯酚

在生物活化过程中，对苯二酚和酚类很容易氧化成相应的醌和甲基醌，它们作为Michael受体具有高度亲电性和反应性[43]。烷基化反应活性顺序如下：

甲基醌＞亚氨基醌＞醌

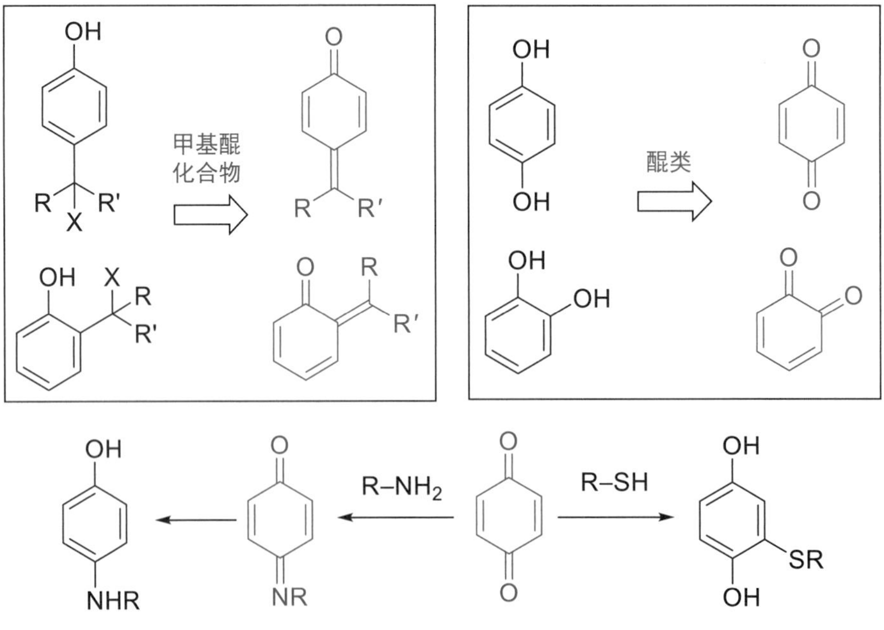

抗肿瘤药物多柔比星（阿霉素®）是一种拓扑异构酶Ⅱ类毒物。它受到几种副作用的影响，包括脂质过氧化、细胞损伤、心脏毒性（以累积性和不可逆心肌病的形式），以及药物诱导的对心肌线粒体钙稳态的干扰[44a]。推测醌-氢醌部分的代谢活化可能在其细胞毒性机制

中起重要作用。醌-氢醌很容易被各种酶系统还原，最著名的是CYP450还原酶，通过单电子还原形成半醌自由基。如下所示，多柔比星氧化还原循环释放分子氧的高活性自由基，以及蒽醌发色团中的氢醌自由基。多柔比星氧化还原循环释放的自由基被认为与它的许多次要作用有关，包括脂质过氧化、蛋白质和DNA的氧化，以及细胞内谷胱甘肽（GSH）和吡啶核苷酸还原物的耗尽[44b]。

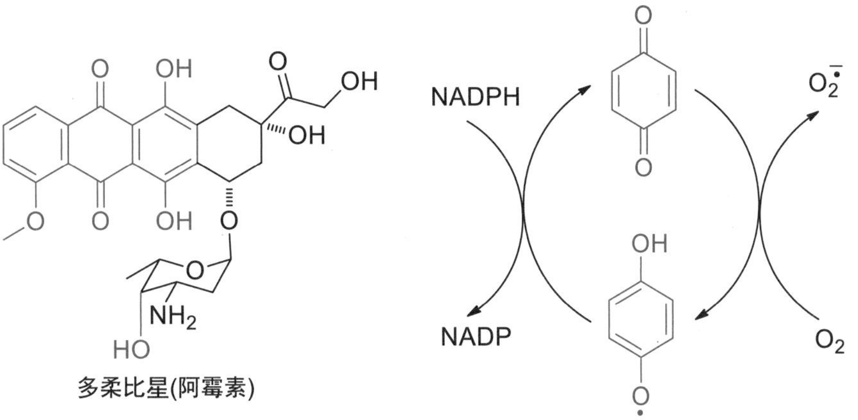

多柔比星(阿霉素)

日本三共（Sankyo）公司研发的曲格列酮（瑞泽林®）是一种过氧化物酶体增殖物激活受体-γ激动剂，用于治疗2型糖尿病（T2DM）。令人遗憾的是，1997年批准该药后，1.9%的患者出现了药物引起的特异性肝毒性，3年后退出市场。其中一个有害的毒素是噻唑烷二酮（TZD，见第5.4.5节）。此外，其苯酚部分在色满（苯二氢吡喃）环上的生物活化可能通过细胞凋亡导致其肝脏毒性。主要代谢产物之一为反应性醌中间体M3，是由CYP3A4酶和CYP2C8酶催化产生的。与此同时，在体外也观察到了相应的醌甲基化物产物[45]。曲格列酮的肝毒性案例是制药行业的一个分水岭，在2000年停用曲格列酮后制药行业开始筛选活性代谢物。

曲格列酮的色满部分代谢的详细单电子转移（SET）机制如下所示[46]：

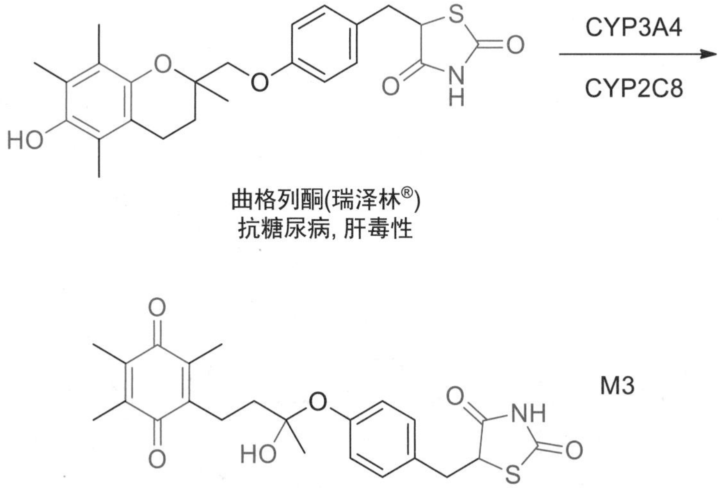

曲格列酮(瑞泽林®)
抗糖尿病, 肝毒性

M3

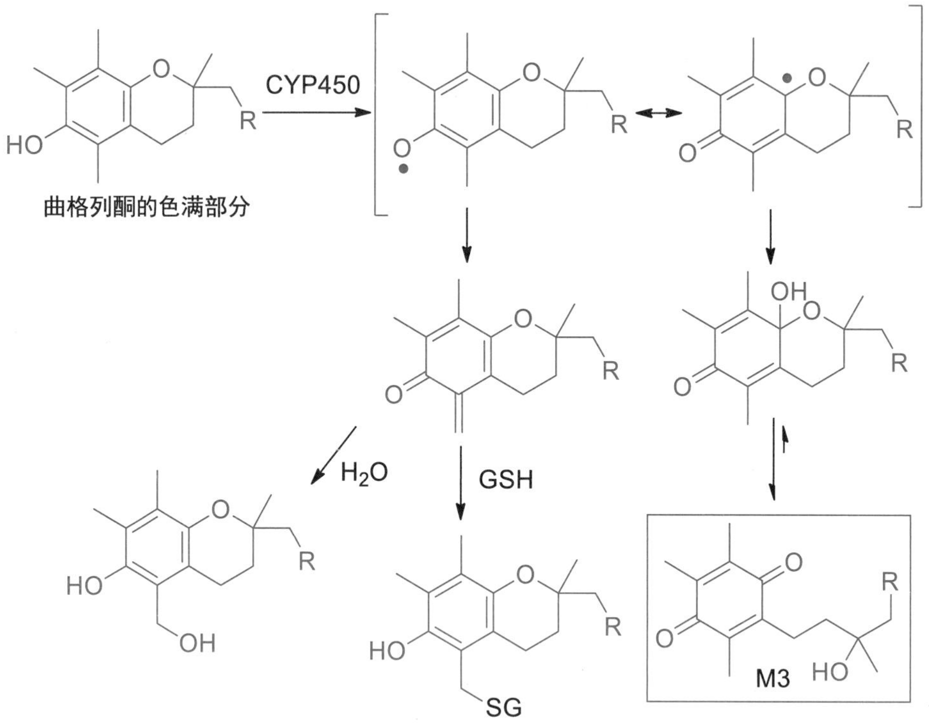

曲格列酮的色满部分

M3

因为烷基很容易离去，所以即使用烷基醚基掩蔽苯酚官能团，也可以发生氧化代谢生成醌或甲基醌化合物。选择性 D2 受体拮抗剂瑞莫必利（Remoxipride，Roxiam®）就是一个很好的例子。它的主要副作用是再生障碍性贫血，这可能是其生物活化的结果。在 CYP450 酶的作用下，发生 *α*-氧化（*α*-羟基化）和 *O*-脱甲基化，产生两种代谢物：对苯二酚 NCQ344 和一种基于脱甲基化区域化学的邻苯二酚（未示出）。对苯二酚 NCQ344 进一步氧化成反应性亲电 Michael 受体对苯醌，它被谷胱甘肽捕获产生结合物的同时释放溴化氢。相反，邻苯二酚不会被酶或化学氧化成相应的邻苯醌，因此不会和 NCQ344 一样使瑞莫必利产生那么强的毒性[47]。

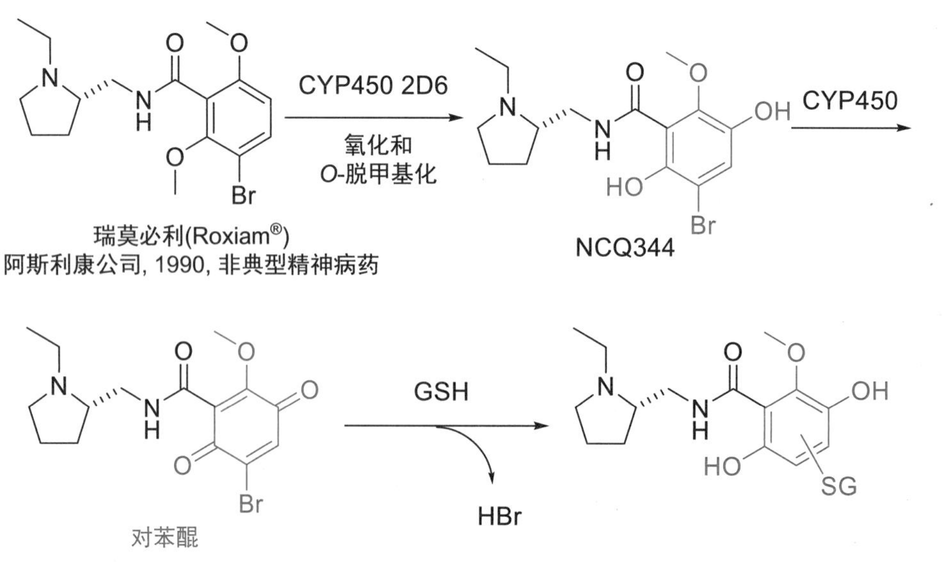

瑞莫必利(Roxiam®)
阿斯利康公司, 1990, 非典型精神病药

NCQ344

对苯醌

选择性雌激素受体调节剂（SERM）他莫昔芬（Tamoxifen，诺瓦得士®，Nolvadex®）上市多年来一直是治疗激素依赖性乳腺癌的黄金标准。但长期使用它会增加女性患子宫内膜癌的风险，三种主要的亲电活性代谢物[分别为他莫昔芬阳离子（这里没有显示）、两种甲基醌和一种邻醌]可能是其致癌原因。

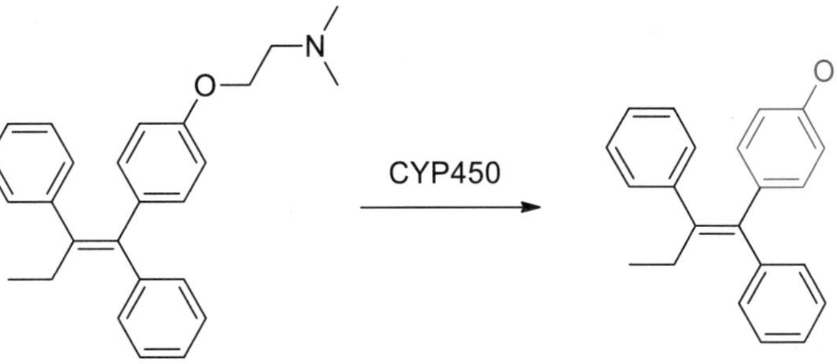

他莫昔芬(诺瓦得士®)
ICI, 1990, SERM

CYP450

代谢物E

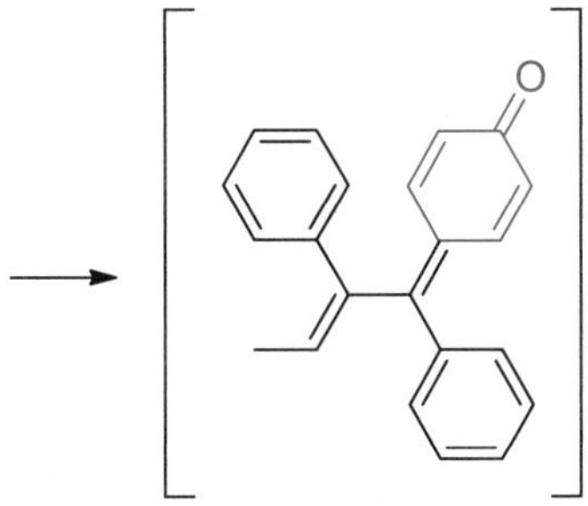

代谢物E的
醌甲基化物

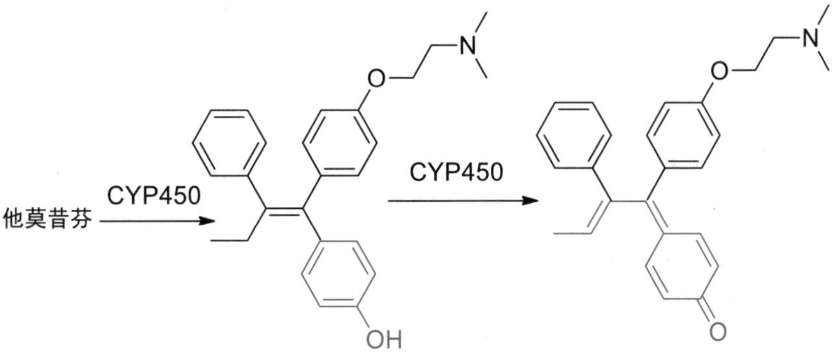

他莫昔芬

CYP450

4-羟基他莫昔芬

CYP450

4-醌甲基化物

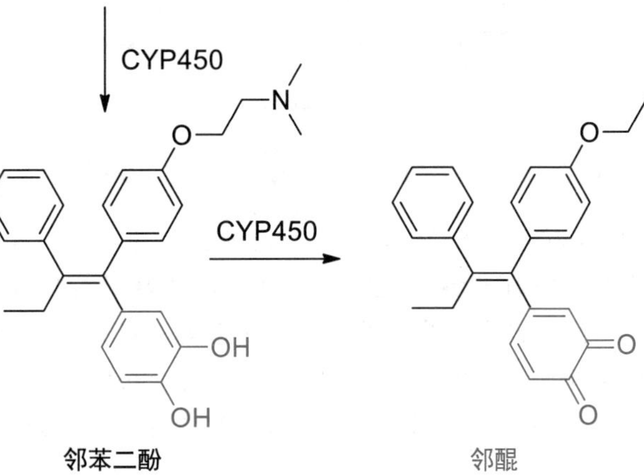

CYP450

邻苯二酚

CYP450

邻醌

他莫昔芬的侧链二甲氨基乙醚可被CYP2B6酶脱烷基化生成代谢物E，其抗雄激素活性甚至高于母药他莫昔芬。然后，代谢物E进行进一步的氧化代谢，生成代谢物E的醌甲基化物[48a]。4-醌甲基化物的形成机理可能为：酶CYP2D6（由CYP2C9和CYP3A4提供）催化他莫昔芬发生芳香族羟基化反应，生成4-羟基他莫昔芬，它再经过π-体系的双电子氧化，生成4-醌甲基化物。4-醌甲基化物在体外可与DNA反应形成共价加合物。此外，4-羟基他莫昔芬可以被氧化成邻苯二酚，邻苯二酚再被氧化成相应的邻醌[48b，c]。

除他莫昔芬阳离子外，上述三种反应性代谢物：代谢物E-醌甲基化物、4-醌甲基化物和邻醌，都有可能使DNA烷基化并导致癌症的发生[48]。

5.4.5 含硫化合物

在市场上销售的近300种含硫药物中，大多数都相当安全。在285种含硫药物中，有72种磺胺类药物，12种以头孢菌素为核心的β-内酰胺类抗生素，31种硫醚，23种至少含有一个噻唑核心的药物，以及磺脲类、磺酸、氨基磺酸等其他药物[49]。

令人遗憾的是，一些含硫官能团与药物特异质反应（IDRs）有关，其中一些较严重的会使其成为警示结构。这些含硫官能团包括：硫醇、硫代羰基和硫脲、噻唑烷二酮类等。它们与肝毒性、肺损伤、骨髓抑制、肿瘤、激素失衡以及通过“自杀性”灭活血红蛋白破坏CYP450酶系有关[50]。

5.4.5.1 硫醇

半胱氨酸、谷胱甘肽和辅酶A都具有硫醇官能团，该官能团具有强亲核性和强还原性。在体内，硫醇可被代谢成次磺酸、亚磺酸、磺酸和二硫化物，以及随后的Ⅱ相代谢物。

半胱氨酸　　谷胱甘肽(GSH)

R−SH —CYP450, O_2, NADPH→ R−S−OH → R−S(=O)−OH → R−S(=O)₂−OH

硫醇　次磺酸　亚磺酸　磺酸

次磺酸 + R−SH → R−S−S−R　二硫化物

早期含有硫醇的药物之一是威康（Glaxo Wellcome）研发的巯嘌呤（Mercaptopurine，Purinethol®），用于治疗癌症和自身免疫性疾病。其巯基可能与其肝毒性、骨髓抑制等不良反应有关。第一个具有口服活性的血管紧张素转换酶（ACE）抑制剂卡托普利（开博通®）作为降压药，含有巯基结构，并且巯基作为酶催化锌离子的螯合剂。然而，与巯基相关的三种副作用是：半衰期短（$t_{1/2}$=2 h）、皮疹和味觉丧失。治疗胱氨酸病的巯基乙胺（Cysteamine，

Cystaran®）是最小的药物之一，例如 2-氨基乙硫醇。

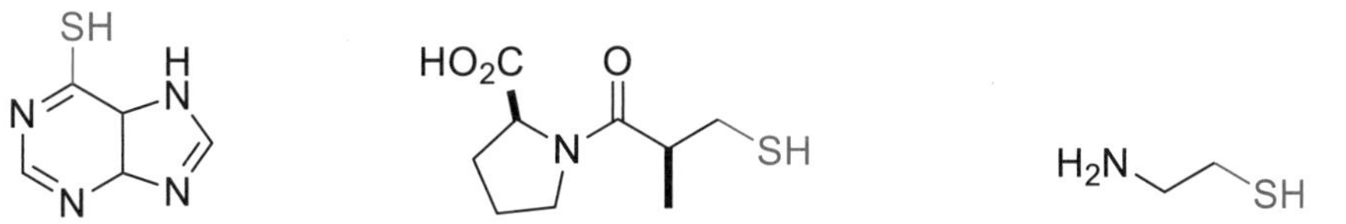

巯嘌呤(Purinethol®)
Oncology
1953

卡托普利(开博通®)
百时美施贵宝公司, 1977
ACE抑制剂

巯基乙胺(Cystaran®)
感觉器官/胱氨酸病
1994

下面显示的是卡托普利分离出的四种主要代谢物。卡托普利蛋白加合物可能是其产生超敏反应的原因。此外，巯基通过二硫键与大分子的连接除了破坏细胞功能外，还可能触发免疫反应。最后，巯基的反应性代谢产物次磺酸、亚磺酸和磺酸可能会挑战机体的谷胱甘肽防御系统，这是特定的解毒途径[50]。

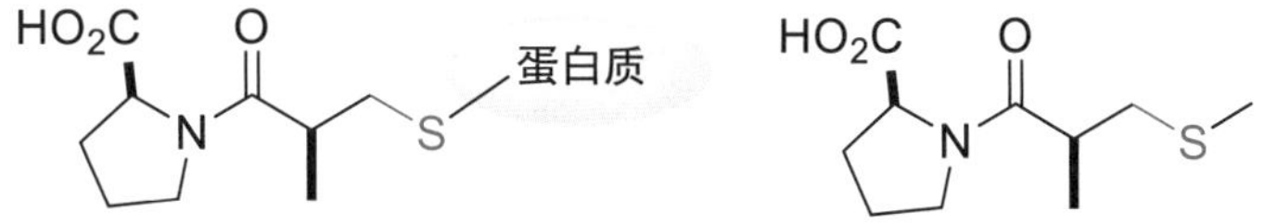

卡托普利蛋白加合物

(*S*)-甲基卡托普利

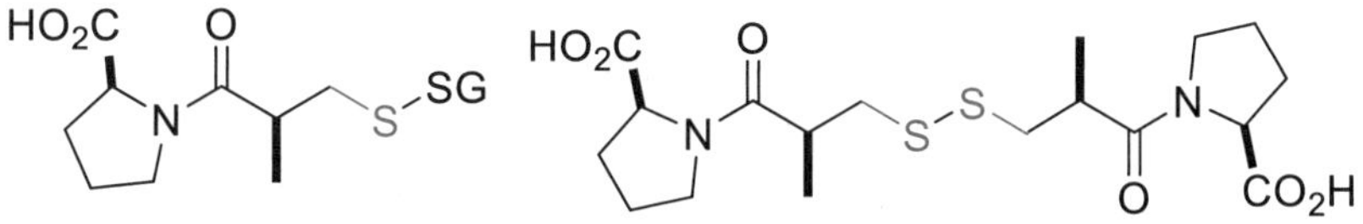

卡托普利-GSH加合物

卡托普利二硫化物

5.4.5.2 硫代酰胺和硫脲

硫代羰基容易代谢，极化率很高，并且很容易被氧化。硫代酰胺和硫脲很容易被含黄素单加氧酶（FMO）和 CYP450 酶等加氧酶氧化成它们的 *S*-氧化物，这些氧化物在化学及酶促作用下都十分稳定，因此可以被分离出来。*S*-氧化物中间体进一步新陈代谢氧化产生（*S*,*S*）-二氧化物，它们非常活泼，因此不能分离。至少有两条主要途径需要反应性（*S*,*S*）- 二氧化物。一种途径是：它通过互变异构化变为亚氨基磺酸，其发生溶血性裂解形成酰基自由基或亚胺自由基，接着这些自由基被蛋白质捕获。另一种途径是（*S*,*S*）-二氧化物被诸如胺（如赖氨酸）等亲电剂亲核攻击，以形成脒或胍[51]。到目前为止，我们知道化学反应代谢产物与蛋白质共价结合会使这些药物和许多其他小分子药物产生毒性。

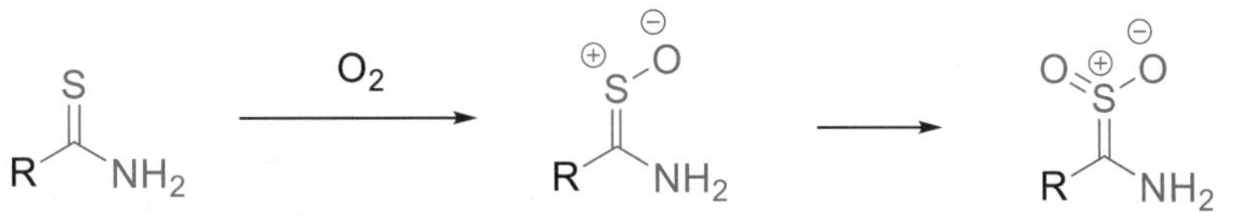

R = 烃基、芳基、−NH−
硫代酰胺和硫脲

(*S*)-氧化物

(*S*, *S*)-二氧化物

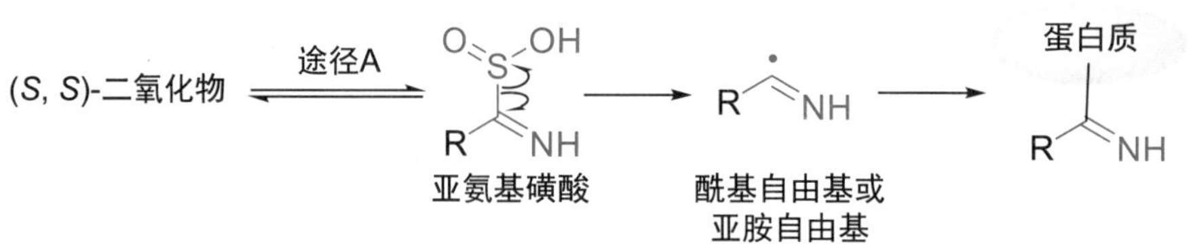

(S, S)-二氧化物 ⇌(途径A) 亚氨基磺酸 → 酰基自由基或亚胺自由基 → 蛋白质

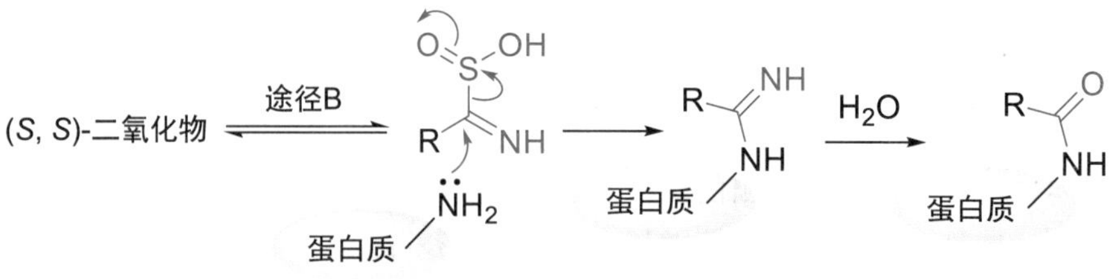

(S, S)-二氧化物 ⇌(途径B) → 蛋白质 →(H_2O) 蛋白质

上述硫代酰胺和硫脲的代谢途径解释了它们存在潜在毒性的成因。事实上，硫脲丙基硫氧嘧啶和甲巯基咪唑治疗甲状腺功能亢进往往都会引起粒细胞减少、粒细胞缺乏症等多种不良反应。

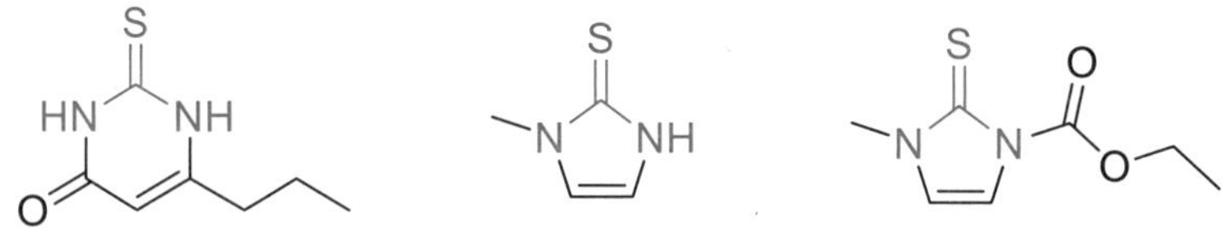

丙基硫氧嘧啶
(Propylthiouracil)
内分泌系统
1948

甲巯基咪唑
(Methimazole)
内分泌系统
1969

卡比马唑
(Carbimazole)
内分泌系统
1992

卡比马唑（Carbimazole）作为甲巯基咪唑的前体药物，不良反应相对较少。甲巯基咪唑首先被 CYP450 酶氧化生成 4,5- 环氧化物代谢物，再经水解得到半缩醛胺中间体。半缩醛胺中间体通过环状断裂产生乙二醛和 *N*-甲基脲，*N*-甲基脲主要由含黄素单加氧酶（FMO）氧化成次磺酸和亚磺酸。这些反应性代谢物会与蛋白质结合并产生毒性。已有研究表明，CYP450 和含黄素单加氧酶（FMO）协同作用可引起甲巯基咪唑的肝毒性[52]。

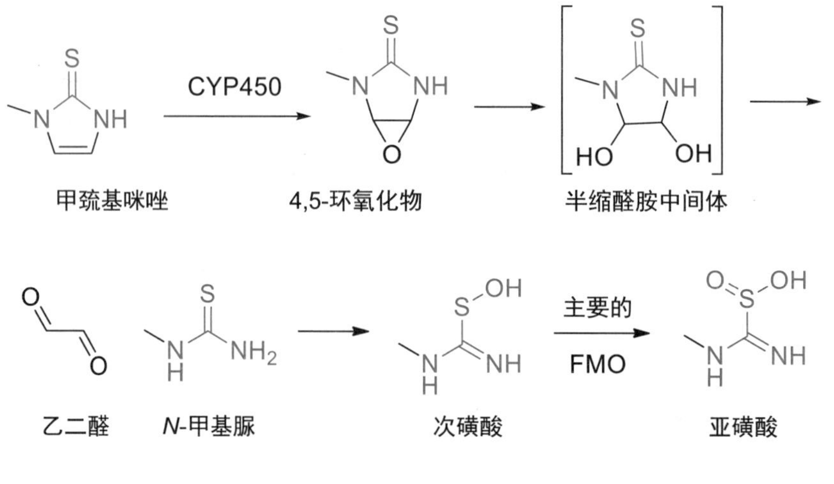

甲巯基咪唑 →(CYP450) 4,5-环氧化物 → 半缩醛胺中间体 →

乙二醛　*N*-甲基脲 → 次磺酸 →(主要的 FMO) 亚磺酸

在发现第一种轰动一时的药物西咪替丁（泰胃美®）的过程中，James Black 团队在中美史克制药有限公司（SmithKline & French）研发了两种硫脲类药物。但布立马胺（Burimamide）没有生物利用度，且甲硫咪特（Metiamide）会引起粒细胞缺乏症。尽管甲硫咪胺也具有硫醚基团，但硫脲基团显然是粒细胞缺乏症的根本原因，因为硫脲的反应性代谢物［可能是（*S*）-氧化物和（*S,S*）-二氧化物］可以共价结合到蛋白质上。

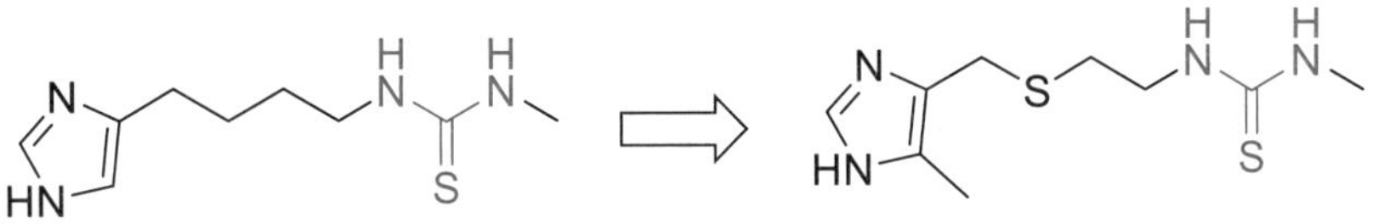

布立马胺
无生物利用度

甲硫咪特
引起粒细胞缺乏症

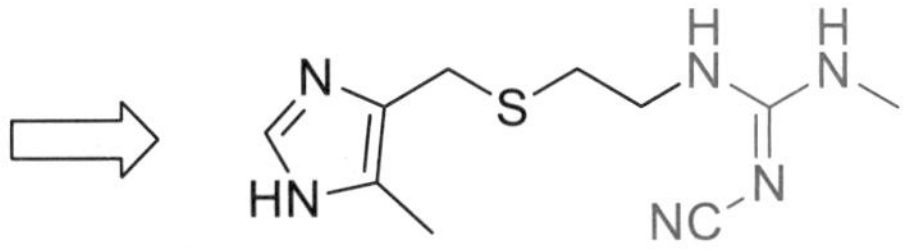

西咪替丁(泰胃美®)
中美史克制药有限公司, 1979
H_2受体拮抗剂

不能以一种一成不变的看法对待警示结构。Jung 发现了恩杂鲁胺（Enzalutamide，Xtandi®，4×40 mg，qd）和阿帕鲁胺（Apalutamide，Erleada®，4×60 mg，qd），这两种雄激素受体拮抗剂用于治疗转移性去势抵抗性前列腺癌（CRPC）。每种药物都含有环中的硫脲部分作为乙内酰硫脲，它们的风险/收益总体可控，使它们分别在 2012 年和 2018 年获得 FDA 的批准[53]。

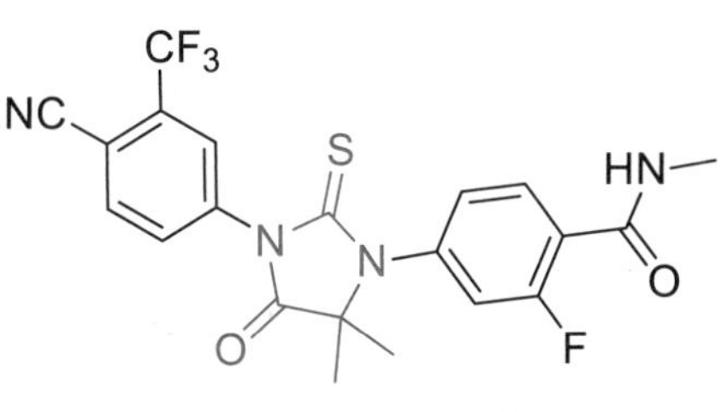

恩杂鲁胺(Xtandi®)
Medivation/安思泰来公司, 2012
抗雄性激素

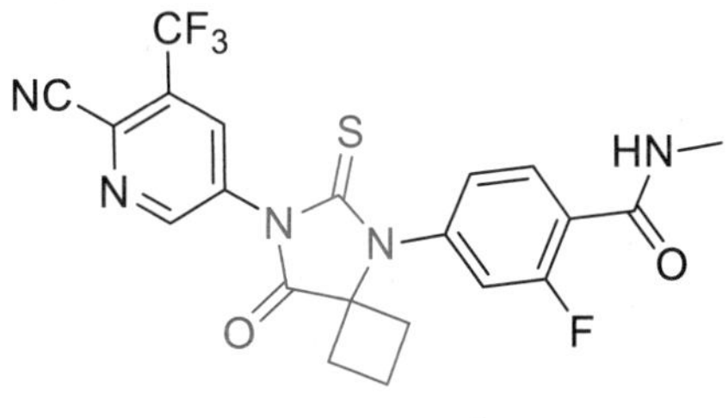

阿帕鲁胺(Erleada®)
杨森公司, 2018
抗雄性激素

5.4.5.3 噻唑烷二酮类

在 5.4.4 节中，我们讨论了曲格列酮（瑞泽林®，200 mg，qd）中色满部分的活性代谢物。它的“me-too”药物罗格列酮（文迪雅®，2 mg，qd）也含有相同的药效团噻唑烷二酮。虽然罗格列酮在 2010 年因心肌梗死的不良反应而退出市场，但另一种“me-too”药物吡格列酮（艾可拓®，4 mg，qd）仍在市场上，尽管存在同样的噻唑烷二酮警示结构。当然，造成这种差异的关键因素是吡格列酮的剂量是曲格列酮的 1/50。罗格列酮是这三种药物中日剂量最低的，但它的服用会使心血管产生不良反应。因此，要梳理出曲格列酮和罗格列酮的毒性在多大程度上与噻唑烷二酮结构有关是一件具有挑战性的事情。但吡格列酮的有效性和安全性证明其在市场上的地位是合理的。

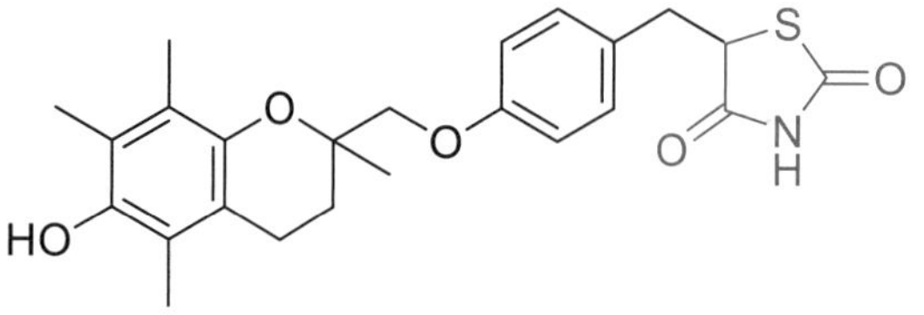

曲格列酮(瑞泽林®)
日本三共公司/帕克戴维公司, 1997~2000
肝毒性

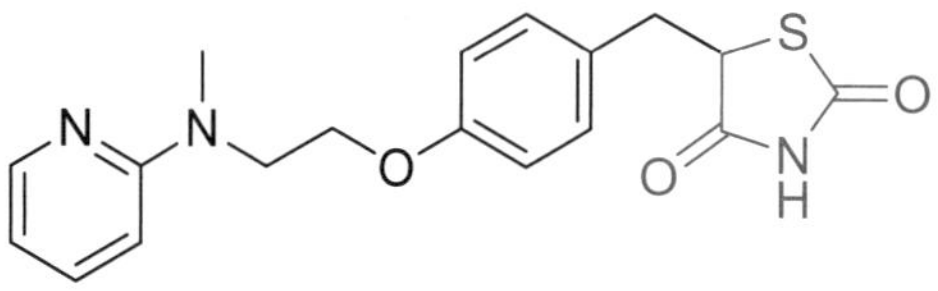

罗格列酮(文迪雅®)
葛兰素史克公司, 1998~2010
心血管毒性

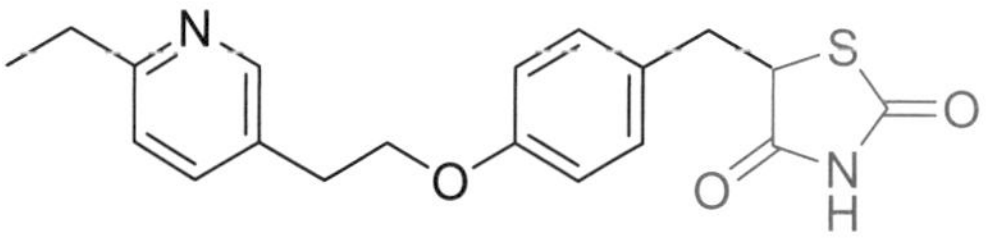

吡格列酮(艾可拓®)
武田制药/礼来公司, 1999
PPAPγ受体激动剂

噻唑烷二酮官能团的代谢由 CYP3A4 酶催化硫氧化以产生亚砜开始，它很容易裂解形成开环产物，包括反应性代谢物，如异氰酸酯和硫肟。谷胱甘肽、DNA 和蛋白质可以截获这些强亲电反应性代谢产物并与之形成共价键，这可能是导致肝脏和心血管毒性的根本原因[45]。

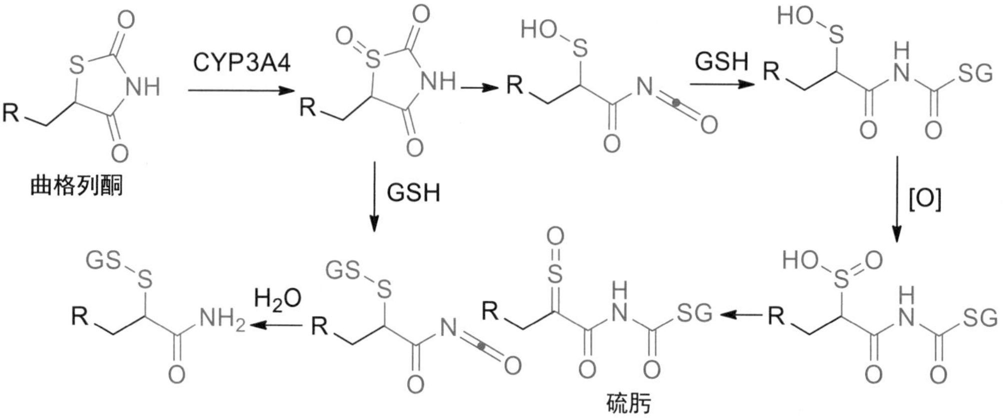

CYP3A4 GSH GSH [O] H_2O
曲格列酮
硫肟

5.4.6 肼和酰肼

肼和酰肼的消亡早在 20 世纪 50 年代就已为人所知。因此，它们成为早期的警示结构，现在不太常出现在药物结构上。

一种早期的降压药物肼屈嗪含有一种肼警示结构，这是导致红斑狼疮或类风湿性关节炎等不良反应的原因。它被微粒体酶代谢成能够与大分子发生共价反应的代谢物[54a]。已知一种类似的药物双肼屈嗪可诱发免疫过敏性肝炎。相关结果表明，其活性代谢产物与人肝微粒体（HLMs）中的 CYP1A2 酶和 CYP3A4 酶共价结合，并作为新抗原引起免疫应答。化学活性代谢物本身与酶结合并使其失活的事实表明双肼屈嗪是一种 CYP1A2 酶和 CYP3A4 酶的机理性灭活剂（MBI）[54b]。此外，早期的抗抑郁药苯乙肼的肼取代基可能与其不良反应有关。

二氮烯苯乙叉肼是一种假定的代谢物中间体，它能与蛋白质以共价键形式结合形成反应性代谢物[54c]。

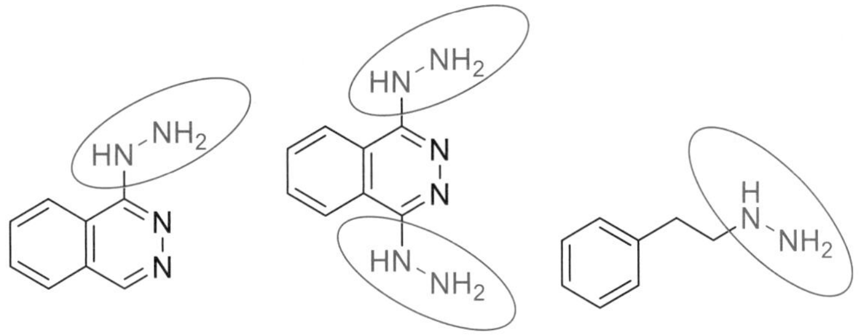

肼屈嗪
降压药

双肼屈嗪
降压药

苯乙肼
抗抑郁药

与肼类药物（包括肼和苯肼）相关的肝和肾毒性与 CYP2E1 酶代谢引起的自由基有关[54d]。根据实验数据，我们可以推测肼代谢的一般代谢途径。首先，CYP450 酶催化脱氢反应将肼转化为重氮烯，重氮烯首先被氧化成相应的重氮中间体。或者重氮中间体可以通过氧化偶氮基中间体从重氮烯得到。一分子氮气的释放伴随着一个自由基的产生，该自由基负责与蛋白质和 DNA 等大分子形成共价键，并引发毒性效应。

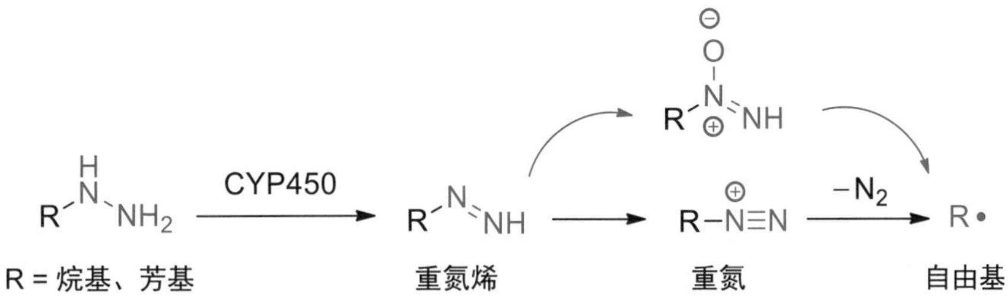

R = 烷基、芳基　　CYP450　　重氮烯　　重氮　　$-N_2$　　自由基

含有酰肼的药物和它们的肼类似物一样有问题，因此，酰肼也被认为是警示结构。异烟肼、异丙烟肼和异卡波肼是三种具有代表性的酰肼类化合物，在此利用异烟肼对其活性代谢物进行了剖析[55a]。

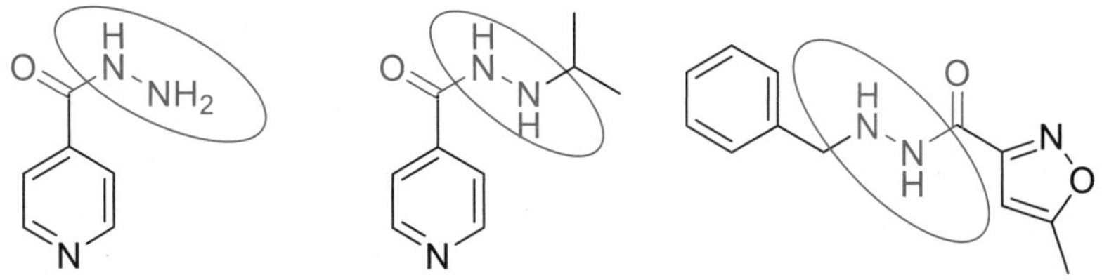

异烟肼
抗结核药

异丙烟肼
抗抑郁药

异卡波肼
抗抑郁药

在 1952 年推出市场后不久，抗结核药物异烟肼被认为可引起罕见的肝炎（急性肝细胞损伤），也被称为特异质型药物性肝损伤（DILI）。它在 1969 年收到了“黑框警告”。令人惊讶的是，即使到今天，异烟肼仍然是治疗结核病广泛使用和有效的一线药物。相反，它的类似物异丙烟肼，一种单胺氧化酶（MAOs）抑制剂抗抑郁药，由于严重的肝脏毒性于 1956 年被停用。另一种含有肼的药物异卡波肼也是单胺氧化酶（MAOs）抑制剂抗抑郁药，且有很

多不良反应。自从20世纪90年代出现选择性5-羟色胺再摄取抑制剂（SSRIs）以来，单胺氧化酶（MAOs）抑制剂抗抑郁药因其毒性而不再被广泛使用。

最初认为药物代谢酶*N*-乙酰基转移酶-2（NAT2）和CYP2E1酶的多态性起重要作用。因此，异烟肼被转化为*N*-乙酰异烟肼，*N*-乙酰异烟肼被酰胺酶裂解生成异烟酸和*N*-乙酰肼。放射性标记实验表明，*N*-乙酰肼是导致肝脏毒性的关键因素，因为它的代谢物能与肝脏蛋白共价结合。据推测，CYP450酶，主要是CYP2E1，能将*N*-乙酰肼氧化成*N*-乙酰二氮烯，*N*-乙酰二氮烯在失去一个氮分子后裂解产生乙酰基或乙酰基正离子，这两种物质都具有很高的反应性，并能与蛋白质共价结合。但近年来，人类白细胞抗原（HLA）越来越被认为可以导致异烟肼特异质型药物性肝损伤（DILI）[55b]。

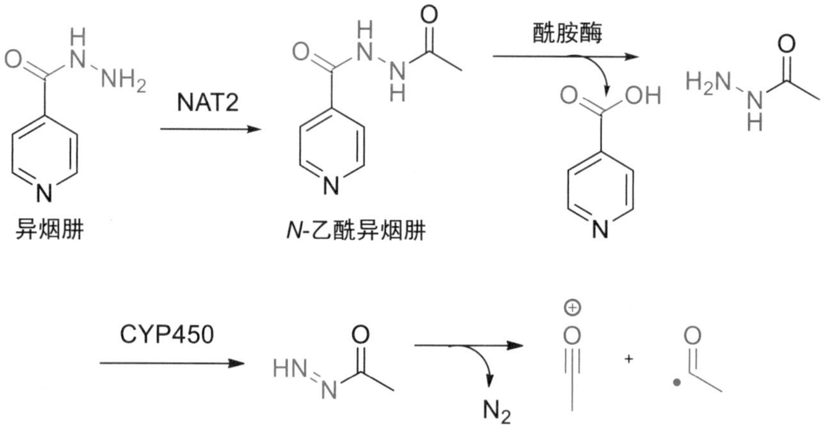

肼警示结构的消亡并没有阻止其类似的脒结构偶尔出现在市场上的药物中，这是有原因的。

诺华公司研发的艾曲泊帕（Eltrombopag，Promacta®）是一种口服活性血小板生成素受体激动剂，用于治疗慢性特发性血小板减少性紫癜。通过高通量筛选（HTS），一种深紫色重氮萘染料SKF-56485被鉴定为一种苗头化合物，对血小板生成素（TpoR）受体的EC_{50}（半最大效应浓度）为200 nmol/L。但重氮是一种警示结构，在体内很容易被肠道细菌还原，导致分子被破坏。受一种已知的抗偶氮还原的偶氮吡唑橙色食用色素柠檬黄的启发，这两个分子融合在一起得到SB-394725（EC_{50}=30 nmol/L）。同时，缩氨基硫脲（SB-450572，EC_{50}=20 nmol/L）是对高通量筛选（HTS）的苗头化合物再一次优化得到的。SB-394725和SB-450572结合，经过先导优化后，最终获得了具有脒功能的艾曲泊帕[56a]。

艾曲泊帕的肝毒性和特异性反应的来源可能不是肼这个警示结构。放射性标记吸收、分布、代谢和排泄（ADME）研究表明，其主要代谢物之一是羟基艾曲泊帕（M1），很容易被氧化成反应性代谢物甲基亚胺。另一种反应性代谢物，附着在羧酸官能团上的酰基葡萄糖苷酸（M2，未示出）也可能导致其不良反应[56b]。

艾曲泊帕的联氨键发生代谢断裂，生成两种苯胺，它们可能是肠道微生物还原生物转化的产物。由此产生的苯胺Ⅰ和苯胺Ⅱ经历Ⅱ相代谢，分别产生葡萄糖苷酸和乙酰胺（分别为M3、M4和M8）[56c]。

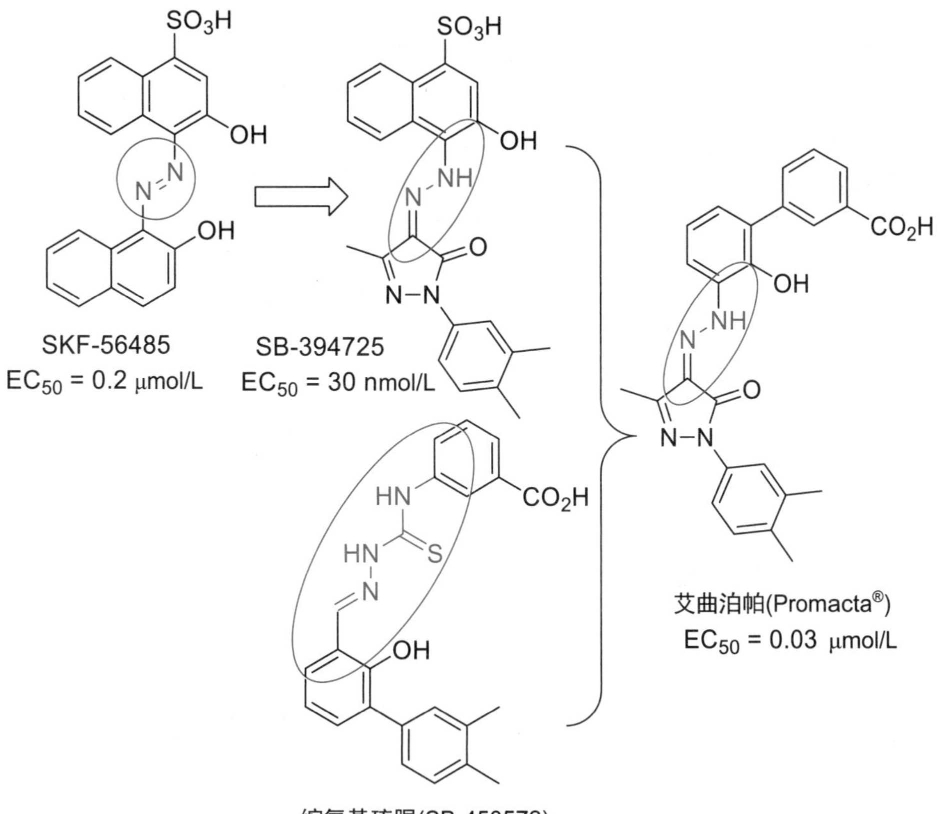

SKF-56485
EC$_{50}$ = 0.2 μmol/L

SB-394725
EC$_{50}$ = 30 nmol/L

缩氨基硫脲(SB-450572)
EC$_{50}$ = 0.02 μmol/L

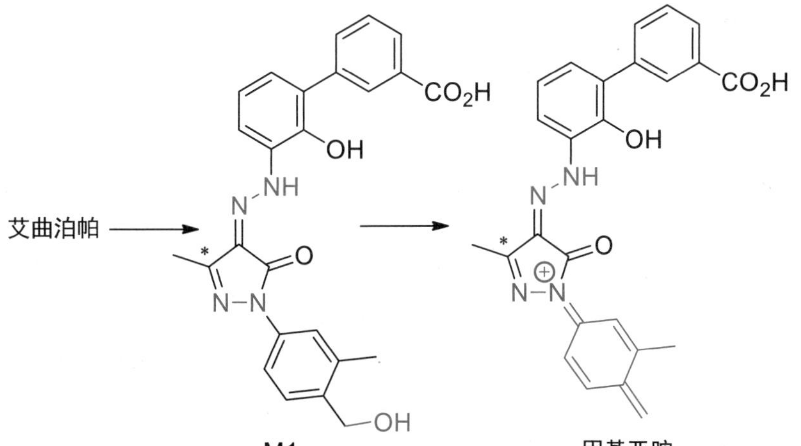

艾曲泊帕(Promacta®)
EC$_{50}$ = 0.03 μmol/L

艾曲泊帕 → M1 → 甲基亚胺

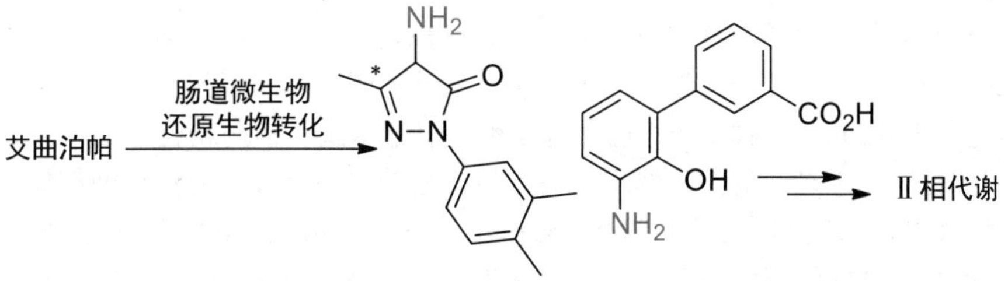

艾曲泊帕 —肠道微生物还原生物转化→ 苯胺Ⅰ + 苯胺Ⅱ → Ⅱ相代谢

另一种含有腙的药物是丹曲林（Dantrium®），用于治疗麻醉期间的恶性高热。它有一个“黑框警告”，可能会导致肝脏损伤。这个分子结构相当“危险”，含有大量的警示结构：硝基苯基、呋喃环、腙和环氮酰胺。对丹曲林在人体肝脏的代谢进行研究，以缩小肝毒性的致病因素[57]。丹曲林的主要代谢产物之一是由 CYP3A4 酶催化生成的 5-羟基丹曲林。CYP3A4 酶的过度表达不会对丹曲林产生细胞毒性，因此可以排除 5-羟基丹曲林是肝毒性的致病因素的可能。

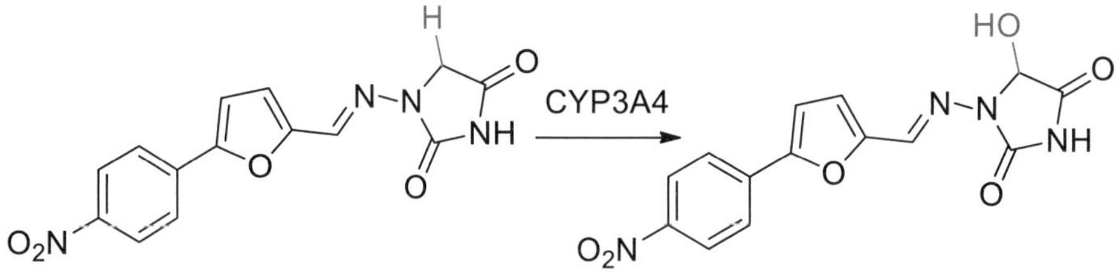

丹曲林(Dantrium®)
帕尔制药公司, 1974
肌肉松弛剂

CYP3A4

5-羟基丹曲林

结果表明，醛氧化酶-1（AOX1）负责将丹曲林还原为羟胺丹曲林，AOX1 也将其进一步还原为氨基丹曲林。然后将中间体氨基丹曲林乙酰化为乙酰氨基丹曲林，这是主要的代谢物之一。更重要的是，羟胺丹曲林被进一步氧化成最有可能与蛋白质形成共价键并引发毒性反应的亚硝基丹曲林。

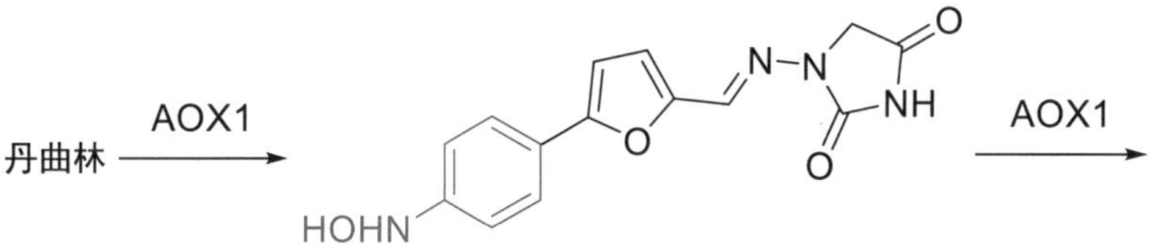

丹曲林 AOX1

羟胺丹曲林

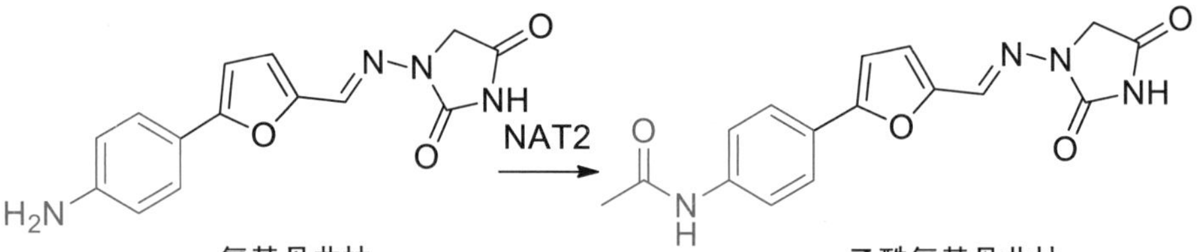

AOX1

氨基丹曲林

NAT2

乙酰氨基丹曲林

5.4.7 亚甲二氧基苯基片段

亚甲二氧基苯基片段是一种常见的官能团。黄樟素是从肉豆蔻、肉桂、黑胡椒和根啤中分离出来的黄樟油的主要成分，具有亚甲二氧基苯基基团。“臭名昭著”的兴奋剂 3,4-亚甲基二氧甲基苯丙胺（MDMA，摇头丸）也含有亚甲二氧基苯基。在药物化学中，亚甲二氧基苯基经常被用作二甲基邻苯二酚的生物电子等排体。葛兰素史克公司的治疗抑郁症的药物选择性 5- 羟色胺再摄取抑制剂帕罗西汀（Paroxetine，Paxil®，20mg，qd）和 Icos/ 礼来公司的治疗勃起功能障碍（ED）的药物磷酸二酯酶 -5 抑制剂他达拉非（西力士 ®，5 ～ 20mg，qd）都是非常安全的，尽管存在亚甲二氧基苯基警示结构。

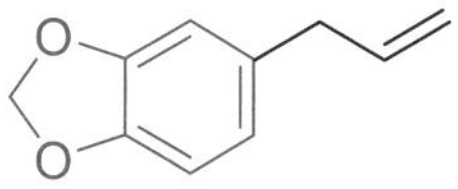

黄樟素,黄樟油
(肉豆蔻、肉桂、
黑胡椒和根啤)

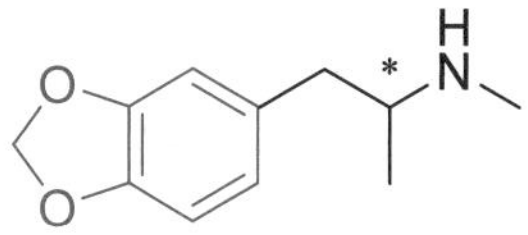

3, 4-亚甲基
二氧甲基苯丙胺
(MDMA, 摇头丸)

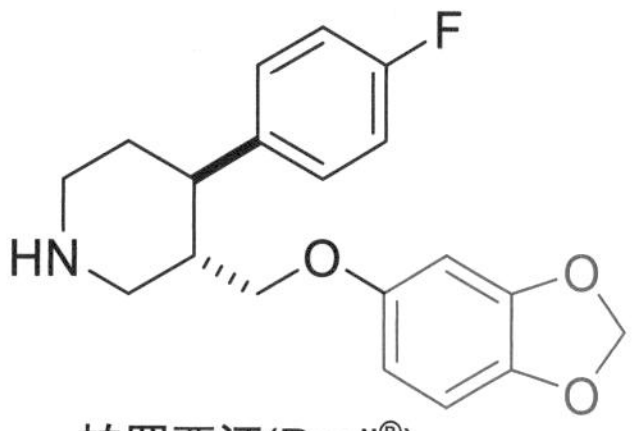

帕罗西汀(Paxil®)
葛兰素史克公司, 1992
SSRI

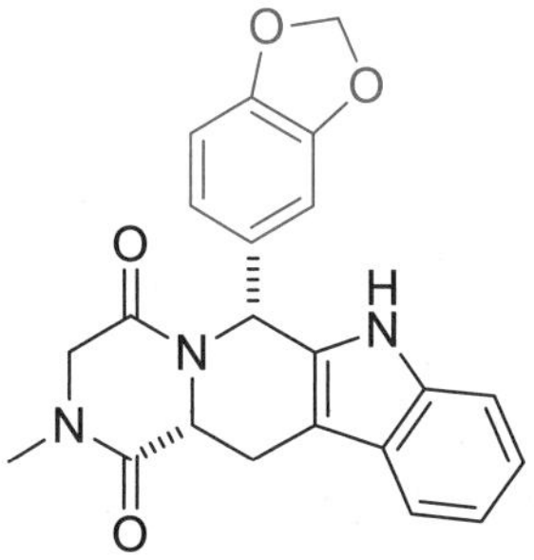

他达拉非(西力士®)
PDE5抑制剂
Icos/礼来公司, 2003

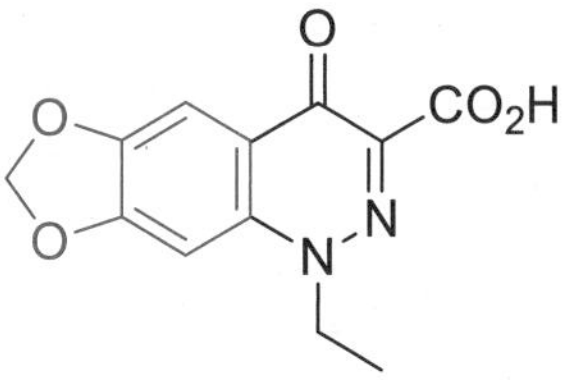

西诺沙星(Cinobac®)
礼来公司, 1990
抗菌药

相反，礼来公司的喹诺酮类抗菌药西诺沙星（Cinoxacin，Cinobac®）作为旋转酶抑制剂，使用时会出现胃肠道（GI）系统和中枢神经系统（CNS）的不良反应。辉瑞公司的用于治疗肺动脉高压和充血性心力衰竭的内皮素拮抗剂西他生坦（Sitaxsentan，Thelin®），每日给药剂量 100 ～ 500 mg，因其致命的肝毒性于 2010 年停用。在意识到“不合适的药用剂量会产生毒性”的同时，让我们看看亚甲二氧基苯基的代谢作用和活性代谢物，以了解潜在毒性的分子来源。

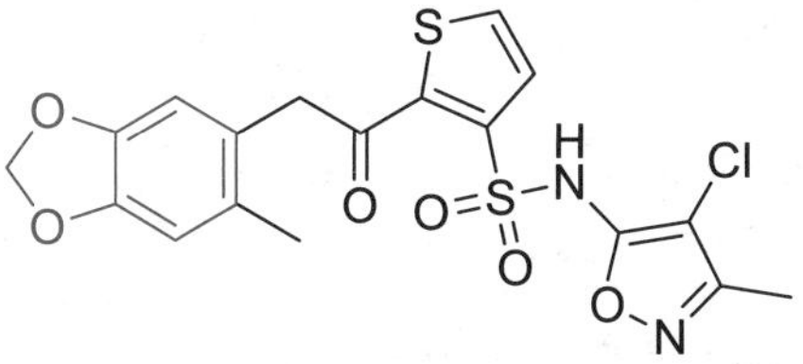

西他生坦
内皮素拮抗剂
抗肺动脉高压、充血性心力衰竭药

3,4- 亚甲基二氧甲基苯丙胺（MDMA）的代谢可能与其神经毒性有关，可能是通过形成谷胱甘肽加合物。如下所示，其主要代谢途径是通过 CYP2D6 酶使 *O*- 脱甲基化生成 3,4- 二氢甲基氨基甲胺（邻苯二酚）。邻苯二酚代谢产物然后经历 Ⅱ 相代谢，包括甲基化、硫酸化和葡萄糖醛化 [58]。此外，通过 CYP2D6 酶催化产生的卡宾中间体可能与细胞色素 P450 酶系上的血红素铁配位形成代谢中间产物复合体（MI 复合体或 MIC）。代谢中间产物（MI）复合体会导致 CYP2D6 酶失活 [59]。一般地，代谢中间产物复合物（MIC）可在 455 nm 下进行吸光度监测。

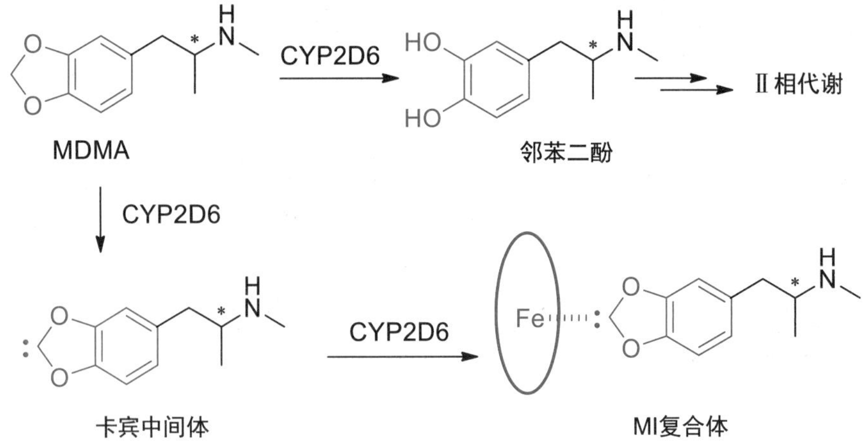

MDMA

CYP2D6

邻苯二酚

Ⅱ相代谢

卡宾中间体

MI复合体

就像3,4-亚甲基二氧甲基苯丙胺（MDMA）一样，帕罗西汀的亚甲二氧基苯基也被CYP2D6酶代谢成*O*-脱甲基化代谢物，邻苯二酚帕罗西汀，推测是通过羟基帕罗西汀中间体产生的。邻苯二酚帕罗西汀中间体继续代谢有两种途径，①它可能被儿茶酚-*O*-甲基转移酶（COMT）甲基化，使愈创木酚成为帕罗西汀的主要代谢物；②它可能被氧化成相应的蒽醌中间体，很容易被谷胱甘肽（GSH）捕获。谷胱甘肽（GSH）加合物有助于最小化共价结合微粒体，从而促进解毒。除了小剂量（20 mg，qd）这个因素外，这个过程很可能是它良好的安全性的原因[60]。

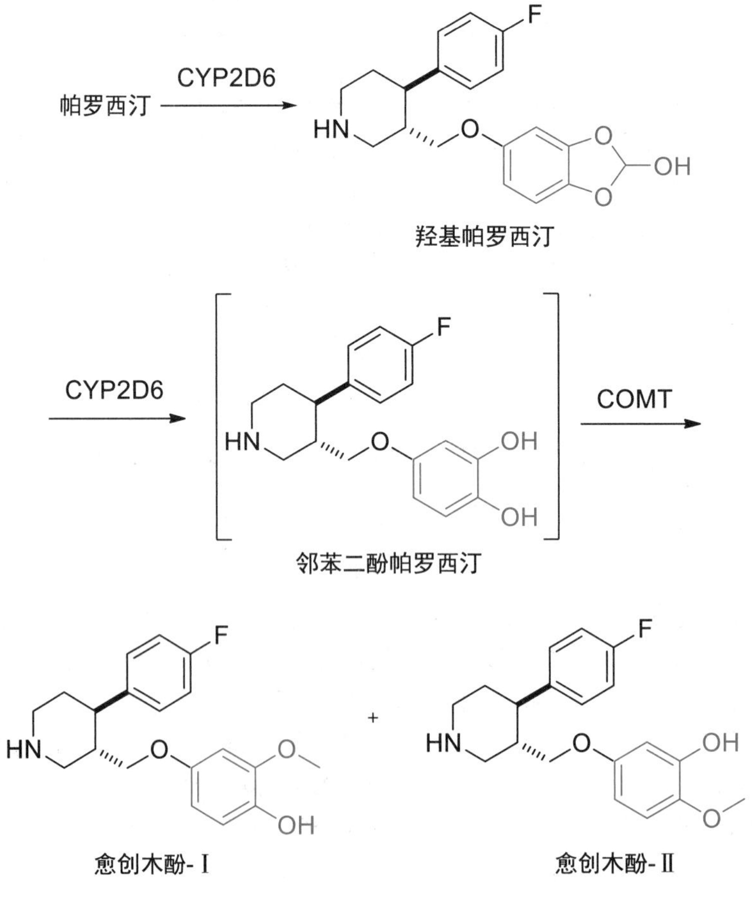

帕罗西汀 CYP2D6

羟基帕罗西汀

CYP2D6

邻苯二酚帕罗西汀

COMT

愈创木酚-Ⅰ + 愈创木酚-Ⅱ

但是帕罗西汀的亚甲二氧基苯基被认为是通过使CYP2D6酶失活而导致药物-药物相互作用的。与3,4-亚甲基二氧甲基苯丙胺（MDMA）类似，羟基帕罗西汀中间体的开环在CYP2D6酶的作用下产生高活性的卡宾中间体，它很容易与CYP2D6酶上的血铁红素配位形成代谢中间产物复合物（MIC）。这个过程被称为机理性灭活（MBI）[3b]。代谢中间产物复合物（MIC）的形成将导致CYP2D6酶催化的其他药物如地昔帕明（Desipramine）、美托洛尔（Metoprolol）、利培酮（Risperidone）和托莫西汀（Atomoxetine）产生药物-药物相互作用。代谢中间产物复合物（MIC）还解释了帕罗西汀与CYP2D6酶的代谢增强剂联合使用时的不稳定药代动力学[61]。

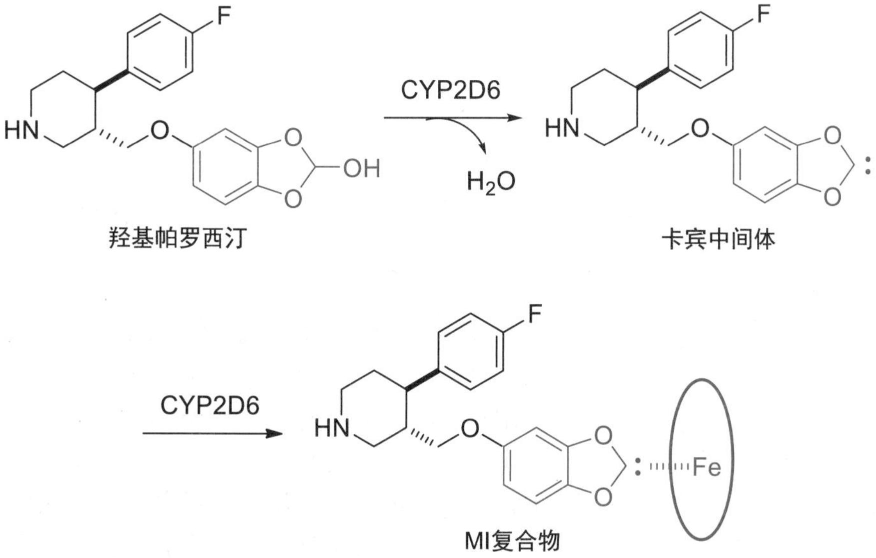

CYP2D6

H_2O

羟基帕罗西汀　　卡宾中间体

CYP2D6

MI复合物

3,4-亚甲基二氧甲基苯丙胺（MDMA）和帕罗西汀主要由CYP2D6酶代谢，在他达拉非代谢的过程中起主要作用的是CYP3A4酶，从而产生相应的邻苯二酚他达拉非。邻苯二酚他达拉非在儿茶酚-*O*-甲基转移酶（COMT）作用下发生*O*-脱甲基化，主要生成代谢产物二甲氧基他达拉非。该药物还经历了CYP3A4酶的机理性灭活（MBI）[62]。目前还没有关于他达拉非治疗勃起功能障碍（ED）的特殊毒性和/或药物-药物相互作用的报道。较低的日剂量很可能是其安全性很高的原因。

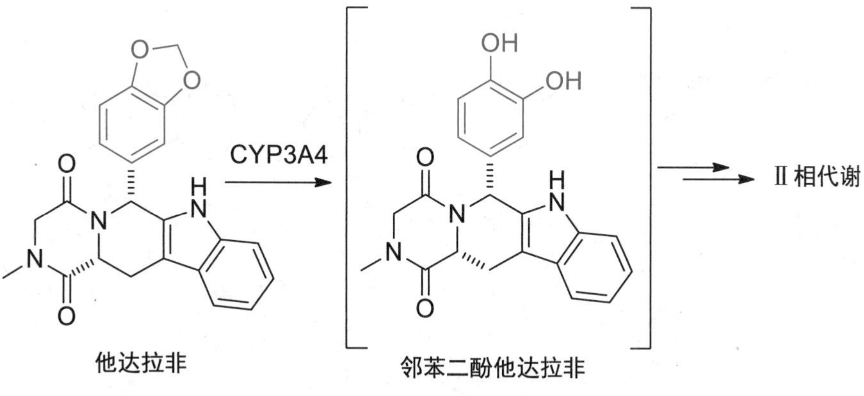

CYP3A4

Ⅱ相代谢

他达拉非　　邻苯二酚他达拉非

由于西诺沙星和西他生坦都已退出市场，关于它们的代谢和反应性代谢产物的研究并不是很多。但从前面描述的例子可以推测，它们各自的不良反应主要归因于它们的代谢中间产物（MI）复合体。

亚甲二氧基苯基警示结构的代谢作用总结如下[63]。血红素铁卡宾复合物能抑制细胞酶系 P450 活性，这可能是其毒性的主要原因。此外，羟基自由基是体内常见的副产物，可以氧化—O—CH_2—O—片段导致环断裂。这两条途径最终都会导致邻苯二酚的产生，而邻苯二酚可以进一步氧化成亲电反应性代谢物邻醌。

CYP 450
$-H_2O$
CYP 450
P450-抑制作用复合物
·OH
O_2
CO_2
CO

有几种策略可用来消除亚甲二氧基苯基部分的潜在的容易代谢的位点：夹在两个氧原子之间的亚甲基[64]。如下面所示，用六元环取代易受攻击的五元亚甲二氧基可增强其对细胞色素 P450 酶系代谢的抵抗力。此外，用两个氟或两个甲基封闭亚甲二氧基团的两个亚甲基质子也可以使其代谢作用最小化。

Concert 制药公司制备了氘代帕罗西汀（CTP-347），其两个亚甲二氧基亚甲基质子被两个氘原子取代。虽然 CTP-347 在生物学上仍然与帕罗西汀一样有活性，但在体外，由于 CYP2D6 酶的失活减少，人肝微粒体（HLMs）清除 CTP-347 的速率比清除帕罗西汀快。CTP-347 几乎不会导致 CYP2D6 酶的机理性灭活（MBI），是因为 C—D 键比 C—H 键强，反应性卡宾中间体的形成显著减少。在Ⅰ期临床试验中，CTP-347 在人体内代谢更快，因此氘大大降低了其与他莫昔芬和右美沙芬的药物-药物相互作用。Concert 公司的精密氘化法可以改善现有药物治疗中药物的代谢作用，而不影响其固有的药理作用[64]。

CTP-347

5.4.8 富电子杂芳族化合物

有机化学的基本原理也适用于人体内的药物代谢。因此，富含电子的杂芳烃药物更容易被 CYP450 酶系氧化。其中一些化合物包括吡咯、吲哚、呋喃、噻吩和噻唑，可能会产生反应性代谢物，因而使它们成为警示结构。

5.4.8.1 吡咯

由于吡咯环极富电子，含有吡咯的药物很容易被肝脏中的 CYP450 酶系氧化。由此产生的代谢性氧化产物容易被体内的亲核物质（如巯基）亲核取代。其后果是出现粒细胞缺乏症、肝毒性等毒性反应。对一种降压药莫哌屈嗪（Mopidralazine，MDL-899）结构中的吡咯环在大鼠和狗的体内的氧化代谢进行了广泛的研究 [65-67]。莫哌屈嗪代谢物的分离和鉴定证实了吡咯的生物转化可能涉及将氧分子引入吡咯环这一假说。1,2- 二氧杂环己烷中间体证明了吡咯环的氧化裂解可以提供所有已鉴定的代谢物。

可想而知，吡咯产生的高活性中间体可能会对生理系统造成严重破坏。像巯基这样的亲核基团会导致毒性。因此，莫哌屈嗪的研发随后停止。

抗焦虑药物普瑞西泮（Premazepam）在大鼠和狗身上使用 [68]，抗炎药普林米特（Prinomide）在六种实验动物上使用 [69]，以及抗真菌药物吡咯尼群（Pyrrolnitrin）在大鼠身上使用时都观察到了相似的氧化代谢作用 [70]。

CYP-450

莫哌屈嗪(MDL-899)

代谢的常见前体

Met. Ⅶ

Met. Ⅹ

Met. Ⅰ

Met. Ⅱ

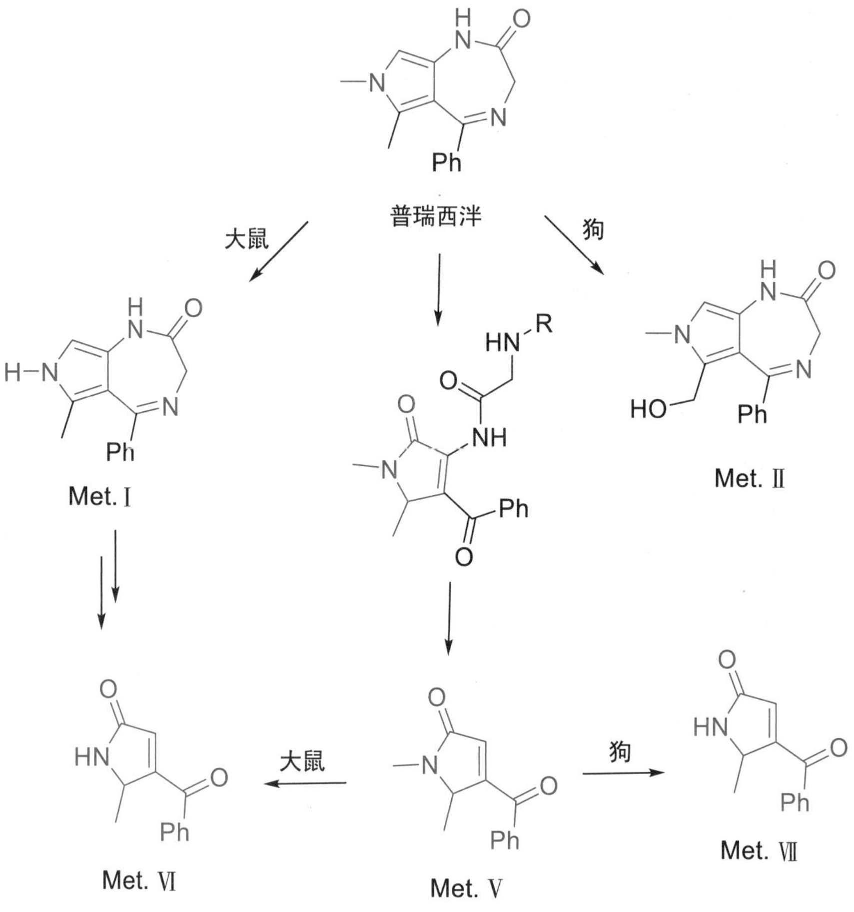

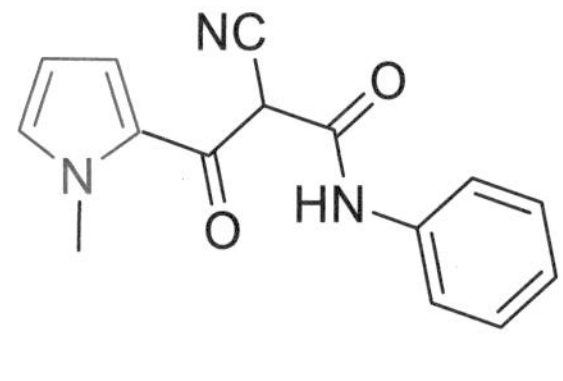

普瑞西洋

大鼠

狗

Met. Ⅰ

Met. Ⅱ

Met. Ⅴ

大鼠

狗

Met. Ⅵ

Met. Ⅶ

普林米特

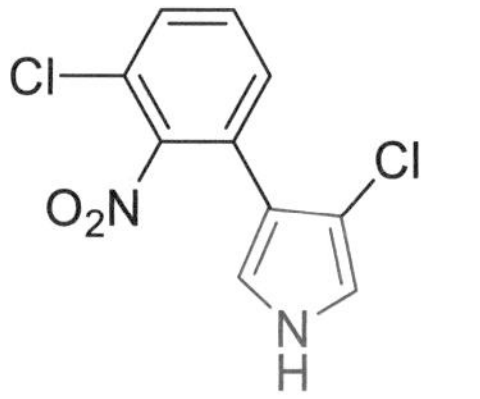

吡咯尼群

尽管如此，如果人们假设所有含有吡咯的药物都是有毒的，人们就会错过阿托伐他汀（Atorvastatin，立普妥®，Lipitor®）。除了与所有 3-羟基-3-甲基戊二酰辅酶 A（HMG-CoA）抑制剂相关的基于机制的安全性问题（如横纹肌溶解）以外，阿托伐他汀非常安全[71]。虽然阿托伐他汀含有吡咯环，但它至少有三个因素可以大幅度减弱其亲核性。第一，环上所有可能被取代的位置都被完全取代——它是一个五取代的吡咯环，因此空间位阻会阻断吡咯环的细胞色素 P450 酶系氧化。第二，两个苯基取代和一个酰胺取代形成大的离域，分散吡咯环的电子密度。第三，对氟苯基和酰胺都是吸电子的基团，进一步降低了吡咯环的电子密度。

在药物发现中，就像生活中的许多事情一样，凡事总有例外。通常，一种药物的安全性和有效性只能通过临床试验作为黄金标准来确定。

5.4.8.2 吲哚

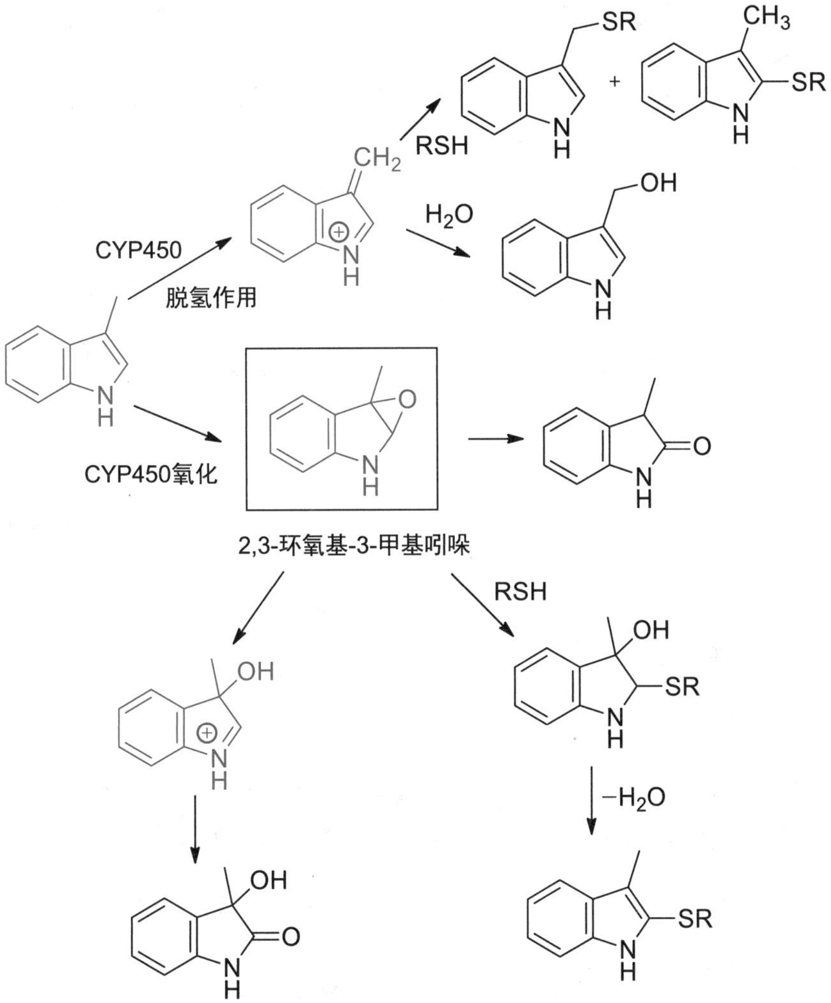

CYP450

脱氢作用

RSH

H_2O

CYP450氧化

2,3-环氧基-3-甲基吲哚

RSH

$-H_2O$

吲哚环系统存在于大量的内源性氨基酸、神经递质和药物中。CYP450 酶系对吲哚环的 2,3-氧化代谢反应时有发生，但其与体内毒性的相关性并不常见。

但是，一种特殊的吲哚——3-甲基吲哚，与一种不良反应产物有关，即动物的肺毒素。已有证据证明2,3-环氧基-3-甲基吲哚是肺毒素3-甲基吲哚的反应性中间体[72]。体外实验证明，3-甲基吲哚能与谷胱甘肽、蛋白质和 DNA 形成加合物[73]。

CYP450 酶介导的3-甲基吲哚的生物活化可概括如下。3-甲基的氧化可以直接通过脱氧或 2,3-双键的环氧化产生 2,3-环氧-3-甲基吲哚，这是一种可以被内源亲核剂（如谷胱甘肽）捕获的反应性中间体。

3-甲基上离去基团的存在增加了亲电活性中间体形成的可能性。

扎鲁司特（Zafirlukast，安可来®，Accolate®）是一种白三烯拮抗剂，用于治疗轻到中度哮喘，但该药物偶尔会出现特异性肝毒性。在结构上，扎鲁司特类似于 3-甲基吲哚，因为它含有在吲哚环上具有 3-烷基取代基的 *N*-甲基吲哚片段。已有的结果说明了扎鲁司特激活代谢机制与 3-甲基吲哚类似。大鼠和人肝微粒体对扎鲁司特的生物转化依赖于烟酰胺腺嘌呤二核苷酸磷酸 NADP（H）产生的一种反应性代谢物，检测为其与谷胱甘肽（GSH）的加合物[74]。在人肝微粒体（HLMs）中这种反应性代谢物的形成被证明是由 CYP3A 酶专一性催化的。大鼠静脉注射或口服扎鲁司特，可以在大鼠胆汁中检测到相同的 GSH 加合物，这证明了扎鲁司特可以在大鼠体内代谢激活。

扎鲁司特中 3-苄基吲哚片段在体外代谢活化生成谷胱甘肽加合物，这表明，3-甲基吲哚活化途径也适用于其他活化的 3-烷基吲哚[7]。

CYP450

_SR=谷胱甘肽

扎鲁司特(安可来®)

5.4.8.3 呋喃和噻吩

富电子的呋喃和噻吩环系容易被细胞色素 P450（CYP450）酶系氧化。然后，氧化产物能够与各种生物亲核试剂反应，产生的代谢物可能导致毒性，尤其是典型的肝毒性[75-78]。

X = O、S

一般来说，呋喃环体系比噻吩体系活性小得多，因此毒性也小得多。这很可能是因为氧原子的电负性较高，降低了环对氧化的反应性。

在市场上销售的含有呋喃的药物中，利尿磺胺，一种利尿剂，已被证明可导致大鼠肝坏死[79]。其机制涉及呋喃环经 CYP450 酶氧化，然后与谷胱甘肽结合以产生利尿磺胺-谷胱甘肽结合物，从而激活速尿的代谢。尽管有这些结果，利尿磺胺还没有显示出对人类有明显的毒性。

[O]

CYP450

GSH

利尿磺胺

利尿磺胺-谷胱甘肽结合物

替尼酸（Tienilic Acid）是一种噻吩类利尿剂，用于治疗高血压，已被证明会引起肝毒性。噻吩的氧化和活化产物与亲核蛋白的反应是显示出病理现象的原因[80]。在有证据表明其会导致药物性肝炎后不久，替尼酸就从市场上撤出了。此外，替尼酸被发现是细胞色素P450酶（CPY2C9）的“自杀性”抑制剂，同时与之形成共价键[81]。

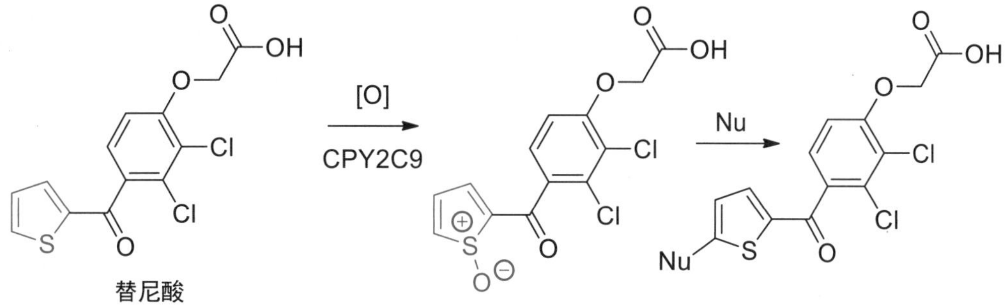

替尼酸

虽然富电子的噻吩可能会导致毒性，但噻吩的化学代谢也可以产生理想的治疗效果，就像氯吡格雷（波立维®）一样。母体化合物被细胞色素P450酶系氧化，在水存在的情况下进一步氧化打开噻吩环，生成亲电性磺酸[80]。这种亲电中间体对 $P2Y_{12}$ 受体上的亲核巯基很敏感[82]，二硫键的产生可以修饰受体并抑制血小板聚集，从而达到预期的治疗效果。

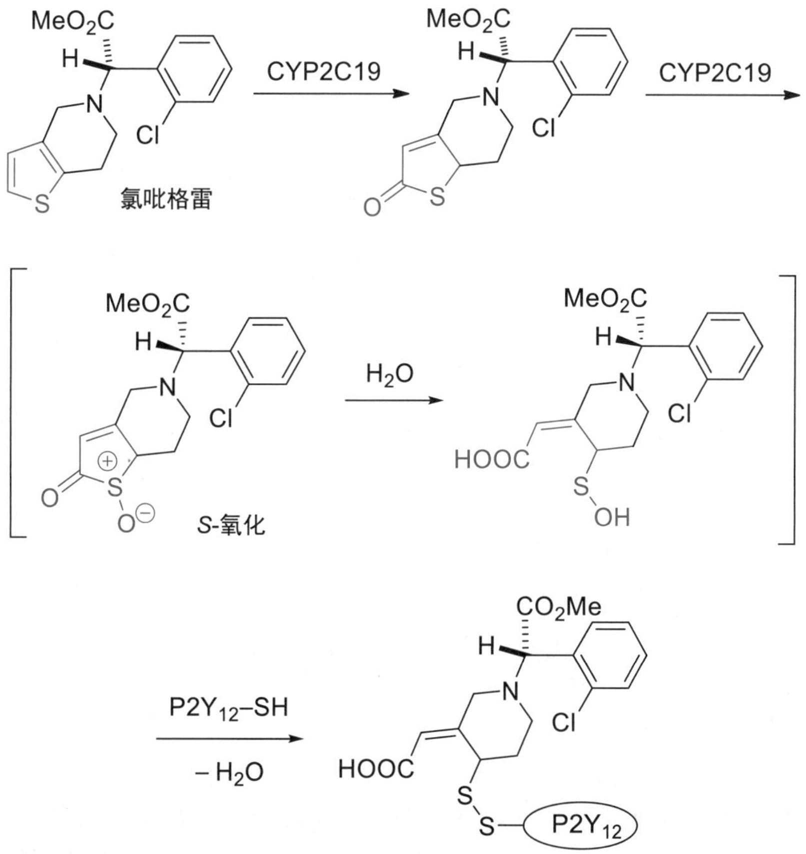

氯吡格雷

S-氧化

呋喃和噻吩环结构引起的潜在毒性是设计潜在先导化合物时要考虑的问题，但不应仅凭这些理由就将其淘汰。目前含有呋喃和噻吩的部分药物的成功应用清楚地表明，含有呋喃和噻吩的药物是安全的，甚至可以像氯吡格雷那样被使用。

5.4.8.4 噻唑类

商业外包化合物库和药物通常含有 1,3-噻唑或苯并噻唑[83]。然而，噻唑类特别是 2-氨基噻唑被认为是警示结构，在考虑设计新的候选药物时往往被排除在外。通过诱导替代代谢途径或简单地降低临床暴露量可以减少与此类警示结构相关的风险，但这样的方法无法准确预测人类的临床反应。因此，了解代谢目的和形成反应性代谢物的趋势是必要的。从命中分类和后续策略的角度来看，这一点尤其相关。大多数细胞色素 P450 酶系的功能是催化有机物的氧化，它是参与药物代谢的主要酶。1,3-噻唑易于氧化代谢，通常发生环氧化反应。环氧化反应发生在 4,5-双键上，并导致形成 α-二羰基代谢物和硫酰胺衍生物，如硫代酰胺、硫脲或酰化硫脲。这两种类型的代谢物都能够发生进一步的代谢作用，形成反应性中间体。例如，已观察到因相关的下游反应中间体而有不良反应记录的化合物[84]。

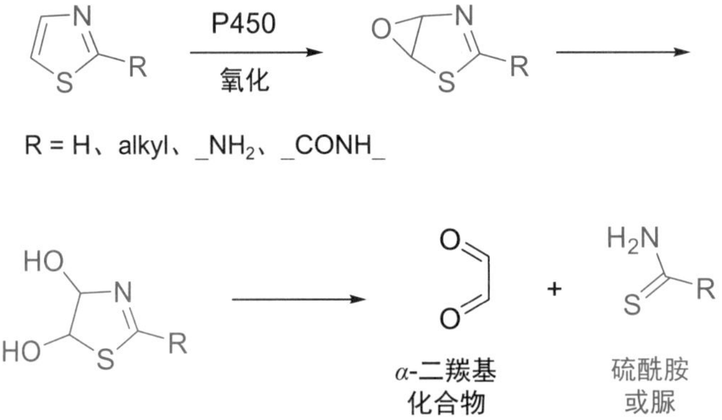

P450 氧化

R = H、alkyl、_NH$_2$、_CONH_

α-二羰基化合物　　硫酰胺或脲

然而，4-或 5-碳取代基的存在可以延缓这一氧化途径，如下面所示的美洛昔康（Meloxicam）。美洛昔康和舒多昔康（Sudoxicam）都是非甾体抗炎药，属于烯醇羧酰胺类。它们在结构上非常相似，唯一的区别是噻唑环中的五个碳上存在额外的甲基。在这里，美洛昔康中的 5-甲基经历了氧化代谢，从而阻止了 2-氨基噻唑的氧化开环。舒多昔康是一种未被取代的 2-氨基噻唑类药物，在体内可形成氧化开环产物[85]。因此，它与严重的肝毒性有关，使之不能进一步使用，而美洛昔康已经上市十多年了，它表现出的肝毒性要小得多[86]。

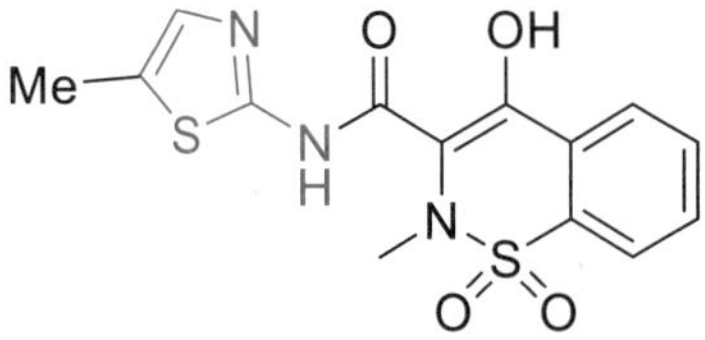

美洛昔康 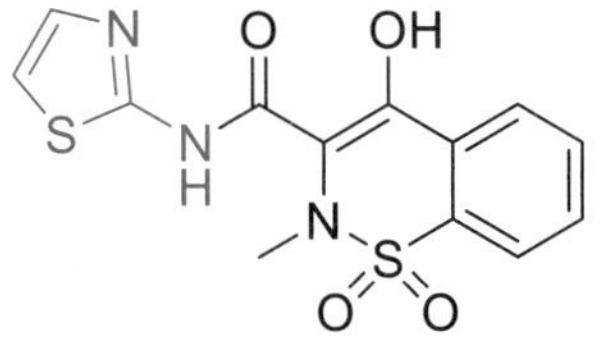　　舒多昔康

另一个例子是 HIV 蛋白酶抑制剂利托那韦，它含有两个噻唑环，涉及噻唑的氧化开环产生活性中间体。氧化似乎是细胞色素 P450 酶 CYP3A4 机理性灭活（MBI）的限速步骤。不含噻唑的 HIV 蛋白酶抑制剂如茚地那韦、奈非那韦或沙奎那韦是由 CYP3A4 酶代谢的。已发现利托那韦对 CYP3A4 酶的抑制导致同时给药的蛋白酶抑制剂如沙奎那韦或茚地那韦的代谢作用减弱[87]。因此，利托那韦可以提高其他蛋白酶抑制剂的疗效，使医生在临床上能

够降低它们的给药频次[88]。

5.5 泛筛选干扰化合物

PAINS 代表泛筛选干扰化合物。高通量筛选（HTS）中常见的、错误的或混杂的苗头化合物或胶体聚合物已广为人知，但并不太受重视。同样，无效的代谢灵丹妙药（IMPs）也可能是假阳性苗头化合物。自从 Baell 和 Holloway 于 2010 年首次提出了新的子结构“过滤器”[89]，用于从筛选文库中去除泛筛选干扰化合物（PAINS）并将其排除在生物测定之外以来，泛筛选干扰化合物的灭亡已广为人知，从而使得八家 ACS 期刊的主编在 2017 年发表了题为“测试干扰化合物时的喜悦与痛苦”的社论[90]。因此，泛筛选干扰化合物现在是公开的警示结构。

泛筛选干扰化合物的作用机制（MOA）很多。它们可能是反应性的、螯合剂、氧化还原活性的或有色的，以干扰生物测定。在这里，我们重点讨论几种著名的泛筛选干扰化合物。在评估分析结果时，我们还应注意具有胶体行为的聚合物。正如 Baell 和 Nissink 总结的那样[91]，泛筛选干扰化合物的主要作用机制多种多样，包括：

① 聚合物，物理化学干扰（例如胶束形成）；

② 与生物和生物测定亲核试剂（例如硫醇和胺）的化学反应性，它们可以共价结合蛋白质；

③ 氧化还原循环和氧化还原活性；

④ 杂质干扰，例如，金属螯合会干扰蛋白质，化验试剂或通过引入重金属污染物；

⑤ 荧光干扰，蛋白质功能基的光反应性；具有光致变色特性，可能会干扰通常使用的测定信号，例如吸收和荧光（λ_{ex}=680 nm 或 λ_{em}=520 ～ 620 nm）；

⑥ 分析特异性干扰。

5.5.1 不饱和罗丹宁类

次烷基罗丹宁类是报道最广泛的泛筛选干扰化合物。罗丹宁本身是有颜色的，会干扰测定，但是次烷基罗丹宁衍生物和芳次甲基罗丹宁类药物作为“频繁命中化合物”，其干扰更为严重。这意味着它们的颜色除了干扰它们的反应性（例如与硫醇）和螯合能力外，还可能在混杂性中起作用。像偶氮化合物和醌一样，芳次甲基罗丹宁可能会干扰 570 ～ 620 nm 处的光分析技术并可能干扰信号[89]。在可用于筛选泛筛选干扰化合物的几种计算程序中，次烷基罗丹宁被指定为不饱和罗丹宁类（计算程序显示的代码为“ene_rhod_A”）。

罗丹宁　　烯罗丹宁

次烷基罗丹宁衍生物　　芳次甲基罗丹宁

(*E*)-5-十一亚甲基二唑烷-2,4-二酮　　(*E*)-5-亚苄基-噻唑烷-2,4-二酮

在研究作为肿瘤坏死因子受体-1（TNFRc1）抑制剂的噻唑烷酮类药物时，百时美施贵宝公司研发人员注意到其中有几个结构显示出对目标的“光化学增强”结合。当存在光时，这些化合物与其蛋白质靶标形成共价键。所有表现出这种光敏反应性的化合物（例如 IV560 和 IW927）都具有扩展的 π 系统[91]。

IV560

IW927

后来，他们得出结论：5-亚芳基-2-硫代二氢嘧啶-4,6（1*H*,5*H*）-二酮和 3- 硫代 -2,3-二氢-1*H*-咪唑[1,5-*a*]吲哚-1-酮是光依赖性肿瘤坏死因子受体-1（TNFRc1）拮抗剂[92]。

Kiessling 课题组在寻找吡喃型尿苷-5′-二磷酸（UDP）半乳糖变位酶（UDP-吡喃半乳糖变位酶）（UGM）的化学探针时遇到了类似的 5-亚芳基-4-噻唑烷酮结构。发现 5-亚芳基-4-噻唑烷酮可以用作亲电试剂，并与亲核试剂进行共轭加成反应以提供加合物，如下所示。加入二硫苏糖醇（DTT）作为亲核试剂后，不到 1 min 的时间即可观察到最大吸收峰（在这种特殊情况下波长为 380 nm）的吸光度显著下降。所有相似的化合物都进行了快速反应，表明共轭加成很容易发生，并且延伸的发色团立即消失[93]。这一现象具有警示作用，即 5-亚芳基-4-噻唑烷酮类化合物作为泛筛选干扰化合物可能是由其颜色引起的，也可能是由 Michael 受体引起的，更可能是两者兼而有之。

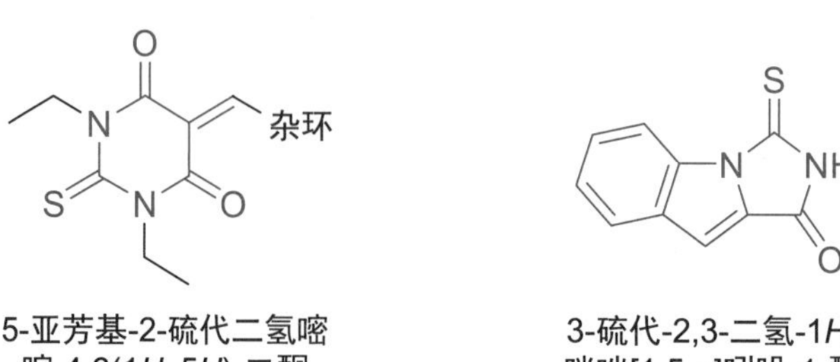

5-亚芳基-2-硫代二氢嘧啶-4,6(1*H*, 5*H*)-二酮　　3-硫代-2,3-二氢-1*H*-咪唑[1,5-*a*]吲哚-1-酮

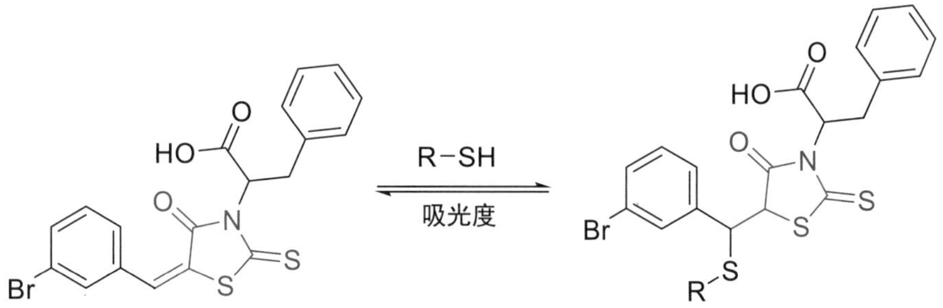

泛筛选干扰化合物找到了进入蛋白质-蛋白质相互作用的领域的途径。在 2001 年，哈佛医学院的一个小组报告了 BH3I-1 被鉴定为 BakBH3 肽与 B 淋巴细胞瘤-xL 蛋白（Bcl-xL）之间相互作用的小分子抑制剂[94]。在 2006 年，BH3I-1 同时作为 B 淋巴细胞瘤-2 蛋白（Bcl-2）和 B 淋巴细胞瘤-w 蛋白（Bcl-w）抑制剂被测试时发现均无活性，IC_{50}（被测量的拮抗剂的半抑制浓度）分别大于 50 μmol/L 和 100 μmol/L，并且其弱亲和力是通过光学生物传感器的溶液竞争试验确定的[95]。无论如何，尽管 BH3I-1 对 Mcl-1 蛋白具有选择性，但它作为 B 淋巴细胞瘤 -xL 蛋白（Bcl-xL）抑制剂将继续受到关注[96]。

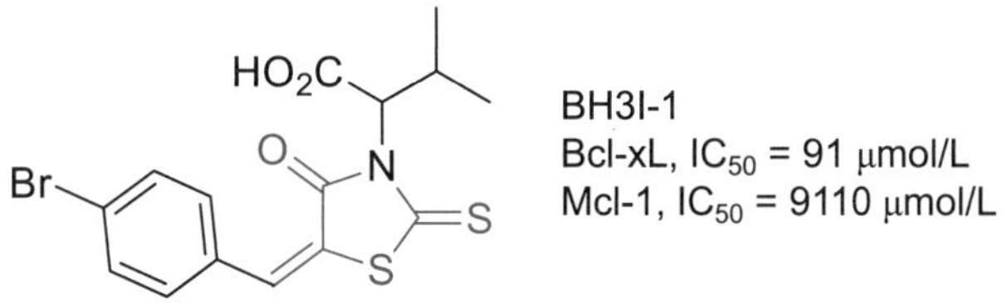

BH3I-1
Bcl-xL, IC_{50} = 91 μmol/L
Mcl-1, IC_{50} = 9110 μmol/L

了解到次烷基罗丹宁是最突出的泛筛选干扰化合物后，细读文献会发现一个令人惊叹的现象，报道其药理活性发现的研究众多[97]，但在药物发现中，它们却毫无用处。

5.5.2 酚Mannich碱

酚 Mannich 碱由于其反应活性、螯合能力和细胞毒性而干扰了生物测定。如下所示，1-羟基苄基胺作为酚类 Mannich 碱被分子内氢键锁住。有时，即使在生理条件下，它们也可能发生消除反应（氨基为离去基团）以生成邻醌甲基化物（*o*-QMs），该化合物是极好的亲电 Michael 受体。尽管该反应是可逆的，但邻醌甲基化物（*o*-QMs）可能被蛋白质上的许多亲核体（例如硫醇、羟基和氨基）捕获，形成共价键。在邻醌甲基化物（*o*-QMs）与乙基乙烯基醚（EVE）之间甚至很容易发生“反电子需求的 Diels-Alder”反应，从而生成加合物[98]。

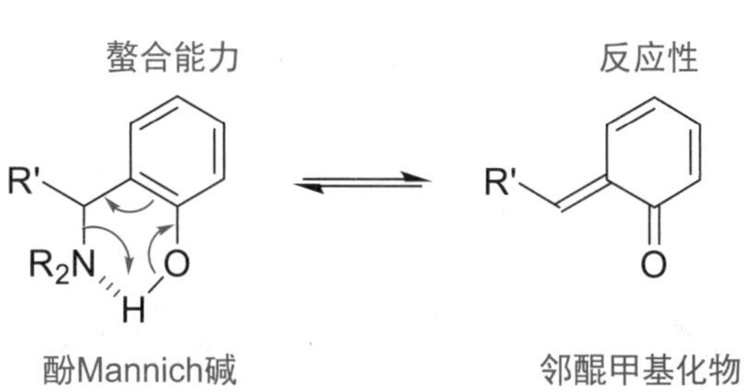

螯合能力　　反应性

酚Mannich碱　　邻醌甲基化物

苯酚和 Mannich 碱不必彼此邻位即可引发这种反应。对苯酚 Mannich 碱易于分解，得到对醌甲基化物（*p*-QMs）。以 5-羟基-1-氨基茚满为例，即使在不存在碱的情况下，其固有的不稳定性也会使其易于分解为相应的对醌甲基化物[98a]。另外，当羟基或氨基位于多柔比星前药苄醇氨基甲酸酯的对位时，自分解行为是通过类似产生对醌甲基化物或对亚氨基醌甲基化物的作用方式发生的[98a]。

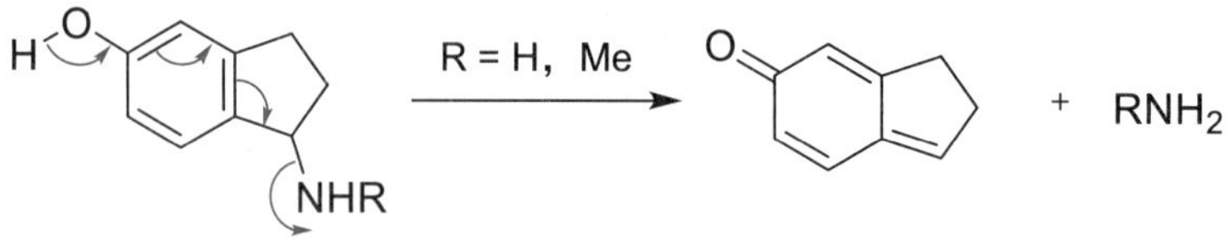

苯酚Mannich碱　　　对苯醌甲基化物

根据巨噬细胞移动抑制因子（MIF）互变异构酶的X射线晶体结构，赛诺菲–安万特（Sanofi-Aventis）公司进行了虚拟筛选，并确定了几种酚类Mannich碱作为抑制剂。但是，生化和X射线晶体学研究表明，羟基醌衍生物实际上是抑制因子（MIF）互变异构酶的共价抑制剂。加成物是通过Proc-1在催化结构域上进行*N*-烷基化而失去抑制剂的氨基而形成的[99]：

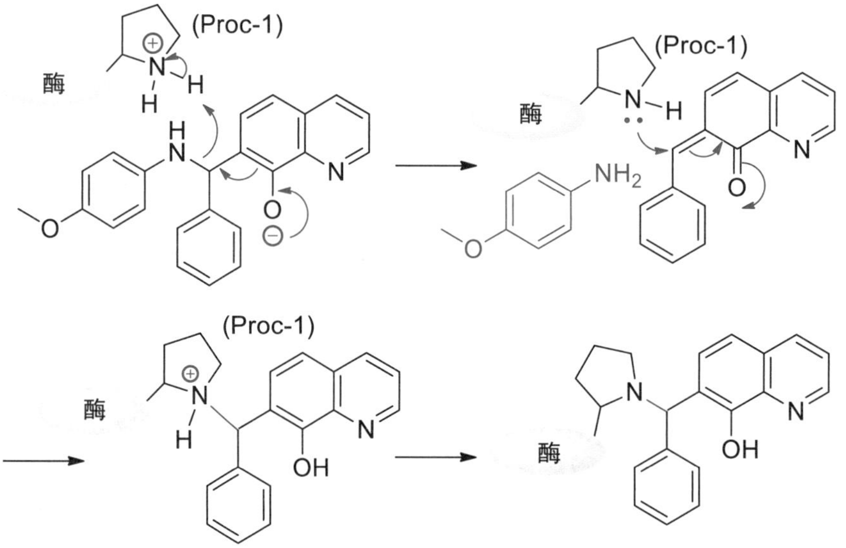

与泛筛选干扰化合物（PAINS）密切相关的一类是羟基苯腙。一方面，邻羟基苯腙和对羟基苯腙都可能干扰生物测定，因为它们既有颜色又具有反应性。另一方面，这两种化合物属于螯合剂，特别是邻羟基苯腙，它会以与邻酚Mannich碱类似的方式干扰生物学分析。

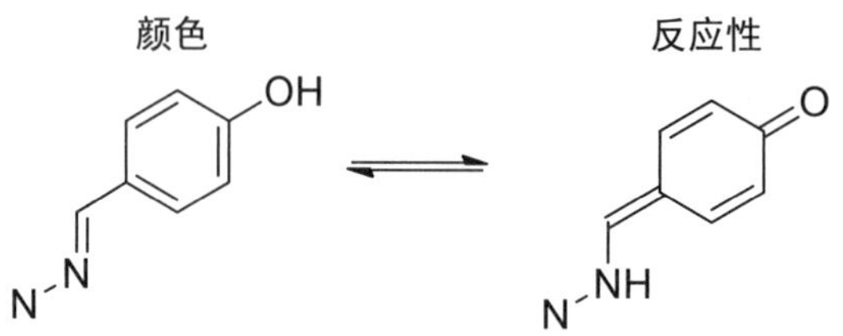

颜色　　　反应性

对羟基苯腙　　　对苯腙醌化物

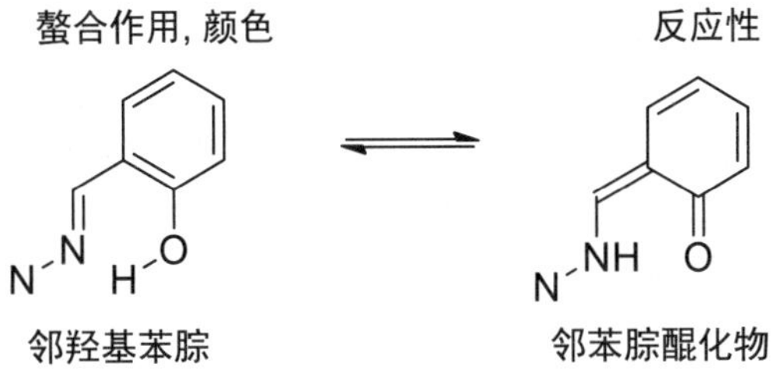

螯合作用，颜色　　　　反应性

邻羟基苯腙　　　　邻苯腙醌化物

5.5.3 无效代谢灵丹妙药

无效代谢灵丹妙药（IMPs）给一些苗头化合物和天然产物带来了坏名声，是由于它们具有误导性，并可能浪费了宝贵的资源。

姜黄素是中药姜黄的一种成分（约占 5%）。关于姜黄素的研究，已发表的论文和临床试验的数量惊人，有超过 15000 篇手稿，每周平均发表超过 50 篇！它在包括组蛋白乙酰转移酶（HAT）p300、组蛋白脱乙酰酶 8（HDAC8）、tau 蛋白和淀粉样蛋白原纤维形成、囊性纤维化跨膜传导调节蛋白（CFTR）和大麻素受体（CB1）在内的许多生物学测定中均具有活性。它已在 120 项针对结肠癌和胰腺癌、阿尔茨海默病、勃起功能障碍以及人类其他疾病的临床试验中进行了研究。但正如 Walters 及其同事在 2017 年的评论中所揭示的那样，姜黄素应归类为泛筛选干扰化合物和无效代谢灵丹妙药。首先，姜黄素是不稳定的，甚至在生理条件下也会降解成几个碎片。它的理化特性很差，在常见的生化分析条件下会形成化学聚集体（胶体）。最后，尽管付出了巨大的努力来改善药物的吸收、分配、代谢、排泄和毒性（ADMET）性质，但仍很不理想。因此，并不赞成对于姜黄素的研究[100]。

在此无效代谢灵丹妙药类别下列出的其他一些天然产物是人参皂苷、染料木黄酮、槲皮素、芹菜素、去甲二氢愈创木酸、白藜芦醇、山柰酚和非瑟酮[101，102]。

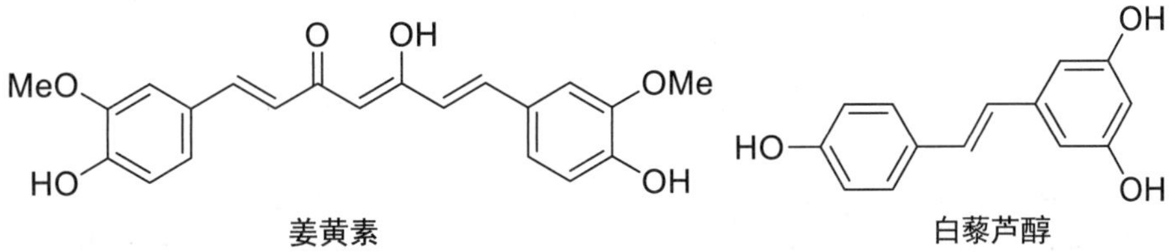

姜黄素　　　　白藜芦醇

2017 年给编辑的一封信提出了反驳的观点。作者推测姜黄素是通过不被目前普遍接受的药物化学原理所认可的机制发挥其“神奇作用”的。他们告诫说：“草率地摒弃整个研究领域就像把婴儿和洗澡水一起丢掉”[103]。

5.5.4 亚烷基巴比妥酸盐等

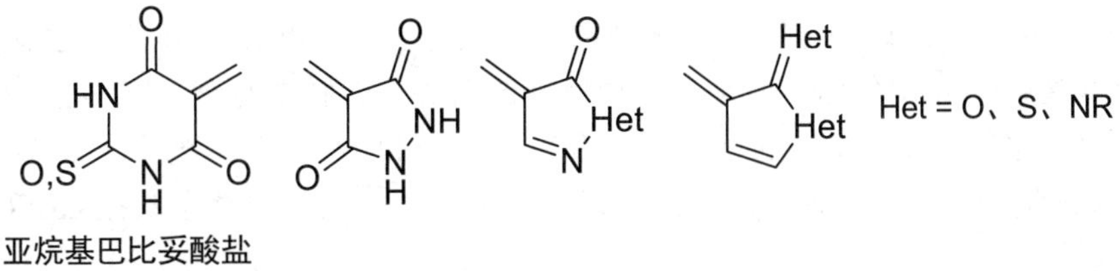

Het = O、S、NR

亚烷基巴比妥酸盐

目前已经发表了一些相关的出色的综述。距离 2010 年 Baell 和 Holloway 在 JMC 发表论文已经过去了几年。一些最初的泛筛选干扰化合物（PAINS）不再产生分析干扰，并且已经脱离泛筛选干扰化合物的范围，一些新的筛选干扰化合物已添加到列表中[104]。

一类泛筛选干扰化合物是亚烷基巴比妥酸盐类，它包含三个五元杂环。另一类常见的泛筛选干扰化合物是二烷基胺类[105]。

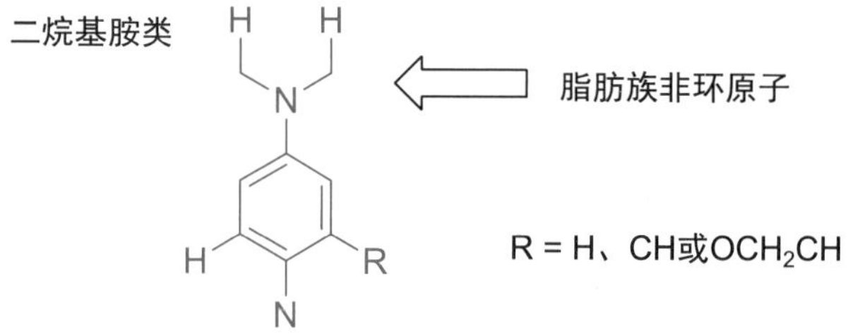

二烷基胺类

脂肪族非环原子

R = H、CH或OCH$_2$CH

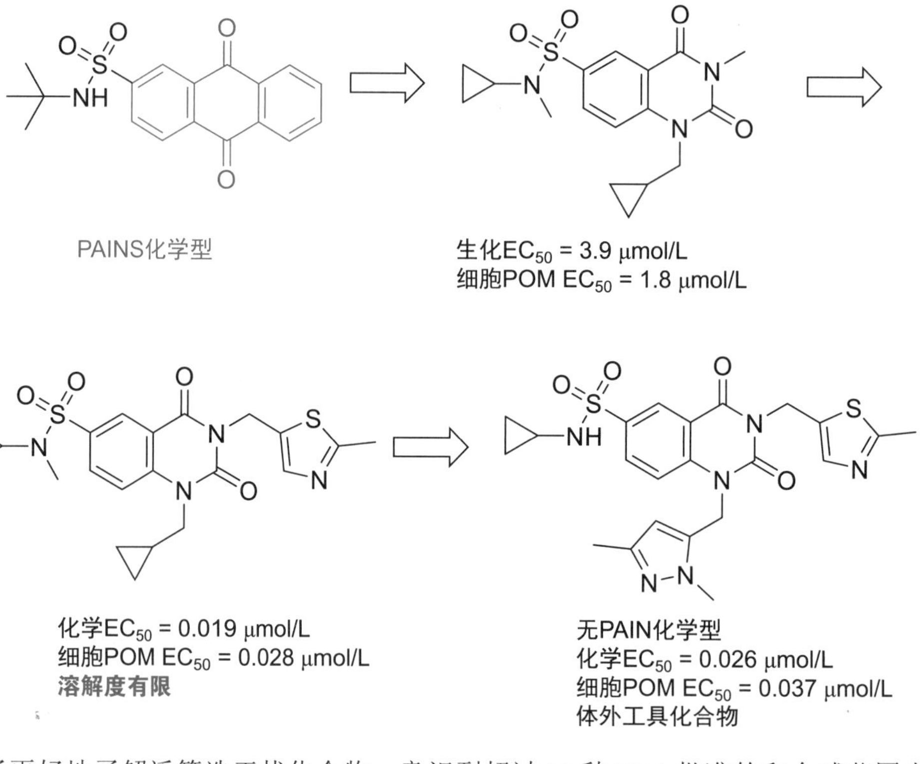

PAINS化学型

生化EC$_{50}$ = 3.9 μmol/L
细胞POM EC$_{50}$ = 1.8 μmol/L

化学EC$_{50}$ = 0.019 μmol/L
细胞POM EC$_{50}$ = 0.028 μmol/L
溶解度有限

无PAIN化学型
化学EC$_{50}$ = 0.026 μmol/L
细胞POM EC$_{50}$ = 0.037 μmol/L
体外工具化合物

为了更好地了解泛筛选干扰化合物，意识到超过 60 种 FDA 批准的和全球范围内的药物（约 5%）含有泛筛选干扰化合物化学型这一事实是有帮助的，并且大约相同数量的药物已被证明是聚合的。另外，即使最初的苗头化合物是泛筛选干扰化合物之一，也可以在泛筛选干扰化合物空间之外设计药物。曼彻斯特的一个小组通过筛选含 1400000 种化合物的化合物库以寻找针对聚（ADP-核糖）糖水解酶（PARG）的化学探针，以与奥拉帕尼不同的药理学作用抑制 DNA 修复，只找到一个苗头化合物，那就是蒽醌磺酰胺。虽然有些醌被归类为泛筛选干扰化合物，但并非全部。但是，这种特殊的苗头化合物在与聚（ADP-核糖）糖水解酶（PARG）抑制所需剂量相当的剂量下（72 h 后）显示出细胞毒性。考虑到平面型的芳族结构是 DNA 嵌入化学型的典型特征，所以这一发现并非意外。表面等离子共振（SPR）和结构生物学的可靠证明与化学计量的结合，导致硅骨架迁越和清晰的构效关系（SAR）。他们成功地证明这种苗头化合物的化学结构不是泛筛选干扰化合物的化学型[106]。

5.6 结论

① 不合适的药用剂量会导致毒性，对于相同的警示结构，较低剂量的有效药物引起毒性的机会较小。

② 很难直接确定药物是否具有“成药性”。

③ 对这些问题的经验和理解对于“灰色”领域是宝贵的。

④ 避免使用这些“危险”的官能团可以节省时间、精力和资源。

⑤ 如有疑问，请用数据说话。

5.7 参考文献

[1] Limban, C.; Nuta, D. C.; Chirita, C.; Negres, S.; Arsene, A. L.; Goumenou, M.; Karakitsios, S. P.; Tsatsakis, A. M.; Sarigiannis, D. A. *Toxicol. Rep*. **2018**, *5,* 943-953.

[2] Claesson, A.; Minidis, A. *Chem. Res. Toxicol.* **2018**, *31,* 389-411.

[3] (**a**) Kalgutkar, A. S. *Chem. Res. Toxicol.* **2017**, *30*, 220-238. (**b**) Orr, S. T. M.; Ripp, S. L.; Ballard, T. E.; Henderson, J. L.; Scott, D. O.; Obach, R. S.; Sun, H.; Kalgutkar, A. S. *J. Med. Chem.* **2012**, *55,* 4896-4933. (**c**) Leung, L.; Kalgutkar, A. S.; Obach, R. S. *Drug Metab. Rev.* **2012**, *44,* 18-33. (**d**) Kalgutkar, A. S.; Didiuk, M. T. *Chem. Biodivers.* **2009**, *6*, 2115-2137. (**e**) Kalgutkar, A. S.; Gardner, I.; Obach, R. S.; Shaffer, C. L.; Callegari, E.; Henne, K. R.; Mutlib, A. E.; Dalvie, D. K.; Lee, J. S.; Nakai, Y.; et al. *Curr. Drug Metab.* **2005**, *6,* 161-225.

[4] Garcia-Serna, R.; Vidal, D.; Remez, N.; Mestres, J. *Chem. Res. Toxicol.* **2015**, *28*, 1875-1887.

[5] Kalgutkar, A. S.; Dalvie, D. *Annu. Rev. Pharmacol. Toxicol.* **2015**, *55*, 35-54.

[6] Stepan, A. F.; Walker, D. P.; Bauman, J.; Price, D. A.; Baillie, T. A.; Kalgutkar, A. S.; Aleo, M. D. *Chem. Res. Toxicol.* **2011**, *24*, 1345-1410.

[7] Blagg, J. Structural Alerts for Toxicity. In Abraham, D. J.; Rotella, D. P., Eds *Burger's Medicinal Chemistry, Drug Discovery, and Development, 7th Edition*. Wiley: New York, NY, **2010**, pp. 301-334.

[8] Alves, V. M.; Muratov, E. N.; Capuzzi, S. J.; Politi, R.; Low, Y.; Braga, R. C.; Zakharov, A. V.; Sedykh, A.; Mokshyna, E.; Farag, S.; et al. *Green Chem*. **2016**, *18,* 4348-4360.

[9] Polavarapu, A.; Stillabower, J. A.; Stubblefield, S. G. W.; Taylor, W. M.; Baik, M.-H. *J. Org. Chem.* **2012**, *77,* 5914-5921.

[10] (**a**) Fu, D.; Calvo, J. A.; Samson, L. D. *Nat. Rev. Cancer* **2012**, *12*, 104-120. (**b**) Cravedi, J. P.; Perdu-Durand, E.; Baradat, M.; Alary, J.; Debrauwer, L.; Bories, G. *Chem. Res. Toxicol.*

1995, *8*, 642-648.
[11] Frang, H.; Cockcroft, V.; Karskela, T.; Scheinin, M.; Marjamäki, A. *J. Biol. Chem.* **2001**, *276*, 31279-31284.
[12] Corpet, D. E.; Bories, G. F. *Drug Metab. Dispos.* **1987**, *15*, 925-927.
[13] Allimuthu, D.; Adams, D. J. *ACS Chem. Biol.* **2017**, *12*, 2124-2131.
[14] Gehringer, M.; Laufer, S. A. *J. Med. Chem.* **2019**, *62*, 5673-5724.
[15] Reid, J. M.; Kuffel, M. J.; Miller, J. K.; Rios, R.; Ames, M. W. *Clin. Cancer Res.* **1995**, *5*, 2192-2197.
[16] Aggarwal, S.; Thareja, S.; Verma, A.; Bhardwaj, T. R.; Kumar, M. *Steroids* **2010**, *75*, 109-153.
[17] Charneira, C.; Godinho, A. L. A.; Oliveira, M. C.; Pereira, S. A.; Monteiro, E. C.; Marques, M. M.; Antunes, A. M. M. *Chem. Res. Toxicol.* **2011**, *24*, 2129-2141.
[18] Dahal, U. P.; Obach, R. S.; Gilbert, A. M. *Chem. Res. Toxicol.* **2013**, *26*, 1739-1745.
[19] (**a**) Naik, P.; Murumkar, P.; Giridhar, R.; Yadav, M. R. *Bioorg. Med. Chem.* **2010**, *18*, 8418-8456. (**b**) Schmidt, B.; Schieffer, B. *J. Med. Chem.* **2010**, *46*, 2261–2270. (**c**) Timmermans, P. B.; Duncia, J. V.; Carini, D. J.; Chiu, A. T.; Wong, P. C.; Wexler, R. R.; Smith, R. D. *J. Hum. Hypertens.* **1995**, *9(Suppl 5)*, S3-S18.
[20] Chinthakindi, P. K.; Arvidsson, P. I. *Eur. J. Org. Chem.* **2018**, 3648-3666.
[21] Jones, L. H. *ACS Med. Chem. Lett.* **2018**, *9,* 584-586.
[22] Cheff, D. M.; Hall, M. D. *J. Med. Chem.* **2017**, *60,* 4517-4532.
[23] Rescifina, A.; Zagni, C.; Varrica, M. G.; Pistara, V.; Corsaro, A. *Eur. J. Med. Chem.* **2014**, *74,* 95-115.
[24] Snyder, R. D.; Ewing, D.; Hendry, L. B. *Mutat. Res.* **2006**, *609*, 47-59.
[25] (**a**) Kalgutkar, A. S.; Dalvie, D.; Obach, R. S.; Smith, D. A. *Reactive Drug Metabolites*. Wiley-VCH: Weinheim. **2012**. (**b**) Kalgutkar, A. S.; Soglia, J. R. *Exp. Opin. Drug Metab. Toxicol.* **2005**, *1,* 91-142.
[26] Famulok, M.; Boche, G. *Angew. Chem. Int. Ed. Engl.* **1989**, *28*, 468-469.
[27] Shamovsky, I.; Börjesson, L.; Mee, C.; Nordén, B.; Hasselgren, C.; O'Donovan, M.; Sjö, P. *J. Am. Chem. Soc.* **2011**, *133*, 16168-16185.
[28] Ng, W.; Metushi, I. G.; Uetrecht, J. *J. Immunotoxicol.* **2015**, *12,* 24-32.
[29] Beaulieu, P. L.; Bolger, G.; Duplessis, M.; Gagnon, A.; Garneau, M.; Stammers, T.; Kukolj, G.; Duan, J. *Bioorg. Med. Chem. Lett.* **2015**, *25,* 1140-1145.
[30] Bauman, J. S.; Frederick, K. S.; Sawant, A.; Walsky, R. L.; Cox, L. M.; Obach, R. S.; Kalgutkar, A. S. *Drug Metab. Dispos*. **2008**, *36*, 1016-1029.
[31] Mahmood, I.; Sahajwalla, C. *Clin. Pharmacokinet.* **1999**, *36*, 277-287.
[32] Chen, W.; Koenigs, L. L.; Thompson, S. J.; Peter, R. M.; Rettie, A. E.; Trager, W. F.; Nelson, S. D. *Chem. Res. Toxicol.* **1998**, *11,* 295-301.
[33] (**a**) Cheng, H.; Planken, S. *ACS Med. Chem. Lett.* **2018**, *9,* 861-863. (**b**) Cheng, H.; Nair, S. K.; Murray, B. W. *Bioorg. Med. Chem. Lett.* **2016**, *26,* 1861-1868.
[34] (**a**) Mutlib, A. E.; Dickenson, P.; Chen, S.-Y.; Espina, R. J.; Daniels, J. S.; Gan, L.-S. *Chem.*

Res. Toxicol. **2002**, *15,* 1190-1207. (**b**) Mutlib, A. E.; Chen, S.-Y.; Espina, R.J; Shockcor, J.; Prakash, S. R.; Gan, L.-S. *Chem. Res. Toxicol.* **2002**, *15,* 63-75.

[35] Lim, H.-K.; Chen, J.; Sensenhauser, C.; Cook, K.; Preston, R.; Thomas, T.; Shook, B.; Jackson, P. F.; Rassnick, S.; Rhodes, K.; et al. *Chem. Res. Toxicol.* **2011**, *124,* 1012-1030.

[36] (**a**) Castellino, S.; O'Mara, M.; Koch, K.; Borts, D. J.; Bowers, G. D.; MacLauchlin, C. *Drug Metab. Dispos.* **2012**, *40,* 139-150. (**b**) Takakusa, H.; Wahlin, M. D.; Zhao, C.; Hanson, K. L.; New, L. S.; Chan, E. C. Y.; Nelson, S. D. *Drug Metab. Dispos.* **2011**, *39,* 1022-1030. (**c**) Teng, W. C.; Oh, J. W.; New, L. S.; Wahlin, M. D.; Nelson, S. D.; Ho, H. K.; Chan, E. C. Y. *Mol. Pharmacol.* **2010**, *78,* 693-703. (**d**) Ho, H. K.; Chan, J. C. Y.; Hardy, K. D.; Chan, E. C. Y. *Drug Metab. Rev.* **2015**, **47**,21-28.

[37] (**a**) Yu, J.; Brown, D. G.; Burdette, D. *Drug Metab. Dispos.* **2010**, *38,* 1767-1778. (**b**) Obach, R. S.; Dalvie, D. K. *Drug Metab. Dispos.* **2006**, *34,* 1310-1316.

[38] Alleva, J. J. *J. Med. Chem.* **1963**, *6,* 621-624.

[39] (**a**) Sun, Q.; Zhu, R.; Foss, F. W.; Macdonald, T. L. *Chem. Res. Toxicol.* **2008**, *21,* 711-719. (**b**) Sun, Q.; Zhu, R.; Foss, F. W.; Macdonald, T. L. *Bioorg. Med. Chem. Lett.* **2007,** *17,* 6682-6686.

[40] Nepali, K.; Lee, H.-Y.; Liou, J.-P. *J. Med. Chem.* **2019**, *62*, 2851-2893.

[41] (**a**) Li, F.; Chordia, M. D.; Huang, T.; Macdonald, T. L. *Chem. Res. Toxicol.* **2009**, *22,* 72-80. (**b**) Zhou, L.; Pang, X.; Xie, C.; Zhong, D.; Chen, X. *Chem. Res. Toxicol.* **2015**, *28,* 2267-2277.

[42] Souers, A. J.; Leverson, J. D.; Boghaert, E. R.; Ackler, S. L.; Catron, N. D.; Chen, J.; Dayton, B. D.; Ding, H.; Enschede, S. H.; Fairbrother, W. J.; et al. *Nat. Med.* **2013**, *19*, 202-208.

[43] Klopčič, I.; Dolenc, M. S. *Chem. Res. Toxicol.* **2019**, *32,* 1-34.

[44] (**a**) Wallace, K. *Cardiovasc. Toxicol.* **2007**, *7,* 101-107. (**b**) Sinha, B. K.; Mason, R. P. *J. Drug Metab. Toxicol.* **2015**, *6,* 186(1-8).

[45] (**a**) Patel, H; Sonawane, Y.; Jagtap, R.; Dhangar, K.; Thapliyal, N.; Surana, S.; Noolvi, M.; Shaikh, M. S.; Rane, R. A.; Karpoormath, R. *Bioorg. Med. Chem. Lett.* **2015**, *25,* 1938-1946. (**b**) Ikeda, T. *Drug Metab. Pharmacokinet.* **2011**, *26,* 60-70. (**c**) Masubuchi, Y. *Drug Metab. Pharmacokinet.* **2006**, *21,* 347-356.

[46] Chadha, N.; Bahia, M. S.; Kaur, M.; Silakari, O. *Bioorg. Med. Chem.* **2015**, *23,* 2953-2974.

[47] Erve, J. C. L.; Svensson, M. A.; von Euler-Chelpin, H.; Klasson-Wehler, E. *Chem. Res. Toxicol.* **2004**, *17,* 564-571.

[48] (**a**) Fan, P. W., Bolton, J. L. *Drug Metab. Dispos.* **2001**, *29,* 891-896. (**b**) Crewe, H. K., Notley, L. M., Wunsch, R. M., Lennard, M. S., Gillam, E. M. *Drug Metab. Dispos.* **2002**, *30,* 869-874. (**c**) Fan, P. W., Zhang, F., Bolton, J. L. *Chem. Res. Toxicol.* **2000**, *13,* 45-52.

[49] Scott, K. A.; Njardarson, J. T. *Top. Curr. Chem.* **2018**, *376*, 1-34.

[50] Zuniga, F. I.; Loi, D.; Ling, K. H. J.; Tang-Liu, D. D.-S. *Exp. Opin. Drug Metab. Toxicol.* **2012**, *8,* 467-485.

[51] (**a**) Nishida, C. R.; Ortiz de Montellano, P. R. *Chem. Biol. Interact.* **2011**, *192,* 21-25. (**b**) Ji, T.; Ikehata, K.; Koen, Y. M.; Esch, S. W.; Williams, T. D.; Hanzlik, R. P. *Chem. Res. Toxicol.* **2007**, *20,* 701-708. (**c**) Chilakapati, J.; Shankar, K.; Korrapati, M. C.; Hill, R. A.; Mehendale,

H. M. *Drug Metab. Dipos.* **2005**, *33,* 1877-1885.

[52] Mizutani, T.; Yoshida, K.; Murakami, M.; Shirai, M.; Kawazoe, S. *Chem. Res. Toxicol.* **2000**, *13,* 170-176.

[53] Jung, M. E.; Ouk, S.; Yoo, D.; Sawyers, C. L.; Chen, C.; Tran, C.; Wongvipat, J. *J. Med. Chem.* **2010**, *53*, 2779-2796.

[54] (**a**) Streeter, A. J.; Timbrell, J. A. *Drug Metab. Dispos.* **1983**, *11,* 179-183. (**b**) Masubuchi, Y.; Horie, T. *Chem. Res. Toxicol.* **1999**, *12*, 1028-1032. (**c**) Parent, M. B.; Master, S.; Kashlub, S.; Baker, G. B. *Biochem. Pharmacol.* **2002**, *63*, 57-64. (**d**) Runge-Morris, M.; Feng, Y.; Zangar, R. C.; Novak, R. F. *Drug Metab. Dispos.* **1996**, *24,* 734-737.

[55] (**a**) Boelsterli, U. A.; Lee, K. K. *J. Gastroenterol. Hepatol.* **2014**, *29*, 678-687. (**b**) Polasek, T. M.; Elliot, D. J.; Somogyi, A. A.; Gillam, E. M. J.; Lewis, B. C.; Miners, J. O. *Br. J. Clin. Pharmacol.* **2006**, *61*, 570-584.

[56] (**a**) Duffy, K. J.; Erickson-Miller, C. L. The Discovery of Eltrombopg, An Orally Bioavailable TpoR Agonist. In Metcalf, B. W.; Dillon, S., eds. *Target Validation in Drug Discovery.* Academic Press: Cambridge, MA, **2011**, pp. 241-254. (**b**) Deng, Y.; Rogers, M.; Sychterz, C.; Talley, K.; Qian, Ya.; Bershas, D.; Ho, M.; Shi, W.; Chen, E. P.; Serabjit-Singh, C.; et al. *Drug Metab. Dispos.* **2011**, *39,* 1747-1754. (**c**) Deng, Y.; Madatian, A.; Wire, M. B.; Bowen, C.; Park, J. W.; Williams, D.; Peng, B.; Schubert, E.; Gorycki, F.; Levy, M.; et al. *Drug Metab. Dispos.* **2011**, *39,* 1734-1746.

[57] Amano, T.; Fukami, T.; Ogiso, T.; Hirose, D.; Jones, J. P.; Taniguchi, T.; Nakajima, M. *Biochem. Pharmacol.* **2018**, *152*, 69-78.

[58] Steuer, A. E.; Schmidhauser, C.; Schmid, Y.; Rickli, A.; Liechti, M. E.; Kraemer, T. *Drug Metab. Dispos.* **2015**, *43,* 1864-1871.

[59] O′Mathuna, B.; Farre, M.; Rostami-Hodjegan, A.; Yang, J.; Cuyas, E.; Torrens, M.; Pardo, R.; Abanades, S.; Maluf, S.; Tucker, G. T.; et al. *J. Clin. Psychopharmacol.* **2008**, *28,* 525-531.

[60] Zhao, S. X.; Dalvie, D. K.; Kelly, J. M.; Soglia, J. R.; Frederick, K. S.; Smith, E. B.; Obach, R. S.; Kalgutkar, A. S. *Chem. Res. Toxicol.* **2007**, *20,* 1649-1657.

[61] Bertelsen, K. M.; Venkatakrishnan, K.; Von Moltke L. L.; Obach, R. S.; Greenblatt, D. J. *Drug Metab. Dispos.* **2003**, *31,* 289-293.

[62] Ring, B. J.; Patterson, B. E.; Mitchell, M. I; Vandenbranden, M.; Gillespie, J.; Bedding, A. W; Jewell, H.; Payne, C. D.; Forgue, S. T.; Eckstein J.; et al. *Clin. Pharmacol. Ther.* **2005**, *77,* 63-75.

[63] Yu, H.; Balani, S. K.; Chen, W.; Cui, D.; He, L.; Griffith, H. W.; Mao, J.; George, L. W.; Lee, A. J.; Lim, H.-K.; et al. *Drug Metab. Dispos.* **2015**, *43,* 620-630.

[64] Uttamsingh, V.; Gallegos, R.; Liu, J. F.; Harbeson, S. L.; Bridson, G. W.; Cheng, C.; Wells, D. S.; Graham, P. B.; Zelle, R.; Tung, R. *J. Pharmacol. Exp. Ther.* **2015**, *354,* 43-54.

[65] Assandri, A.; Perazzi, A.; Baldoli, E.; Ferrari, P.; Ripamonti, A.; Bellasio, E.; Tuan, G.; Zerilli, L. F.; Tarzia, G. *Xenobiotica* **1985**, *15*, 1069-1087.

[66] Assandri, A.; Perazzi, A.; Bellasio, E.; Ciabatti, R.; Tarzia, G.; Ferrari, P.; Ripamonti, A.; Tuan, G.; Zerilli, L. F. *Xenobiotica* **1985**, *15*, 1089-1102.

[67] Assandri, A.; Tarzia, G.; Bellasio, E.; Ciabatti, R.; Tuan, G.; Ferrari, P.; Zerilli, L.; Lanfranchi, M.; Pelizzi, G. *Xenobiotica* **1987**, *17*, 559-573.

[68] Assandri, A.; Barone, D.; Ferrari, P.; Perazzi, A.; Ripamonti, A.; Tuan, G.; Zerilli, L. *Drug Metab. Dispos*. **1984**, *12*, 257-263.

[69] Egger, H.; Itterly, W.; John, V.; Shimanskas, C.; Stancato, F.; Kapoor, A. *Drug Metab. Dispos*. **1988**, *16*, 568-575.

[70] Murphy, P. J.; Williams, T. L. *J. Med. Chem*. **1972**, *15,* 137-139.

[71] Walsh, K. M.; Albassam, M. A.; Clarke, D. E. *Toxicol. Pathol*. **1996**, *24,* 468-476.

[72] Skordos, K.; Skiles, G. L.; Laycock, J. D.; Lanza, D. L.; Yost, G. S. *Chem. Res. Toxicol*. **1998**, *11*, 741-749.

[73] Regal, K. A.; Laws, G. M.; Yuan C, Yost, G. S.; Skiles, G. L. *Chem. Res. Toxicol*. **2001**, *14*, 1014-1024.

[74] Kassahun, K.; Skordos, K.; McIntosh, I.; Slaughter, D.; Doss, G. A.; Baillie, T. A.; Yost, G. S. *Chem. Res. Toxicol*. **2005**, *18*, 1427.

[75] Mansuy, D.; Valadom, P.; Erdelmeier, I.; Lopez-Garcia, P.; Amar, C.; Girault, J.-P.; Dansette, P. M. *J. Am. Chem. Soc*. **1991**, *113*, 7825-7826.

[76] Valadon, P.; Dansette, P. M.; Girault, J.-P.; Amar, C.; Mansuy, D. *Chem. Res. Toxicol*. **1996**, *9*, 1403-1413.

[77] Treiber, A.; Dansette, P. M.; Amri, H. E.; Girault, J.-P.; Ginderow, D.; Mornon, J.-P.; Mansuy, D. *J. Am. Chem. Soc*. **1997**, *119*, 1565-1571.

[78] Blagg, J. Structural Alerts for Toxicity. In Abraham, D. J.; Rotella, D. P., Eds *Burger's Medicinal Chemistry, Drug Discovery, and Development, 7th Edition*. Wiley: New York, NY, **2010**, pp. 301-334.

[79] Williams, D. P.; Antoine, D. J.; Butler, P. J.; Jones, R.; Randle, L.; Payne, A.; Hoard, M.; Gardner, I.; Blagg, J.; Park, B. K. *J. Pharmacol. Exp. Ther.* **2007**, *322*, 1208-1220.

[80] Stepan, A. F.; Walker, D. P.; Bauman, J.; Proce, D. A.; Baillie, T. A.; Kalgutkar, A. S.; Aleo, M. D. *Chem. Res. Toxicol*. **2001**, *24*, 1345-1410.

[81] Bonierbale, E.; Valadon, P.; Pons, C.; Desfosses, B.; Dansette, P. M.; Mansuy, D. *Chem. Res. Toxicol.* **1999**, *12*, 286-296.

[82] Dansette, P. M.; Libraire, J.; Bertho, G.; Mansuy, D. *Chem. Res. Toxicol*. **2009**, *22*, 369-373.

[83] Kalgutkar, A. S. Metabolic Activation of Organic Functional Groups Utilized in Medicinal Chemistry. In Lee, M. S.; Zhu, M., eds. *Mass Spectroscopy in Drug Metabolism and Disposition: Basic Principles and Applications*. Wiley: Hoboken, NJ. **2010**, pp. 43-82.

[84] Abraham, D. J.; Rotella, D. P., eds. *Burger's Medicinal Chemistry, Drug Discovery and Development, Seventh Edition*. Wiley: Hoboken, NJ, **2010**, pp. 301-334.

[85] Hobbs, D. C.; Twomey, T. M. *Drug Metab. Dispos*. **1977**, *5*, 75-81.

[86] Obach, R. S.; Kalgutkar, A. S.; Ryder, T. F.; Walker, G. S. *Chem. Res. Toxicol.* **2008**, *21*, 1890-1899.

[87] Zeldin, R. K.; Petruschke, R. A. *J. Antimicrob. Chemother.* **2004**, *53*, 4-9.

[88] Merry, C.; Barry, M. G.; Mulcahy, F.; Ryan, M.; Heavey, J.; Tjia, J. F.; Gibbons, S. E.;

Breckenridge, A. M.; Back, D. J. *AIDS* **1997**, *11,* F29.

[89] Baell, J. B.; Holloway, G. A. *J. Med. Chem.* **2010**, *53*, 2719-2740.

[90] Aldrich, C.; Bertozzi, C.; Georg, G. I.; Kiessling, L.; Lindsley, C.; Liotta, D.; Merz, K. M., Jr.; Schepartz, A.; Wang, S. *J. Med. Chem.* **2017**, *60*, 2165-2168.

[91] Voss, M. E.; Carter, P. H.; Tebben, A. J.; Scherle, P. A.; Brown, G. D.; Thompson, L. A.; Xu, M.; Lo, Y. C.; Yang, G.; Liu, R.-Q.; Strzemienski, P.; Everlof, J. G.; Trzaskos, J. M.; Decicco, C. P. *Bioorg. Med. Chem. Lett.* **2003**, *13*, 533-538.

[92] Carter, P. H.; Scherle, P. A.; Muckelbauer, J. A.; Voss, M. E.; Liu, R.-Q.; Thompson, L. A.; Tebben, A. J.; Solomon, K. A.; Lo, Y. C.; Li, Z.; et al. *Proc. Natl. Acad. Sci. USA* **2001**, *98*, 11879-11884.

[93] Carlson, E. E.; May, J. F.; Kiessling, L. L. *Chem. Biol.* 2006, *13*, 825-837.

[94] Degterev, A.; Lugovsky, A.; Cardone, M.; Mulley, B.; Wagner, G.; Mitchison, T.; Yuan, J. *Nat. Cell Biol.* **2001**, *3*, 173-182.

[95] van Delft, M. F.; Wei, A. H.; Mason, K. D.; Vandenberg, C. J.; Chen, L.; Czabotar, P. E.; Willis, S. N.; Scott, C. L.; Day, C. L.; Cory, S.; et al. *Cancer Cell* **2006**, *10*, 389-399.

[96] (**a**) Bernardo, P. H.; Sivaraman, T.; Wan, K.-F.; Xu, J.; Krishnamoorthy, J.; Song, C. M.; Tian, L.; Chin, J. S. F.; Lim, D. S. W.; Mok, H. Y. K.; et al. *Pure Appl. Chem.* **2011**, *83*, 723-731. (**b**) Stucki, D.; Brenneisen, P.; Reichert, A. S.; Stahl, W. *Toxicol. Lett.* **2018**, *295*, 369-378.

[97] (**a**) Kaminskyy, D.; Kryshchyshyn, A.; Lesyk, R. *Eur. J. Med. Chem.* **2017**, *140*, 542-594. (**b**) Holota, S.; Kryshchyshyn, A.; Trufin, Y.; Demchuk, I.; Derkach, H.; Gzella, A.; Grellier, P.; Lesyk, R. *Bioorg. Chem.* **2019**, *86*, 126-136.

[98] (**a**) Herzig, Y.; Lerman, L.; Goldenberg, W.; Lerner, D.; Gottlieb, H. E.; Nudelman, A. *J. Org. Chem.* **2006**, *71*, 4130-4140. (**b**) Weinert, E. E.; Dondi, R.; Colloredo-Melz, S.; Frankenfield, K. N.; Mitchell, C. H.; Freccero, M.; Rokita, S. E. *J. Am. Chem. Soc.* **2006**, *128*, 11940-11947.

[99] (**a**) McLean, L. R.; Zhang, Y.; Li, H.; Li, Z.; Lukasczyk, U.; Choi, Y.-M.; Han, Z.; Prisco, J.; Fordham, J.; Tsay, J. T.; Reiling, S.; Vaz, R. J.; Li, Y. *Bioorg. Med. Chem. Lett.* **2009**, *23*, 6717-6720. (**b**) Cisneros, J. A.; Robertson, M. J.; Valhondo, M.; Jorgensen, W. L. *Bioorg. Med. Chem. Lett.* **2016**, *26*, 2764-2767.

[100] Nelson, K. M.; Dahlin, J. L.; Bisson, J.; Graham, J.; Pauli, G. F.; Walters, M. A. *J. Med. Chem.* **2017**, *60*, 1620-1637.

[101] Bisson, J.; McAlpine, J. B; Chen, S.-N.; Graham, J.; Pauli, G. F; Friesen, J. B. *J. Med. Chem.* **2016**, *59*, 1671-1690.

[102] Baell, J. B. *J. Nat. Prod.* **2016**, *79*, 616-628.

[103] Padmanaban, G.; Nagaraj, V. A. *ACS Med. Chem. Lett.* **2017**, *8,* 274.

[104] (**a**) Gilberg, E.; Guetschow, M.; Bajorath, J. *J. Med. Chem.* **2018**, *61*, 1276-1284. (**b**) Gilberg, E.; Stumpfe, D.; Bajorath, J. *RSC Adv.* **2017,** *7*, 35638-35647. (**c**) Baell, J. B.; Nissink, J. W. M. *ACS Chem. Biol.* **2018**, *13*, 36-44.

[105] Vidler, L. R.; Watson, I. A.; Margolis, B. J.; Cummins, D. J.; Brunavs, M. *ACS Med. Chem. Lett.* **2018**, *9,* 792-796.

[106] James, D. I.; Smith, K. M.; Jordan, A. M.; Fairweather, E. E.; Griffiths, L. A.; Hamilton, N. S.; Hitchin, J. R.; Hutton, C. P.; Jones, S.; Kelly, P. *ACS Chem. Biol.* **2016**, *11,* 3179-3190.

索引

E

F

G

H

J

K

L

M

N

O

P

Q

R

S

T

W

Z

其他